AME 学术盛宴系列图书 3A001

麻醉住院医师生存手册

——基于案例的学习

主编　[美]杰西·艾伦菲尔德（Jesse M. Ehrenfeld）

　　　[美]理查德·D. 乌尔曼（Richard D. Urman）

　　　[美]斯科特·西格尔（Scott Segal）

主译　仓静　方芳　凌晓敏

中南大学出版社
www.csupress.com.cn
·长沙·

AME
Publishing Company

图书在版编目（CIP）数据

麻醉住院医师生存手册——基于案例的学习/[美]杰西·艾伦菲尔德（Jesse M. Ehrenfeld），[美]理查德·D. 乌尔曼（Richard D. Urman），[美]斯科特·西格尔（Scott Segal）主编；仓静，方芳，凌晓敏主译. —长沙：中南大学出版社，2020.7

ISBN 978 - 7 - 5487 - 3982 - 1

Ⅰ.①麻⋯　Ⅱ.①杰⋯　②理⋯　③斯⋯　④仓⋯　⑤方⋯　⑥凌⋯　Ⅲ.①麻醉学　Ⅳ.①R614

中国版本图书馆CIP数据核字(2020)第033383号

AME 学术盛宴系列图书 3A001

麻醉住院医师生存手册——基于案例的学习
MAZUI ZHUYUANYISHI SHENGCUNSHOUCE ——JIYUANLI DE XUEXI

[美]杰西·艾伦菲尔德（Jesse M. Ehrenfeld），[美]理查德·D. 乌尔曼（Richard D. Urman），[美]斯科特·西格尔（Scott Segal）　主编

仓静　方芳　凌晓敏　主译

□丛书策划	郑　杰　汪道远	
□项目编辑	陈海波　廖莉莉	
□责任编辑	陈海波　王雁芳　江苇妍	
□责任校对	石曼婷	
□责任印制	易红卫　潘飘飘	
□版式设计	王　李　林子钰	
□出版发行	中南大学出版社	
	社址：长沙市麓山南路	邮编：410083
	发行科电话：0731-88876770	传真：0731-88710482
□策 划 方	AME Publishing Company	
	地址：香港沙田石门京瑞广场一期，16 楼 C	
	网址：www.amegroups.com	
□印　装	天意有福科技股份有限公司	

□开　本	710×1000　1/16　□印张 28　□字数 546 千字　□插页	
□版　次	2020 年 7 月第 1 版　□2020 年 7 月第 1 次印刷	
□书　号	ISBN 978 - 7 - 5487 - 3982 - 1	
□定　价	48.00 元	

原著主编

[美]杰西·艾伦菲尔德（Jesse M. Ehrenfeld），医学博士，公共卫生硕士（MPH）

范德比尔特大学医学院麻醉学副教授、外科副教授、生物医学信息学副教授、卫生政策副教授、教育研究总监。

[美]理查德·D. 乌尔曼（Richard D. Urman），医学博士，工商管理学硕士（MBA）

哈佛医学院麻醉学副教授，美国布莱根妇女医院（栗树山）麻醉科主任，介入医学程序化镇静医疗主任，围手术期研究（麻醉领域）主任，麻醉围手术期与疼痛科医生。

[美]斯科特·西格尔（Scott Segal），医学博士，医疗健康管理学硕士（MHCM）

维克森林医学院麻醉专业教授兼主席，威克森林浸信会医疗中心围手术服务联合执行董事。

编者风采

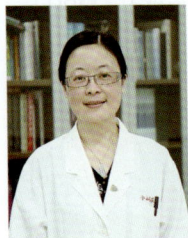

主译：仓静

复旦大学上海医学院教授、博士生导师。1991年毕业于上海医科大学医学系，现任复旦大学附属中山医院副院长、麻醉与危重症医学教研室副主任、疼痛科主任，中国整形美容协会麻醉与镇静镇痛分会副会长、中国医疗器械行业协会麻醉与围术期医学分会第一届副主任委员、上海医学会麻醉分会副主任委员、中国心胸血管麻醉协会疼痛分会候任主委、中华医学会麻醉分会输血与血液保护学组副组长、上海疼痛学分会常委、急诊与创伤学组委员、中国医师协会麻醉医生分会委员、中国中西医结合学会麻醉分会委员、中国神经科学学会麻醉与脑功能分会常委。*Journal of Thoracic Disease*杂志编委、《临床麻醉学杂志》和《国际麻醉学与复苏杂志》通讯编委、《中华麻醉学杂志》《中华医学杂志英文版》《中国临床药学杂志》及《中国临床医学杂志》审稿人。从事临床麻醉工作近30年。临床研究方向为器官保护及急性疼痛的治疗，基础研究方向为麻醉药物对神经发育的影响。主持包括国自然面上项目在内的多项省部级基金。在国内外杂志发表论文50余篇，其中第一作者和通讯作者30余篇。

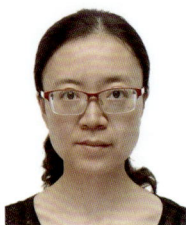

主译：方芳

麻醉学博士，毕业于复旦大学上海医学院临床医学系麻醉学专业；2005年起就职于复旦大学附属中山医院麻醉科。于2014—2015年在麻省总院麻醉科接受博士后培养。主要科研方向为脑发育和脑保护。目前主持一项国自然青年基金，参与多项省部级课题，以第一作者发表多篇SCI文章。担任中国心胸血管麻醉协会疼痛分会青年委员会副主委、中国整形美容协会麻醉与镇静镇痛分会常委、中华医学会麻醉学分会临床及转化医学学组组员、中国心胸血管麻醉协会围术期基础及转化医学学会青年委员、中国神经科学学会麻醉与脑功能分会青年委员会委员、上海疼痛学分会第四届青委会委员。担任*Journal of Thoracic Disease*的Section Editior，《临床麻醉学杂志》青年编委。现为复旦大学附属中山医院麻醉科副主任医师，微信公众平台"山中麻署"发起人、总编辑。

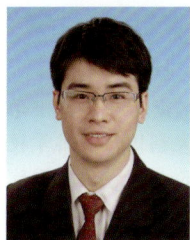

主译：凌晓敏

医学博士。2012年毕业于复旦大学上海医学院临床医学专业，同年进入复旦大学附属中山医院完成麻醉科住院医师规范化培训，荣获2014年度上海市住院医师规范化培训优秀住院医师。科研方向为慢性疼痛的基础和临床研究，在国内外期刊发表学术论文数篇。曾参译*Chestnut's Obstetric Anesthesia*。现为复旦大学附属中山医院麻醉科主治医师，美国心脏协会BLS/ACLS导师。作为微信公众号"山中麻署"的发起人及主要编辑之一，定期在"麻醉拾遗"专栏发布原创文章。

审校专家（排名不分先后）：

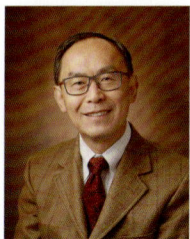

蒋延东

范德堡大学麻醉科教授，麻省总院临床研究咨询委员会前主席。*Anesthesiology*杂志副编辑（现任），麻醉和睡眠医学学会和国际气道管理学会创始会员。

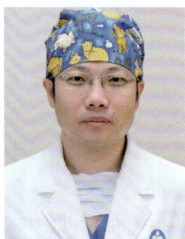

王晟

广东省人民医院麻醉科主任，主任医师，博士生导师。
1998—2003年在北京阜外心血管病医院获麻醉学博士学位，导师刘进教授；2001—2012年赴意大利国际心脏学校学习心血管麻醉一年；2013年赴意大利siena大学附属医院麻醉及重症医学科交流学习。
学会任职：中华医学会麻醉学分会第十三届青年副主任委员，心胸学组委员兼学术秘书，中国中西医结合学会麻醉专业委员会青委副主委，亚洲心胸血管麻醉学会理事，中国心胸血管麻醉学会副会长。
中组部"组团"式医疗援藏专家，林芝市人民医院院长。
专业专长：对各种危重症患者的围术期管理有丰富的临床经验，重点关注复杂先天性心脏病，尤其是低出生体重儿的围术期麻醉管理及重症心血管手术的麻醉处理。

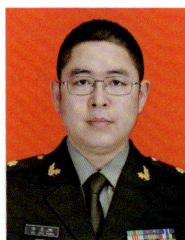

徐志鹏

医学博士，解放军总医院麻醉手术中心，副主任医师。
主要研究方向为术后认知功能障碍（POCD）、麻醉与神经毒性、麻醉与脑功能、麻醉机制。2008年于首都医科大学博士毕业后（导师岳云教授）赴美国哈佛大学医学院麻省总医院进行博士后研究（导师谢仲淙教授）。2012年底回国，特招入伍在解放军总医院麻醉手术中心工作至今。已在国内外期刊发表文章30余篇，SCI论文24篇。目前承担国家自然科学基金（面上项目）1项（81471119），参与国家自然科学基金（面上项目）2项（81671039、81371204），参与国家自然科学基金（青年项目）1项（81501711），参与国家自然科学基金（应急管理项目）1项（81541114），军队保健专项课题2项（16BJZ09、13BJZ38）。2016年当选为中国人民解放军医学科学技术委员会第十届麻醉与复苏专业委员会青年委员会副主任委员。

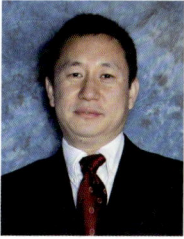

黄佳鹏

医学博士，理学博士，美国心脏超声协会Fellow，美国麻醉医师学会Fellow。

现任美国路易维尔大学学术顾问院长，麻醉暨围术期医学系教授，副主任，路易维尔大学手术部主任。美国麻醉科学院主考官，美国心血管麻醉学会科研基金评委，美国National Institute of Health专家组，中南大学湘雅医院客座教授。

多年致力于中美学术交流。2020年当选为美国华人麻醉医学会（Chinese American Society of Anesthesiology，CASA）主席。2017年起担任中国心胸麻醉学会心血管麻醉分会海外专家组主席。

担任Journal of Cardiothoracic & Vascular Anesthesia副主编，Seminars in Cardiothoracic & Vascular Anesthesia副主编。发表SCI论文于Anesthesiology、Anesthesia & Analgesia、Annals of Thoracic Surgery、Journal of Cardiothoracic & Vascular Anesthesia等麻醉学顶级杂志70余篇。

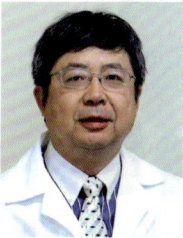

彭勇刚

弗罗里达大学医学院麻醉科教授，心胸麻醉专业主任。2004年、2006年、2008年被评为"弗罗里达大学医学院麻醉学科最佳教师"；2006年、2008年、2010年、2012年、2014年、2016年被评为"美国最佳医生"。2012年被邀请参加中国TEE协作组出任海外总顾问。2013年当选美国超声学会高级会员（FASE）。2018年当选美国麻醉学会高级会员（FASA）。自2005年以来，帮助70余名国际访问学者在弗罗里达大学麻醉科培训交流。现为美国麻醉学会会员、美国心脏麻醉学会会员、国际麻醉研究学会会员、中国美国麻醉医师学会心胸麻醉专科主任；Anesthesiology、Anesth Analg、J Cardiothor Vasc An、Acta Anaesthesiol Scand、J Clin Anesth、Ann Thorac Surg、《临床麻醉学杂志》等期刊的编委或审稿人。

AME 学术盛宴系列图书序言

这个系列图书具有几大特色：其一，这个系列图书来自Springer，Elsevier，Wolters Kluwer，OUP，CUP，JBL，TFG等各大出版社，既有一些"经典图书"，也有一些实用性较强的"流行图书"，覆盖面甚广；其二，这个系列图书的翻译工作，都是基于"AME认领系统"，我们花费近1年时间，开发了这套"认领系统"，类似出版界的"Uber/滴滴"，成功地对接了图书编辑、译者和审校者之间的需求。一般情况下，我们发布一本书的目录等信息之后，48小时内该书的翻译任务就会被AME注册会员一抢而空——在线完成译者招募和审校等工作，参与翻译和校对工作的人员来自国内众多单位，可谓"智力众筹"；其三，整个翻译、审校、编辑和出版过程，坚持"品书"与"评书"相结合，在翻译的同时，我们邀请国内外专家对图书进行"点评"，撰写"Book Review"，一方面刊登在我们旗下的杂志上，另一方面将其翻译成中文，纳入本书中文版，试图从多个角度去解读某本图书，给读者以启迪。所以，将这个系列图书取名为"学术盛宴"，应该不足为过。

虽然鲍鱼、鱼翅等营养价值较高，但是并非适合所有人，犹如餐宴一样，享受学术之宴也很有一番讲究。

与大家分享一个真实的故事。有一天，南京一家知名上市公司的总裁盛情邀请我参加一个晚宴。

席间，他问了我一个问题："国外的医术是不是比中国先进？瑞士的干细胞疗法是不是很神奇？"

因为我没有接受过瑞士的干细胞治疗，所以，对此没有话语权，我个人对这个疗法的认识仅限于"一纸"——只是有几次在航空杂志上看到过相关的"一纸"广告。

正当我准备回答他的时候，他进一步解释："上个月，我的一位好朋友就坐在你今天这个座位，他已超过50岁，但是，看起来很年轻，因为他去瑞士接受过干细胞治疗……"

"您的这位朋友，他的心态是不是很平和？他的家庭是不是很幸福？他的爱情是不是很美满？"我反问了几个问题。

他毫不犹豫地回答："是的。"

"他的外表看起来很年轻，可能是由于接受干细胞治疗这个因素导致的，更可能是干细胞治疗、家庭、爱情、事业等多个因素共同作用所造成的。"听完我的回答，这位优秀的总裁先生好像有所感悟，沉默了片刻。

虽然这个系列图书，从筛选图书，到翻译和校对，再到出版，所有环节层层把关，但是，我们仍无法保证其内容一定就适合您。希望您在阅读这个系列图书的过程中，能够时刻保持清醒的头脑、敏捷的思维和独立的思考，去其糟粕，取其精华，通过不断学习消化和吸收合适的营养，从而提高和超越自我的知识结构。

开卷有益，思考无价，是为序。

汪道远
AME出版社社长

前言

我们很高兴向您推荐这本更新后的《麻醉住院医师生存手册——基于案例的学习》。同上版一样，我们的目标是向您介绍简练、实用和最新的麻醉学相关知识。

这本书在很多方面具有独有的特点，主要适合在麻醉科轮转的学生，而对于一些低年资住院医生也可能有用。这本书覆盖了基础和前沿的话题，还包括了案例学习，目的是帮助读者将理论知识应用到真实的患者情境中去。为了充分利用此书，我们建议您在阅读某一特定部分时，先浏览与该部分内容相关的案例，然后再进行此章节的学习，并且在阅读我们的答案示例前，尝试自己回答案例中的问题。每一案例所涉及的知识点都会在相应的章节中提及，这会帮助你将注意力集中到阅读材料中，尽可能多地记住关键信息。

作为教育者，我们不胜感激哈佛大学医学院、范德堡大学医学院和塔夫茨大学医学院一代又一代的学生们，是他们的鼓励让我们写下这本实用"生存"指南，同时我们也非常感谢编者们的支持和专业贡献。

我们同样感谢Joseph Garfield博士在编辑方面的突出贡献，以及Katharine Nicodemus博士和Zina Matlyuk-Urman博士不知疲倦的支持、鼓励和指导。最后，特别感谢我们的家人。

麻醉学的世界让人兴奋不已，在你发觉的过程中，我们希望这本更新的《麻醉住院医师生存手册——基于案例的学习》成为你的必备工具！

Jesse M. Ehrenfeld, MD, MPH

Richard D. Urman, MD, MBA

Scott Segal, MD, MHCM

第一版序言

作为麻醉医生和哈佛大学医学院的医学生教育者，我们很少见到有人像Ehrenfeld、Urman和Segal医生那样专注于教学艺术和学习体验。现在，我们有幸介绍他们为医学生写的这本新的麻醉学教材。《麻醉住院医师生存手册——基于案例的学习》将麻醉学的广阔领域与重要概念完美结合，为那些通常只有短暂的1~4周时间接触麻醉学的医学生提供了一种简单易行的方式来进行知识的学习和吸收。

来到麻醉科轮转的学生一般都具有基本的医学基础，但是他们几乎不了解麻醉医生所面临的各种临床挑战，更加缺少成功应对这些挑战需要的思考和行动。Ehrenfeld医生、Urman医生和Segal医生在这本书中不仅传授了简洁合理的麻醉学内容，而且将学生已经掌握的解剖、生理、药理学基础知识与临床麻醉学的艺术和科学相结合。这种教育模式通过帮助学生综合其所学并应用到案例中，使其学习行为的层次得到提升。

本书从麻醉学的历史概览和专业介绍开始，并对学生如何从轮转中学到最多进行了指导。接下来的五个章节介绍了静脉和吸入性全身麻醉药、局部麻醉药、肌肉松弛药和镇静药的药理学原理，随后的三个章节介绍了非常重要的术前患者评估、气道评估和麻醉监护。

而后的章节则将药理学与患者的病史和生理学相结合，帮助学生理解麻醉方法的选择、液体管理、常见麻醉问题和亚专科麻醉管理。麻醉后恢复室及重症监护着重概述了疼痛和器官系统紊乱。最后，本书用清晰直接的方式讨论了一些复杂而现实的话题，诸如职业化、团队合作、质量控制和麻醉伦理。

Ehrenfeld医生、Urman医生和Segal医生在每一章节的最后采用基于案例的学习方法阐明并强化了围术期的相关概念。这些案例具有实用性，有助于将麻醉学的原理融会贯通。作为医学生教育者，我们知道案例学习确实是帮助学生从教室过渡到临床环境的最好方法之一。这些案例清晰明了、引人思考，并且能激发学生深入讨论，从麻醉实践中收获最多。

全书的主题都经过精心挑选，广泛适用于手术室内外的患者管理。它将帮助所有的学生培养必要的技能，从而成为更好的围术期医疗人员。这本书对所有学生都具有重要的指导价值，理由是无论他们是否会成为麻醉医生，他们都会深刻认识到麻醉医生是如何将其对人体生理学和药理学的理解应用到为患者提供安全有效的医疗服务当中的。

Michelle Szabo, MD

Roger Russell, MD

Jennifer M. McSweeney, MD

目　录

案例学习……………………………………………………………………………………Ⅰ

第一部分　麻醉学概览

第一章　如何成为"明星"学生，职业选择以及住院医师培训
Roy G. Soto……………………………………………………………………………………2

第二章　麻醉学的历史和简介
David C. Lai and Jesse M. Ehrenfeld……………………………………………………12

第二部分　药理学

第三章　药理学原理
Jerome M. Adams, John W. Wolfe, and Jesse M. Ehrenfeld……………………………22

第四章　静脉麻醉药物的药理学
Jerome M. Adams, John W. Wolfe, and Jesse M. Ehrenfeld……………………………30

第五章　吸入麻醉药的药理学
Jerome M. Adams, John W. Wolfe, and Jesse M. Ehrenfeld……………………………43

第六章　局部麻醉药的药理学
John W. Wolfe, Jerome M. Adams, and Jesse M. Ehrenfeld……………………………52

第七章　麻醉辅助药物的药理学
Jerome M. Adams, John W. Wolfe, and Jesse M. Ehrenfeld……………………………59

第三部分　术前准备

第八章　患者术前评估
Amit Gupta and Timothy J. Shiveley……………………………………………………66

第九章　气道评估及管理
Shawn T. Beaman, Patrick J. Forte, and David G. Metro ··················81

第十章　麻醉机
Alvaro Andres Macias ··················92

第十一章　麻醉设备及监测
Basem Abdelmalak and D. John Doyle ··················102

第四部分　术中管理

第十二章　麻醉技术：全身麻醉、镇静、麻醉性监护
Brian C. McLean, Anthony R. Plunkett, and Jesse M. Ehrenfeld ··················122

第十三章　麻醉技术：区域麻醉
Brian C. McLean, Anthony R. Plunkett, and Jesse M. Ehrenfeld ··················132

第十四章　电解质与酸碱分析
Adam Kingeter and Matthew D. McEvoy ··················151

第十五章　液体和输血治疗
Adam Kingeter and Matthew D. McEvoy ··················168

第十六章　外周静脉导管、动脉导管和中心静脉导管及胃管的放置
Jenna L. Walters and Matthew D. McEvoy ··················178

第十七章　术中问题
Andrea Westman and Matthew D. McEvoy ··················190

第五部分　系统生理学与麻醉亚专科

第十八章　心胸外科手术生理与麻醉
Amanda J. Rhee and Linda Shore-Lesserson ··················214

第十九章　神经科、耳鼻喉科和眼科手术的生理及麻醉
Joshua H. Atkins and Jesse M. Ehrenfeld ···229

第二十章　产科
Stephen M. Howell and Mario Serafini ···244

第二十一章　普通外科及减肥外科手术的生理学和麻醉
Rana Badr and Jesse M. Ehrenfeld ··261

第二十二章　泌尿外科手术的麻醉
Jesse M. Ehrenfeld ···274

第二十三章　儿科手术
Thomas M. Romanelli ···283

第二十四章　老年患者的生理学和麻醉
Ruma Bose and Jesse M. Ehrenfeld ···296

第二十五章　日间手术和手术室外操作
Joshua H. Atkins and Jesse M. Ehrenfeld ·······································305

第二十六章　创伤和骨科手术
Roy G. Soto ··316

第六部分　术后处理

第二十七章　围术期急性和慢性疼痛管理
Mark A. Hoeft ···328

第二十八章　麻醉后复苏室（PACU）和术后常见问题
R. Dean Nava Jr, T arun B halla, and Jesse M . Ehrenfeld ···············340

第二十九章　重症医学介绍
Beverly J. Newhouse ··352

第七部分　特殊问题

第三十章　职业化，安全和团队合作
Sheila Ryan Barnett, Stephen D. Pratt, and Jesse M. Ehrenfeld··························374

第三十一章　质量保证、患者和医务人员安全
Arti Ori and Jesse M. Ehrenfeld···382

第三十二章　麻醉中的伦理和法律问题
Jesse M. Ehrenfeld···391

第三十三章　麻醉教学的临床模拟培训
Emily M. Hayden···395

附录A　ASA困难气道处理规则···404

附录B　恶性高热

Richard D. Urman and Jesse M. Ehrenfeld···405

案例学习

为了有目的地阅读并记住尽可能多的关键信息，在开始相应章节的学习前，请首先阅读以下的案例及思考题。案例学习的答案可以在对应的章节中找到。

案例学习1

患者，女，40岁。拟行经腹子宫切除术，你正准备为患者实施全身麻醉。患者既往体健，曾有2次成功的经阴道分娩史，均在硬膜外阻滞麻醉分娩镇痛下完成。4年前，患者于全身麻醉下顺利完成了腹腔镜输卵管结扎术。你的上级主治医生要求你尽可能详细地回答有关该患者的麻醉问题，据此决定给你多少实践的机会。

（1）在术前等待区，你对患者进行了病史回顾和体格检查，未发现新的重要信息。在实施所有操作前，你要为患者做哪些术前准备？

（2）你现在负责管理这位患者，在检查完所有医疗文书后，你打算开始术前准备工作，接下来要做些什么？

（3）你已经将患者带入手术室，请描述麻醉诱导前你将采取的步骤。

（4）你会如何进行麻醉诱导？

（5）完成麻醉诱导后，你在手术操作开始前还需要做什么？

（6）你会如何维持麻醉？

（7）除了麻醉药之外，你还会使用哪些辅助药物？

（8）手术进行顺利且接近尾声，你该如何结束麻醉？

（9）患者到达麻醉后监测治疗室（postanesthesia care unit，PACU），这时候你要做什么？

案例学习2

假设现在是1900年，你是一名正在外科学习的医学院校学生。你为今天早晨将要第一次进入手术室而感到兴奋。令你惊喜的是，你将不只是远远地参观手术，看着结石从肾脏中被取出，还可以让你参与实施麻醉。你按要求将患者带到手术室（实际上那是一个大礼堂，参观座位上坐着很多著名的外科主治医生）。一名护理人员向你介绍了麻醉药品和器具的位置。

（1）你最有可能使用到哪些麻醉药物？

（2）你将使用哪些静脉药物？

（3）你将如何实施麻醉？如何管理气道？

（4）你将如何对患者采取监护？

（5）你会保留麻醉记录吗？

案例学习3

患者，男，60岁。因膀胱癌接受了根治性膀胱切除术及回肠代膀胱术，既往体健，体重约80 kg。距离手术开始已达6小时，但患者仍未从全身麻醉中苏醒。作为这台手术的麻醉医生，你在麻醉期间并没有发现明显的异常事件，因此初步判断患者未苏醒的原因可能是药物代谢方面的问题。为了便于动脉置管，术前曾分次给予总量为4 mg的咪达唑仑。你在麻醉诱导期间使用了硫喷妥钠和琥珀胆碱，而后以异氟醚、氧化亚氮、维库溴铵和芬太尼维持麻醉。手术结束前1小时内使用过氢吗啡酮，缝合切口时曾给予昂丹司琼预防呕吐。数分钟前，你给患者注射了新斯的明和格隆溴铵，并关闭了异氟醚的挥发罐，予以纯氧通气。

（1）哪类药物最有可能造成该患者的苏醒延迟？哪类药物的可能性较小？

（2）在所有最可能的原因中，你推测是药代动力学还是药效动力学的问题？

（3）通过病史回顾、体格检查，结合临床监测结果和药理学方面的考量，你将如何缩小鉴别诊断的范围？

（4）如果你认为是异氟醚导致了患者的苏醒延迟，接下来你会怎样处理？

案例学习4

患者，女，30岁，拟行盆腔镜检查术，你要为患者实施全身麻醉。患者有子宫内膜异位症和慢性盆腔疼痛的病史。患者的兄弟在小时候有过几乎致命的恶性高热病史，所以患者一直被建议避免使用会触发恶性高热的麻醉药物。你决定应用单纯静脉麻醉来处理这一病例，避免使用吸入麻醉药。你已经将挥发罐从麻醉机上移除，并根据已发表的指南用纯氧冲洗了回路。

（1）你将会使用哪些种类的静脉麻醉药物？

（2）使用哪种药物来产生意识丧失作用并维持此状态？如何知道药物剂量是否足够？手术过程中需要改变剂量吗？

（3）术中使用哪种阿片类药物最合适？本例手术计划需要2小时。你会更换其他药物用于术后镇痛吗？

（4）如果需要的话，你将选择哪种神经肌肉阻滞药物？

（5）手术结束时，你将如何为患者实施麻醉后复苏？

案例学习5

你现在要进行一台耳鼻喉手术的麻醉诱导。外科医生希望能在保留患者自主呼吸的状态下进行气道检查，同时避免置入气管插管或者喉罩。患者既往体健，气道外观正常，因此你判断可以使用面罩维持通气。你同意实施吸入诱导。此刻患者已经开放了静脉通道，并且标准的监护已连接妥当。

（1）你会选择哪一种吸入麻醉药？

（2）联合使用一种以上的吸入麻醉药物有什么优势吗？

（3）你可以控制哪些因素以加快麻醉诱导的速度？

（4）你拥有呼气末气体监测仪来测量呼出药物的浓度。你如何知道患者的麻醉深度已足够，可以让外科医生开始喉镜检查？

案例学习6

患者，男，体重70 kg，既往体健。正在接受双侧腹股沟疝修补术。手术由外科医生使用局部麻醉，而你则通过静脉给药辅助镇静。切皮前，外科医生计划用利多卡因行皮肤浸润麻醉。

（1）患者自述之前在接受牙科手术时曾对普鲁卡因有过敏反应。这次拟使用的局部麻醉药是否安全？

（2）外科医生准备先用含肾上腺素的2%利多卡因做浸润麻醉，随后再使用0.5%布比卡因以达到长时间的镇痛。外科医生如何才能加快区域阻滞的起效速度？

（3）在完成利多卡因浸润麻醉后，外科医生接下来准备用布比卡因进行浸润并实施一些深部的神经阻滞来加强镇痛效果。并询问你使用多少毫升0.5%布比卡因溶液是安全的，你该如何回答？

（4）外科医生开始用布比卡因做浸润麻醉。在大约注射了15 mL之后，患者诉头晕，然后出现了双眼上翻伴意识丧失，进而发展到四肢的强直阵挛抽动。你该如何应对？

（5）尽管你已经做了初步处理，患者仍然毫无反应。心电图显示室性心动过速，脉搏也无法触及。接下来你应该怎么办？

案例学习7

你将要为一名拟行乳腺穿刺活检术的女性患者实施麻醉。患者曾经有过几次不愉快的麻醉经历。患者解释说自己在每次全身麻醉过后都会出现严重的恶心症状，而且不管是全身麻醉还是麻醉性监护（monitored anesthesia care，MAC）之后，患者都会非常嗜睡。回顾了患者的病史资料后发现，患者曾接受了很普通的全身麻醉，用过的药物包括强效的吸入麻醉药、氧化亚氮和芬太尼。在其MAC麻醉过程中，静脉使用过单次剂量的咪达唑仑和芬太尼。患者回忆起自己在两次麻醉过后都经历了显著的疼痛，但又无法耐受口服阿片类处方药物。患者想尽量避免全身麻醉，同时希望你能为其制订一个麻醉方案，能降低过度嗜睡和恶心的风险。患者既往体健、规律锻炼、不吸烟不喝酒、无长期服用的药物并且已经禁食一整晚。

（1）手术医生认为患者可以在MAC下完成手术操作。你将选择什么药物来实施镇静？

（2）你将采取何种策略控制她的疼痛？

（3）你将采用什么策略避免术后的恶心？

案例学习8

你正在术前门诊对一名64岁的男性患者进行评估。患者将于1周后接受开放耻骨联合上前列腺切除术。在既往病史中，值得关注的问题是患者曾在2年前发生过无Q波型下壁心肌梗死。当时患者接受了金属裸支架置入治疗。患者有35年的吸烟史，每天1包（10支），因劳累、天气寒冷以及罹患上呼吸道感染时偶发气短。患者患高血压多年。5年前患者被诊断为2型糖尿病。患者是一名木匠，在工作场所周围搬运板材，并自己打理庭院。患者目前的用药情况为每日口服阿司匹林81 mg、阿替洛尔100 mg、二甲双胍、艾塞那肽（百泌达），此外，还按需吸入沙丁胺醇及舌下含服硝酸甘油。

（1）该患者按美国麻醉学会（American Society of Anesthesiologists，ASA）体能状态分级可分为几级？

（2）你如何评估该患者的心血管系统风险并为其进行术前准备？

（3）你如何评估该患者的呼吸系统风险并为其进行术前准备？

（4）该患者询问他是否应于术前戒烟，你会如何回答？

（5）该患者术前应如何控制糖尿病？如果该患者正使用胰岛素控制糖尿病，你的建议是否会发生改变？

（6）你还需要获取哪些信息以完成术前评估？

案例学习9

患者，男，50岁。拟行腹壁疝修补术，你将为其实施麻醉。患者身高173 cm，体重118 kg。患者蓄有络腮胡和小胡子。患者没有其他重要的合并疾病。患者曾于20年前在全身麻醉下行膝关节镜手术，未发生任何与麻醉相关的问题。你计划进行气管插管下的全身麻醉。

（1）对于该患者的气道管理，哪些方面令你担心，又有哪些方面使你放心？

（2）你如何进一步评估患者的气道？

（3）你决定开始实施麻醉诱导。注射丙泊酚后，你尝试进行面罩通气，却发现面罩难以贴合患者面部，造成通气困难。你该如何继续？

（4）你现在已经成功对患者进行通气。你注射了罗库溴铵以利于插管。在给患者通气3分钟后，你使用Macintosh 3号镜片进行直接喉镜检查，但只能看到会厌部的顶端。你该如何继续？

（5）在你进行初步尝试后，仍只能勉强看到会厌部。你决定使用另一种气道检查工具来帮助你。你有哪些气道检查工具可以选择？

案例学习10

这是一个忙碌的工作日，你和主治医生在一起工作。他让你为第一台手术准备好手术室。你已熟悉气道工具的准备，并已事先讨论过将需要使用的药物。当你正朝着手术室走时，主治医生大声叫住你"记得检测麻醉机"。你走进手术室，失望地发现里面配备了一台型号较老的麻醉机，与你平时所用的新款麻醉机不同，它没有自动检测功能。

（1）你开始检视从墙式气体出口连接至麻醉机的管路。你如何确定它们已恰当连接并且功能良好？

（2）如果医院气体供应故障，你如何确保有足够的备用气体供应？

（3）你如何检测麻醉机，以确保其不会输出含氧量过低的混合气体？

（4）随后你顺利地开始实施麻醉。患者接受了气管插管且正在进行机械通气。你注意到二氧化碳监测仪似乎提示存在吸入CO_2。根据你对麻醉机的了解，可能发生了哪些情况？哪些原因是你在检测机器时本可以发现的？

案例学习11

你正在为一名行腹腔镜下输卵管结扎术的健康女性实施麻醉。这是你忙碌了一天后剩下的最后一台短小妇科手术。你使用丙泊酚和琥珀胆碱进行了诱导并轻巧地完成了气管插管，以七氟醚和芬太尼维持麻醉。现在手术结束，你准备让患者苏醒。你已经停用了七氟醚，增加了氧流量，此刻你已准备好看到患者睁眼了。但患者仍处于无呼吸状态（依赖呼吸机，无自主呼吸）、对言语刺激及口腔吸引均无反应。当主治医生走进房间，询问你为何患者仍未苏醒。

（1）你如何确定患者没有呼吸？哪些监测可以帮助你证实？

（2）你断定患者确实无呼吸。你观察了2分钟，患者的指脉氧显示血氧饱和度为99%。为什么会这样？你是否怀疑监测仪发生了故障？

（3）你如何判断至手术结束时，所用麻醉药物的消除时间已经足够？

（4）尽管你确信已经过了足够长的时间，但你仍想验证患者是否仍是"睡着"的。还有什么监测可以帮助你？

（5）在这些监测结果的基础上，你相信该患者体内的麻醉药物已被消除，患者不处于麻醉状态。有哪些其他理由可解释患者无法苏醒？有什么监测帮助证实你的诊断？

案例学习12

患者，男性，78岁。ASA Ⅲ级（Mallampati Ⅲ级气道）。因近期出现阵发性剧烈头痛和短暂的神经功能缺失，拟行脑血管造影。既往有稳定性冠状动脉疾病、控制不佳的高血压、高脂血症和2型糖尿病病史。有严重的吸烟史和酗酒史，但已戒烟戒酒1年。患者无已知的药物过敏史，平日口服阿托伐他汀、赖诺普利、美托洛尔和罗格列酮。你计划为其实施MAC。

（1）这个患者将在血管造影室进行操作而不是在手术室，且你的麻醉方案是MAC而不是全身麻醉。那么这对你的麻醉设备准备有什么影响？

（2）对于这个案例，你会选用哪种药物？

（3）放射科医生在为患者行造影后发现了颅内动脉瘤伴少量出血，拟行弹簧圈栓塞术以预防进一步出血。医生要求你转变麻醉方式，使患者完全制动以便操作，你的选择是什么？

（4）假设你选择了全身麻醉，你将如何进行麻醉诱导和维持？是否需要为患者行气管插管或控制通气？

（5）在全身麻醉诱导后你将如何对患者进行监护？与之前MAC时相比，是否会有所改变？

（6）决定改为全身麻醉后，你的麻醉后复苏方案是否有变？

案例学习13

患者，男，58岁。拟行右侧全膝关节置换术（total knee arthroplasty, TKA）。在完成全面的病史采集、体格检查和会诊后，医生选择在区域麻醉下进行手术。患者既往体健，但每天抽一包烟，并且由于膝关节炎而无法规律锻炼。患者每天需口服非甾体类抗炎药（nonsteroidal antiinflammatory drugs,

NSAIDs）止痛，近期因疼痛加剧开始口服羟考酮和对乙酰氨基酚。

（1）为了使患者顺利地进行全膝关节置换术，需要阻滞哪些皮肤支配区或神经？

（2）哪些区域麻醉技术适用于全膝关节置换术？你会选择哪种？

（3）如果你选择硬膜外阻滞麻醉，你将如何定位硬膜外间隙？你会采取什么预防措施来避免毒性反应？

（4）验证硬膜外导管位置正确后，你会用什么药？

（5）你是否会在术后继续使用硬膜外阻滞麻醉？

案例学习14

患者，男，34岁。拟行急诊剖腹探查术而送入手术室。他在急诊科就诊时主诉腹痛，症状持续约18小时，且在前一天曾有腹泻。患者的既往史包括胰岛素依赖型糖尿病（T1DM）、酒精滥用、医疗依从性差。经过体格检查后发现患者皮肤及口唇黏膜干燥，呼出气体有水果气味，口齿不清，紧捂自己的腹部。目前生命体征：心率（HR）120 bpm，血压（Bp）101/74 mmHg，呼吸（RR）20 bpm，血氧饱和度（SpO_2）99%（吸空气），体温（T）38.6 ℃。

（1）术前你还需要获得哪些实验室检查？为什么？

（2）实验室检查结果回报如下，何种代谢紊乱可出现这样的变化？

钠：134 mmol/L

氯：110 mmol/L

钾：4 mmol/L

碳酸氢盐：13 mmol/L

尿素氮（BUN）：36 mg/dL（12.8 mmol/L）

肌酐：1.10 mg/dL（97.3 μmol/L）

葡萄糖：284 mg/dL（15.8 mmol/L）

白细胞计数：21×10³/ mcL（21×10⁹/ L）

血红蛋白：16 g/L

血细胞比容（PCV）：48%

血小板：200×10³/mcL（200×10⁹/L）

平均红细胞体积（MCV）：104 FL

红细胞分布宽度（RDW）：16%

血清β-羟丁酸：4 mg/dL

动脉血气分析（ABG）：pH 7.21，pCO_2 28 mmHg，pO_2 99 mmHg，HCO_3 13 mmol/L

（3）目前存在何种酸碱平衡紊乱？是否有一种以上的酸碱平衡紊乱？代偿完全吗？

（4）继发性代谢性酸中毒的可能病因是什么？

（5）患者开始接受胰岛素注射治疗，并被送入手术室。该患者在15分钟内输注了0.9%氯化钠溶液500 mL，手术正在进行。你发现心电图出现ST段压低、T波低平。此时最可能的诊断及合适的治疗是什么？

（6）手术进行到一半时，实验室结果显示血清渗透压为340 mosm/kg。如何解读这个检查结果？这与计算所得的渗透压一致吗？

（7）你想起患者有酒精滥用史且最初有口齿不清的表现。根据计算和测量的渗透压，如何评估他血中的乙醇浓度？

（8）术中发现患者存在结肠穿孔，并拟行结肠次全切除术及末端结肠造口术。关腹后患者被转送到外科ICU。当到达ICU时，最近测得的基础生化检查（basic metabolic panel，BMP）结果如下：

钠：140 mmol/L

氯：108 mmol/L

钾：3.5 mmol/L

碳酸氢盐：21 mmol/L

尿素氮：42 mg/dL（15 mmol/L）

肌酐：1.3 mg/dL（114.9 μmol/L）

葡萄糖：120 mg/dL（6.7 mmol/L）

护士注意到血糖为120 mg/dL，询问你是否可以中止胰岛素输注。你该如何回答？

案例学习15

患者，女，25岁，既往体健。因骨盆肉瘤拟行肿瘤根治性切除术，并同期行假体修复重建术以保留髋关节和大腿的功能。外科医生估计失血量将达2~5 L，这取决于术中探查的结果和大血管受侵犯程度。预计手术时间为6小时。患者有一根14G外周静脉置管、右颈内静脉置有三腔中心静脉导管以及右侧桡动脉置有一根20G桡动脉置管。术前备有浓缩红细胞4个单位。患者的体重为60 kg，术前的血红蛋白和血细胞比容分别为12 g/dL和36%。已禁食一夜，并计划在上午第一台进行手术。

（1）对于这个案例，你将如何估计患者的基础液体需要量？

（2）你将允许患者的血红蛋白降低到什么程度？

（3）这个患者可允许的失血量（allowable blood loss，ABL）是多少？

（4）你将如何评估和纠正患者对其他血液制品的输注需求？

（5）你有哪些方法可以减少输血的需求？

案例学习16

患者，女，35岁。因异位妊娠致输卵管破裂，需急诊行腹腔镜下输卵管切除术而进入手术室。患者因腹痛被收入急诊室，检查发现β-HCG阳性，腹部B超提示右侧输卵管包块，但子宫内未见妊娠囊。患者的末次月经约在8周前。患者声称自己既往健康。患者约在4小时前进食了晚餐，但当时胃口不佳，只吃了"一点点"。患者的肘前部静脉置有一根20G的留置针，正在缓慢滴注乳酸林格氏液。

（1）对于该案例，这条静脉通道是否足够？如何判断是否需要更好的静脉通道？

（2）彻底检查后你发现无法建立额外的外周静脉通道，患者说自己的外周静脉一直是个"棘手的问题"。接下去你会怎么做？

（3）你计划使用丙泊酚和琥珀胆碱进行快速序贯诱导。注射丙泊酚1分钟后，患者并没有失去意识。你还没有注射琥珀胆碱，接下来你会怎么做？

（4）你可以使用吸入麻醉药诱导吗？

（5）你决定要建立另外一条静脉通道。你有哪些建立通道的选择？

案例学习17

患者，男，52岁。因直肠癌行结直肠切除术。患者于术前一天完成了肠道准备，今早拟行手术。生命体征：Bp 130/84 mmHg，HR 80 bpm，RR 14 bpm，吸空气时的SpO_2 98%。患者未服用任何药物。你使用丙泊酚和维库溴铵进行了麻醉诱导，气管插管过程顺利。外周静脉导管、右侧颈内中心静脉导管以及右侧桡动脉导管均已留置完毕。切皮前，患者正在静脉滴注头孢唑啉。

（1）诱导后5分钟，患者的血压下降至82/55 mmHg。此时的鉴别诊断有哪些？你首先会采取什么措施来处理患者的血压？

（2）你的干预是有效的，现在手术开始。患者在数分钟内开始出现心动过速。你的鉴别诊断是什么？你将如何初步应对？

（3）患者的血流动力学状态已稳定，手术得以继续进行。15分钟后，患者的血氧饱和度开始下降，并且维持在90%。患者正在接受容量控制通气，吸入50%氧气和50%空气。你的鉴别诊断有哪些？你会如何应对？

（4）你对缺氧的初步处理使得患者在吸入纯氧时，血氧饱和度升高至92%。肺部听诊可闻及双侧呼气相哮鸣音。你将采取什么措施？

（5）哮鸣音消失，但患者发生心动过速和ST段压低。你会如何应对？

案例学习18

患者，女，48岁。因肛门部疼痛、瘙痒症状无缓解且时有出血，拟行广泛直肠痔疮切除术而入院，曾经在近30岁怀孕初期发痔疮病，该患者还被确诊为中度压力性尿失禁，主管医生计划同时对患者行"无张力阴道吊带术（tension-free vaginal tape，TVT）"进行治疗。该患者有风湿性心脏病及二尖瓣狭窄程度进行性加重的病史，每日服用地高辛及低剂量的阿司匹林。

（1）你将如何评估此患者二尖瓣疾病的严重程度？

（2）你认为患者有重度二尖瓣狭窄及中度收缩功能减退。你的围术期血流动力学目标是什么？

（3）患者的侄女最近在蛛网膜下隙阻滞下做了类似的手术。自己也曾经在蛛网膜下隙阻滞下行剖宫产术，并且对麻醉很满意。患者问你对于这次手术是否也可以做这种麻醉，你将如何回答？

（4）患者是否需要预防性使用抗生素？

（5）你决定采用全身麻醉。你会避免使用什么药物？又会选择哪些药物？

（6）术中及术后还会有其他需要特殊关注的方面吗？

案例学习19

患者，男，20岁。正在参加公司野餐。午餐后，参与者们一起打垒球。患者被击出的球击中了头部后，立即失去了知觉。急救医护人员赶到了现场。患者被送往医院，CT扫描显示急性硬膜下血肿，需要外科清除血肿，现在已经醒来，但思维混乱、反应迟缓，且不能正确回应口头命令。患者对疼痛刺激能做出有意识的回撤反应，不伴有其他任何的损伤。患者的朋友告诉你，患者"之前从未生过病"。患者身高183 cm，体重84 kg，血压185/90 mmHg，心率55 bpm，吸空气时血氧饱和度（SpO$_2$）96%。

（1）你是否觉得患者有颅内压（intracranial pressure，ICP）升高？哪些体征、症状或检查能帮助你确诊？这对你如何进行麻醉诱导是否有影响？

（2）在麻醉诱导前，你可以干预ICP的哪些决定因素？诱导前你会降低患者的血压吗？

（3）对于麻醉诱导方式的选择，还有什么其他方式考虑？

（4）鉴于以上的考虑，你会选择哪些药物用于麻醉诱导？

（5）如果气管插管失败，你将如何处理？

（6）在诱导成功和确保气道安全后，接下来还有什么麻醉考虑要点？

案例学习20

患者，女，30岁。目前妊娠39周，除合并高血压外无其他疾病，现因临产而入院。当患者的宫口开至4 cm、宫缩规律时，患者要求分娩镇痛，请你会诊。

（1）在术前访视时，你还需要采集什么其他信息？

（2）你的术前评估显示患者为初产妇且胎膜未破。患者的血小板计数是165×10^9/L。其他实验室检查是正常的。既往史和麻醉史均无特殊。入院时的血压为150/90 mmHg，并保持稳定。胎心监护显示胎儿状况良好。你的麻醉计划是什么？

（3）你选择了硬膜外阻滞麻醉镇痛。描述该技术和你最初的药物选择。

（4）镇痛开始后，你将如何维持效果？

（5）3小时后产妇感觉到会阴区不适，因此呼叫了你。患者已经尝试了硬膜外阻滞自控镇痛（patient controlled epidural analgesia，PCEA）按钮。你将如何应对？

（6）产妇已经达到完全的宫颈扩张并开始向下推送胎儿。之后没多久，胎心监护提示胎心率减慢，你被紧急呼叫。你的即刻处理措施是什么？

（7）产妇目前生命体征正常且无不适感，但胎心监护并没有改善。产科医生希望行剖宫产。如何延续硬膜外阻滞麻醉以供手术麻醉之用？

案例学习21

患者，女，38岁。拟行腹腔镜下Roux-en-Y胃旁路手术。患者身高167 cm，体重136 kg。曾尝试过各种饮食和锻炼计划来减重，但均未成功。患者曾患有高血压，服用血管紧张素转换酶抑制药（angiotensin converting enzyme inhibitors，ACEI）控制血压。患者在劳累或天气炎热时会出现喘息，按需吸入沙丁胺醇治疗。患者睡觉时鼾声如雷，但一直没有接受过正规的睡眠呼吸监测。由于从某个朋友处得知的不良体验，患者不愿意在家中使用持续气道正压通气（CPAP）。虽然患者不做定期锻炼，但她在邮局工作，能够在平地上一次步行几分钟的时间。患者被告知有"临界性糖尿病"，但是目前没有服用任何糖尿病药物。术前体格检查显示：Bp 180/95 mmHg，HR 90 bpm，RR 24 bpm，两肺散在呼气性喘鸣音，咳嗽后喘鸣音消失。气道评估提示Mallampati分级为Ⅱ级，甲颏间距4指宽。

（1）患者的肥胖有多严重？是否要紧？还有什么其他肥胖指标可以帮助你进一步评估患者的健康风险？

（2）对于患者的呼吸状况你是否会担心？这对你的麻醉计划有何影响？

（3）在麻醉期间，你将如何监测该患者？与身材比例正常的腹腔镜手术患者相比，你的麻醉计划是否会有所不同？

（4）你将如何诱导及维持麻醉？

（5）你将如何管理术后疼痛？如果行开放的Roux-en-Y术，你的计划会有所不同吗？

案例学习22

患者，男，68岁。出现了前列腺增生的症状，准备接受经尿道前列腺切除术（transurethral resection of the prostate，TURP）。患有高血压和高脂血症，服用ACEI和阿托伐他汀。患者体能活动状况良好，无心绞痛或心力衰竭的症状。

（1）你在术前评估时还需要了解什么？

（2）你会推荐行区域麻醉还是全身麻醉？各有什么优点？

（3）与患者沟通后，你决定施行全身麻醉。你会如何诱导和维持麻醉？

（4）由于需切除的前列腺组织非常大，手术比预计时间要长。手术结束后你拔除了患者的气管导管并将其送入PACU。患者出现了高血压、意识模糊和躁动，你将如何评估？

（5）如果你觉得患者有TURP综合征，你将如何处理？

案例学习23

患者，男，5岁。呕吐伴食欲不振2天，期间仅口服了少量液体。现在他开始出现腹痛并被怀疑是急性阑尾炎，外科医生计划行腹腔镜下阑尾切除术。该患儿是足月分娩的健康儿童，目前的生命体征是：HR 120 bpm，Bp 95/50 mmHg，RR 24 bpm。

（1）如何评估患儿术前的容量状况？你怀疑患儿存在哪些代谢紊乱？

（2）患儿现在焦虑和哭泣，在进行麻醉准备和诱导时你会怎么做？

（3）你会采用吸入诱导还是静脉诱导？

（4）如果你决定采用静脉诱导，如何在这个被吓坏了的患儿身上顺利地进行静脉置管？

（5）你会如何诱导和维持麻醉？你会选择哪种型号的气管导管？

（6）手术结束后如何判断患儿是否可以拔管？

案例学习24

患者，女，82岁。跌倒后导致右髋关节骨折，现拟行切开复位和人工半髋关节置换。患者没有其他部位的损伤，也无意识丧失。患者有每年60包香烟的吸烟史，但最近每天抽2~3根。患者有慢性高血压，去年的心电图显示右束支传导阻滞和左前分支阻滞，窦性心律且心率为55次/分。患者是退休的病理学教授、医学院院长,目前仍在你所属医院的教师晋升委员会任职。患者现在存在轻度至中度的疼痛,右腿活动时疼痛加剧。患者对于麻醉药物对术后认知功能的影响表达出一些担忧。

(1)在决定麻醉方案前,你准备进行怎样的术前评估?如果患者拟行的是择期白内障手术,你的术前评估会与之前有何不同?

(2)你会如何解决患者对术后认知功能障碍的担心?

(3)你倾向于行区域阻滞麻醉还是全身麻醉?

(4)你会在麻醉前给予患者术前用药吗?

(5)如果患者同意采用区域阻滞麻醉,你会选择哪种麻醉方式?

案例学习25

患者,女,20岁。计划行隆乳手术。患者在上大学,还兼职做餐馆服务员,并在大学图书馆工作。患者强烈希望该手术能在门诊完成并可以返回工作,尽量减少她脱离学校和工作的时间。患者总体上健康,虽然提及自己患有季节性过敏,偶尔会出现气喘,并因此按需服用抗组胺药和使用定量吸入器(沙丁胺醇)。患者不抽烟,在周末喝酒(每周喝3~4杯),不使用娱乐性毒品,有口服避孕药物史和晕动症病史。

(1)在门诊手术中心完成该例麻醉是否合适?你需要哪些其他信息以作出决定?

(2)患者是否为术后恶心呕吐(postoperative nausea and vomiting,PONV)的高危患者?

(3)你将如何诱导和维持麻醉?

(4)你将如何管理术后疼痛?

(5)你将如何降低该患者发生PONV的风险?

(6)麻醉和苏醒都很顺利,你把患者带到PACU。患者什么时候可以回家?

案例学习26

患者,男,23岁。在未系安全带的情况下,驾驶一辆无气囊的旧汽车并发生了车祸。患者和他的朋友们刚从舞会离开,在那里他们"喝了几杯啤酒"。他们撞到了方向盘,胸壁有多处软组织挫伤,并诉呼吸时胸痛。患者的左侧肩关节脱位,胫骨骨折,同时被怀疑存在脾损伤。在事故现场患者并未失去意识。患者的呼出气体中可闻到酒精味,且鼾声很大。患者醒来便大声喊叫,并不停挣扎、意识混乱。在检查过程中,患者诉伤处疼痛,四肢可遵指令活动。患者平素体健,是一名在校大学生。

(1)该患者的格拉斯哥昏迷评分法(Glasgow Coma Scale,GCS)为多少?

（2）患者从急诊室转运过来，双上肢各有一条外周静脉通道，输注室温的乳酸林格氏液。你需要额外的输液通道吗？如何在手术室调整复苏策略？

（3）主动脉的相关检查使外科医生决定先观察而暂不手术。头颈部CT未发现颈椎骨折或脱位。患者仍佩戴在事故现场放置的颈托，未诉颈部疼痛。你是否能在处理气道之前撤掉颈托？

（4）患者已8小时未进食固体食物，距离最后一次饮酒已超过2小时。你将如何进行麻醉诱导，并做好气道保护？

（5）此例麻醉过程中还需要达到其他哪些目标？

案例学习27

患者，女，32岁。前往疼痛门诊咨询。6个月前患者在溜旱冰时摔倒，扭伤了左侧肘部和腕部。夹板固定腕部并悬吊4周后，患者的伤情得以顺利恢复，却再次出现了严重的疼痛。患者将其描述为频繁发作的烧灼样疼痛，受累区域有刺痛和"触电样"感觉。这些区域包括手背、前臂两侧以及肘关节和手臂下段的后侧。患者诉不能用其左手打字，也不能用左上肢提背包。患侧手臂在淋浴时有疼痛，无法碰水也不能穿长袖，因为纤维织物摩擦该处的皮肤时会引发疼痛。查体见患肢外观呈紫色斑驳样、肿胀、皮温降低。与右上肢相比，患肢毛发减少。左手指甲增厚、褪色且较右侧略长。用指尖轻触其手背可以引发疼痛。

（1）你和主治医生一起作了初步评估。主治医生要求你重点描述患者的疼痛主诉。你会将该患者的疼痛类型归为四种主要类型中的哪种？

（2）你会使用何种疼痛词汇来描述患者的症状？

（3）你的诊断是什么？如何明确诊断？

（4）你将给予她何种治疗？

案例学习28

患者，女，45岁。刚刚接受了经腹子宫全切除术。她平素体健，无抽烟及饮酒史，既往无全身麻醉史。现在患者顺利地从全身麻醉中苏醒（用药包括硫喷妥钠、维库溴铵、七氟醚、芬太尼）。你将患者送入PACU并协助护士安置患者，到达PACU时获得的初始生命体征为：Bp 148/90 mmHg、HR 77 bpm、SpO$_2$ 98%（面罩吸氧6 L/min）。

（1）描述你需要向PACU护士交班的内容要点。

（2）交完班后，你离开床旁以完成文本工作。你刚离开PACU约5分钟，尚未返回手术室，护士就呼叫你回到床旁。患者烦躁不安，在床上翻来覆去，不能回答问题，也不能遵从指令躺下和放松。你如何对患者进行初步评估？鉴别诊断是什么？

（3）你排除了紧急情况，诊断患者出现了术后谵妄，你会如何处理？

（4）患者症状缓解。1小时后，你被召回PACU。患者主诉疼痛。你将如何评估患者？你会建议采取什么措施？如果患者接受的是腹腔镜下肌瘤切除术，并且计划当天晚些时候出院，你的处理会有所不同么？

（5）30分钟后患者的疼痛得到了控制，但是她现在主诉恶心。你会如何处理？

（6）患者何时可以出PACU？如果换成是腹腔镜手术后当天出院回家的患者，你的标准会有区别么？

案例学习29

你被紧急呼叫至PACU查看一名57岁的患者。他刚刚接受了主动脉-双侧股动脉旁路移植术。到达床旁后，护士告诉你患者的手术过程顺利并在1小时前来到PACU。患者接受了气管插管全身麻醉，术后在手术室内拔管。入PACU时的生命体征正常，但之后血压逐渐下降，伴心率加快。5分钟前，患者的血压降至68/40 mmHg、心率128次/min。现在护士发现血压测不出，并且脉搏不能扪及。患者有一条外周静脉通道正在输注乳酸林格液，同时还有右侧桡动脉导管。动脉血压波形上读不出血压。

（1）你到达后的第一反应（前30秒内）是什么？

（2）患者目前无脉搏，接下来你会做什么？

（3）患者发生了心室颤动（ventricular fibrillation，VF）。你下一步将做什么？

（4）经过你初步的处理之后，重新出现了窦性心律。检查动脉波形显示有微弱的脉搏，手动测量血压证实血压仍然测不到。你下一步的处理是什么？

案例学习30

彼得是你最喜欢的麻醉医生。他非常自信、技术娴熟、富有进取心。他喜欢挑战"大"手术，总是自告奋勇参与创伤、心脏或复杂的手术。你在数个社交活动中碰到过他。他还是聚会的核心人物，和每个人开玩笑，积极地活跃气氛。他驾驶一辆跑车，用自己旅行中的趣闻来取悦朋友，约会对象是一位模特。最近他开始跳伞运动并在准备私人飞行执照考试。同时他也非常慷慨，数次帮助其他医生值班，愿意自己留下完成手术而让其他人可以回家。然而今天你见证了一件似乎完全与其个性不相符的事。原本有一台安排给他的大手术，由于前一台手术结束太晚而被移到另一间手术室进行。对此他表现得非常暴躁，在将自己的患者送至PACU后，他找到本楼层的负责人（具有20年资历的主治医师），抛出了"夺走我的手术"这样激烈的言辞。随后他又找到那间手术室的医生，坚决要求与其交换手术（一台乳房活检术被安排到了他的手术间）。但是，这名医生已经开始了此患者的手术准备工作，因此拒绝了他的要求。彼得对患者说，自己比该医生的经验更丰富也更优秀，并询问患者是不是不喜欢自己做她的麻醉医生。患者害怕到说不出话来。彼得怒气冲冲地走出术前准备区，对楼层负责人说他不舒服，需要回家。

（1）你见证了什么样的职业行为失检？

（2）后来，你和另外一名住院医师以及PACU的护士讨论这件事。两个人都告诉你，他们对此并不感到意外。他们都觉得"彼得最近反复无常"。另一个住院医师说彼得最近和女友分手，"经常待在医院里。他即使不值班也睡在这里，但事实上他有一个很棒的公寓。"这些信息会如何影响你对这件事情的看法？

（3）虽然你心存疑虑，但是并没有对彼得采取任何行动。数周后，彼得和你一起值班，他被呼叫去处理一名病患。几次呼叫都没有反应。你被派去他的值班室叫醒他并请他到手术室去。你敲了门但无人应答，更用力敲门仍然无应答，无奈之下你只能用钥匙开门进去。你发现彼得在床上，显然睡着了，灯和电视开着。你费力叫醒他。起床的时候他东倒西歪并且有点语无伦次。他起床后很快将物品收拾到他的背包里并抱怨精疲力竭。你坚信自己看到他背包里有几个玻璃药瓶。你准备怎么办？

（4）随后在彼得的包里发现了芬太尼和水合吗啡（氢吗啡酮），尿检阿片类药物阳性。他承认自从他的恋爱关系破裂以后，就开始将药物拿出手术室，至今已经有3个月的时间。对所有住院医师进行随机尿检是否可以预防这种情况发生？

（5）这种问题在麻醉学领域更为常见么？

（6）彼得住院治疗了数周，已戒毒和康复。他可以重新回到手术室做一名麻醉住院医生么？

案例学习31

患者，女，48岁。在术前等候区焦虑地等待接受全身麻醉下的日间手术。由丈夫陪伴（一名非医疗领域风险评估专家），以及她的父亲（一位20世纪70年代末退休的外科医生）。患者之所以非常焦虑，是因为父亲曾经向她讲述过50年代和60年代外科手术的故事。据患者父亲回忆，当时患者的死亡率和并发症概率都很高。患者丈夫从事航空业的工业流程设计，是一位"六西格玛黑带"。你告知患者和两位亲属，现代的麻醉实践是非常安全的，但是他们仍然要求你解释当今麻醉学在安全性方面的进步及改进措施。

（1）你刚才已经为该手术布置好了手术室。你能指出当代麻醉机在安全方面的特征以使患者及其亲属安心么？

（2）从20世纪50年代起，哪些监护方面的进步使患者的安全性得到了改善？

（3）有哪些与药物相关的进展和举措可以用来提高安全性？

（4）你会使用何种沟通交流程序以提高安全性？

（5）对所有麻醉医生来说，在目前的麻醉实践过程中还有其他常规安全措施么？

（6）患者的丈夫询问麻醉是否为"六西格玛黑带"标准？

案例学习32

患者，男，80岁。罹患晚期结肠癌，已有肝脏和脑部转移。由于在过去的一年来病情恶化，患者与家人及医生就临终关怀问题进行了几次讨论。患者已经签署了预先医疗指令书并获得了公证，表达了拒绝心肺复苏和气管插管的治疗意愿。现在患者的病情进展到了肠梗阻，此次因严重腹痛入院。外科医生建议行姑息性结肠造口术。患者在前一天晚上签订了手术同意书，但尚未签好麻醉同意书。在给予患者氢吗啡酮后，患者开始变得困倦并立即从觉醒状态进入睡眠。外科医生迫切希望在肠破裂前进行手术。

（1）你能从患者本人处获得知情同意书吗？外科手术同意书是否就足够了？你有哪些选择？

（2）假设你已经得到了同意书，你计划为患者的手术实施气管插管全身麻醉，你该如何解释患者拒绝心肺复苏和气管插管的要求？

（3）如果你在手术过程中使用了气管插管全身麻醉，而你未能在手术结束时拔除气管导管，你会怎么做？会受到医疗事故的索赔吗？

案例学习33

这是你轮转的最后1天，你正独自处理一个模拟案例。令你感到意外的是，一开始你觉得非常紧张，就好像自己照料的不是模拟人而是真实的患者。可是没有主治医生指导你，而且你也听说模拟患者会有很多问题。虽然不会对你评分，但是你的表现会被摄录下来，你也知道同学和老师们都在观察着你。到目前为止一切平静，你的"患者"正在全身麻醉下接受腹部手术。你像麻醉专业医生那样应用监护仪，实施麻醉诱导、面罩通气和气管插管。患者正处于机械通气中，你使用了地氟醚、氧化亚氮、芬太尼和维库溴铵维持麻醉。你使用了常规监护并开放了18G外周静脉置管。出血量约为100 mL，外科医生估计之后会继续出血，血库已备血完成。你自我感觉很好，认为自己会把麻醉作为将来的事业。毕竟你已经在这个月里学习了很多基础知识，而且你几乎是独自在完成这一例麻醉。突然，所有的灯熄灭了，房间陷入了一片漆黑和可怕的安静中。

（1）这种状态并没有持续很久。外科医生喊道他刚才切到了某个部位，担心患者可能正在出血。他叫喊着开灯、助手帮忙，并指责你和巡回护士把电源切断了。巡回护士也大声回应说她什么都没做（而且你也没做）。为了评估目前的状况，你第一步要做什么？

（2）外科医生表示手术正处于关键时刻，但只要给他5~10分钟的操作时间，他就能使手术进入稳定阶段，并且可以尽快关腹结束手术，他仍担心患者可能在出血。你如何给他提供足够的光线以继续手术？

（3）你意识到医院的正常供电和紧急电源都坏了。呼吸机依靠备用电池在工作。除了双频谱指数（BIS）脑电监护仪有电池供电，其他监护仪都无法正常工作。你将如何调整麻醉方案？

（4）你如何对患者进行监护？

（5）现在呼吸机的备用电池没电，并且停止了工作。氧流量计下降到零，你察觉到氧气供应管道失灵了，你将如何处理？

第一部分
麻醉学概览

第一章　如何成为"明星"学生，职业选择以及住院医师培训

Roy G. Soto

为了获得最佳效果，推荐在阅读本章内容前浏览第I页的案例学习和问题。

引言

　　如果世界上你最喜欢的地方是手术室，去成为一名外科医生；如果医院里你最喜欢的地方是手术室，去成为一名麻醉医生。对很多人来说，麻醉学实践是将医学管理、操作技能完美融合的过程，充满了科学性、多样性及趣味性。哪里还会有其他地方可以让你在管理重症患者的同时，听着音乐、与外科医生交流并且还穿着与睡衣一样舒服的工作服呢？

　　本章将概述：

　　（1）为你的麻醉科轮转制定目标；

　　（2）麻醉学的职业选择；

　　（3）麻醉学专业的前景；

　　（4）住院医师培训计划；

　　（5）浏览一个典型案例。

如何成为"明星"学生

　　虽然大多数医学生在麻醉科的轮转时间只有2周，但是仍然有可能合理安排轮转以得到学习的最佳效果。在开始轮转之前制定一份学习目标是非常重要的，很多培训项目已经逐渐抛弃"带你们浏览一圈，然后把你们定在某处"的教学方法。如果你在轮转前已经做好准备：①基本掌握重要的生理学和药理学

概念；②一份详细目标的清单，那么你将脱颖而出，收获颇丰。

这将意味着你需要：

（1）理解基础生理学/药理学

1）复习呼吸和心脏生理学（第十七章《术中问题》）；

2）复习自主神经系统药理学（第三章《药理学原理》）；

3）复习胆碱能、抗胆碱能和胆碱酯酶药物的作用/相互作用（第七章《麻醉辅助药物的药理学》）；

4）复习阿片类药理学（第五章《吸入麻醉药的药理学》）；

5）复习局部麻醉药理学（第六章《局部麻醉药的药理学》）。

（2）制定详细的目标

1）熟练掌握面罩通气；

2）成功完成7例气管插管；

3）放置3次喉罩；

4）至少观摩1次硬膜外阻滞麻醉；

5）至少观摩1次蛛网膜下隙阻滞；

6）至少观摩1次周围神经阻滞；

7）至少安排1天到疼痛门诊或者参与疼痛小组的工作。

职业选择

作为一名麻醉医生，你可以有多种职业选择。一些医生选择进入医学院——专注于科研、教学或进一步的临床实践。另一些医生选择进入私人机构——多数可能选择成为与医院签订合同的私人团队的一员，也可能选择成为公立医院或者更大的多学科或国家级团队的雇员。

就专业领域而言，在完成住院医师培训后，需要从5个由美国医学专业委员会（American Board of Medical Specialties，ABMS）认证的领域中选择1个进行专科医师培训，包括重症医学、疼痛医学、成人心胸外科麻醉、产科麻醉和儿科麻醉。除此之外，还有一些额外的未授权的培训机会，如区域阻滞麻醉、神经外科麻醉等。许多医生选择参加科研训练——在住院医师期间或之后。目前，美国麻醉科学院（American Board of Anesthesiology，ABA）批准部分住院医师进入"临床科学家"路径——在住院医师培训的第3年进行为期6个月的科研训练。此外，还可以选择完成新兴的临床信息学专科培训，获得该亚专科培训证书。

你所选择的培训地点、规模和类型将会决定你的培训模式。在部分地区，对辅助医生（physician extender）包括麻醉助理（anesthesia assistants，AAs）和注册麻醉护士（certified registered nurse anesthetists，CRNAs）的依赖逐渐增加，主要是因为麻醉医生不足，而"麻醉监护小组模式"下的护士/麻醉助理监管是提供监护的一种安全、有效且高效的方法。话虽如此，但目前仍存在很多变动，一些地区单纯麻醉医生模式仍然盛行，而其他地区的监管比例视情况从2∶1到4∶1不等。

CRNAs是在重症监护工作环境下完成硕士水平的麻醉护士培训（未来10年可能转化成要求博士水平）后进行注册的护士。AAs是在拿到医学院预科或相似学科本科文凭后，完成硕士水平的麻醉培训。目前近20个州批准AAs注册工作，全美国仅有6个培训项目，而CRNAs有大约100个培训项目。

多数从业者对其团队工作的环境有较高的幸福感、成就感和满意度，且这个专业仍然前途光明。

麻醉学专业的未来

麻醉学专业与其他医学学科一样，麻醉学科正经历一些巨大的变化，学生们普遍关心的问题有：考虑到独立工作的麻醉护士和麻醉助理逐渐增加，医学麻醉专业能否继续存在？医生主导的护理团队模式将扮演什么角色？医疗技术，包括闭环麻醉控制系统，如何影响临床麻醉实践？

可以肯定的是麻醉学将不断发展，虽然现在的麻醉方法与10年前已大不相同，但是受到良好训练的合格麻醉医生是永远都需要的。围术期"患者之家"模式的发展壮大，需要更多有能力设计和创造质量高、成本效益好的护理系统的医生，进而推动人才需求。如果你考虑进入麻醉学领域，请保持开放的思维。你很有可能是那个定义下一代麻醉医生的人！

住院医师培训项目

经历了起起落落的麻醉学科，现在已成为最受欢迎的领域之一。很多人追求即时解决复杂难题的挑战、在手术室环境工作的能力，或者放置气管导管、创伤性监测及高级神经阻滞满足感。另外，麻醉学吸引人的特点还有弹性的工作时间、能够均衡地安排临床实践和其他兴趣（如教学和科研）。住院医师培训项目竞争非常激烈，平均数百名申请者竞争12个项目指标。图1.1概括了有兴趣进入麻醉学科的医学生将要面临的关键性事件。

同多数其他专业一样，不论申请PGY1或PGY2职位，申请者都需使用ERAS系统。到2008年为止建立的所有项目必须具有完整的实习期（主要有内科、外科和重症医学），而且有可能所有项目最终都会朝着这个方向发展。支持夫妻同时申请，但是没有早期项目。

项目负责人主要关注的有个人陈述、院长信、班级排名、等级、推荐信等材料，并且会考虑地理位置、医学院声望，但是最重要的初次筛选工具是第一阶段的考试分数。多数项目有数百人申请，总体上每个职位面试不到

10人，使选择过程变得复杂。

虽然对未来住院医师的USMLE（美国医师执照考试）分数没有官方的"截点"，考虑到麻醉项目竞争的激烈性，多数项目都会限制进入面试所需USMLE第一阶段考试分数，通常在200~230分（指国家平均面试门槛，对于有门槛限制的项目，在2012年为208分，而面试成功的平均成绩为222分）。总体上，一旦你进入面试阶段，第一阶段的考试成绩就不那么重要了。

项目负责人有时会优先考虑自己医院的学生，或者至少轮转过的学生。学生需要在第3年和第4年期间尽可能多地在自己感兴趣的项目中创造"露脸"的机会。在部门里的个人经历可成为竞争的优势，并且可以弥补不那么出彩的考试成绩。

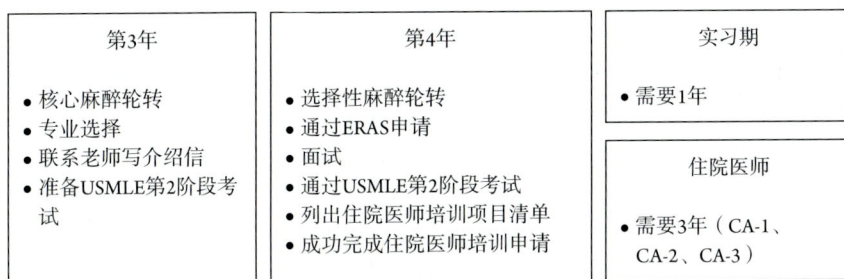

图1.1　通往住院医师培训的关键事件（图片由J. Ehrenfeld提供）

一个经典的全身麻醉案例

虽然麻醉医生在为患者实施麻醉时需要考虑不同患者及手术相关的因素，但对于一个经典的全身麻醉来说，在术前等待区、手术室和恢复室（PACU）仍有一些常规工作。图1.2概括了经典全身麻醉案例的几个阶段。

现在，让我们讨论一下全身麻醉的常规流程：

Josh是一位33岁的男性，因患胆囊炎需行胆囊切除。

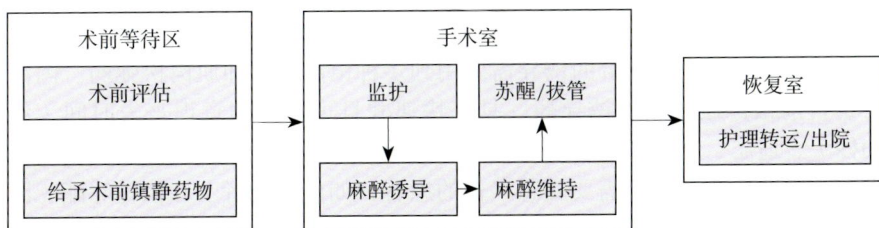

图1.2　经典全身麻醉案例的各阶段（图片由J. Ehrenfeld提供）

术前评估

术前评估与标准内科病史和体格检查不同，我们关注的内容更加集中，尤其要注意气道和有麻醉并发症潜在风险的器官系统。手术和麻醉方式也会帮助我们重点评估。

记录既往麻醉中发生的问题，体格检查应集中在心、肺和气道（评估插管难度）。案例中Josh有甲状腺功能减退史，口服药物治疗并且最近的TSH处于正常水平。他没有药物过敏史，张口度、颈部屈伸度和牙齿状况都很好。10年前曾行阑尾切除术，除了术后恶心外未诉其他问题。

镇静

虽然很多患者看起来平静镇定，但对于手术（也包括对疼痛、预后以及在陌生人面前暴露身体）的焦虑程度却很高，而且这种情况相当常见。我们经常在患者被推入手术室前，使用咪达唑仑（苯二氮䓬类药物）和/或芬太尼（阿片类药物）对其进行镇静，目的是实现镇静、遗忘（虽然这是不可预测的）效果的同时也能保持自主呼吸和气道保护性反射。

Josh看起来挺放松，但是他的手掌出了很多汗，并且静息心率是90次/分。注射咪达唑仑2 mg后他很快平静下来，并且在进入手术室的路上还开玩笑地问自己可不可以拿这个药给孩子们用。

监护

术中标准监护（全身麻醉、区域麻醉或镇静）包括持续心电图、血压（至少每5分钟一次）、连续脉搏血氧饱和度监测以及插管条件下的二氧化碳监测。额外的监测可包括体温、有创血压（动脉导管）、中心静脉压、肺动脉、经食管超声心动图（transesophageal echocardiography，TEE）和处理后的EEG（脑电图）监测，这些监测由麻醉医生依据患者健康状态和手术类型决定。考虑到Josh身体状况较好和手术的最小损伤原则，只需要最少的标准监测就可以了。

诱导和插管

预给氧后，全身麻醉的诱导需要用到多种镇静催眠和肌肉松弛药。丙泊酚是目前最广泛使用的诱导药，具有快速并且可预测的意识丧失时间（约20秒）、遗忘、抑制气道反射的特点。其他药物包括硫喷妥钠（巴比妥类药物）、氯胺酮（适用于需要交感兴奋的患者，如创伤患者）和依托咪酯（因心血管抑制小的特性适用于心衰或休克的患者）。肌肉松弛药分两类：去极化和非去极化，琥珀胆碱是唯一可使用的去极化肌松药。琥珀胆碱起效最快

（45秒），但是可引起高钾血症、恶性高热和肌肉痛。非去极化肌松药起效慢、作用时间长，但应用广泛（维库溴铵、罗库溴铵、顺式阿曲库铵和较少使用的泮库溴铵），每种药物都有各自的优点和缺点。

气管插管需要在预给氧、意识丧失、肌肉松弛后，使用硬质喉镜和塑料气管导管进行。插管更适合在真实患者上教学，这里不再讨论，想说的是插管做得越多越好，而且导管可放置正确（气管），也可放置错误（食管）。关键是要迅速分辨两者，错误的话及时纠正。有很多其他可选择的插管技术，包括清醒纤支镜插管、喉罩、非直视技术如Glidescope和McGrath视频喉镜，以及盲探技术如光棒。

Josh气道评估为正常，身体状况良好，而且他的手术需要约1小时肌肉松弛保证气腹（向腹腔内充气）时腹部肌肉松弛。我们准备进行经典的麻醉诱导，使用丙泊酚（2 mg/kg）和罗库溴铵（0.6 mg/kg），并使用Macintosh 3号喉镜片和7.5 mm的气管导管。我们通过视诊胸廓是否抬起、"导管白雾"、检查呼气末二氧化碳和听诊双侧呼吸音的方法确认导管放置正确。

麻醉维持

全身麻醉维持通常需要强效吸入性麻醉药，如七氟醚、异氟醚或地氟醚（每种药物都有各自的优点和缺点）。"平衡麻醉"这一概念提出，使用多种类型的药物，减少每种药物用量，从而减少不良反应。因此，除了吸入性麻醉药，我们通常还会综合使用氧化亚氮、阿片类镇痛药、静脉麻醉药和肌松药。如果需要，可以避免使用吸入性麻醉药，而用全凭静脉（total intravenous anesthesia，TIVA）的技术，虽然实施比较难，但对某些患者（如恶性高热的高危患者）具有很大优势。

对于Josh而言，我们选择异氟醚（呼出浓度为1.1%）、芬太尼（根据心率和血压按需滴定每20分钟1~2 μg/kg）和罗库溴铵（由外周神经监测决定是否每30分钟注射5~10 mg）。另外，我们需要预防术后恶心呕吐（患者年龄、病史和手术方式提示恶心呕吐高风险），手术开始时注射地塞米松4 mg，并且在结束时注射昂丹司琼4 mg。

苏醒

手术快结束了，要考虑麻醉苏醒的问题。拔管需要满足的条件有：患者血流动力学稳定、氧合通气良好、体温相对正常以及神经肌肉功能恢复良好。最重要的是，患者必须能够保护自己的气道⋯⋯你可能见过麻醉医生手术结束后让患者"睁开眼睛！"⋯⋯虽不存在眼-气道反射，但是我们假设患者足够清醒能完成简单指令时，那么患者也就能够保护自己的气道。

挥发罐关闭后吸入性麻醉药可以很快呼出，而且多数静脉麻醉药半衰期很短，能够保证快速苏醒。肌肉松弛药通常会被胆碱酯酶抑制药（增加乙酰胆碱浓度，竞争性抑制肌肉松弛药）逆转，再联合使用抗毒蕈碱可以对抗其不良反应。此外，这时也可以使用止吐药和止痛药。

Josh手术顺利，已经恢复了自主呼吸，分钟通气量及氧合情况非常好，同时血流动力学平稳。我们使用了新斯的明和格隆溴铵完全逆转肌松，滴定使用吗啡调整呼吸频率（目标频率为10~20次/分），以使患者达到平稳、无痛苏醒。

PACU处理

拔除气管插管并不是麻醉管理的结束！恢复期的挑战有大有小，不变的是，适当的准备和对意外情况有所预计可以提高患者的安全和满意度。患者最常见的主诉，可能依次是疼痛、恶心和寒战，同时其他常见问题包括谵妄、气道梗阻、支气管痉挛、高血压、低血压、心动过速、术后出血和少尿。此外，一些患者不能在手术室内拔管，因此PACU护理也包括很多术中和ICU护理的内容。

Josh恢复很好，尽管术中已经尽最大的努力，但在送至PACU后他仍诉疼痛和呕吐。服用胃复安（减轻恶心）和氢吗啡酮（减轻疼痛），30分钟后他达到了出室标准……又一例成功的麻醉！

总结

享受你在麻醉科轮转的时间吧！来之前你需要在脑中形成明确的个人目标。你可能会很喜欢操作，但是同时要充分利用时间向你的同事学习临床思维。不想成为一名麻醉医生吗？也可以……将你的精力用在最影响你职业选择和兴趣的麻醉方向上：产科、儿科、心脏麻醉等等。麻醉医生是生理学、药理学、临床监护以及安全方面的专家。他们需要迅速与患者建立关系，减轻恐惧，并对不同的患者进行科普教育。记得提前预习、多问，就能乐在其中！

案例学习

患者，女，40岁。拟行经腹子宫切除术，你正准备为患者实施全身麻醉。患者既往体健，曾有2次成功的经阴道分娩史，均在硬膜外阻滞麻醉分娩镇痛下完成。4年前，患者于全身麻醉下顺利完成了腹腔镜输卵管结扎术。你的上级主治医生要求你尽可能详细地回答有关该患者的麻醉问题，据此决定给你多少实践的机会。

在术前等待区，你对患者进行了病史回顾和体格检查，未发现新的重要

信息。在实施所有操作前，你要为患者做哪些术前准备？

你会见到患者及其亲属，并回答他们关于麻醉过程和麻醉药物可能的相关问题。还要复习病历，尤其需要注意自术前门诊以来是否有检查结果回报，包括血红蛋白以及血库是否有她的血标本。在给任何术前用药前，需要确认手术同意书和麻醉同意书是否签字，检查入院后重要生命体征。

你现在负责管理这位患者，在检查完所有医疗文书后，你打算开始术前准备工作，接下来要做些什么？

开放静脉，通常18~20G套管针就可以。多数麻醉医生在穿刺点用1%利多卡因局部麻醉。你开始给患者静脉输液，通常为乳酸林格氏液。如果患者比较焦虑，可以考虑术前镇静。并不是所有患者都需要镇静，提前询问患者可以帮助你决策。如果需要镇静，比较好的选择是咪达唑仑1~2 mg，或芬太尼50~100 μg。谨慎起见，放置脉搏血氧饱和度探头监测，并且予以面罩或鼻导管辅助吸氧是必要的，尤其是你不在患者床旁。

你已经将患者带入手术室。请描述麻醉诱导前你将采取的步骤。

你需要检查麻醉机、气道设备、吸引器和麻醉药物（很多麻醉医生都会在访视患者前做完这些）。让患者处于舒适的体位，确保她颈部和后背的衣服扣子是解开的，而且所有受压点都垫好。使用标准监测（第十一章《麻醉设备及监测》），包括心电图、脉搏血氧饱和度和无创血压，并确保这些设备工作正常。接下来对患者施行"预给氧"（更准确地说是"去氮"），面罩吸入纯氧几分钟让氧气代替肺内（更专业地说是功能残气量）空气。如果其余外科团队（外科医生、巡回护士、洗手护士或技师）准备好了，就可以进行麻醉诱导。

你将如何进行麻醉诱导？

成人最常用的诱导方法是静脉诱导。诱导意识消失的经典短效镇静药是丙泊酚或硫喷妥钠。接下来，你需要确保患者面罩通气顺利，通气几次观察胸廓运动、呼出二氧化碳以及呼吸机上显示的潮气量。使用神经肌肉阻滞药进行气管插管，琥珀胆碱起效迅速而可靠，而一些麻醉医生更喜欢非去极化的药物（罗库溴铵或维库溴铵），后者需要更长的达峰时间，但是不良反应更小。1分钟（琥珀胆碱）或2~3分钟（非去极化肌松药）后，你可以实施气管插管了。小心插入喉镜，避免对嘴唇、舌和牙齿的损伤。显露声带，插入7.0号或7.5号带套囊气管导管直至套囊通过声带。给套囊充气，连接麻醉机呼吸回路，手动正压通气。如果可以看到二氧化碳图形，就可以确定导管位置正确。听诊双侧呼吸应可以确定导管的合适深度，并用胶布妥善固定。打开呼吸机开始机械通气。

诱导后，在手术开始前你还需要做什么？

你需要用胶布覆盖患者双眼预防角膜损伤。随后为适应手术重新摆放体位，如果必要的话，再一次检查受压点。你可以加上额外的监护设备[外周神经刺激仪用来检测神经肌肉阻滞，食管体温探头，意识监测设备（如BIS）处理的EEG等设备]。通常情况下你会使用空气对流加温装置帮助维持正常的体温。预防性抗生素最好在切皮前60分钟以内使用，如果还没有给那现在就可以给药了。在某些手术中可能需要鼻胃管或口胃管（本例可能不需要）。其他一些手术可能需要再开放一路静脉补液、输液加温装置或者输血装置。由于你预计不会出现大量体液转移或失血，可以暂时放弃这些选择。你需要暂时停下来，与手术室其他人员一起完成"手术安全核查表"，并且开始你的麻醉维持阶段。

你将如何维持麻醉？

全身麻醉的维持有很多种方法，后续章节会详细讨论。常见的一种是"平衡麻醉技术"，将挥发性麻醉药和/或氧化亚氮、一种阿片类镇痛药以及一种非去极化肌松药结合起来。一种合理搭配可以是七氟醚、芬太尼和维库溴铵。七氟醚在停止给药后可以迅速消除，没有必要使用氧化亚氮来减少七氟醚用量，因为它更适合与消除缓慢的药物如异氟醚一起使用（第五章《吸入麻醉药的药理学》）。

除了麻醉药之外，你还打算使用哪些药物？

正如我们这例患者一样，健康的年轻女性是PONV的高危患者。我们通常会使用预防性止吐药，一种合理配伍为地塞米松和昂丹司琼。你可能根据外科医生的需要使用其他药物，如使用亚甲基蓝检查膀胱完整性。你也会考虑手术结束前使用长效阿片类镇痛药（如吗啡或氢吗啡酮），在术后阶段达到长效镇痛作用。

手术进行顺利并且即将结束。你如何结束麻醉？

随着缝皮时手术刺激减轻，可以减浅麻醉。腹膜关闭后，可以使用胆碱酯酶抑制药（如新斯的明）和抗毒蕈碱药（如格隆溴铵）逆转神经肌肉阻滞。准备麻醉苏醒，吸引患者口腔、撕下眼贴，关闭挥发性麻醉药并增加新鲜气体流量帮助洗脱回路中残余药物。如果室温比较低，需要升高温度；如果患者的衣服脏了，可能需要更换。等到外科手术器械和纱布清点完毕、伤口缝合好、敷料妥善覆盖，你就可以叫醒患者了。观察患者有无自主呼吸，当一切就绪后尝试关闭机械通气，令其自己呼吸。可以让她睁开眼睛，听从简单指令（如"握紧我的手指"）。等到你对她清醒程度比较满意，有足够的潮气量，有能力保护她的气道，可以抽掉气囊拔除气管导管。用面罩观察几分钟自主呼吸情况，然后放置简单的氧气面罩。去掉监护后，将患者、静脉补液、尿袋及其他附属物搬到担架床上，将患者转运到PACU。

患者到达PACU以后，你将要做什么？

根据各自医院的具体要求，需要帮助苏醒室护士"安置"好患者，重新连接血流动力学监测，确定镇痛是否足够，有无恶心症状，检查生命指征。需要向PACU护士简单交代手术麻醉过程、总补液量、镇痛药和止吐药的情况。检查后续维持镇痛的医嘱以及针对突然疼痛或恶心的补救医嘱是否完善。

恭喜你完成了第一例麻醉！

建议延伸阅读资料

[1]　Medical Student Anesthesia Primer. http://www.anesthesia- education. com/primer.doc

[2]　Society for Education in Anesthesia (SEA). www.seahq.org

第二章　麻醉学的历史和简介

David C. Lai and Jesse M. Ehrenfeld

为了获得最佳效果，推荐在阅读本章内容前浏览第II页的案例学习和问题。

引言

　　欢迎来到令人激动而快节奏的麻醉学领域！作为来麻醉科轮转的医学生，在亲身实践之前能够学习到麻醉学知识是很幸运的。在过去，实施麻醉的人员通常是经验不足的医学生。"见一个，做一个，教一个"的悠久传统将不被沿用，取而代之的是，给你一瓶乙醚，你去"用掉它"。实际上这就是1894年一名麻省总医院的三年级学生身上发生的事。他从著名医院的教室座位上被叫到旁边的一间屋子，并被要求使一名患者睡着以便手术演示。在对患者一无所知的情况下，他在护理员的指导下尽其所能。最终，患者在不停作呕中被推到教室前。手术一开始，患者口中涌出大量液体，多数被患者吸入，随后患者死亡。虽然事件结局很不幸，但手术还是完成了，并被判定为"手术成功"。那个晚上，这个学生找到外科医生想弥补他的罪过——计划换个工作。医生却告诉他，他不需要为这个患者的死亡负责，因为患者有绞窄性疝，前一晚就不停呕吐，而且这种事情经常发生。这个学生叫Harvey Cushing，后来成为了世界著名的神经外科医生。

　　不幸的是，在当时Cushing的经历非常普遍。Harold Griffith 描述早期的麻醉是"……经常发生口腔冒泡、腹鸣、干呕、反流、咬舌，有时候还会发生致命的窒息"。麻醉和外科并发症的委婉说辞有"患者麻醉后状况不好"或者"淋巴体质"。因为没有苏醒室，患者直接被送回病房，情况因此变得更加复杂。而今天，即便是对高危患者行更加复杂的手术，麻醉都被认定是安全的。

　　患者经常想知道他们即将接受哪种麻醉方式，但其实更重要的问题是谁给他们实施麻醉。历史上，麻醉人员是最初级的医生（如医学生）。这类人对手术的兴趣最大，所以他们的注意力都在术野，而不是患者。如果外科医生在手术开始前自己为患者做了蛛网膜下隙阻滞，那么术中没有人会去看护患者。Macintosh写道："对于外科医生来说，打完药物就意味着蛛网膜下隙阻滞完成了；对于麻醉医生而言，打完药物蛛网膜下隙阻滞才开始。"记住，即使外科医生已经"要求全身麻醉"，所有的麻醉决策都应该与患者商量。乙醚和氯仿仍在使用。除了氟烷，现代所有的挥发性麻醉药都是乙醚的衍生物，而氯仿是恩氟醚和地氟醚的低浓度混合物。

乙醚的故事

在乙醚的麻醉特性被发现之前，有很多技术和方法用来控制手术疼痛，如古人采集草药用作镇静药。但很多方法要么无效，要么对患者有很大风险。长久以来，用来减轻疼痛的药物包括乙醇、鸦片、东莨菪碱、大麻和可卡因。非药物止痛法包括冰块、击头、颈动脉压迫、神经压迫、催眠和放血。

乙醚麻醉在患者身上的成功应用始于19世纪40年代初，就像William E. Clarke和Crawford W. Long那样将其用于从拔牙术到颈部肿瘤切除术等各种操作过程中。然而，乙醚对于外科麻醉实践的影响始于波士顿牙医William T. G Morton的成功公开演示（图2.1），在1846年10月16日麻省总医院的穹顶教

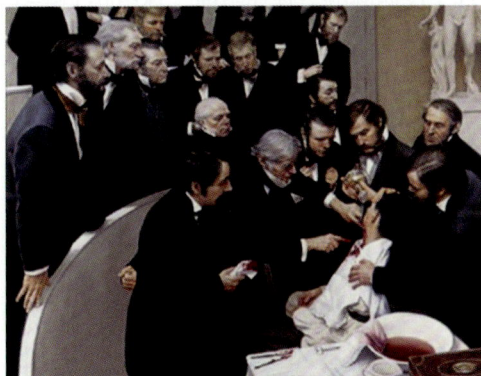

图2.1 波士顿牙医公开演示乙醚麻醉
"乙醚日，1846"图为Gilbert Abbott（患者），John Collins Warren博士（外科医生），William T.G. Morton（麻醉医生）和Henry J.Bigelow博士（初级外科医生）（作者Warren和Lucia Prosperi。Andrew Ryan摄。转载已得到麻省总医院档案和特殊收藏部的允许）。

室——如今被称为"乙醚穹顶"。使用乙醚后，Morton对外科医生John Collins Warren说："先生，你的患者准备好了。"在全身麻醉下，Warren医生为20岁的Edward Gilbert Abbott切除了颈部的先天性血管畸形。术后，患者回答道："虽然我知道手术正在进行，但是全程都没有感到疼痛。"Warren医生说出了那句著名的评论："先生们，这可不是谎话。"这次演示是麻醉史上的里程碑。麻醉出现之前，手术被认为是令人恐惧的最后选择，没有足够的镇痛（诸如乙醇、吗啡、草药等的效果不可靠），手术速度成为评价外科医生的标准，而患者不得不被捆绑起来忍受极端痛苦。麻醉使外科医生有更多的时间去做得更好，并且实施一些更复杂的手术。

乙醚麻醉的成功被公众誉为"给受苦难的人类最好的礼物"。由于发现了乙醚可靠的麻醉效果，1868年在波士顿中心公园建造了"乙醚纪念碑"以纪念首次公开演示吸入麻醉（图2.2）。

氯仿和女王

除了乙醚，另一种麻醉药物氯仿是由James Simpson于1847年引入临床的。尽管氯仿药效更强、使用也更简便，但是它却有明显的不良反应。然而，John. Y Snow成功将氯仿推广到产科麻醉中，他是最先研究并计算乙醚和氯仿使用剂量的医生之一，并且将氯仿用于女王维多利亚分娩第8个和第9个孩子中。

19世纪末，麻醉领域出现了很多其他进展（表2.1）。随着可卡因局部麻醉作用的发现，出现了浸润麻醉、神经阻滞、蛛网膜下隙阻滞和硬膜外阻滞麻

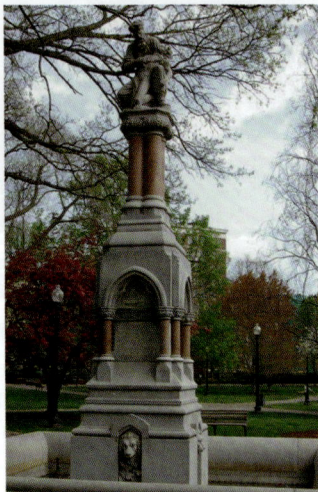

图2.2 马萨诸塞州，波士顿，乙醚纪念碑（J. Ehrenfeld博士摄）

表2.1 历史大事记

公元前1500	亚伯斯古医籍记载麻醉中使用类鸦片物质
1275	西班牙化学家Raymundus Lullius发现乙醚
1540	德国科学家Valerius Cordus描述了乙醚的合成
1665	首次鸦片药物静脉注射
1773	Joseph Pristly介绍氧化亚氮
1842	Crawford W. Long在乔治亚州的Jefferson成功使用乙醚进行颈部肿瘤切除术
1845	Horace Wells在波士顿公开演示了氧化亚氮——然而失败了
1846	William T.G. Morton 在波士顿麻省总院首次成功公开演示了乙醚麻醉
1847	James Young Simpson 将氯仿用于分娩镇痛
1853	John Snow 为女王维多利亚分娩使用氯仿麻醉
1878	William MacEwan 使用可弯曲黄铜管进行经口气管插管
1884	Carl Koller 发现可卡因的局部麻醉特性
1889	August Bier 发明蛛网膜下隙阻滞
1894	引入了麻醉记录单
1905	成立Long Island Society of Anesthetists
1921	Fidel Pagés描述腰部硬膜外阻滞麻醉
1932	第一个巴比妥类药物hexobarbital应用于临床
1941	Robert Miller和Sir Robert Macintosh各自发明了 "Miller" and "Macintosh" 喉镜片
1942	Harold Griffith在阑尾切除术中首次使用箭毒
1956	Michael Johnstone发现了一种卤代吸入性麻醉剂氟烷
1960s	合成芬太尼、氯胺酮和依托咪酯
1977	合成丙泊酚
1970s	脉搏血氧饱和度仪出现,20世纪80年代得到广泛使用
1980s	氟烷逐渐被恩氟烷和异氟烷取代
1983	Archie I.J. Brain发明喉罩(Laryngeal Mask Airway,LMA)
1986	ASA House of Delegates通过 "基本麻醉监护标准" 决议
1990s	七氟醚和地氟醚引入临床
2000s	麻醉信息管理系统(Anesthesia Information Management Systems,AIMs)得到广泛使用
2013	美国食品与药品管理局(Food and Drug Administration,FDA)批准计算机辅助闭环麻醉设备

醉技术。世纪之交，气道管理方面也有多项进展，如用于插管的气管导管、喉镜和气囊–面罩通气设备。很快，多种静脉诱导药物问世，使患者能迅速入睡，有更愉快的体验。在更加安全有效的吸入麻醉药使用后，更新更好的肌松药也得到推广。今天，麻醉已经非常安全，死亡率低至4/100 000~5/100 000。麻醉安全的改善大部分归功于更好的监护条件、现代麻醉药和仪器的使用以及麻醉医生持续的警惕性。

监护设备

最早的监护设备只是手指触诊脉搏。Virginia Apgar（哥伦比亚麻醉医生，发明了著名的新生儿Apgar评分）在一个案例中没有意识到她触到的脉搏是自己的，所以患者最后很不幸。心电图机问世的时候，并不是每个房间都能配备。英国谢菲尔德市的一家医院需要向一英里远的大学医院借一个这样的设备，而且还需要借一名能解读心电图形的人。

当肯尼迪总统因被枪击送入帕克兰医院急诊室，Buddy Gieseche（后来成为德克萨斯大学麻醉学系主任）不得不去麻醉工作室拿来名为"子弹"的心脏镜，需要将电极探针直接推进总统体内。同时，Jim Carrico（刚完成麻醉轮转的外科住院医师）对总统进行气管插管，但是没有脉搏血氧饱和度仪或者二氧化碳监测仪可以用。在Pepper Jenkins（当时是达拉斯西南医学中心麻醉科主任）的帮助下，Oliver Stone的电影《刺杀肯尼迪》（JFK）再现了这些场景，Jenkins本人也参与出演。

气道管理

每一个来麻醉科轮转的人都想学习如何插管，但是更重要的是学习如何有效地用球囊面罩来给患者通气。早期的全身麻醉使用"开放点滴式"面罩，需要很高的技术水平和判断能力来滴定（图2.3）。直到第二次世界大战结束，气管插管才开始成为一项常见和可接受的技术。在此之前，外科医生担心气管插管会损伤喉部，很多人都不同意实施。俯卧位腰椎间盘切除术、食管气管瘘修补术和肺叶切除术是最具挑战性的手术，但当时麻醉医生却不得不使用面罩麻醉。事实上，使用气管导管的要求却是一些外科医生先提出来的，他们比较懒，而且不愿意使用更加"传统"的方法维持气道。

早期的气管导管是直接从橡胶管上剪下来的。Harold Griffith（使用肌肉松弛药的先驱者）开始使用法国丝绸编织的导尿管，当厂商代表从巴黎赶来找到他说"他工厂里的女工们让他注意那些需要36号管子的加拿大人"时，他觉得非常好笑。经鼻盲探插管不需要喉镜，也是一项常见技术。Ivan Magill描述了理想的嗅花位——"患者头部位置像喝一品脱啤酒"。他还使用20%可卡

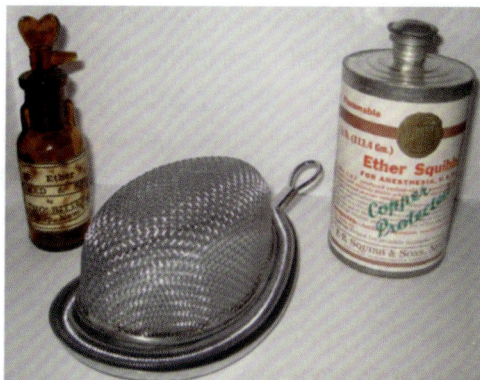

图2.3 乙醚面罩和药瓶（J. Ehrenfeld博士摄）

因局部麻醉使经鼻插管更加容易。由于在二战期间气管插管尚属于新的非必需技术，所以J. Alfred Lee（1947年出版了著名的《麻醉学概要》）当时不得不自己购买喉镜，但是他仍然热衷于教授经鼻盲探插管这项实用技术。Lee甚至在接受全身麻醉下甲状腺切除术前，为自己实施了局部麻醉下的气管插管。

Noel Gillespie在他1941年的《气管内麻醉学》中写道："气管插管是一项困难操作，需要特殊的训练、技能和经验。初学者只能通过不断训练获得资格证书。他必须在最开始的时候就面对这样一个事实："学习插管是一条困难的路，他会经常造成损伤，需要经受很多尴尬、苦恼和羞辱。外科医生应该认识到这点，并且给年轻的麻醉医生更多的宽容，就像他们对待自己那些早期缺乏技巧的住院医生们一样。"

心肺复苏（CPR）

Peter Safar是心肺复苏和现代重症监护室发展的先行者。1958年，他在巴尔的摩城市医院的时候，挪威的Asmund Laerdal拜访了他。数月之内，他们发明出了复苏安妮人体模型。当时Laerdal父母家中有一个"塞纳河女孩"死亡面具的复制品，这就成为你问"安妮，安妮，你好吗？"的时候看到的脸。复苏球囊（Ambu bag）最初的概念是1953年由Henning Ruben提出的，其中包含了他的Ruben活瓣，这种活瓣无处不在，以至于他一度被人误称为Valve医生。

自主权

从历史的角度来看，麻醉学并不总是能受到高度的重视。20世纪初，它只是简单的服务，像洗衣店、饭店或家政服务。更多的是处在外科的控制下。每个人都希望能够做自己的事。孩子逐渐长大了。医学生成为了实习医师，住院医生成为了主治医师。但是为何让整个部门处在另一个部门的掌控下？在外科部门下的很多麻醉分部的领头人都因无力获得独立的身份而备受折磨，致使他们辞职。只有在部门独立的前提下，医院才会雇佣一个新的学科领导人。

当亚里桑那大学外科主任被解雇，Burnell Brown因其在科室资历较高而成为代理外科主任。所以，至少有一个班的外科住院医生的毕业证是由一名麻醉医生签字的。院长非常满意Brown的表现，建议将麻醉学科分离出去成为独立部门，代理外科主任没有拒绝。

美国麻醉医师学会成立于1905年，以推进麻醉学作为一门医学专业学科的艺术性和科学性，提高教育和研究标准为宗旨。今天，多数麻醉科都独立自治，而麻醉医生已经成为哥伦比亚大学、约翰霍普金斯大学、路易斯维尔大学、南卡罗来纳州大学、南卡罗来纳州立大学、纽约大学上州分校、范德堡大学、德克萨斯大学和佛罗里达大学的医学院院长。他们的路是由Stuart Cullen（UCSF 1966—1970）、Manny Papper（Miami 1969—1981）和James Eckenhoff（Northwestern 1970—1983）铺就的。

让你睡着的麻醉医生

选择专业不是一个简单的任务。它可能决定你未来的职业生涯、你的同事、你参加的会议以及你的工作环境。下面的医学组织清单是在1972年的美国麻醉医师学会理事会大会上产生的，也许有助于你决定哪个医学圈最适合你：让你睡着的麻醉医生，拿手术刀的外科医生，看皮疹的皮肤科医生，握电钻的骨科医生，梳理麻烦的心理医生，疏通排尿的泌尿科医生，研究视力的眼科医生，研究声音的喉科医生，严肃呆板的病理科医生，研究血液的血液科医生，推动分娩的产科医生，走进家庭的全科医生，应接不暇的妇科医生，玩心跳的心脏专家，分析阴影的影像专家，填牙洞的牙科医生。麻醉学科的吸引力就在于你能够和整个外科医疗团队打交道，或者你可以选择限制你的工作或更加细化工作。

声望的累积

1934年当Leroy Vandam进入医学院时，很少有学生包括他自己会计划将来选择麻醉学。Vandam自己在外科病理学和手术训练，直到反复视网膜出血导致左眼摘除将他带入麻醉科。后来他参与了1954年首次成功进行的人肾脏移植术的麻醉管理，并且发表了数以百计麻醉实践方面的文章。

在麻醉专业刚起步时，麻醉医生可以学习的榜样很少，其个人经验主要源于在家里作为家庭医生或者在医院作为外科实习生或麻醉护士时实施的开放式滴定乙醚操作。很长时间内，最好的学生都选择内科学，次一些的选择外科专业的选择外科，而麻醉科都是剩下的学生。20世纪40年代John Bonica（疼痛领域的创始人）评论麻醉科时说道：“当我走进这个专业，人们都觉得你之所以选择麻醉是因为你别的都不会做。现在麻醉已经成为最有声望的专业之一了。”

声望的改变不仅限于美国。一名南非的医生在1991年回想起麻醉学地位的改善时说：“与40年前我刚刚开始临床实践时相比，我不得不对现在的麻醉医生刮目相看。那时候他们是专业等级中垫底的，大多都是傻瓜、酒鬼和无望的人。现在，他们已经靠近顶端，拥有一系列专业技能使产科医生成为失业无产阶级的成员。”

总结

麻醉学这个学科就是各式各样有趣的人做着难以置信的事。虽然曾经它是少数人掌握的艺术，但现在已成为可以广泛传授的科学，就其最高雅精炼的形式来说，它既是艺术又是科学。正如Frances Foldes（布朗克斯的蒙蒂菲奥里医疗中心麻醉学系第一任主任）曾经说的：“麻醉极度简单而又实在可怕。”

案例学习

假设现在是1900年，你是一名正在外科学习的医学院校学生。你为今天早晨将要第一次进入手术室而感到兴奋。令你惊喜的是，你将不只是远远地参观手术，看着结石从肾脏中被取出，还可以让你参与实施麻醉。你按要求将患者带到手术室（实际上那是一个大礼堂，参观座位上坐着很多著名的外科主治医生）。一名护理人员向你介绍了麻醉药品和器具的位置。

你最有可能使用哪些麻醉药？

麻醉学在1900年可能意味着全身麻醉。虽然19世纪末出现了蛛网膜下隙阻滞，但是并不常见。乙醚和氯仿是当时最受欢迎也是仅有的临床中广泛使用的麻醉药物。有600多种混合物被认为有麻醉效能，但是很多药物毒性高、效果差或有剧烈爆炸风险。19世纪氧化亚氮还没有尝试成功，尚未成为常规药物，因为它的低效和缺氧风险已经被认识到，且没有解决的方法。

你将使用哪些静脉药物？

很可能没有！皮下注射针已经出现，但是静脉麻醉药物还没有进入临床。某些实验静脉注射吗啡、水合氯醛或东莨菪碱后发现有镇静作用，但在1900年还未成为主流。过量用药、注射草药或其他药物都导致了很多并发症（可能包括败血症）。

你将如何实施麻醉？如何管理气道？

你可以通过面罩吸入进行麻醉诱导。对于多数手术，可以使用内衬纱布的面罩并采取开放式滴定的技术使用乙醚。1900年有一些早期麻醉给药系统被发明出来，取决于你所在医院的等级，你可能使用其中一种，可以是以"蒸馏"为特征的氯仿蒸发器。一些地区可以使用加压密封的氧气，但是经常会在你使用时失去氧气供给。此时自主呼吸是非常普遍的，所以你可以让患者保持自然的气道状态。这个手术需要侧卧位，会比较棘手！

你将如何对患者实施监护？

你可能只有用你的感觉了。可以观察患者的呼吸和皮肤颜色，评估呼吸系统；触诊脉搏，间断听诊心肺。1900年已经有人发明了血压监测，但是可能只在最高级的医院才能用到。你可以观察患者的瞳孔和身体活动来监测麻醉深度。

你会保留麻醉记录吗？

你会的！这个时候神经外科医生Harvey Cushing已经发明了记录脉搏和其他观测结果的表格。作为一名勤奋努力的学生，你会尝试在麻醉中记录一些对患者的基础监测。

建议延伸阅读资料

[1] EllisRH，SykesWS(eds)(1982)Essays on the first hundred years of anaesthesia，vol 3. Wood Library-Museum of Anesthesiology，Park Ridge.

[2] FaulconerAJr，KeysTE(1993)Foundations of anesthesiology，vols1&2. Wood Library-Museum of Anesthesiology，Park Ridge.

[3] FinkBR，CatonD，McGoldrick KE(eds)(1997–2008)Careers in anesthesiology，vols 1–12. Wood Library-Museum of Anesthesiology，Park Ridge.

[4] LeakeCD(1947)Letheon:the cadenced story of anesthesia. The University of Texas Press，Austin.

[5] Little DM (1985) Classical anesthesia les. Wood Library-Museum of Anesthesiology，Park Ridge.

[6] MaltbyJR(2002)Notable names in anaesthesia.Royal Society of Medicine Press Ltd.，London.

[7] SykesWS(1960)Essays on the first hundred years of anaesthesia，vol1.E. & S. Livingstone Ltd.，Edinburgh.

[8] SykesWS(1961)Essays on the first hundred years of anaesthesia，vol2.E. & S. Livingstone Ltd.，Edinburgh.

[9] (1971–2000) The history of anesthesiology reprint series.PartI–XXX.Wood Library-Museum of Anesthesiology，Park Ridge .

第二部分

药理学

第三章　药理学原理

Jerome M. Adams, John W. Wolfe, and Jesse M. Ehrenfeld

为了获得最佳效果，推荐在阅读本章内容前浏览第II页的案例学习和问题。

重点学习目标

（1）理解药代动力学的基本原理，如药物的吸收、分布、代谢和排泄。

（2）学习药效动力学的基本原理，如药物的效价、效能和治疗指数。

（3）讨论时量相关半衰期的概念。

基本的药理学原理

有效的麻醉管理离不开对药理学原理的理解。这些原理通常被分为两方面：

（1）药代动力学描述了药物给予患者后的转化规律。这一过程通常被分成三个时相：①药物的给予；②药物在体内的分布；③药物代谢和排泄。

（2）药效动力学描述了药物对机体产生的作用。这主要包括细胞上的受体被增强或拮抗后发挥的药物作用，包括药物浓度与效应的关系。

药代动力学

吸收

药物转运的第一步就是药物吸收进入体循环。药物的生物利用度是指以活性形式到达血浆的药物占所给药物的百分数。影响生物利用度的主要因素包括以下几个方面。

（1）给药途径：大多数麻醉药物通过静脉或吸入途径给予，提供快速和可靠的血药浓度和很高的生物利用度。其他给药途径包括肌内或皮下注射、口服或直肠给药、经皮吸收（即芬太尼贴片）和经黏膜吸收（即舌下含服硝酸甘油、咪达唑仑滴鼻）。

（2）首过代谢：药物通过胃肠道给药时，进入体循环前先经过门静脉系统。所以，为了达到与静脉给药相近的血药浓度，经肝脏大量代谢的药物在口服给药时需要更大的剂量。

（3）离子化：药物吸收部位的pH环境（即胃内的酸性条件）会影响吸收的效率。总的来说，药物非离子化的部分更容易穿过胃黏膜。弱酸性的药物（如巴比妥类），在低pH时以非离子化的状态存在，因而相对更容易穿过胃黏膜。对弱碱性的药物（如阿片类）来说，反之亦然。

分布

一旦药物进入了体循环，它就会分布到机体的各个部位，包括靶器官。影响药物分布的因素包括以下几个方面。

（1）游离部分以及蛋白结合：许多药物以游离形式和与各种血浆蛋白结合的形式存在于血浆中，两者达到平衡。大部分情况下，药物的血浆蛋白结合率超过90%（咪达唑仑、丙泊酚、布比卡因等）。与蛋白结合的那部分药物是没有治疗活性的，而游离、未结合的药物是有活性的。血浆蛋白水平降低的患者，药物的游离部分（以及所给剂量产生的治疗效应）会增加。某些状态下，如有肝脏或肾脏疾病时，血浆蛋白与药物的结合力降低，同样增加了药物的游离部分。

（2）分布容积（V_d）：分布容积被定义为总给药量除以血浆药物浓度。高亲水性或高蛋白结合以及存留在血浆的药物具有和血浆容积相近的分布容积。高脂溶性的药物将会从血浆重新分布至脂肪组织，导致低血浆浓度和高表观分布容积。

（3）再分布：这种现象用来描述药物浓度在高灌注组织中的快速波动，最常见于脂溶性强的药物（如硫喷妥钠）。它分为以下几个阶段：

①注射给药后，药物的游离部分迅速进入高灌注的组织，如脑和心脏，而相对慢地进入灌注较少的组织，如脂肪组织。

②当血浆药物水平由于药物不断地进入脂肪组织而下降时，药物就离开高灌注的组织而重新分布到血浆。这往往使它的治疗效应终止。

③药物而后继续分布到脂肪组织并储存。

④蓄积：如果将高脂溶性的药物如硫喷妥钠重复给药，在脂肪组织中的蓄积会达到饱和。药物治疗效应的终止就将依赖于代谢和排泄，这通常要比再分布过程慢得多。

代谢和排泄

药物的效应通过代谢和排泄而终止。影响这一过程的因素包括以下几点。

（1）代谢的机制：大多数麻醉药物的代谢和排泄在肝脏、肾脏和肺脏进行。主要的机制概括如下：

①肝脏：肝脏去除药物的主要方式是将它们代谢成无活性或活性低的复合物。肝脏代谢的终产物一般是有极性的、水溶性的复合物，适合肾脏排泄。有些药物会以原型排泄或是以代谢物的形式进入胆管系统。

②肾脏：肾脏去除药物的主要途径是使水溶性的药物或药物代谢物进入尿液排泄。有些药物也可以直接经肾脏代谢。

③肺脏：肺脏是消除吸入麻醉药的主要部位，吸入麻醉药从血浆被吸收并呼出体外。

（2）零级药代动力学：一些药物的消除过程符合零级动力学，它们无论其浓度如何都以恒定的速率代谢（图3.1）。

（3）一级药代动力学：大多数药物的消除过程符合一级动力学，这意味着药物代谢的速率与其浓度成正比（图3.1）。消除的速率通常以药物的半衰期来表示，它是指药物的血浆浓度在经过代谢和排泄之后减少到初始值的50%所需的时间。随着时间的推移，这一过程将继续，如表3.1所示。请注意，在经过5个半衰期后，96.9%的药物已经被去除，出于实际考虑，此时可认为药物被完全去除了。

（4）清除率：药物清除率的定义是单位时间内药物被完全清除的理论血液容积。它与肾脏肌酐清除率的概念类似。药物的不同清除途径（即肾脏和肝脏）可以相加，主要清除途径的减弱将使得依赖该途径消除的药物效应延长（比如，将一种主要经肾脏清除的药物用于肾功能不全的患者，会造成药

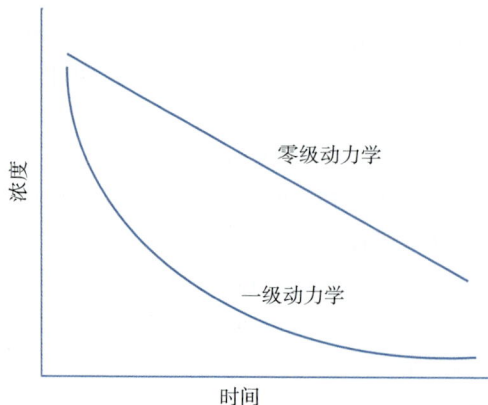

图3.1　零级和一级动力学（图片由J. Ehrenfeld提供)

表3.1　药物在多个半衰期后的剩余量

半衰期数目	剩余药物的百分比（%）	清除药物的百分比
0	100	0
1	50	50
2	25	75
3	12.5	87.5
4	6.2	93.8
5	3.1	96.9

物存在相对较长的药效时间）。

（5）时量相关半衰期：如上所述，有些药物通过再分布到脂肪组织而从血浆消除。随着脂肪组织获得更多的药物，从血浆到组织的扩散梯度减小，再分布的速度减慢。这就导致了时量相关半衰期的现象，当药物总剂量或持续输注时间增加，药物浓度降低到原来50%所需的时间也增加。大量再分布而代谢相对缓慢的药物（如硫喷妥钠）受到的影响比代谢迅速的药物（如舒芬太尼）更大。图3.2显示了时量相关半衰期与药物持续输注时间的函数关系。

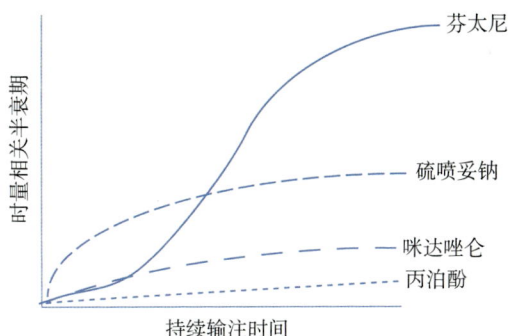

图3.2　时量相关半衰期与持续输注时间的函数关系
（图片由J. Ehrenfeld提供）

药效动力学

与药物对机体的作用有关的因素包括以下几点。

（1）效价：药物的效价指的是药物达到治疗效果所需的剂量。效价较高的药物在较小剂量下，就能达到与使用较大剂量的效价较低药物同样的效果（图3.3）。

（2）效能：药物的效能指的是药物所能达到的最大效应。一旦达到了药物的最大效应，给予再多的药物也不能使得效应增加（图3.3）。

（3）毒性：当药物使用过程中发生不良反应时，药物的毒性就发生了。

（4）治疗指数：药物的治疗指数是产生毒性效应的剂量与产生治疗效应的剂量之间的比值。治疗指数高的药物对机体造成伤害所需的剂量要比达到期待效果所需的剂量高很多，因此具有相对较大的安全范围。

（5）对受体系统的作用：大多数麻醉使用的药物通过结合并调节细胞受体系统而发挥作用。总的来说，这些效应可以被分为激动性的（增强受体系统）或拮抗性的（减弱受体系统），有些药物是部分激动药，这意味着它们具有相对低的效能，即使是在非常高的剂量下也不能对受体系统产生最大的效应。

（6）竞争性和非竞争性拮抗：竞争性拮抗药与细胞受体可逆性结合，但并不激活它们。拮抗药分子与激动药分子竞争占领受体结合部位。竞争性拮抗药的效应可被高剂量的激动药而减弱。非竞争性拮抗药与受体分子上的部位结合，但该部位不是激动药的结合部位，通过减弱受体与激动药分子的亲和力或者阻止受体结合激动药引起的反应，而发挥拮抗作用。由于它们结合于受体上的不同部位，所以通过增加激动药的剂量来对抗非竞争性拮抗药是无效的。

（7）立体专一性：很多药物以对映异构体（左/右立体异构物）混合物的形式供应。药物的左旋（反式）和右旋（顺式）变异体可以具有不同的药理性质。以此为基础，一些药物以纯左旋或顺式的剂型提供（如左旋布比卡因、罗哌卡因）。

（8）相加和协同反应：具有相似生理学效应的药物可以相互产生相加效应（即药物A加上药物B达到它们预期作用是两个药物效果的总和）。在有些情况下，这种相互作用是协同的，意味着联合效应大于所给药物预期的相加

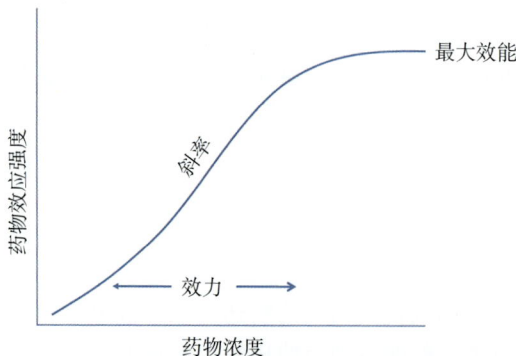

图3.3 药物剂量反应关系（图片由J. Ehrenfeld提供）

效应。

（9）耐受性和生理依赖性：重复使用一种药物会造成其靶受体系统的改变，原因是机体适应了药物的存在。当产生相同的生理效应需要的药物剂量逐步增加时即发生了耐受性。当个体的受体系统已经适应了药物的存在，停药可发生戒断症状（如阿片类或苯二氮䓬类），这时就发生了生理依赖性。生理依赖性与成瘾不同，后者是对一种物质在心理上的渴望和追求，而不顾其现实存在的或潜在的负面影响。

案例学习

患者，男，60岁。因膀胱癌接受了根治性膀胱切除术及回肠代膀胱术，既往体健，体重约80 kg。距离手术开始已达6小时，但患者仍未从全身麻醉中苏醒。作为这台手术的麻醉医生，你在麻醉期间并没有发现明显的异常事件，因此初步判断患者未苏醒的原因可能是药物代谢方面的问题。为了便于动脉置管，术前曾分次给予总量为4 mg的咪达唑仑。你在麻醉诱导期间使用了硫喷妥钠和琥珀胆碱，而后以异氟醚、氧化亚氮、维库溴铵和芬太尼维持麻醉。手术结束前1小时内使用过氢吗啡酮，缝合切口时曾给予昂丹司琼预防呕吐。数分钟前，你给患者注射了新斯的明和格隆溴铵，并关闭了异氟醚的挥发罐，予以纯氧通气。

哪类药物最有可能造成该患者的苏醒延迟？哪类药物最不可能？

这名患者数小时前接受了短效的苯二氮䓬类和单次剂量短生物学效应的巴比妥类诱导药物。尽管以上两种药物的最终消除需数小时，但它们都不太可能是责任药物。患者在麻醉诱导时接受了去极化的神经肌肉阻滞药物。在一般情况下，这种药物（琥珀胆碱）作用时间只会持续3~5分钟，所以也不太可能是苏醒延迟的原因。假如该患者有假性胆碱酯酶的基因缺陷，他就不能代谢琥珀胆碱，这会使它的作用时间大大延长。大多数麻醉医生不会在患者尚未出现从琥珀胆碱的肌松作用中恢复的征象时，就使用维库溴铵，一种作用时效更长的非去极化神经肌肉阻滞药。氧化亚氮是一种吸入麻醉药，它能在停止使用后非常迅速地消除，所以也不可能是造成苏醒延迟的原因。抗胆碱酯酶药物新斯的明、抗胆碱能药物格隆溴铵以及血清素拮抗药（止吐药）昂丹司琼都不会引起镇静和苏醒延迟。这就让吸入麻醉药异氟醚、阿片类药物芬太尼和氢吗啡酮以及神经肌肉阻滞药物维库溴铵成为苏醒延迟的可能原因。

在所有最可能的原因中，你会怀疑是药代动力学还是药效动力学的问题？

既往体健，又并非极端年龄的个体之间对吸入麻醉药的敏感性不会有显著的差别。所以，如果异氟醚是引起该患者苏醒缓慢的原因，这可能是一个代谢动力学问题。长时间的使用吸入麻醉药会不成比例地减慢苏醒速度，这是因消除曲线的形状决定的。相反地，阿片类药物的敏感性在个体之间差异显著，即使是根据体重给药，也会意外地观察到不同的效应。此外，有些阿片类药物的清除会表现出蓄积效应，特别是在长时间持续输注以后（芬太尼就显示出这一效应）。另外，在不久前给过相对长效的阿片类药物氢吗啡酮，这也提示是一个药代动力学的问题。维库溴铵经肝脏代谢，在无肝脏疾病的情况下，消除时间延长（药代动力学效应）也不可能。然而，如果新斯的明的效应不完全，可能是由于剂量或给药后的时间不够，那么维库溴铵的活性就仍然存在。这就表现为一种混合的作用，其中既有维库溴铵的药效动力学问题，又可能包含了新斯的明的药代动力学问题，因为新斯的明需要几分钟来产生完全效应。

通过病史、体格检查、临床监测以及药理学方面的探究，你将如何来缩小鉴别诊断的范围？

使用气体监测装置测量呼出气中的吸入麻醉药浓度可以检测出异氟醚的存在。大体上，患者在呼气末浓度降至0.1~0.2 MAC以下时就能够被唤醒，异氟醚的浓度为0.1%~0.2%。同时使用阿片类药物可以降低"MAC清醒"的数值。外周神经刺激器能诊断残余的神经肌肉阻滞。在四个成串刺激模式下出现四次强颤搐，或者更精确的是在50~100 Hz的刺激下肌肉持续收缩（>5 s），可以排除维库溴铵的残余作用。又或者给予额外剂量的新斯的明（总量不超过5 mg）来保证完全的拮抗。但是神经刺激器更为可靠。一种处理后的脑电图监护仪（如BIS）能区分镇静的患者和麻痹但"清醒"的患者。对阿片类药物效应的诊断更为困难。关于用药剂量和时间的信息会很有帮助。例如，应该检查一下最近是否给予了大剂量的阿片类药物，或者不久前才停止长时间的芬太尼输注。针尖样的瞳孔是目前阿片受体激动的体征，但在全身麻醉下瞳孔的征象被认为不完全可靠。然而，如果异氟醚已经被清除并且神经肌肉阻滞作用也被逆转，那么这一体征可能是有用的。缓慢的呼吸频率同样提示过度的阿片类效应。有时候，可以小心地使用阿片类拮抗药纳洛酮滴定来逆转阿片类药物的作用。但是必须注意不要过度使用该药。深度阿片化状态的突然逆转会导致高血压和疼痛。此外，由于它的作用持续时间短，警惕阿片类效应的在PACU的再度出现是至关重要的。

假如你推断是异氟醚导致了患者的苏醒延迟，接下来你会如何处理？

异氟醚必须通过呼出来消除。你可以将100%氧气的新鲜气体流量提升至10 L/min或更高，从而保证患者不会再重复吸入任何异氟醚。使用机械通气模式进行适当的过度通气或者至少避免低通气，也可以手控通气并仔细地观察呼气末二氧化碳浓度，以上都能加速消除。但是必须注意不应过度通气以至于引起脑血管收缩，这会通过减少药物从脑内的移出而妨碍消除过程。除了这些手法，唯有时间能终止异氟醚的作用。有时候在PACU进行术后机械通气是必要的。

建议延伸阅读资料

[1]　Bryant B，Knights K，Salerno E (2007) Pharmacology for health professionals. Mosby，Sydney.

[2]　Murphy J (2005) Clinical pharmacokinetics，3rd edn. American Society of Health-System Pharmacists，Bethesda.

第四章　静脉麻醉药物的药理学

Jerome M. Adams, John W. Wolfe, and Jesse M. Ehrenfeld

为了获得最佳效果，推荐在阅读本章内容前浏览第II页的案例学习和问题。

重点学习目标

（1）学习各种常用的静脉诱导药物（丙泊酚、依托咪酯、氯胺酮、硫喷妥钠）的相对优点。

（2）探讨各种常用的静脉阿片类药物（芬太尼、吗啡、氢吗啡酮、瑞芬太尼）的药代动力学属性。

（3）理解去极化和非去极化神经肌肉阻滞药的差别。

理想的麻醉药物通常应该易于给药（即使是不合作的患者）、起效迅速、作用持续时间有限而且不良反应少。与口服、肌内和皮下注射给药的药物不同，通过吸入和静脉使用的药物往往都具备如上的这些特点。正因为如此，吸入和静脉麻醉药是全身麻醉过程中最常使用的药物。以下将对典型的全身麻醉期间所用到的主要类型的静脉麻醉药做一个归类和描述。

全身麻醉是一种为了施行外科手术或其他操作而使患者失去意识的过程。良好的全身麻醉应该便于气道管理，包括在必要时选择气管插管。全身麻醉要保证患者在整个手术过程中处于无意识和遗忘状态、提供良好的手术条件、维持血流动力学稳定，同时又不会对患者的手术过程和恢复带来负面影响。没有一种药物能够在每一个患者身上达到所有这些效果，因此多种药物常常联合在一起协同应用。这一概念被称为"平衡麻醉"。麻醉医生们力求使各种药物的正面作用最大化，而又要使其不良反应最小化。

神经轴索（脊髓和硬膜外）以及外周神经阻滞是将药物输送到身体的神经传递通路上非常精确部位的麻醉技术。局部麻醉药主要用于这些技术。对神经轴索阻滞和外周神经阻滞的完整描述将在后续章节中进行。

　　由于给药方便并且药物能够迅速到达效应部位，因而在典型的麻醉过程中静脉途径是大多数药物主要的给药方式。根据药理学分类及临床应用，我们考虑到了几种最常用的静脉麻醉药物。在常规的麻醉中，五种最常用的药物分别是苯二氮䓬类、阿片类、诱导药物、神经肌肉阻滞药和拟交感神经药。

苯二氮䓬类药物

　　在麻醉中使用的苯二氮䓬类药物包括咪达唑仑（versed）、地西泮（valium）、劳拉西泮（ativan），所有这些药物通过增强r-氨酪酸[GABA（一种抑制性神经递质）]的传递发挥它们的镇静和催眠作用。围术期最常用的苯二氮䓬类药物是咪达唑仑，其消除半衰期是3小时。在1~2 mg的常规镇静剂量下，它的临床效应通常会由于再分布而维持20~30分钟。苯二氮䓬类药物用于镇静、抗焦虑和遗忘。这些药物有益的不良反应就是其抗惊厥活性，由此提高敏感患者（比如接受神经阻滞的患者都有局部麻醉药中毒的风险）的癫痫发作阈值。苯二氮䓬类药物并不能提供镇痛作用，而且当大剂量使用时会很长效。这也是在麻醉过程中苯二氮䓬类药物一般与其他药物联合使用的原因。

　　有些患者，尤其是儿童会相当焦虑，因而麻醉医生觉得应该谨慎地使用苯二氮䓬类药物来缓解他们在进入手术室前的焦虑。咪达唑仑（在儿童患者0.25~0.5 mg/kg口服）在这种情况下常被使用。要记住，在使用苯二氮䓬类药物后（特别是当与阿片类药物合用时）可能会发生镇静过度和呼吸抑制。术前给予苯二氮䓬类药物的患者不能在无人辅助的情况下独自活动并且应该时刻予以监护。

　　苯二氮䓬类药物可以在术中没有接受全身麻醉的患者身上用于镇静（通常指MAC），或是作为平衡麻醉技术的一部分提供镇静和/或遗忘效果。苯二氮䓬类药物的遗忘作用对于那些血流动力学状态很差的患者特别有用，因为这些患者可能无法耐受足够的吸入麻醉药来保证完全的无知晓。

　　如果患者发生了过度镇静或表现为全身麻醉苏醒延迟，并且怀疑是苯二氮䓬类药物所致，可以使用氟马西尼（romazicon）。氟马西尼是药理学上的拮抗药，它作用于苯二氮䓬受体并有效地逆转苯二氮䓬类药物引起的镇静。在成人，该药以每隔5分钟推注0.1 mg的剂量滴定。由于氟马西尼的药效仅能持续大约1小时，而且它对呼吸抑制仅产生不完全性的逆转，所以可能在用药后发生再镇静（特别是当使用地西泮时，它的半衰期长达20小时左右）。

阿片类药物

　　常用的阿片类药物包括吗啡、氢吗啡酮（dilaudid）、芬太尼及其衍生物和哌替啶（demerol）。这些药物产生镇静和镇痛效果，但不能提供可靠的遗忘。它们作用于大脑（导水管周围灰质区）和脊髓（胶质区）的受体，通过模拟内源性的阿片肽而激活μ受体、κ受体和δ受体。阿片受体的激活导致了乙酰胆碱抑制和P物质的释放减少。表4.1列出了阿片受体的亚型及其效应。

对手术患者来说，静脉注射阿片类药物是主要的镇痛方式。短效的阿片类药物如芬太尼及其衍生物主要在术中用来控制疼痛，而作用时间相对较长的阿片类药物如吗啡、氢吗啡酮或哌替啶则通常用作术后镇痛。除了作用持续时间不同外，考虑药物与不同的阿片类受体结合的程度以及随之产生的各种不良反应，有助于为每一位患者及每一种情形选择合适的阿片类药物。表4.2列出了静脉最常用的阿片类药物的相对剂量、达到峰效应的时间和持续时间。

芬太尼是快速起效的人工合成的阿片类药物，其效价强度约为吗啡的100倍。经常在麻醉诱导时给予芬太尼（70 kg成人的剂量为50~150 μg）来减轻气管插管期间的交感神经系统反应。大剂量（1 000 μg）使用时，它会引发显

表4.1　阿片受体亚型及其效应

	μ/δ	κ
镇痛	脊髓上/脊髓	脊髓
呼吸频率	↓↓	↓
胃肠道蠕动	↓	
镇静	↑↑	↑
依赖性	↑↑	↑
其他效应	欣快感	烦躁

表4.2　围术期常用阿片类药物的剂量、达峰时间和镇痛作用持续时间

药物	剂量[a]（mg）	达峰时间（min）	持续时间（h）
吗啡	10	20~30	3~4
哌替啶	80	5~7	2~3
氢吗啡酮	1.5	15~30	2~3
芬太尼	0.1	3~5	0.5~1
舒芬太尼	0.01	3~5	0.5~1
阿芬太尼	0.75	1.5~2	0.2~0.3
瑞芬太尼	0.1	1.5~2	0.1~0.2

[a]，近似的镇痛等效剂量。

著的胸壁强直，在少数案例中可能妨碍或无法进行充分的通气。

舒芬太尼和阿芬太尼都是芬太尼的类似物。与舒芬太尼和芬太尼相比，阿芬太尼是超短效（5~10分钟）的阿片类药物，效价强度是芬太尼的1/4，但较芬太尼起效时间（1~2分钟）快得多。舒芬太尼的效价强度约为芬太尼的5~10倍。以上两种药物都能用于麻醉诱导和维持。

吗啡是脂溶性最小的阿片类药物，在肾功能衰竭的情况下使用最有可能发生蓄积。在一些患者中，它能导致心动过缓和组胺释放。与芬太尼相比，吗啡达到作用高峰的时间更慢（30分钟）。

和氢吗啡酮一样，吗啡是术后镇痛最常用的长效阿片类药物。在常规的全身麻醉中，通常会给予5~15 mg的吗啡或者1~2 mg的氢吗啡酮。

哌替啶与阿托品在结构上相似（可以使心率加快），它经过机体代谢后产生有活性的产物去甲哌替啶。哌替啶可在术后用于抗寒战，因为它的这一作用很有效。该药在肾衰竭的患者可产生蓄积，导致过度镇静和/或癫痫，同时它还会引起组胺释放。应该避免将它用于接受单胺氧化酶A抑制药治疗的患者，因为这可能会导致患者体温过高、癫痫甚至死亡。曾经有一个著名的案例，事关一位名叫Libby Zion的患者在接受了哌替啶治疗后死亡，尽管患者在这之前已经服用了一种MAO-A抑制药苯乙肼（nardil）。该医疗过错被发现是由于超负荷工作的医生忽视了药物反应，最终促使了住院医生的一周工作时间不得超过80小时的这一限制的产生。

瑞芬太尼与芬太尼的效价强度相近，但它的作用时间却短得多（时量相关半衰期约为4分钟）。它通过血浆非特异性酯酶分解，长时间输注后或肝肾功能衰竭的患者也不会发生蓄积。

它几乎总是以持续输注的方式应用，但也可以单次推注给药以辅助气管插管或神经阻滞。

图4.1显示了药物使用时长与时量相关半衰期的对应关系。对于表现出蓄积作用的阿片类药物（即芬太尼），时量相关半衰期随着药物连续输注时间的延长而显著延长。而酶解速率与给药速率一致的阿片类药物（即瑞芬太尼）则没有展现出上述效应。

阿片类药物能单独用于镇静，但存在一些剂量依赖性的不良反应。因此，阿片类药物更常与其他药物联合使用于麻醉监护的案例或者作为平衡麻醉的一部分。

阿片类药物的主要不良反应是呼吸抑制。这既是由于呼吸的低氧性驱动减弱，又是因为呼吸暂停的阈值（刺激患者呼吸的二氧化碳水平）增加。如果患者由于阿片类药物过量而无反应和/或低通气，可以使用μ受体的拮抗药纳洛酮（narcan，每2分钟给药0.04~0.4 mg）来逆转这一效应。阿片类药物的其他不良反应包括瘙痒、心动过缓、动静脉扩张、恶心呕吐、尿潴留、瞳孔

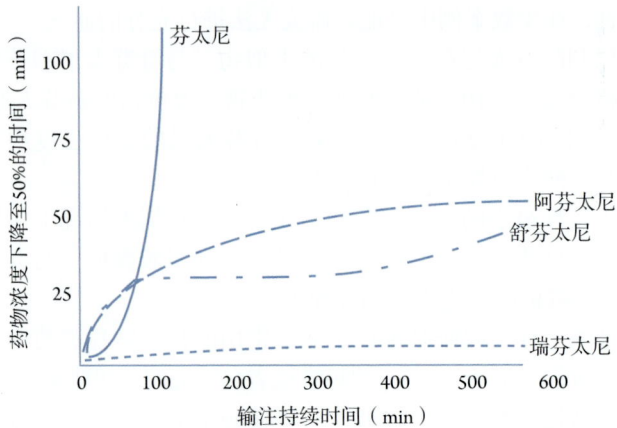

图4.1 阿片类药物输注的时量相关半衰期（图片由 J. Ehrenfeld 提供）

缩小、肌肉强直（主要见于芬太尼）和胃动力减弱/便秘。

在胃肠道和其他器官也有阿片受体的分布。甲基纳曲酮是一个试验性的外周阿片受体拮抗药，它也是纳曲酮的第四N-甲基衍生物。与纳洛酮不同的是，甲基纳曲酮具有阻断或逆转外周（如胃肠道）阿片受体介导的阿片类药物不良反应的治疗潜力，而不影响镇痛或加重由位于中枢神经系统的阿片受体介导的阿片类撤药症状。

减弱内分泌应激反应是阿片类药物有益的不良反应，尤其是在手术过程中。由于它们具有减弱应激反应的能力并且对基线的心血管状态影响极小，在预期血流动力学不稳定或患者不能很好地耐受变化时，大剂量的阿片类药物比其他麻醉药更有优势。

诱导药物

诱导是全身麻醉的开始过程，或者说是"让患者入睡"。理想的诱导药物应当起效迅速，但又作用短暂，以免遇到不得不唤醒患者的情况或本身手术操作时间很短。任何能够使患者意识丧失的静脉用药可以被认为是诱导药物，苯二氮草类和阿片类药物都被用于这一目的。但是，当使用足够高的剂量来进行诱导时，这两类药物的起效时间难以预测而且作用持续较长，使得它们在此情况下通常都不能单独使用。典型的诱导药物包括丙泊酚、硫喷妥钠、依托咪酯和氯胺酮。药物的选择通常取决于每种药物的不良反应，它们与患者本身或案例的特点有关。表4.3总结了在麻醉实践中常用的静脉药物及推荐剂量。

表4.3 常用静脉麻醉药物的推荐剂量[a]

苯二氮䓬类药物[b]	诱导药物
咪达唑仑1~4 mg	丙泊酚2~2.5 mg/kg（诱导剂量），25~200 μg/（kg·min）（持续输注剂量）
地西泮2.5~10 mg	硫喷妥钠3~5 mg/kg
劳拉西泮1~4 mg	依托咪酯0.2~0.5 mg/kg
阿片类药物（单次剂量）[b]	氯胺酮1~2 mg/kg静注，3~4 mg/kg肌注（诱导或单次剂量）
吗啡1~5 mg	1~2 mg/（kg·h）持续输注
氢吗啡酮0.2~0.5 mg	神经肌肉阻滞药物[c]
芬太尼25~100 μg	琥珀胆碱1~2 mg/kg，20 mg单次注射用于喉痉挛
哌替啶25~50 mg	罗库溴铵0.6 mg/kg
	维库溴胺0.1 mg/kg
	顺式阿曲库铵0.15 mg/kg
	泮库溴铵0.1 mg/kg

[a]，成人剂量：总是从该剂量范围的最小剂量开始上调；[b]，术前用药或术中/术后单次用药的剂量范围；[c]，插管剂量：该剂量的1/3为ED95，1/5为单次注射的维持剂量。

丙泊酚是最常用的诱导药物，它通过增强GABA-A受体的传导而发挥作用。由于它起效迅速、效应易于滴定调节以及作用持续时间短，丙泊酚也经常静脉持续输注MAC时的镇静或需要镇静的案例，亦或是作为平衡麻醉的一部分。

丙泊酚是不溶于水的只能静脉使用的药物。它被制备成含有卵磷脂、甘油和大豆油的1%的乳剂。

丙泊酚的初始分布半衰期为2~8分钟，它经过肝脏快速代谢成水溶性的代谢物并由肾脏排泄。出乎意料的是，在合并肝脏或肾脏疾病的患者中，丙泊酚的消除很少会出现明显的药代动力学改变。

丙泊酚是一个强效的心血管和呼吸抑制药，它只能由那些对维持患者气道和血流动力学稳定有充分准备的专业人员使用。丙泊酚通常应避免用于需要保持患者自主通气的情况、已存在低血压的患者或是因任何理由对患者维持血流动力学稳定的能力感到怀疑的时侯。丙泊酚能减弱机体对低氧和高碳酸血症的正常反应，将近35%的患者在给予诱导剂量后会发生呼吸暂停。丙泊酚通过降低心肌收缩力、体循环血管阻力和前负荷而使血压下降。它被普遍认为在所有的诱导药物中具有最显著的心脏抑制作用。

从神经系统的角度来看，丙泊酚具有中度的抗惊厥活性。它同时降低颅内压和减少脑血流。

　　然而，由于对体循环血压的影响更大，当应用大剂量的丙泊酚时会降低脑灌注压。与其他诱导药物相比的另一个优势是，丙泊酚被普遍认为更少地引起残余认知紊乱。

　　除了上述已经提到的不良反应外，丙泊酚的注射痛见于接近67%的患者。与1%的利多卡因一起使用可以减轻注射痛。此外，患者可能会发生轻度的肌颤搐和呃逆。丙泊酚有利的不良反应包括抗瘙痒和抗呕吐。

　　硫喷妥钠是巴比妥类药物，与丙泊酚有许多共同的特点（增强GABA的传递）。它起效迅速，既有心血管又有呼吸系统抑制的特性。大多数人偏爱丙泊酚是因为在一些使用硫喷妥钠的患者中观察到长时间的认知紊乱。硫喷妥钠也可能有脑保护作用，因而被用在许多颅脑外科手术中。硫喷妥钠溶液的碱性很强，如果与酸性溶液或药物（如神经肌肉阻滞药）混合会形成沉淀并堵塞静脉导管。硫喷妥钠诱导δ-氨基-γ-酮戊酸（ALA）合成酶（卟啉合成的限速步骤），因此禁用于可诱发卟啉病的患者。因为其高蛋白结合率和低肝脏摄取率，重复给药后可导致苏醒延迟。

　　依托咪酯是咪唑类药物，它增强GABA的传递并且具有极小的心脏和呼吸系统抑制这一优势。它的起效和作用持续时间与丙泊酚相似，但依托咪酯在血流动力学状态受损的患者中使用被认为更加安全。创伤患者、老年患者以及严重容量丧失或使用血管升压药的患者是考虑采用依托咪酯诱导的典型代表。单次剂量注射后，依托咪酯的临床效应通过药物的重分布和肝脏快速代谢而终止。由于酶功能的抑制，在使用依托咪酯后可发生短暂的肾上腺抑制，而与此有关的担忧也一直存在。所以该药在那些表现出肾上腺功能不全的患者身上必须谨慎使用，或应该同时合用肾上腺皮质激素。其他的不良反应包括肌阵挛、注射痛以及较高的术后恶心呕吐发生率。

　　氯胺酮是一种能产生分离麻醉效果的药物，它是PCP（苯环己哌啶）的衍生物，作为NMDA受体拮抗药发挥作用。它的主要缺点是患者在使用后会经历伴随而来的感知错乱和幻觉现象。氯胺酮是唯一的具有心血管刺激作用的诱导药物，归因于它抑制交感神经末梢去甲肾上腺素的再摄取，同时它对呼吸驱动力的影响极小。氯胺酮额外的好处就是，它是一种强效的镇痛药和支气管扩张药（它经常在急诊室用于哮喘持续状态的患者）。氯胺酮是许多创伤情况下诱导的理想药物（镇静、镇痛、遗忘和心血管支持），也是儿科使用的理想药物（在此情况下感知错乱患儿不会很担忧）。它通常应避免用在对心脏兴奋可能有害的情形（心律失常、高血压）以及期望用药后快速从麻醉中苏醒的案例（同样也是考虑到有害的精神效应和认知紊乱）。更多的不良反应包括唾液分泌增加和颅内压增高（颅内压增高的患者是相对禁忌）。表4.4列出了最常用静脉诱导药物的心血管效应。

表 4.4 静脉诱导药物的心血管效应

药物	平均动脉压	体循环血管阻力	心输出量	心肌收缩力	心率	颅内压
丙泊酚	↓↓	↓↓	↓↓	↓↓	↓↓	↓
硫喷妥钠	↓	–	↓	↓	↑	↓
依托咪酯	–	–			–	↓
氯胺酮	↑	↑	–	–	↑	↑

神经肌肉阻滞药

神经肌肉阻滞药（neuromuscular blockers，NMBs）或称麻痹药，在全身麻醉实施过程中经常使用。它们通过使骨骼肌松弛来辅助气管插管和改善手术条件。有两类主要的神经肌肉阻滞药，分为去极化和非去极化药物。这一分类是基于它们在神经肌肉接头的作用方式。可以通过使用神经刺激器来判定肌肉松弛是否足够（第十一章《麻醉设备及监测》）。使用神经刺激器测试非去极化神经肌肉阻滞药产生的典型阻滞作用时，表现为强直衰减、强直后易化、四个成串刺激的比值小于30%以及阻滞作用可被抗胆碱酯酶药物逆转。相比之下，典型的去极化阻滞不会出现上述特征，除非发生了Ⅱ相阻滞详见下文对去极化神经肌肉阻滞药的描述。在特定情况下选择合适的神经肌肉阻滞是以所需的起效时间、持续时间、消除方式和不良反应作为依据的。

去极化神经肌肉阻滞药

琥珀胆碱（司可林）是唯一市售的去极化神经肌肉阻滞药。和乙酰胆碱一样，它可以激活位于神经肌肉接头处的乙酰胆碱受体。它与乙酰胆碱受体的结合导致了去极化，由于琥珀胆碱不能被乙酰胆碱酯酶水解，它与受体的结合就更为持久，从而阻止接头处的复极化。在这段时间内肌肉就变得松弛了。

在任何可用的神经肌肉阻滞药中，琥珀胆碱具有最快的起效速度（20~45秒）和最短的持续时间（约5分钟），它是"快速序贯"诱导的首选药物。因为它的短时效，琥珀胆碱几乎只在插管期间使用而很少用于手术过程中的肌松维持。假如使琥珀胆碱重复给药（总量4~6 mg/kg），可能会发生Ⅱ相阻滞从而导致恢复缓慢。当长时间的终板去极化导致乙酰胆碱受体内部构象改变时就会发生这种情况。

琥珀胆碱由血浆中的假性胆碱酯酶分解。有一些人存在部分或完全性的此种酶功能缺陷，因而在使用琥珀胆碱后出现肌肉麻痹时间的轻微延长（在杂合子为20~30分钟）或显著延长（在纯合子为6~8小时）。

血清钾水平升高是使用琥珀胆碱后的一个重要不良反应。由于存在这一效应，琥珀胆碱必须慎用于血钾浓度升高的患者，通常还应避免用于烧伤或去神经支配损伤的患者，因为这些患者神经肌肉接头处的乙酰胆碱受体上调，以至于对该药物表现出过度的反应并可能引起致命性的心律失常。由于和乙酰胆碱有相似的结构并能作用于毒蕈碱样受体，琥珀胆碱可导致心动过缓。恶性高热（一种罕见的可发生于易感个体的骨骼肌高代谢状态）是其他值得注意的不良反应。表4.5总结了琥珀胆碱的使用禁忌证。因为其作用机制的关系，琥珀胆碱不能被乙酰胆碱酯酶抑制药逆转。实际上，尝试逆转反而会延长和加重神经肌肉阻滞。

表4.5　琥珀胆碱使用的禁忌证

血清钾水平升高（>5.5 mmol/L）[①]
烧伤史
去神经支配损伤史
已知或怀疑肌病
已知或怀疑有恶性高热的风险
已知的假性胆碱酯酶缺乏

①注：原文单位为meq/L，换算公式为meq/L=mmol/L×原子价。

非去极化神经肌肉阻滞药

现有多种非去极化神经肌肉阻滞药，最常用的四种药物是：罗库溴铵、维库溴铵、顺式阿曲库铵和泮库溴铵（表4.6）。根据其化学结构，它们可以被细分为苄基异喹啉类（顺式阿曲库铵）和甾类（罗库溴铵、维库溴铵和泮库溴铵）。非去极化神经肌肉阻滞药通过在神经肌肉接头处与突触后烟碱样受体结合来竞争性拮抗乙酰胆碱从而发挥其作用。这种竞争性拮抗的结果是抑制了接头处的去极化。

它们的起效时间和持续时间如下：罗库溴铵<维库溴铵<顺式阿曲库铵<泮库溴铵。由于和琥珀胆碱相比它们的作用时效较长，非去极化神经肌肉阻滞药常用于手术期间的肌松维持。非去极化神经肌肉阻滞药也用于辅助气管插管，但要达到同等的理想插管条件所需的时间明显长于琥珀胆碱。

非去极化神经肌肉阻滞药作用的逆转可通过使用乙酰胆碱酯酶抑制药（如新斯的明）来实现，因为该药能够阻断神经肌肉接头处乙酰胆碱的分解。随之大量增加的乙酰胆碱竞争并夺获了非去极化神经肌肉阻滞药在接头处与受体的结合，并使得肌肉去极化。必须同时使用抗胆碱能药如格隆溴铵（胃长宁）来阻止毒蕈碱样受体的过度活化，比如严重的心动过缓、停搏或

表4.6　神经肌肉阻滞药物

药物	起效时间	持续时间（min）	消除模式	注意事项/不良反应
琥珀胆碱	30~45 s	5	血浆胆碱酯酶	假性胆碱酯酶缺乏的患者时效延长
顺式阿曲库铵	2~4 min	30~40	霍夫曼降解	—
维库溴胺	2~4 min	30~40	肝/肾	不良反应很少
泮库溴铵	4~6 min	120~180	肝/肾	可导致心动过速和高血压
罗库溴铵	1~2 min	30~40	肝/肾	在禁忌使用琥珀胆碱时可用于快速序贯诱导

支气管痉挛。

　　大多数常用的非去极化神经肌肉阻滞药在体内发生一定程度的代谢，但它们的作用消除主要依赖胆汁和肾排泄。顺式阿曲库铵是一个例外，因为它在血浆中降解（霍夫曼消除）。顺式阿曲库铵因此经常被用于肾功能不全或肝功能不全的患者。

　　非去极化神经肌肉阻滞药的不良反应很少，其中最常遇到的是心动过速（泮库溴铵）和低血压（顺式阿曲库铵）。对麻醉药物的过敏反应很罕见，但大多数是由非去极化神经肌肉阻滞药所致。

乙酰胆碱酯酶抑制药

　　新斯的明和依酚氯铵（腾喜龙）是主要用于逆转神经肌肉阻滞作用的乙酰胆碱酯酶抑制药。它们通过阻止神经肌肉接头处乙酰胆碱的分解起作用，由此使得非去极化神经肌肉阻滞药对受体的竞争性抑制受到妨碍。此类药物主要的不良反应是心动过缓和唾液分泌过多。这些都是由于乙酰胆碱浓度的突然大量增加。必须同时使用抗胆碱能药物（如格隆溴铵）来预防这些不良反应。

　　乙酰胆碱酯酶抑制药的过量或给药时没有合用抗胆碱能药可能会导致"胆碱能危象"。症状包括心动过缓、支气管痉挛、呕吐、瞳孔缩小和肌无力。许多战争中使用的神经毒气是乙酰胆碱酯酶抑制药，能够引起严重的胆碱能危象。

抗胆碱能药物

　　阿托品和格隆溴铵都是围术期用于多种目的的抗胆碱能药物。顾名思义，它们用来消除抗胆碱酯酶药物在逆转肌肉麻痹作用时产生的有害的胆碱能反应，尤其是心动过缓和副交感神经的不良反应。这两种药物也是止涎药，它们也经常用于改善气管插管的条件。抗胆碱酯酶药物（见上文）增加体内可用的乙酰胆碱的数量。过多的乙酰胆碱作用于心脏导致严重的心动过缓。假如阿托品或格隆溴铵与抗胆碱酯酶药物一起使用，心动过缓能得以缓解或避免。在逆转神经肌肉阻滞作用时，新斯的明和格隆溴铵（起效慢、作用长）常配合使用，而依酚氯铵则应与阿托品（起效快、作用短）搭配。这种特定的配对是依据组合在一起的药物具有类似的作用持续时间而来的，如表4.7所述。

中枢的抗胆碱能综合征可能由阿托品过量导致（不同于格隆溴铵的是阿托品可以通过血脑屏障）。症状包括谵妄、兴奋、发热、潮红和心动过速。治疗的方法是给予毒扁豆碱（一种作用于中枢的乙酰胆碱酯酶抑制药），因为它能恢复被阻断的中枢胆碱能活性。

表 4.7 神经肌肉阻滞作用的逆转

新斯的明 50 μg/kg 配合格隆溴胺 10 μg/kg
依酚氯铵 500 μg/kg 配合阿托品 20 μg/kg

案例学习

患者，女，30岁，拟行盆腔镜检查术，你要为患者实施全身麻醉。患者有子宫内膜异位症和慢性盆腔疼痛的病史。患者的兄弟在小时候有过几乎致命的恶性高热病史，所以患者一直被建议避免使用会触发恶性高热的麻醉药物。你决定应用单纯静脉麻醉来处理这一病例，避免使用吸入麻醉药。你已经将挥发罐从麻醉机上移除，并根据已发表的指南用纯氧冲洗了回路。

你将会使用哪些种类的静脉麻醉药物？

不管你使用何种麻醉药物，对于全身麻醉来说你需要提供以下三方面的效果：催眠、镇痛和肌肉松弛。没有哪一种静脉麻醉药物可以同时提供以上三种作用，但是足够高浓度的吸入麻醉药物也许可以实现。在实施平衡麻醉时，你可能会使用一组药物，其中每种药物主要提供以上三者中的一种作用。你将需要一种镇静催眠药物，一种阿片类镇痛药物以及一种神经肌肉阻滞药物。

使用哪种药物来产生意识丧失作用并维持这种状态？如何知道药物剂量是否足够？手术过程中需要改变剂量吗？

这类药物可用于全凭静脉麻醉（TIVA），最常用的是丙泊酚，因为它作用时间短并且即使长时间给药后也能相对快速清除。不幸的是，和吸入麻醉药物不同，并没有像呼吸末浓度一样可以直接监测效应部位浓度的指标。但是，已建立的数学模型可以非常接近模拟效应部位浓度，并据此控制输注泵或者指导人工操作。在欧洲，目标靶控输注泵已经存在，并且能够按照所需的脑中丙泊酚浓度直接设定输注泵的运行程序，但是它在美国尚未被允许使用。若使用手动设置的推泵时，随着时间推移剂量应逐渐下调，以维持这种稳定的效应点浓度。

术中使用哪种阿片类药物最合适？本例手术计划需要2小时。你会更换其他药物用于术后镇痛吗？

如图4.1所示，不同阿片类药物的时量相关半衰期（CSHT，以固定速度连续输注后停药，血浆中药物浓度下降50%所需要的时间）差别很大。因此，如果不使用计算机控制的输注泵来维持稳定的效应点浓度（随着输注时间的推移自动减慢输注速度），那么最好能选择一种时量相关半衰期曲线相对平坦的药物。这些药物中包括舒芬太尼、阿芬太尼和瑞芬太尼，其中瑞芬太尼最佳。瑞芬太尼尽管价格昂贵，但还是更适用于TIVA，因为即使给予很大的剂量（在麻醉结束时血药浓度下降需要超过50%）也能在停药后快速消除。手术结束时，你就当考虑换用一种更长效的药物，比如芬太尼、吗啡、氢吗啡酮来提供术后镇痛。选择什么药物取决于患者是否要在医院中过夜（选择更加长效的药物）还是日间手术（选择芬太尼）。

如果需要的话，你将选择哪种神经肌肉阻滞药物？

你应该避免使用琥珀胆碱，因为它可能会触发恶性高热。总体来说，盆腔镜手术的患者应该进行气管插管和控制性通气。因此，你应使用一种起效快，作用时间短的非去极化神经肌肉阻滞药物，比如维库溴铵、罗库溴铵或顺式阿曲库铵。考虑到预期的手术时间（2小时），以上任何一个药物都是合理的选择。对于更短小的手术，罗库溴铵尽管比其他药物昂贵，但是作用时间更短。

手术结束时，你将如何实施苏醒？

苏醒是TIVA最有挑战的部分，因为你无法监测患者体内的药物浓度，也没有像MAC一样准确易用的指标，所以为了让患者在手术结束时迅速苏醒，必须对所用药物的药代动力学有很好的理解。你需要逆转神经肌肉阻滞和停止阿片类药物的输注。如果正在使用瑞芬太尼，你需要考虑用小剂量的长效药物来提供早期的术后镇痛。丙泊酚的消除很快但也不是瞬间能完成的，它在持续输注1小时后的时量相关半衰期为11分钟，之后每增加1小时，时量相关半衰期增加4分钟，所以你应当仔细观察手术进程并在适当的时刻停药。此外，血药浓度下降50%可能足以或不足以使患者苏醒，所以苏醒所需要的时间可能更多或更少。你可以凭借一些临床体征来监测麻醉深度（血压、心率和交感神经兴奋的表现如流泪或面部表情变化）以及通过诸如脑电双频指数（BIS）等仪器来监测意识状况。在外科缝合切口时手术刺激减小，可以将输注速度适当减慢以利于停止输注后的苏醒。

建议延伸阅读资料

[1] Kopman AF, Eikermann M (2009) Antagonism of non- depolarizing neuromuscular block: current practice. Anaesthesia 64(suppl 1):22–30.

[2] Komatsu R, Turan AM, Orhan-Sungur M, McGuire J, Radke OC, Apfel CC (2007) Remifentanil for general anaesthesia: a systematic review. Anaesthesia 62(12):1266–1280.

[3] Euliano TY, Gravenstein JS (2004) A brief pharmacology related to anesthesia. Essential anesthesia: from science to practice. Cambridge University Press, Cambridge, UK, p173.

[4] Kanto JH (1985) Midazolam: the fi rst water-soluble benzodiazepine. Pharmacology, pharmacokinetics and effi cacy in insomnia and anesthesia. Pharmacotherapy 5(3):138–155.

第五章 吸入麻醉药的药理学

Jerome M. Adams, John W. Wolfe, and Jesse M. Ehrenfeld

为了获得最佳效果，推荐在阅读本章内容前浏览第III页的案例学习和问题。

重点学习目标

（1）学习影响吸入麻醉药物诱导和苏醒速度的药代动力学因素。

（2）理解最低肺泡有效浓度（the minimum alveolar concentration，MAC）的概念。

（3）了解最常用的四种吸入麻醉药物的特性（氧化亚氮、异氟醚、地氟醚和七氟醚）。

吸入麻醉药，包括氧化亚氮和各种挥发性卤代醚类，在现代麻醉实践中扮演着重要的角色。他们提供了快速的麻醉诱导，快速的麻醉中剂量滴定以及快速的麻醉后恢复。在临床使用的剂量下，吸入麻醉药提供了可靠的意识消失、制动和一定程度的肌肉松弛并钝化手术刺激引起的交感反应。

药代动力学：摄取、分布和消除

诱导：

为了发挥作用，吸入麻醉药在体内必须经过以下几个过程：

（1）回路中给予麻醉药物后被患者吸入体内。

（2）从肺泡吸收进入血液。

（3）从肺中运输至目标组织。

（4）从血液中吸收进入靶向组织（如大脑）。

苏醒：与诱导过程相反（药物从靶向组织中吸收进入血液，运输至肺，然后呼出至呼吸回路中）。

可以将吸入麻醉药的诱导和恢复过程想像成一个水库，在诱导时将水库填满，恢复时将水库排空。当水库是空的时候，靶向组织中麻醉药物的分压为零，患者便苏醒了。当水库中充满了药物时，靶向组织中的麻醉药物分压达到有效剂量，患者便处于麻醉状态。

影响诱导和恢复速度的因素包括以下几个方面。

（1）在组织和血液中的溶解度：在血液和组织中溶解度较大的药物相当于具有一个更大的水库需要填充，才能在组织中达到适合的分压以产生麻醉效果。恢复时，溶解度较大的药物相当于具有一个更大的水库需要排空。基于同样的原理，对于溶解度较大的药物，其诱导速度就较慢（因为需要填满的水库容量较大）恢复也需要更长的时间。比如，当其他条件都相同时，异氟醚的诱导和恢复速度比地氟醚更慢（表5.1）。

（2）吸入浓度：高浓度的吸入麻醉药可以在肺泡与血液之间提供更大的压力梯度，从而可以加快诱导速度。浓度梯度增加可以使动脉血中药物浓度增加，因此可以加快麻醉诱导。恢复过程与此现象相反，吸入气体中药物浓度为零时，更有利于吸入麻醉药物离开血液进入肺泡（图5.1）。

（3）新鲜气体流量：麻醉机器中的新鲜气体流量越高，诱导速度越快。通过快速而完全地取代呼出气体（呼出气体中所含麻醉药物量少），可以保证吸入气体中持续含有高浓度的麻醉药物。同样，在恢复阶段，吸入高流量不含麻醉药物的新鲜气体可以快速地从回路中将麻醉药物冲洗干净，加快吸入麻醉药物从肺中清除。

（4）分钟通气量：分钟通气量较大（潮气量×呼吸频率），诱导时快速提供新鲜的吸入麻醉药，恢复时快速清除吸入麻醉药，从而加快诱导和恢复的速度。这与大多数患者的吸入诱导和恢复都具有临床相关性。比如，一位分钟通气量较高的患者（如婴儿）的吸入诱导与恢复的速度比一位分钟通气量较低（如老年人）的速度要快。通气量对高溶解度药物（如乙醚）的影响较

表5.1　吸入麻醉药的物理性质

药物	挥发压力（20℃）	血：气分配系数[a]	脂肪：血液分配系数	代谢率	刺激性气味[b]
氧化亚氮	38 770 mmHg	0.46	2.3	0	无
地氟醚	669 mmHg	0.42	27	0.02%	重
七氟醚	157 mmHg	0.65	48	5%	轻
异氟醚	238 mmHg	1.46	45	0.20%	重

[a]，氧化亚氮、地氟醚和七氟醚的低血：气分配系数（在血液中溶解量少）使诱导和苏醒速度加快；[b]，由于氧化亚氮和七氟醚的刺激性气味较轻，它们是面罩吸入麻醉诱导的理想药物。

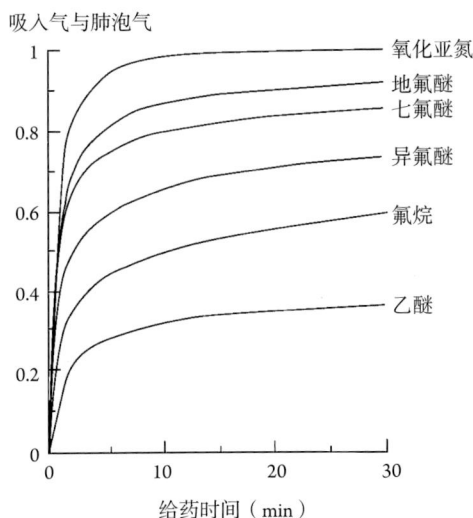

吸入气与肺泡气

图5.1 肺泡气与吸入气体中麻醉药物的浓度的比值
图中显示了随着时间的推移，吸入气体（FI）与肺泡气体（FA）中吸入麻醉药浓度比值如何变化。溶解度最低的药物最快达到平衡（FA/FI）（摘自：Modern Anesthetics: Handbook of Experimental Pharmacology, by Helmut Schwilden, Springer 2008. 已获使用授权）。

大，对相对溶解度较小的药物（如氧化亚氮）影响较小。由于常用的吸入麻醉药溶解度处于较低至中等水平，所以这一作用只产生中等程度的影响。

吸入麻醉药的作用原理

吸入麻醉药的作用机制目前仍不完全清楚。现已在脊髓、脑干和大脑皮质水平证实了麻醉作用。

用于解释吸入麻醉药作用机制的理论包括以下几点。

（1）Meyer-Overton规则：观察发现吸入麻醉药的效能与脂溶性相关。由此推断，吸入麻醉药通过溶解于疏水位点发挥作用。以往认为这一作用发生于细胞膜脂质双分子层，现在认为发生在一种或者多种蛋白的相对疏水区域。

（2）GABA强化：许多吸入麻醉药物都可以增强γ-氨基丁酸系统的活性。静脉麻醉药物，比如苯二氮䓬类、丙泊酚和依托咪酯，也有同样的作用。研究发现吸入麻醉药的效能与其增强GABA系统活性的能力相关，由此产生了GABA增化学说。学说认为增强GABA系统的活性可能是吸入麻醉药发挥作用的关键要素。

（3）其他受体系统：吸入麻醉药与多种细胞受体有着不同程度的相互作用，其中包括NMDA受体及乙酰胆碱受体。

麻醉深度与MAC

最低肺泡有效浓度（MAC）是一种最常用于描述吸入麻醉药剂量的方法。麻醉医生使用的MAC，是一种特殊的半数有效量（50% effective dose，ED_{50}）。1 MAC指的是手术切皮刺激下50%的对象无体动反应时的肺泡中药物浓度。引入MAC的概念，为比较不同吸入麻醉药的效能提供了标准。此外，吸入麻醉药的MAC具有可相加的特性（一名患者接受了0.5 MAC的一种药物和0.4 MAC的另一种药物，则总的麻醉药物剂量为0.9 MAC）。这样就可以对同时接受超过一种药物（通常为一种挥发性麻醉药加上氧化亚氮）的患者进行麻醉深度的判定。

虽然吸入麻醉药MAC的倍数可以用来描述不同的麻醉深度，但是MAC的倍数并不是线性的，因为不同药物的剂量-效应曲线并不平行。然而，一些有用的剂量水平如下：

（1）0.3~0.4 MAC在无其他药物影响下，这一剂量水平与麻醉苏醒相关（称为MAC-awake）；

（2）1.3 MAC可以阻断95%的患者对手术切皮时的反应（吸入麻醉药的1.3 MAC相当于静脉麻醉药的ED_{95}）；

（3）1.5 MAC基本上可以阻断手术刺激引起的交感反应。

请注意上述吸入麻醉药的MAC值是针对正常成年人。表格5.2列出了常用吸入麻醉药的MAC值。

吸入麻醉药的MAC值可能因为各种因素而在某个患者中增加或者降低。表格5.3列出了这些会影响MAC值的因素。

表5.2 最低肺泡有效浓度（MAC）值

药物	MAC（%）
地氟醚	6.0
七氟醚	2.05
异氟醚	1.15
氟烷	0.75
氧化亚氮	105

表5.3　影响MAC的因素

增高MAC	降低MAC
儿童（从婴儿至青少年）	早产儿和老年人
高钠血症	低体温
可卡因或安非他明中毒	妊娠
慢性嗜酒	急性酒精中毒
MAO抑制药	阿片类、苯二氮䓬类、巴比妥类、可乐定、右美
三环类抗抑郁药	托咪定

氧化亚氮

氧化亚氮是一种无色，无刺激性的气体，带有微甜的气味和味道。它是目前在使用的麻醉药中唯一的无机化合物。室温下氧化亚氮的蒸气压力为745PSI。因为它的临界温度（低于此温度时，无论施加多大的压力，都无法使气体液化）在手术室的环境温度范围之内，所以在正常大气压下它以气态形式存在。氧化亚氮被压缩成液态以便于存储。由于它的效能较弱（MAC=105%），所以在正常大气压下无法给予1 MAC的氧化亚氮，否则会因缺乏氧气而引起窒息。实践中，大多数麻醉机能够提供的最大MAC为0.67（吸入氧化亚氮深度达70%）。

（1）心血管效应：氧化亚氮抑制心肌收缩力，但同时氧化亚氮可刺激交感神经系统兴奋，所以两者作用基本抵消。在没有手术刺激的情况下，给予氧化亚氮后，血压和心率基本保持不变。

（2）呼吸效应：氧化亚氮可引起呼吸频率增快，潮气量下降。两者相互平衡，所以分钟通气量的变化非常小。低氧的呼吸驱动明显减弱，所以即使发生严重的低氧血症也仍然保持无呼吸状态。氧化亚氮可以增加肺血管阻力，所以在肺动脉高压的患者中应避免使用。

（3）中枢效应：氧化亚氮增加脑血流，血容量和氧消耗量。颅内压轻度增高。

（4）弥散至含气腔隙：氧化亚氮可从血液中弥散至全身各处含气的腔隙（肠胀气、气胸等）。其弥散进入速度比其他气体排除速度（如氮气）更快。这是因为氧化亚氮在血中的溶解度是氮气的20倍。氧化亚氮会持续弥散直至腔隙中的分压和血液中的分压相等。不断积聚氧化亚氮可导致腔隙扩张，引起肠胀气和气胸。

（5）蛋氨酸合成酶抑制药：氧化亚氮可以氧化维生素B_{12}中的钴原子，使维生素B_{12}依赖的酶失活，如蛋氨酸合成酶。长时间暴露于氧化亚氮可引起类似于维生素B_{12}缺乏导致的骨髓抑制和神经毒性。目前仍不清楚通过这一机制，在围术期的短时间暴露是否会导致重要的临床后遗症。

（6）致畸作用：动物试验中氧化亚氮可能具有致畸作用，所以孕妇应避免使用。

（7）恶心呕吐：氧化亚氮可能引起术后的恶心呕吐。在儿童中这一作用则不太明显。

（8）弥散性缺氧：麻醉结束停用氧化亚氮，此时还会有大量的氧化亚氮持续从血液中弥散至肺泡，整个过程持续2~3分钟。由于通常使用50%吸入浓度的氧化亚氮，可以预计有大量的气体会溶解在机体组织中。在长时间麻醉的患者中，这一数字可达到12~14 L。苏醒的初期，如果让患者呼吸空气，此时大量的氧化亚氮会弥散至肺泡内，便会使肺泡内的氧分压显著下降。这就出现了一种叫做弥散性缺氧的现象。进入麻醉苏醒阶段停用氧化亚氮后给予几分钟100%的氧气就可以有效阻止弥散性缺氧的发生。

浓度效应

浓度效应可以解释为什么吸入麻醉药物的浓度越高，其在动脉血中的浓度上升得越快。因为进入肺泡毛细血管的气体总量高于进入肺泡的氮气量，所以肺泡的容量减少。肺泡容量的减少导致麻醉药物的浓度增高。这种反应如同在肺泡内创造了真空环境，于是更多的麻醉气体便快速进入肺泡。这一效应在使用氧化亚氮时最为显著，因为它是最不可溶的气体。

第二气体效应

当联合使用氧化亚氮和另一种吸入麻醉药物，比如异氟醚时，可能会有第二气体效应，它是浓度效应的延伸和原理上的概念。正如我们在浓度效应中所见，尽管溶解度相对较低，诱导时大量的氧化亚氮被快速吸收入动脉血，在肺泡内创造了一种真空环境，于是第二种气体的摄取增加了。由于氧化亚氮被快速吸收，所引起的反应是产生了部分真空，促使第二种气体快速进入肺泡。

挥发性麻醉药（异氟醚、七氟醚和地氟醚）

目前麻醉实践中使用的挥发性麻醉药有许多相似的特点和不良反应。

（1）心血管效应：挥发性麻醉药抑制心肌收缩力和引起外周血管扩张（不同的麻醉药在这两者间的平衡有所不同）。对心率的影响也各不相同。动脉血压的降低具有剂量依赖性。

（2）呼吸效应：挥发性麻醉药使潮气量减少，呼吸频率轻度增快或者保持稳定，所以分钟通气量降低。机体对高碳酸血症的反应钝化（如麻醉状态下的患者发生高碳酸血症时分钟通气量增加的反应比清醒状态下要慢，即使二氧化碳分压已经很高时仍然会保持无呼吸状态）。如同使用氧化亚氮，低氧的呼吸驱动作用被显著降低。挥发性麻醉药还具有扩张支气管的作用。

（3）脑部效应：挥发性麻醉药减少脑氧耗量。在剂量超过1 MAC时，脑血流量增加，并引起颅内压增加。过度通气可以逆转药物引起的脑血管扩张。

（4）对肌肉骨骼的影响：挥发性麻醉药可以增强神经肌肉阻滞药物的作用。

（5）对产科的影响：挥发性麻醉药在影响子宫平滑肌的收缩力方面具有剂量依赖性的消弱作用。

（6）对肝肾血流的影响：所有的药物都会减少肾脏血流量，减少肾小球滤过率以及减少尿量。肝血流量也会减少。

（7）恶心呕吐：挥发性麻醉药会引起术后的恶心呕吐。

（8）恶性高热：挥发性麻醉药会诱发恶性高热（而氧化亚氮不会）。

（9）心肌预处理：心肌接受挥发性麻醉药，可能对继发性缺血和再灌注损伤具有保护作用。

挥发性麻醉药物各自的特点。

异氟醚

对肝脏的影响：尽管异氟醚麻醉期间整体的肝血流量会下降，但与其他吸入麻醉药相比，异氟醚仍然能将肝血流量保持在比较高的水平。

七氟醚

（1）氟化物：七氟醚的总体代谢率为5%，高于异氟醚（0.2%）和地氟醚（0.02%）。七氟醚代谢产物为无机氟化物。没有证据表明这一氟化产物与麻醉后的肾功能不全有关（以往有证实过甲氧氟烷与之有关，而甲氧氟烷的代谢产物也是无机氟化物）。

（2）复合物A：七氟醚在钠石灰的作用下可降解为一种有肾毒性的化合物，称为复合物A。气体温度较高、低流量麻醉技术、七氟醚浓度较高和长时间的七氟醚麻醉，均会产生较多的复合物A。由于担心复合物A的产生，使用七氟醚时建议新鲜气体流量保持不低于1 L/min。有些麻醉医生会在已知肾功能受损的患者中避免使用七氟醚。

地氟醚

（1）心血管效应：地氟醚的浓度过高以及增加过快都会引起一过性交感

神经兴奋，导致心动过速和血压升高。

（2）挥发压力：地氟醚挥发压力（20 ℃时为669 mmHg）与大气压很接近，所以在室温下就沸腾。因此地氟醚的挥发罐和异氟醚、七氟醚的挥发罐在构造上有所不同。地氟醚挥发罐会将气体加热、加压，之后再以一定的浓度输出到新鲜气流中。

案例学习

你现在要进行一台耳鼻喉手术的麻醉诱导。外科医生希望能在保留患者自主呼吸的状态下进行气道检查，同时避免置入气管插管或者喉罩。患者既往体健，气道外观正常，因此你判断可以使用面罩维持通气。你同意实施吸入诱导。此刻患者已经开放了静脉通道，并且标准的监护已连接妥当。

你应该选择哪一种吸入麻醉药？

理想的药物应该具有以下特性。它应该相对高效能，这样就可以在诱导时将挥发罐开到几倍于最低肺泡有效浓度（MAC）的刻度。它的溶解度要低，这样使脑中浓度达到麻醉要求所需填满的"容器"会比较小。对于一名清醒的患者用吸入诱导，气体应该有令人愉悦的味道并且不会刺激气道。目前临床上使用的药物中，氟烷、氧化亚氮和七氟醚都没有刺鼻的味道，因而都比较适合做这样的面罩吸入诱导。氧化亚氮的效能不高，并且在一个大气压下MAC值超过100%，这意味着无法单独使用氧化亚氮来完全身麻醉醉患者，然而它的溶解度非常小所以脑的摄取非常快。氟烷效能高但是与其他药物相比溶解度较大，吸入诱导速度较慢。七氟醚相对高效能（常用的挥发罐可以提供大约4 MAC的吸入浓度）并且溶解度较小，这些使得它成为大多数麻醉医生的首选。

联合使用多种吸入麻醉药物有什么优势吗？

理论上来说，七氟醚诱导时联合使用氧化亚氮可以加快诱导速度。这是由于两部分"第二气体效应"。首先，肺泡中氧化亚氮被快速摄取可以使七氟醚的浓度增加，有效地增加了吸入浓度。其次，同样的摄取会让更多的气体从气管中进入肺泡（吸入诱导时，这些气体中含有七氟醚），有效地增加了肺泡中这第二种气体（七氟醚）的量。这些生理效应已经被相关研究所证实，然而在临床实践中，对诱导速度的影响很小。有随机对照实验比较了使用七氟醚+氧气与七氟醚+氧化亚氮+氧气，结果显示诱导速度并无差别。

你可以控制哪些因素以加快麻醉诱导的速度？

在选择了像七氟醚这样低溶解度的药物之后，你还可以通过增加吸入浓度和新鲜气体流量的途径来加快诱导速度。前者通过增加跨肺毛细血管的压力梯度来增加进入血液循环中药物的总量。后者保证了呼出气体不会被重复吸入，不会冲淡高浓度的吸入气体。因为在诱导初期，呼出气中含有药物的量非常少。尽管在自主呼吸时，你无法直接控制它，但是你可以让患者做深呼吸，以增加分钟通气量，增加药物从肺泡向肺静脉血中的转运。使用七氟醚时，这些措施可以联合使用实现单次呼吸诱导：患者尽力呼气至肺容量仅剩余残气量，然后做一次肺活量的吸气，吸入高浓度的七氟醚（6%~8%），而此时机器上的新鲜气体流量设定在非常高的水平。患者尽可能长时间地屏住呼吸，以增加肺泡中高浓度的药物被摄取至血液中的量。大多数患者将会在这一次呼吸后便进入昏睡状态，但不久便会恢复自主呼吸。

你拥有呼气末气体监测仪来测量呼出药物的浓度。你如何知道患者的麻醉深度已足够可以让外科医生开始喉镜检查？

麻醉诱导成功后患者进入无意识状态，你仍需要让患者持续吸入相对高浓度的七氟醚。因为此时大脑与肺泡中的浓度还没有完全达到平衡。诱导开始时，这两处的浓度并不相同，大脑中的浓度比肺泡中的浓度滞后大约2分钟。当达到平衡后，监测呼气末的气体浓度可以估计肺泡中的浓度，进而反映出血供丰富组织中的浓度，包括了大脑和脊髓。这些部位处于麻醉状态才能开始手术。浓度应该高于1 MAC，此时50%的患者不会对手术刺激产生体动反应。浓度达到1.3 MAC时，95%的患者不会有体动。对于七氟醚来说，为了达到1.7~2 MAC，你应该努力使呼气末浓度达到2.2%~2.6%。因为本案例中目标是保持好自主呼吸，所以你大概也不会追加阿片类药物或肌松药来增强麻醉效果。但是，当外科医生进行气道的检查时，持续吸入的麻醉药物将会被打断。你需要准备好静脉药物，以防患者有任何的反应。并且这一过程中，你应当同外科医生保持密切的交流。有一些案例中，可以考虑使用喷射通气给予氧气和七氟醚，通过喉镜从气道给予高压的喷射性气体。

建议延伸阅读资料

[1] Campagna JA, Miller KW, Forman SA (2003) Mechanisms of actions of inhaled anesthetics. N Engl J Med 348: 2110–2124

[2] Eger EI (2005) Uptake and distribution. In: Miller RD (ed) Anesthesia, 6th edn. Churchill Livingstone, New York, pp 131–153

[3] Eger EI, Saidman LJ, Brandstater B (1965) Minimum alveolar anesthetic concentration: a standard of anesthetic potency. Anesthesiology 26(6): 756–763

第六章 局部麻醉药的药理学

John W. Wolfe, Jerome M. Adams, and Jesse M. Ehrenfeld

为了获得最佳效果，推荐在阅读本章内容前浏览第Ⅲ页的案例学习和问题。

重点学习目标

（1）理解局部麻醉药作用和代谢的基本机制。

（2）了解常用局部麻醉药的不同特性。

（3）学习局部麻醉药中毒的表现及处理。

局部麻醉药的历史

19世纪60年代，Albert Niemann从可可叶中分离出了可卡因，发现了第一种局部麻醉药。1884年 Sigmund Freud最先将可卡因用于临床，治疗了一名吗啡成瘾的患者。Freud和Kral Kollar也注意到了可卡因的麻醉作用，之后Kollar将它描述为一种眼部的局部麻醉药之后，在1884年，William Halsted发表了一篇报道，称将可卡因注射入感觉神经可以提供手术所需的麻醉。

局部麻醉药的作用机制

神经轴突的细胞膜包含了钠和钾离子的通道，可以控制细胞内外离子的流动。局部麻醉药通过抑制钠离子通道发挥作用。

神经细胞处于静息状态时，这些钠通道也处于静息非传导状态。此时细胞的静息膜电位大约是–70 mV。在细胞膜除极化的时候，钠通道短暂开放，允许钠离子流入细胞内，跨膜电压增至+35 mV。除极化后，钠通道快速失活，重新建立静息膜电位。这一系列过程称为动作电位。

局部麻醉药选择性与开放或失活状态的钠通道结合，阻止离子的流动。

当局部麻醉药分子与足够数量的钠通道结合后，细胞膜无法产生足够的除极而达不到电位阈值，从而阻止了动作电位的产生。

影响局部麻醉药物作用的因素

（1）纤维的尺寸和类型：周围神经包括了有髓纤维A和B以及无髓纤维C（表格6.1）。总体来说同样类型的纤维中细小的神经纤维比粗大的纤维更容易被阻滞，然而细小的无髓纤维也比粗大的有髓纤维更难被阻滞。"尺寸规则"可以解释各种神经不同的传导阻滞现象：交感神经比痛觉和温度觉神经纤维更容易被阻滞，而运动、压力和本体感觉纤维最不容易被阻滞。临床上可以看到这一现象，有些患者的交感神经和痛觉已被阻滞但运动和压力感觉纤维并未完全阻滞。神经纤维之间对局部麻醉药的敏感性有很大的重叠。

（2）pH：大多数局部麻醉药都呈弱碱，以脂溶性、中性和非脂溶性的带电状态存在，并处于动态平衡中。局部麻醉药的pK$_a$基本都大于7.4，所以在正常的细胞外液中只有少于50%的药物以脂溶形式存在。此外，局部麻醉药的商业化产品基本上pH在6~7之间，进一步增加了离子化形式药物的比例。局部麻醉药物需要让它们的分子渗透富含脂质的神经细胞膜达到它们的作用部位才能发挥作用。这些因素的临床意义有以下几点。

1）在局部麻醉药液中加入碳酸氢钠（大约是10 mL局部麻醉药中加1 mL碳酸氢钠），可以增加pH和中性形式存在的比例，从而加快起效。

2）局部处于酸中毒状态的组织（如感染或者缺血），会相对的对局部麻醉药作用不敏感。

（3）使用-依赖阻滞：膜反复去极化可以增强钠通道的易感性，因为去极增加了通道处于开放和失活状态的时间。在有局部麻醉药存在的情况下，频繁的动作电位会加速神经阻滞的起效。

（4）肾上腺素：肾上腺素从两方面影响局部麻醉药的起效：

1）含有肾上腺素的局部麻醉药液被调整至更低的pH（4~5），因为肾上腺素在碱性环境中不够稳定。上文已经提到过，更低的pH可以减慢局部麻醉药的起效速度。

表6.1　感觉神经纤维类型

纤维种类	局部麻醉药敏感度	尺寸	髓鞘
A	+	粗	有
B	++	中	有
C	+++	细	无

2）肾上腺素使局部组织血管收缩，减慢局部麻醉药在其作用部位的吸收速度，从而延长了局部麻醉药的作用时间。在短效局部麻醉药中这一作用尤为突出，比如添加了肾上腺素后利多卡因的阻滞作用增加了50%。而长效局部麻醉药，比如布比卡因和罗哌卡因，它们从神经组织中非常缓慢地释放，肾上腺素并不能明显地延长它们的阻滞作用时间，但是可以减少注射后血液中的峰浓度。

局部麻醉药的代谢

局部麻醉药的作用终止是当药物从作用部位被吸收进入循环。被吸收之后，药物被代谢和排泄。

局部麻醉药被分解为两类：酰胺和酯质。结构示意图见图6.1。

（1）酰胺在肝脏中被微粒体酶（色素酶）代谢。

（2）酯质主要是被血浆中假性胆碱酯酶所代谢。可卡因是个例外，它一部位被肝脏所代谢，一部分被肾脏以原型形式排出。

局部麻醉药物的血药浓度取决于给药剂量和药物在作用部位的吸收速度。同等剂量注射在血供丰富的部位比血供不丰富部位血药浓度要低。不同部位注射同样剂量局部麻醉药物后，血药浓度排序如下：

静脉 > 气道内 > 肋间 > 骶管 > 硬膜外 > 臂丛 > 坐骨神经 > 皮下注射

肾上腺素和其他缩血管药物可以减缓吸收速度。

蛋白结合率高的局部麻醉药，如布比卡因和罗哌卡因，具有更强的脂溶性和疗效，而且起效时间和作用时间更长、在神经组织处吸收更慢（表6.2）。

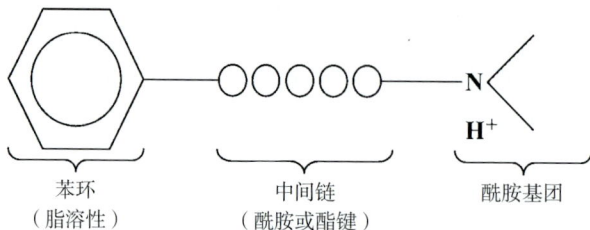

苯环　　　　　　　中间链　　　　　　酰胺基团
（脂溶性）　　　（酰胺或酯键）

图6.1　局部麻醉药的结构

局部麻醉药在麻醉实践中的应用

除了外科医生在手术部位进行局部浸润麻醉之外，麻醉医生也在许多情况下会使用局部麻醉药物。比如，局部麻醉药物可用于局部静脉麻醉，硬膜

表 6.2　吸入麻醉药的物理性质

	药物	起效速度	pK$_a$（36℃）	最大剂量（mg/kg）[a]	作用时间（h）
酰胺	利多卡因	快	7.8	4.5（7）	1~2
	甲哌卡因	中	7.7	5（7）	1.5~3
	丙胺卡因	慢	8.0	6（9）	1~2
	罗哌卡因	慢	8.1	2.5（3）	4~8
	布比卡因	慢	8.1	2.5（3）	4~8
酯	2-氯普鲁卡因	非常快	9.1	9（15）	0.5~1
	普鲁卡因	快	8.9	7（10）	0.75~1
	丁卡因	慢	8.4	1.5（2.5）	3
	可卡因	快	8.7	1.5	0.5

[a]，单次皮下注射的最大剂量。括号内为加肾上腺素后的最大剂量。

外阻滞麻醉，脊髓麻醉或是其他的区域阻滞，疼痛治疗或者利多卡因防治丙泊酚的注射痛。

局部麻醉药的不良反应和毒性

（1）中枢神经系统作用：中枢神经系统功能紊乱常常是局部麻醉药中毒最先出现的症状。局部麻醉药中毒后的症状和体征常常按照一定的顺序出现。最早出现的症状包括头晕、口舌麻木或有金属的味道。程度更重时会引起耳鸣、视力障碍、焦躁和焦虑。之后会出现中枢神经系统抑制，意识不清、呼吸暂停和惊厥发作。局部麻醉药中毒引起的惊厥发作可以用过度通气、苯二氮䓬类药物或者小剂量硫喷妥钠、丙泊酚来治疗。

（2）心血管作用：如果血液中浓度足够高，局部麻醉药可以与心肌细胞的钠通道结合。这会让心肌的自律性减弱并且缩短不应期。心律不齐，收缩力抑制和心脏骤停会接踵而至。总体来说，效能较强的药物，如布比卡因和罗哌卡因，其心脏毒性也强于效能较弱的药物。局部麻醉药引起的心脏毒性要抢救成功需要付出更多的努力并且常常很困难（或者不可能）。值得注意的是，布比卡因和罗哌卡因中毒可以直接出现心脏毒性并没有警示性的中枢神经系统症状。

（3）神经毒性：

1）利多卡因：蛛网膜下隙阻滞置管后输注5%利多卡因与永久神经损伤（马尾神经综合征）有关，而单次蛛网膜下隙阻滞注射后很少见。这可能是因为局部麻醉药液聚集在神经纤维附近，比较容易引起神经毒性作用。

2）2-氯普鲁卡因：20世纪50年代，2-氯普鲁卡因曾经用于蛛网膜下隙阻滞，现在仍然用于硬膜外阻滞麻醉（尤其是产科）。在20世纪80年代早期，有多起关于意外鞘内注射大剂量氯普鲁卡因引起神经损伤的报道。观察发现，引起损伤的原因可能是pH太低以及防腐剂焦亚硫酸钠。不含防腐剂的2-氯普鲁卡因鞘内注射适当的剂量，并不比其他常用的蛛网膜下隙阻滞用药更容易引起神经毒性，并且可以减少TNS的风险。

3）可逆性神经症状（TNS）：蛛网膜下隙阻滞后的患者可能会出现一过性的臀部或腿部的过度敏感，感觉减退、运动减弱。使用利多卡因后发生TNS的机会明显高于布比卡因和丁卡因（可能还有2-氯普鲁卡因）。TNS的症状通常3天内会自行恢复，但是也有一些可以持续长达6个月。

（4）高铁血红蛋白血症：大剂量丙胺卡因和苯佐卡因（局部麻醉喷雾的常用成分）可以将血红蛋白转化为高铁血红蛋白。输注1~2 mg/kg的亚甲蓝可以逆转这一反应。

（5）过敏反应：局部麻醉药的不良反应并不罕见，但是真正的过敏反应却极少。过敏反应最常与脂类局部麻醉药有关。因为它们的代谢产物氨基苯甲酸很容易致敏。如果发生了，请考虑更换为酰胺类局部麻醉药。

局部麻醉药中毒的处理

有报道称输注20%的脂质乳液（如脂肪乳）可有效地逆转局部麻醉药中毒的症状。据推测，可能的机制是局部麻醉药的脂溶性部分都被脂质乳液所螯合并有效地从血浆中清除掉。尽管这一治疗措施仍然在考证中，但是已经提出了以下处理方案（参见www.lipidrescue.org）。

（1）20%脂肪乳1.5 mL/kg负荷剂量，然后0.25 mL/（kg·min）持续输注30~60分钟；

（2）如果心跳停止状态持续，可重复给予负荷剂量；

（3）如果血压偏低，可增加持续输注的速度。

案例学习

患者，男，体重70 kg，既往体健。正在接受双侧腹股沟疝修补术。手术由外科医生使用局部麻醉，而你则通过静脉给药辅助镇静。切皮前，外科医生计划用利多卡因行皮肤浸润麻醉。

患者自述之前在做牙科手术时使用过普鲁卡因并有过敏反应史。这次按照计划进行局部麻醉是否安全？

大多数的牙科反应都不是真正的过敏反应，大多数是局部麻醉的作用（舌头和口唇麻木）带来的不舒服的感觉，或者是肾上腺素吸收后的心动过速。即使患者真的对普鲁卡因过敏，他也极不可能会对利多卡因或布比卡因过敏。因为它们是酰胺类局部麻醉药而普鲁卡因是酯类局部麻醉药。

外科医生准备先用含肾上腺素的2%利多卡因做浸润麻醉，然后再使用0.5%的布比卡因做长时间的镇痛。如何可以加快阻滞的起效速度？

通常含有肾上腺素的利多卡因会被制成pH非常低的溶液，因为这两者在中性或碱性pH下都不够稳定。商品化的含肾上腺素的局部麻醉药在pH 4~5的条件下，只有非常少的部分以不带电的、碱型形式存在，而这一部分才能穿透过神经细胞膜。每10 mL局部麻醉药液中加入1 mL碳酸氢钠可以让pH升高，非离子化的部分增加，从而加快起效速度。此外还有一个附带的好处是这一方法可以显著地改善注射痛。

利多卡因浸润麻醉后，外科医生接下来准备用布比卡因进行浸润并做一些深部的神经阻滞来强化镇痛。她询问你可以安全地使用多少毫升0.5%布比卡因溶液。你应如何回答？

单次皮下浸润的安全极限量大约是2.5 mg/kg。0.5%布比卡因溶液浓度为5 mg/mL，所以外科医生可以使用175 mg，或者是35 mL。这只是基于平均吸收速度的估计值，实际情况中，即使剂量超过这一极限值，也不会发生急性毒性反应。反过来说，这一极限剂量的前提是药物没有直接注射入血管中。

外科医生开始用布比卡因做浸润麻醉。大约注射了15 mL之后，患者诉头晕，然后他的眼睛后翻和意识丧失了，并发展到四肢强直痉挛。你该如何应对？

局部麻醉药中毒引起的惊厥发作只能对症治疗。让外科医生立刻停止注射以避免中毒症状加重。你应当给患者吸氧，维持气道通畅。如果患者没有自主呼吸，你应该通过面罩做正压通气。并不总是需要进行气管插管，因为局部麻醉药中毒引起的惊厥通常很短暂。小剂量的咪达唑仑（苯二氮䓬类）或是硫喷妥钠有助于终止惊厥。

尽管你已经做了初步的处理，患者仍然没有反应。心电图显示室性心动过速。脉搏也触摸不到。接下来你应该怎么办？

你的患者发展到了更为严重的中毒程度，出现了心血管系统损害。这一综合征和强效脂溶性麻醉药有关，如布比卡因（如果外科医生只用了利多卡因，就极不可能发生如此严重的并发症）。应当立刻进行支持治疗：开始CPR和室颤的ACLS治疗（肾上腺素或血管加压素，除颤）。不幸的是，布比卡因引起的心血管毒性常常难以逆转。支持性治疗可能需要采用体外循环直到局部麻醉药被清除掉。有一项仍在研究中但很有前途的治疗方法是输注脂肪乳液制剂，就像做全胃肠外营养一样（脂肪乳）。目前推荐的剂量是静脉给予20%脂肪乳溶液1.5~2 mL/kg，如果有效则接下来继续持续输注。在动物试验和小样本的人类研究报道中，这一治疗非常有效。重要的是，尽管丙泊酚也是脂肪乳液制剂，但这种情况下不应当使用。因为丙泊酚具有血管扩张和心肌抑制作用，这样大剂量的丙泊酚可能会抵消脂肪乳剂的作用。

建议延伸阅读资料

[1] Evers AS, Maze M, Kharasch ED (2011) Anesthetic pharmacology – basic principles and clinical practice. Cambridge University Press, New York.

[2] Morgan GE, Mikhail MS, Murray MJ (2006) Local anesthetics. In: Clinical anesthesiology. McGraw Hill, New York.

[3] Cousins MJ, Bridenbaugh PO, Carr DB, Horlocker TT (2008) Neural blockade in clinical anesthesia and pain medicine. Lippincott, Williams, and Wilkins, Philadelphia.

第七章　麻醉辅助药物的药理学

Jerome M. Adams, John W. Wolfe, and Jesse M. Ehrenfeld

为了获得最佳效果，推荐在阅读本章内容前浏览第Ⅳ页的案例学习和问题。

重点学习目标

（1）理解直接和间接作用的拟交感神经药的临床特性及其使用。

（2）学习止吐药物的作用机制。

（3）回顾非甾体类抗炎药物的特性。

拟交感神经药物

拟交感神经药物（血管加压药）是用于维持心血管系统，尤其是血压的药物。它们通过单独或是共同作用，影响着动脉血管收缩、心率（变时性）和心肌收缩力（变力性）。许多需要手术的患者存在脱水、重大的系统性疾病或潜在的心血管疾病。由于大多数麻醉药物也是心脏抑制药物，常常需要暂时应用血管加压药来帮助患者耐受麻醉引起的血流动力学波动。在成人麻醉中，最常用的两个血管加压药是麻黄素和去氧肾上腺素（又称新福林或苯肾上腺素，见表7.1）。

麻黄素是一种间接作用的血管收缩剂，它同时产生α（收缩血管）和β（增快心率）受体的效应。麻黄素的主要作用机制是促进去甲肾上腺素从神经末梢的神经元储存囊泡中释放。这种突触间隙中增加的去甲肾上腺素会结合并激活肾上腺素能受体。麻黄素通常用于血压低伴有心率慢的患者。除了有血管加压作用之外，麻黄素还是一种支气管扩张药，用于支气管痉挛的患者。

去氧肾上腺素（苯肾上腺素）作用于α受体，导致血管阻力增加和血压升高。它没有β受体激动的效应并且常常引起反射性心动过缓（即高血压刺激颈

表7.1 血管活性受体部位的作用

受体	受体部位的作用
α-1	糖原分解，糖异生，收缩血管平滑肌，松弛胃肠道
α-2	收缩血管平滑肌，减少胰岛素分泌和去甲肾上腺素释放
β-1	增快心率和增加心肌收缩力，分泌肾素
β-2	糖原分解，糖异生，松弛血管平滑肌和细支气管
Δ-1	增加肾素释放，扩张血管平滑肌
Δ-2	收缩平滑肌，抑制去甲肾上腺素释放

动脉窦压力感受器从而减慢心率）。去氧肾上腺素常用于低血压伴心率快的患者，由于其能够减少心排量，因此在缺血性心脏病患者中必须谨慎使用。

去甲肾上腺素作用于α和β受体，但以α活性为主。去甲肾上腺素主要通过增加全身血管阻力导致血压升高。由于压力感受器介导的反射性心动过缓，因此使用去甲肾上腺素时，尽管血压是升高的，实际上心排量可能是减少的。

多巴胺作用于α、β和多巴胺（DA）受体，这取决于所用剂量的大小。在低剂量时<3 μg/（kg·min），多巴胺会使血流再分布至肾脏而增加尿量。较高剂量时，α和β受体的作用占优势，引起心脏收缩增强和全身血管阻力增加。

表7.2描述了常用的血管收缩药及其作用部位，表7.3描述了这些药物的剂量方案。

表7.2 常用血管收缩药的受体作用

药物	直接作用	间接作用	作用部位
麻黄素	+	++	α，β
去氧肾上腺素	+		α
去甲肾上腺素	+		α，β
多巴胺	++	+	α，β，DA（多巴胺受体）

表7.3 血管收缩药的剂量

麻黄素	单次2.5~10 mg 静脉注射
去氧肾上腺素	单次40~100 μg 静脉注射或20~150 μg/min 输注
去甲肾上腺素	0.01~0.1 μg/（kg·min）输注
多巴胺	2~20 μg/（kg·min）输注

止吐药

术后恶心呕吐（postoperative nausea and vomiting，PONV）是患者术后抱怨的主要原因之一，它会延迟术后出院，致使患者对其麻醉经历不满意。多种与手术和麻醉有关的机制导致了恶心呕吐，因而也有许多不同的药物用来预防和治疗术后恶心呕吐。

血清素拮抗药是预防和治疗PONV的主要药物。这些药物阻断$5-HT_3$受体结合而起作用。昂丹司琼是目前最常用的血清素拮抗药，但多拉司琼和格拉司琼也可使用。存在中到高度PONV风险的患者可以在术前预防性给予血清素拮抗药，但对于低危患者，当前的指南建议仅出现术后恶心呕吐时再给予该药治疗。这类药物的不良反应包括偶发的头痛、头晕目眩或嗜睡。

异丙嗪是常见的二线药物，用于治疗对血清素拮抗药无效的恶心呕吐。异丙嗪是非选择性的抗组胺药，可能导致嗜睡，应谨慎用于那些过度镇静可能导致损害的患者（如睡眠呼吸暂停、已经接受阿片类药物或其他呼吸抑制药的患者）。

地塞米松被推荐作为术后恶心呕吐高危患者预防性用药方案的一部分（常常与血清素拮抗药合用）。地塞米松减少PONV的确切机制尚不清楚。在推荐剂量范围内使用时，不良反应很少。

氟哌利多阻断多巴胺、血清素（5-羟色胺）和GABA的传递。虽然它是一种极其有效的止吐药，但考虑到其延长QT间期的不良反应，常常用于难治性的恶心呕吐，并且在给药治疗后需要监测心率。氟哌利多也有镇静作用，曾作为手术前用药很流行。

东莨菪碱是一种抗胆碱能的药物，常以透皮贴剂的方式于术前使用（持续3天）。患者应在被告知移除东莨菪碱贴剂后洗手，以免在无意间揉眼后导致长时间的瞳孔散大。

常用的止吐药及其剂量列于表7.4。

表7.4　常用的止吐药[a]

昂丹司琼（zofran）	4 mg静脉注射，可重复注射1次（0.1 mg/kg儿童不超过4 mg）
多拉司琼（anzemet）	12.5 mg静脉注射，可重复注射1次
格拉司琼（kytril）	0.5~1 mg静脉注射，可重复注射1次
异丙嗪（phenergan）	12.5~25 mg静脉注射，可重复注射1次
地塞米松（decadron）	4~8 mg静脉注射，最好在手术过程的早期给药
氟哌利多（inapsine）[b]	0.625 mg静脉注射，可重复注射3次，每次间隔10分钟

[a]，除非特殊标注，以上均为成人剂量；[b]，使用后2小时内，必须监测心电图。

抗高血压药

对于抗高血压药物的完整讨论超出了本章的范围，但值得注意的是许多患者在围术期需要降低血压。正如许多麻醉药物一样，受欢迎的抗高血压药往往是静脉制剂，并且具有短的（至少是连续的）作用时间。β受体阻滞药，如美托洛尔或拉贝洛尔易于给药，而且已有研究显示其对先前存在冠状动脉疾病的患者有益。艾司洛尔是一个术中常用的纯β1受体拮抗药，因为它起效极快且作用短暂。钙离子通道阻滞药可以推注或者精确地滴注给药，经常用于严格的血压控制（尼卡地平）或治疗心律失常（地尔硫䓬）。肼苯哒嗪是一种直接作用的平滑肌松弛药，以扩张动脉血管系统为主，由于它的高效及作用时间长，常在复苏室内用于治疗顽固性高血压。

右美托咪定

右美托咪定是α2激动药，可用于镇静、镇痛或平衡麻醉。它作为一种镇静药受到欢迎，因为其很少产生呼吸抑制，而且患者可以从镇静状态中被唤醒并服从指令。这一点对ICU内处于镇静以及机械通气的患者脱机拔管前特别有用。右美托咪定在某些操作中的应用也流行起来，诸如清醒纤维支气管镜插管、经食管超声心动图、清醒开颅手术以及其他术中需要频繁评估神经功能的神经外科手术。除了镇静作用外，该药有利的不良反应包括镇痛、遗忘和止涎作用。可能的不良反应包括降低血清儿茶酚胺水平和导致随之而来的血压和心率降低。右美托咪定起效较慢（10~20分钟），负荷剂量通常为1 μg/kg（给药时间超过10分钟），继而以0.2~0.7 μg/（kg·h）的剂量范围滴定至所需的效果。

NSAIDs（非甾体类抗炎药）

非甾体类抗炎药是具有镇痛、抗炎、解热效果的非阿片类药物。它们通过抑制环氧化酶（COX），阻止花生四烯酸转化为前列腺素而发挥作用。

酮咯酸（toradol）是美国唯一一种市售的，可供静脉使用的非甾体类抗炎药。它是非选择性的COX抑制药，能够减少或避免手术患者对阿片类药物的使用需要。有争议的问题集中在它可能延迟骨愈合、增加出血和恶化肾功能（对于轻度肾衰竭的患者剂量应减半，避免用于严重肾衰竭的患者），但在围术期短期用药时这些通常不是问题。常规剂量是30 mg或0.5 mg/kg（最大剂量为60 mg）。

塞来昔布是口服选择性COX-2抑制药，具有消化性溃疡风险低的理论优势，然而，由于其能够增加心血管风险，因此使用率大大降低。

案例学习

你将要为一名拟行乳腺穿刺活检术的女性患者实施麻醉。患者曾经有过几次不愉快的麻醉经历。患者解释说自己在每次全身麻醉过后都会出现严重的恶心症状，而且不管是全身麻醉还是麻醉性监护（MAC）之后，患者都会非常嗜睡。回顾了患者的病史资料后发现，患者曾接受了很普通的全身麻醉，用过的药物包括强效的吸入麻醉药、氧化亚氮和芬太尼。在其MAC麻醉过程中，静脉使用过单次剂量的咪达唑仑和芬太尼。患者回忆起自己在两次麻醉过后都经历了显著的疼痛，但又无法耐受口服阿片类处方药物。患者想尽量避免全身麻醉，同时希望你能为其制订一个麻醉方案，能降低过度嗜睡和恶心的风险。患者既往体健、规律锻炼、不吸烟不喝酒、无长期服用的药物并且已经禁食一整晚。

手术医生认为她可以在MAC下完成手术操作。你将选择什么药物来实施镇静？

在这名患者既往的麻醉镇静经历中，主要问题是过度嗜睡。咪达唑仑和芬太尼都是短效药物，尽管它们的作用具有个体差异性并且和剂量相关。对她以往记录的回顾，可以反映出她究竟是对药物作用非常敏感还是药物的剂量偏大。可选方案包括静脉输注那些能够迅速消除或作用终止很快的药物（参见第四章，时量相关半衰期的讨论）。你可以考虑持续输注小于TIVA所用剂量的丙泊酚，为25~100 µg/（kg·min）。使用丙泊酚额外的好处是术后恶心发生率低。更新的选择是右美托咪定（dexmedetomidine），它已经被成功地用于镇静，即使是在复杂和痛苦的手术中，比如清醒纤维支气管镜插管或清醒开颅手术。右美托咪定产生的镇静几乎没有"宿醉感"，患者通常可以在停止输注几分钟后恢复警觉。它会引起心动过缓和低血压，但是对于这位健康的患者，应该可以很好地耐受。最后，如果患者能够如她所说的那样积极配合，这一案例可以只在进行局部麻醉浸润时给予镇痛和镇静，之后的过程中就不再需要镇静。一种比较流行的做法是在手术医生实施浸润麻醉前，给予单次剂量的非常短效的镇痛药物，提供大约3~5分钟的镇静和镇痛。在疼痛刺激前75秒给予瑞芬太尼1 µg/kg，可以达到这样的效果，其作用则在不久后非常快速地通过酯酶水解而消除。也可以选择阿芬太尼1 000~1 500 µg，效果相似但是代谢消除稍慢。

你将采取何种策略控制她的疼痛？

这一手术操作引起的术后疼痛并不剧烈，因此容易导致恶心、嗜睡的大剂量阿片类药物不推荐。因此建议采用多模式的镇痛方法，包括由外科医生细致地实施局部麻醉，包括切皮前（可以减少术后疼痛）以及手术结束时再次施以长效的局部麻醉药，比如布比卡因。如果没有很高的出血风险，就如本例这样，酮咯酸等NSAIDs对术后镇痛有帮助。使用NSAIDs的额外优点是抗炎作用，即使即刻镇痛作用消失后，还可以帮助缓解疼痛。另外，有一些镇静药物，尤其是右美托咪定，本身就具有一定的镇痛作用。在特定的情况下，患者会携带着一个机械的非电子输注泵出院，它能通过手术中留置的多孔"渗水管"样的导管缓慢地在皮下输注局部麻醉药。比如On-Q疼痛终结者系统就是这样一个设备。在本案例中，患者的切口很小，所以如此进行术后镇痛也许并不可行，但是也可以与外科医生商量后决定。最后，还可以提供具有长时间镇痛效果的神经阻滞以供选择。在乳腺手术中，最普遍的做法是术前实施多个节段的椎旁阻滞以覆盖整个乳房区域（上胸段皮区）。本例手术的创伤有限，采取这种方法显得过于激进，但是有必要在与外科医生讨论切除的范围、与患者沟通她对术后疼痛的预期和经历后再做决定。

你将采用什么策略避免术后的恶心？

这名既往体健、不吸烟、曾有PONV病史的妇女是再次发生此症状的高危患者。根据常用风险评估量表进行评估，她在全身麻醉下接受日间手术后发生恶心呕吐的概率是60%。使用MAC代替全身麻醉可以在一定程度上降低她的风险，尤其是当避免使用阿片类药物后。万一她需要全身麻醉，不要使用氧化亚氮，而采用丙泊酚诱导和维持，避免使用神经肌肉阻滞药物来防止肌松逆转药物所致的恶心呕吐作用，以上都是明智的选择。在任何情况下，这种高危的患者都有预防性使用止吐药的指征，常用的药物组合是地塞米松和昂丹司琼。对于日间手术，另一个好的选择是术前使用东莨菪碱贴片。该贴片能够缓释小剂量东莨菪碱，可持续长达3天，与其他手术当日的药物相比，这是一个明显优势。它可以作为第三种止吐药物或是直接替代地塞米松。患者应该被告知此药有口干和视物模糊的不良反应，并嘱咐他们在移除贴片后要仔细洗净双手，以免药物进入眼睛后导致瞳孔扩张。此外还有一些新的药物可供选择，比如第一个神经激肽（NK-1）拮抗药（阿瑞吡坦），其优点是每天用药1次，常与昂丹司琼和类固醇联合应用，但价格昂贵。

建议延伸阅读资料

[1] Morgan GE, Mikhail MS, Murray MJ (2005) Chapter 12: Andrenergic agonists and antagonists (p 239–254). In: Clinical anesthesiology. McGraw Hill, United States.

[2] Blum RH, Heinrichs WL (eds) (2000) Nausea and vomiting: overview, challenges, practical treatments and new perspectives. Whurr, Philadelphia.

[3] Katzung BG, Furst DE, Ulrich RW, Prakash S (2001) Chapter 36: Nonsteroidal anti-inflammatory drugs. In: Basic and clinical pharmacology. McGraw Hill, New York, pp 635–658.

第三部分
术前准备

第八章　患者术前评估

Amit Gupta and Timothy J. Shiveley

为了获得最佳效果，推荐在阅读本章内容前浏览第IV页的案例学习和问题。

重点学习目标

（1）了解麻醉术前评估要点。

（2）认识心血管危险因素与术中并发症发生率的关系。

（3）学习ASA分级评估系统。

引言

术前评估是我们为患者提供围术期医疗服务的一项重要内容，必须计划周详地开展此项工作。一般而言，术前评估的目标包括以下几点。

（1）建立融洽的医患关系。

（2）获得详尽的病史。

（3）进行体格检查，包括详细的气道评估。

（4）为患者预约或复习各项检查及会诊。

（5）回顾患者的医疗记录，如果可能的话，应包括患者的麻醉史。

（6）制定适当的围术期用药计划。

（7）获取知情同意。

麻醉计划是建立在对麻醉前评估资料的收集和分析之上的。

术前访视

术前访视的要素当中，最为重要的是与患者建立融洽的关系。恐惧、焦虑、不确定感、失控、脆弱是术前患者常有的情感体验。严重的焦虑可能会对恢复过程产生负面影响。研究显示，获得充分知情的患者感受到的焦虑情绪更少、积极性更容易被调动、对他们所受的医疗更满意，而且术后总体感受较好。因此，建立积极的医患关系可以为良好的医疗过程和患者转归建立坚实的基础。

病史和体格检查

病史

获得恰当的病史及体格检查结果是制定麻醉方案的基本条件。为确保所有相关的话题都被谈及，应采取系统性的方法采集患者病史。

气道

大部分麻醉并发症是由呼吸系统损伤引起的。造成呼吸系统损伤的原因有通气不足、气管导管插入食管和困难气管插管。因为17%的呼吸相关损伤与插管困难相关，且多达28%的麻醉相关死亡是源于无法面罩通气或插管，因此在术前评估中识别潜在的困难气道意义非常重大。询问患者的全部既往麻醉史及所有困难插管/面罩通气史都非常重要。

能够对面罩通气造成影响的身体因素可根据表8.1中所列的年龄及体格检查结果加以确定。如果估计发生面罩通气困难的可能较大，应仔细地制定麻醉预案（比如确保可获得更先进的气道工具）。

第二常见的气道并发症涉及患者的齿列。必须与患者讨论他/她是否有假牙、松动的牙齿、人工牙套或牙冠及其他任何可能增加患者齿列损伤的情况，或存在吸入脱落的牙齿及碎片的风险。

表8.1 影响面罩通气的因素

有络腮胡
BMI > 26 kg/m^2
缺牙
年龄 > 55岁
打鼾史

改编自Langeron[10]。

心血管

心血管系统评估的主要目标是：确定患者在择期手术前，是否需要进一步的心脏检查（负荷试验）或干预措施（心导管或心脏手术）。

应当询问患者是否有气短/呼吸困难、胸痛、胸闷、水肿、高血压、心肌梗死、心脏手术的情况，是否应用抗凝药、利尿药、抗高血压药，牙科操作前抗生素应用史，以及最后一次心电图或负荷试验结果。

随后应该评估患者的活动耐量。研究显示，活动代谢当量（MET）≥4 METs的患者，其围术期转归更好（表8.2）。

ACC/AHA 2007修订版非心脏手术的围术期心血管评估及诊疗指南建议，应遵循递进式的方法来评估非心脏手术患者的心脏情况：

第1步：确定手术的紧迫程度。

如患者需要急诊手术，那么进一步的心脏评估就不应延误治疗时机，患者应直接送入手术室。

如果患者手术非紧急，则参看第2步。

第2步：患者是否有明显的心脏异常或临床危险因素？

（1）不稳定性或严重心绞痛。

（2）新近心肌梗死（术前≤1个月）。

（3）失代偿性心力衰竭。

（4）显著心律失常（高度房室传导阻滞、有症状的室性心律失常、心室率未控制的心房颤动、有症状的心动过缓）。

（5）严重的瓣膜疾病（重度主动脉瓣狭窄：平均压差>40 mmHg，主动脉瓣瓣口面积<1.0 cm^2，或为有症状性）。

如果患者存在以上一种或多种异常情况，则应对心脏问题加以评估、明

表8.2　不同活动的能量需求

1 MET	进食、穿衣、在桌前工作
2 METs	洗澡、向下走8级台阶
3 METs	平地行走1或2个街区
4 METs	扫落叶、播种或推动电动割草机
5 METs	行走4英里/小时、交谊舞、洗车
6 METs	带球杆打9洞高尔夫、重木工、使用手推割草机
7 METs	挖掘、铲土、单打网球、携带60磅重物
8 METs	移动沉重的家具、低速跑、快速爬楼梯、携带20磅重物上楼
9 METs	中速骑自行车、锯木、慢速跳绳
10 METs	轻松地游泳、骑自行车上坡、轻松地步行上坡、6英里/小时慢跑
11 METs	越野滑雪、全场篮球
12 METs	以8英里/小时持续跑步

经允许改编自布莱根妇女医院（Brigham and Women's Hospital）的术前评估表格。

确并恰当治疗。这种情况下通常需要暂缓手术。

如患者无上述任何异常，则参看第3步。

第3步：患者拟行的是否为低危手术？

低危手术（报道的心脏事件风险< 1%）包括腔镜手术、浅表手术、白内障手术、乳腺手术和大部分门诊手术。

由于根据心血管检查结果所采取的干预措施很可能不会影响围术期管理，因此这些患者可以直接进行手术。

如果患者拟行中危（腹腔内、胸腔内、颈动脉内膜剥脱、头/颈部、骨科）或中高危（主动脉、大动脉、周围血管）手术，则参看第4步。

第4步：患者是否有无症状的、良好的活动耐量？

如果患者活动耐量良好（≥4 METs且无症状，见表8.2），则直接进行手术是合适的。

如果患者活动耐量较差，则进入第5步。

第5步：患者活动耐量较差/未知。

在这些患者中，有意义的临床危险因素存在与否，决定了患者是否需要进一步的评估。

肺脏

术后肺部并发症可将患者的住院时间平均延长1~2周。因此，回顾患者本身及手术操作相关的危险因素，进行临床评估，并提出可降低风险的策略建议以改善患者的诊疗过程及结局很重要（表8.3）。

患者发生围术期肺部并发症的相关潜在危险因素包括以下几个方面：

（1）吸烟；

（2）一般健康状况不佳（ASA >2）；

（3）高龄（>70岁）；

（4）肥胖；

（5）慢性阻塞性肺疾病（COPD）；

（6）气道高反应性疾病（哮喘）。

手术操作相关潜在危险因素包括以下几个方面：

（1）手术>3 h；

（2）全身麻醉；

（3）手术方式；

（4）使用泮库溴铵[1]。

---

[1]一项纳入691名患者的前瞻性研究发现，由于肌松残余作用，在使用泮库溴铵的患者中肺部并发症发生率是其他药物的3倍。[Smetana, GW. Preoperative Pulmonary Evaluation. NEJM. Vol 340 (12);1999]

表8.3 《ACC/AHA 2007年非心脏手术围术期心血管评估和诊疗指南：执行摘要》中关于增加围术期心脏风险的临床危险因素。JACC Vol. 50，No.17，2007

- 心脏病史（心肌梗死、ECG[①]见Q波、已知冠心病）
- 代偿性或既往心力衰竭史
- 脑血管病史
- 糖尿病
- 肾功能不全

临床危险因素数量	手术风险类别	措施
0	任意	进行手术
1~2	中危手术	控制心率后进行手术，或者如改变患者管理将考虑进行无创心脏检查
	血管手术	
≥3	中危手术	如改变患者管理，将考虑进行心脏检查
	血管手术	

①注：ECG（electrocardiogram），心电图。

　　临床评估应围绕详尽的病史（即询问有无气短、喘息、胸痛、近期发热/寒战、支气管炎、哮喘、肺气肿、胸膜或肺部手术、甾体类激素应用史）和体格检查（即听诊有无呼吸音减低、喘鸣音、干啰音、呼气相延长）展开。在获得所有的信息后，就可以完善降低风险的措施（表8.4）以改善患者的诊疗过程。

表8.4 降低肺部并发症风险的策略

术前
戒烟（至少8周）
治疗气道阻塞（COPD或哮喘患者）
存在呼吸道感染时予以抗生素治疗/推迟手术
宣教患者肺扩张动作
术中
控制手术持续时间<3 h
避免泮库溴铵
考虑腹腔镜手术方式
术后
鼓励性肺量计和深呼吸练习
有指征时开始CPAP
考虑硬膜外阻滞麻醉镇痛/肋间神经阻滞

改编自Smetana et al. 术前肺功能评估. NEJM. Vol 340: 2008。

肝脏及胃肠道疾病

肝脏疾病可导致终末期器官功能障碍（内分泌疾病、肺水肿、肺动脉高压、肾功能衰竭和心肌病）并增加特定手术的风险。肝脏疾病还可导致凝血功能异常、改变药物的药代动力学特点。

胃肠道疾病可能增加误吸、脱水、电解质紊乱和贫血的风险。在筛查胃肠道疾病时，询问有无恶心、呕吐、烧心、食物反流、腹泻、便血、食管裂孔疝、胃溃疡、病毒性肝炎及酗酒史很重要。

出血性疾病

出血性疾病可能增加围术期并发症风险，并需要进一步的术前检查及术前计划。出血的可能原因包括凝血因子异常（如血友病、von Willebrand病）、血小板减少症、白血病、血小板功能异常（如Bernard-Soulier综合征、尿毒症）、特定药物（如华法林、肝素、氯吡格雷）、肿瘤和肝脏疾病。

内分泌

内分泌疾病可能导致患者存在高并发症、发病率及高死亡率的风险。应评估患者与糖尿病危险因素相关的全部病史。

糖尿病患者的评估应包括类型、病程、疾病严重程度。应评估患者目前的治疗（饮食控制、口服降糖药和/或胰岛素治疗），并测定空腹血糖及HbAlc以判断控制情况。所有糖尿病患者均应评估是否存在冠状动脉疾病和高血压。另外，如合并肾脏疾病，可能还需测血清肌酐水平。大部分麻醉医生会在并发严重外周神经病变的糖尿病患者中避免区域阻滞麻醉。通常会宣教使用胰岛素的患者，在手术当日晨使用平日早晨剂量一半的胰岛素。糖尿病患者的择期手术应安排在当日较早的时间，以减少长时间禁食对其血糖控制的影响。

未经诊断的嗜铬细胞瘤和类癌综合征患者的围术期死亡率可高达50%。因此，筛查患者是否有甲状腺、甲状旁腺、肾上腺、垂体疾病或类癌综合征，可有助于减少潜在的围术期风险。

肾脏

肾脏疾病史在术前评估中的重要意义在于，肾功能异常可能导致继发性生理失衡、血小板功能异常（凝集受损）、贫血、电解质紊乱、周围神经病变和药物代谢/排泄异常。因此，应当了解患者是否存在肾功能不全、肾功能衰竭、透析依赖（包括时间及频率）病史。

神经

在筛查患者的神经系统疾病时，麻醉医生应询问患者是否有癫痫、惊厥、震颤、头痛、肢体麻木或刺痛、神经损伤和多发性硬化史。实施轴索阻滞技术（椎管内麻醉）或区域神经阻滞前，需要获知患者之前是否有神经损伤或功能障碍史（如果有，还应加以记录）。

肌肉骨骼

应当明确患者是否有腰痛、神经根痛、椎间盘突出及使用阿片类药物治疗的慢性疼痛史。应检查患者是否存在任何肌肉疾病的病史或体征——因其可能预示着术后肌无力的发生。

体格检查

术前体格检查从记录患者的基线生命体征开始。在气道评估时，首先记录患者的Mallampati评分（第九章《气道评估及管理》）。然后，明确并记录患者所有的大体外在特征，如面部外伤、突出的门齿、小胡子/络腮胡、舌体大、颈部肿块、气管偏移或患者是否无牙齿，即所有可能导致面罩通气或插管困难的因素。注意是否有气道阻塞（即扁桃体周围脓肿、外伤）和颈部活动受限的可能。心肺检查包括检查心率和心律、杂音、哮鸣音、干啰音、喘鸣音（呼气相与吸气相对比）、周围脉搏和基线脉搏血氧饱和度。胃肠道检查包括观察有无腹水、腹胀及肌卫体征。肌肉骨骼系统检查可能包括颈活动度、脊柱侧凸情况及评估有无漏斗胸/鸡胸。最后，神经系统检查可能包括评估基线肌力、精神状态及既往的任何神经损伤体征。

用药/过敏史

所有用药的通用名及用药途径、剂量、时间（包括最后一次给药的时间）都应记录。一些案例中，涵盖患者服用特定药物的时间长短会有所帮助——尤其是阿片类药物，作为慢性用药可能导致围术期更高的阿片类需要量。另外，长期使用甾体类药物可能导致肾上腺功能不全，可能需要在术中补充使用甾体类药物。

用药史还应包括患者非处方用药或非传统医学药物（即草药等）。其重要意义在于，很多药物可能会导致在麻醉过程中出现具有重要临床意义的不良反应（银杏和大蒜都能增强抗凝药物的效果，圣约翰草可延长麻醉，麻黄属植物可导致心律失常）。

患者通常会表述他们过敏的药物、食物和环境因素。记录什么药物会引起怎样的过敏反应及其严重程度是很重要的。例如，青霉素引起的是轻微的皮疹还是过敏性休克？同样的，鉴别过敏反应与不良反应（如吗啡引起的恶心呕吐是一种不良反应而非真正的过敏）也很重要。询问是否对乳胶（某些手术室用品含乳胶）、碘和贝类过敏也是必须的。

医疗记录/家族史

医疗记录通常包含了与患者相关的大量医疗史——无论患者是否了解其意义。它们包含的信息可能改变麻醉计划。例如，困难气道史可能使麻醉医生决定行清醒纤维支气管镜插管。术后严重恶心呕吐史或先前手术中的血流动力学问题可能同样会帮助麻醉实施者对麻醉计划做出调整。

回顾并筛查麻醉并发症家族史可能同样会提醒麻醉医生注意潜在的问题（如假性胆碱酯酶缺乏史或恶性高热史），因此需要被包括在内。

实验室结果

在美国，每年有多达40亿美元被用于术前实验室及诊断性检查。因此，应该根据患者的病史及拟行手术来预约这些检查。不必要的检查可能由于假阳性结果导致手术延迟乃至取消。表8.5列出了与特定疾病或手术操作相关的诊断性及实验室检查。

麻醉计划

在获得患者病史、体检、检查及实验室结果之后，患者可以被归入ASA体能状况分级中的一级（表8.6）。ASA分级情况是与其他临床工作人员交流患者总体医学状况的一种标准化方法。

从病史及体格检查获得的信息，以及与患者的讨论，可以帮助形成一套合理且安全的麻醉计划。计划的目的是为不同的患者及其拟行的手术量身定制麻醉过程。例如，决定是行全身麻醉还是区域阻滞麻醉取决于患者所患疾病及手术本身。计划行清醒插管而不是全身麻醉诱导后插管，可能是因为患者存在困难气道史和/或困难面罩通气史。计划中同样包括可能在术前需要进行的有创导管置入（动脉和/或中心静脉导管）以对高危患者行密切监测，以及在术前为患者预留手术后苏醒的位置（PACU或ICU）。麻醉是一个积极主动的，而非被动的专业，因为术前麻醉评估可以改变患者的管理策略（表8.7），从而优化患者的诊疗及结局。

表 8.5　术前检查的推荐指征

基于疾病的指征	全血细胞计数	分组/筛选及白蛋白	妊娠试验	凝血酶原时间/部分凝血活酶时间	电解质	尿素/肌酐	血糖	天冬氨酸转移酶/碱性磷酸酶	心电图	胸部X线片
酒精滥用	×									
肾上腺皮质疾病	×							×	×	
贫血	×	×								
糖尿病					×	×	×		×	
血液病	×			×						
肝脏疾病		×		×	×	×		×		
行化疗的恶性肿瘤	×			×		×		×	±	×
营养不良	×	×		±	×					
病态肥胖							×			
外周血管疾病或卒中	×				×	×	×		×	
出血个人或家族史	×			×				±		
妊娠可能			×							
肺疾病	×								±	×
肾脏疾病	×				×	×			×	
类风湿关节炎	×								×	×
睡眠呼吸暂停	×								×	
吸烟>40包/年	×								×	×

续表 8.5

	全血细胞计数	分组/筛选及白蛋白	妊娠试验	凝血酶原时间/部分凝血活酶时间	电解质	尿素/肌酐	血糖	天冬氨酸转移酶/碱性磷酸酶	心电图	胸部X线片
基于治疗的指征										
放疗	×								×	×
使用抗凝药物	×			×						
使用地高辛或利尿药					×	×			×	
使用他汀类								×	×	
使用甾体类激素					×	×	×			
基于手术的指征										
大量失血的手术	×	×								
使用放射线/造影剂的手术						×				

改编自米勒麻醉学，第六版. 2005 Churchill Livingstone, An Imprint of Elsevier。×，术前检查推荐首首；±，术前检查可选，可不选。

表8.6　ASA体格状态分级

ASA I 级	健康患者
ASA II 级	患者有轻度系统性疾病
ASA III 级	患者有限制活动能力的严重系统性疾病，但不对生命构成持续威胁
ASA IV 级	患者有使其丧失工作能力的系统性疾病，对生命构成持续威胁
ASA V 级	濒死患者，不论手术与否，预期存活时间小于24小时
E	指急诊外科手术（如IE级）

美国麻醉医师学会通讯，1963。

表8.7　依据患者病史制定的麻醉计划

患者病史	评估方面	麻醉考虑
觉察到的困难气道（困难插管或通气）	头部、眼、耳、鼻、喉；气道；先前的麻醉结果	获得纤维镜设备和技术上的帮助
哮喘	肺部疾病	优化治疗：使用支气管扩张药，考虑深麻醉下拔管
胰岛素依赖的糖尿病	内分泌、代谢疾病	同患者和初级保健医生讨论胰岛素管理；监测术中血糖；判断是否存在自主神经病变，适当地计划管理，比如使用甲氧氯普胺和计划入PACU或ICU
药物滥用	社会史	考虑HIV和肝炎检测；使用药物避免围术期撤药症状
胃食管反流或食管裂孔疝	胃肠道疾病：食管裂孔疝	使用H_2拮抗药或口服抑酸药，考虑快速序贯麻醉诱导；或采用清醒插管技术并获得合适的工具
心脏疾病：瓣膜病，亚急性细菌性心内膜炎风险	心脏病史及检查、影像学检查	考虑抗生素预防性治疗；安排在术前1小时使用抗生素
个人恶性高热史，家族史或可疑潜在的病史	既往的麻醉/手术史	获得洁净的麻醉机（新的二氧化碳吸收罐、移除挥发罐、以10 L/min的流量冲洗回路10分钟）；使用合适的技术和预防措施；备好可用的恶性高热治疗药物
单胺氧化酶抑制药	CNS：精神/用药情况	若患者无自杀倾向，则在术前中断治疗；计划好围术期疼痛治疗
起搏器或自动植入式心脏除颤器	心血管疾病：心电图	评估起搏器工作的原因；获得复极化设备或磁铁；使用单极电凝时将电极片贴至适当的位置；如有可能，使用双极电凝
周围运动神经元病	CNS疾病：神经病变	避免去极化肌肉松弛药；适当调整非去极化肌肉松弛药的剂量

续表8.7

患者病史	评估方面	麻醉考虑
妊娠或不确定的妊娠状态	泌尿生殖系统：妊娠	监测胎心率；口服抑酸剂；调整麻醉诱导；判断妊娠状态
肺结核	肺部疾病：结核	使用一次性的呼吸回路或清洁设备；确保患者术前合适的治疗
肾功能不全	泌尿生殖系统疾病	监测术中容量状态

改编自Fischer et al. [11] CNS，中枢神经系统；HIV，人类免疫缺陷病毒；ICU，重症监护病房；PACU，麻醉后恢复室。

麻醉知情同意书

麻醉知情同意书（第三十二章《麻醉中的伦理和法律问题》）的目的是与患者或他/她的委托人讨论拟行手术可选择的麻醉类型，并解释麻醉计划中可能包括的风险与获益。

通常讨论的麻醉方式包括全身麻醉、麻醉性监护（Monitored Anesthesia care，MAC）、区域阻滞麻醉和局部麻醉。尽管患者可能对某一种麻醉方式的倾向性胜于其他，但最终决定应由各方（患者、麻醉医生和外科医生）共同参与。

麻醉中应被提及的一些相对更常见的风险包括，区域阻滞麻醉时感染及出血、体位不当或区域阻滞麻醉导致神经损伤、术后恶心呕吐、牙齿损伤、输血导致病毒性肝炎或HIV感染、麻醉中知晓、术后需要机械通气（如果患者术后未达拔管标准）。知情同意过程的目的是向患者给出所有的麻醉选择，并告知所选麻醉技术及手术操作中可能存在的风险。知情同意过程最终需要签署具法律效力的文件（知情同意书），并且必须由患者（或他/她的监护人）和麻醉实施者共同签署。重要的是，需要注意到知情同意是保证患者理解风险、获益和可选麻醉方式的过程。它不仅仅是签署知情同意书。

案例学习

你正在术前门诊对一名64岁的男性患者进行评估。患者将于1周后接受开放耻骨联合上前列腺切除术。在既往病史中，值得关注的问题是患者曾在2年前发生过无Q波型下壁心肌梗死。当时患者接受了金属裸支架置入治疗。患者有35年的吸烟史，每天1包（10支），因劳累、天气寒冷以及罹患上呼吸道感染时偶发气短。患者患高血压多年。5年前患者被诊断为2型糖尿病。患者是一名木匠，在工作场所周围搬运板材，并自己打理庭院。患者目前的用药情况为每日口服阿司匹林81 mg、阿替洛尔100 mg、二甲双胍、艾塞那肽（百泌达），此外，还按需吸入沙丁胺醇及舌下含服硝酸甘油。

该患者的ASA体能情况分级为何？

该患者有数种明显的合并症，这令他至少被归为ASA Ⅱ级。他究竟应该被归入Ⅱ级、Ⅲ级还是Ⅳ级，取决于你对他的疾病严重程度的评估。他很可能不是Ⅳ级，因为这意味着他的系统性疾病已对生命造成持续威胁。而Ⅱ级与Ⅲ级的区别在于你对他疾病的判断是"轻度"还是"严重"。考虑到他有心肌梗死，而不仅是稳定性心绞痛，将他归入Ⅲ级是合理的。但是，如果在更详细地评估患者的心血管、肺和内分泌疾病后，你相信他精力充沛且一般健康情况良好，那么归入Ⅱ级是合适的。

从心血管系统角度，你如何评估该患者的风险并为其进行术前准备？

患者的心肌梗死并不是新近（最近3~6个月）发生的，因此其心梗后发生危险的急性期已过。患者2年前行支架置入术，现在已不服用氯吡格雷，所以与支架内闭塞和/或抗凝治疗相关的主要危险也已度过。但是，我们应该推断他仍有心肌缺血的风险。评估风险最好的也是最简单的办法：评估他的活动耐量。患者在工作时和在家行中等强度体力活动，所以我们可以断定他的活动耐量是好的。患者服用β受体阻滞药和阿司匹林，这些药物对心血管风险较高的人群均是推荐的。患者应继续服用这两种药物直到手术日晨。现有的资料尚不能确定使心血管风险最小化所需的β受体阻滞药剂量。目前没有证据表明术前该患者需要进一步影像学及其他检查。

从呼吸系统角度，你如何评估该患者的风险并为其进行术前准备？

肺部并发症（术后机械通气时间延长、非预期再插管、肺炎）与心血管并发症同样常见，并且实际上治疗需要的花费更多。肺部并发症有风险分层系统，即使很多系统中包含了不可改变的危险因素。该患者的高危因素有高龄、COPD、ASA分级>Ⅱ级、吸烟（详见Smetana GW, Ann Intern Med. 2006;144:581-595）。总体而言，胸部X线片及肺功能检查（肺量计）均无指征。如果患者感到自己在基线状态下有症状存在（活动后气促、使用沙丁胺醇），那么患者仅需在手术日当天带上吸入器，并在进入手术室前用药即可。但是，如果他感到自己并非在个人最佳状态，那么建议他在术前加强肺部疾病治疗也是合理的，因为他所行的是择期手术。一些情况下，他可能从增加吸入药物使用、吸入或口服皮质激素类药物中获益，而在另一些情况下，从使用抗生素中获益。最近的资料表明，术前使用激励性肺量计同样可能改善肺部结局。

该患者询问其是否应于术前戒烟。你如何回答他的问题？

虽然每位医生都应该鼓励患者戒烟，但临近手术也许不是一个理想的时机。研究发现，戒烟8周及以上的吸烟者，如果没有严重的不可逆性COPD，其肺部并发症的风险与不吸烟者相近。但是，术前较短时间内戒烟可能适得其反，因为咳嗽和痰液分泌可能暂时性加重。手术后期可能是一个戒烟的好时机，因为反正医院通常也不允许吸烟，因此正好作为他戒烟的好时机。

该患者术前应如何控制糖尿病？如果该患者使用胰岛素控制糖尿病，你的建议是否会发生改变？

二甲双胍和其他口服降糖药不应在手术当日服用，且通常在手术前夜停用。有些麻醉医生停用二甲双胍的时间为24~48小时。使用二甲双胍造成严重乳酸酸中毒的风险很低[3~8例/（10万人·年）]，但可能在某些情况下增加，如在围术期可能出现低血容量和缺氧时。尽管罕见，但因其死亡率很高（50%），故指南通常推荐至少在手术当日停用二甲双胍。在进入术前准备室时，应检查血糖情况，并且有证据表明静脉使用胰岛素以避免术中高血糖可以改善结局，如减少切口感染。如果该患者使用胰岛素，术前建议是不同的。他在手术当日不应使用短效或餐前胰岛素，如门冬胰岛素或赖脯胰岛素。但是，通常在夜间使用的基础胰岛素，如甘精胰岛素，应该按平时剂量使用。中效胰岛素是两种药物的中间类型，一种使用方法是在手术当日清晨使用往常一半的剂量。对于使用口服药物的患者，围术期监测血糖是明智的，这样可以避免明显的高血糖或低血糖。

你需要获取哪些补充信息以完成术前评估？

所有患者都应进行详细的气道检查，如确定Mallampati分级（口咽结构可视度）、甲颏间距和颈椎活动度。询问有关既往的麻醉经历是很有帮助的，尤其应注意相关并发症，同时也应评估患者术后恶心呕吐的风险及制定疼痛管理的方案。体格检查，尤其是针对心肺系统、可见的静脉穿刺部位、是否合适进行区域阻滞麻醉（如术后镇痛的硬膜外导管）的检查是很有必要的。齿列、面部特征以预测困难面罩通气及在摆放体位时可能出现的困难（该案例可能需要在双腿较低的截石位或头低伸展平卧位下手术）也应在体格检查中明确。麻醉医生应确保患者及其亲属有机会表达他们对手术或麻醉的担忧，并尝试加以解答。最后，应获得麻醉知情同意，并在患者进入手术室前检查是否已完成手术知情同意。

建议延伸阅读资料

[1] Basic Standards for Preanesthesia Care (Approved by the House of Delegates on October 14, 1987, and amended October 25, 2005)

[2] Hathaway D (1986) Eff ect of preoperative instruction on postoperative outcomes: a meta-analysis. Nurs Res 35: 269–275

[3] Garbee DD, Gentry AJ (2001) Coping with the stress of surgery. AORN J 73: 946–951

[4] Watts S (1997) Patients' perceptions of the preoperative information they need about events they may experience in the intensive care unit. J Adv Nurs 26: 85–92

[5] Schmiesing CA (2005) Th e preoperative anesthesia evaluation. Th orac Surg Clin 15(2): 305–315

[6] Gupta S, Sharma R, Jain D (2005) Airway assessment: predictors of diffi cult airway. Indian J Anesth 49(4): 257–262

[7] Holt NF, Silverman DG (2006) Modeling perioperative risk: can numbers speak louder than words? Anesthesiol Clin 24: 427–459

[8] Fleisher LA et al (2007) ACC/AHA 2007 guidelines on perioperative cardiovascular evaluation and care for noncardiac surgery: executive summary. J Am Coll Cardiol 50(17): 1707–1732

[9] Smetana GW (1999) Preoperative pulmonary evaluation. N Engl J Med 340(12): 937–944

[10] Langeron O (2000) Prediction of diffi cult mask ventilation. Anesthesiology 92: 1229

[11] Fischer et al (1999) Cost-eff ective preoperative evaluation and testing. Chest 115: 96–100

第九章　气道评估及管理

Shawn T. Beaman, Patrick J. Forte, and David G. Metro

为了获得最佳效果，推荐在阅读本章内容前浏览第Ⅴ页的案例学习和问题。

重点学习目标

（1）了解麻醉中气道管理的意义及重要性。
（2）复习与气道管理相关的解剖。
（3）了解气道评估的内容。
（4）学习面罩通气和气管插管的原则。

引言

麻醉实施与气道管理之间并不完全是直接相关的。麻醉一位接受下肢手术的患者，如何可能影响他的气道或者呼吸状态呢？主要是因为多数麻醉药物会产生严重的呼吸系统不良反应。不论手术或麻醉实施部位是哪里，所有接受麻醉的患者都存在不同程度的气道损害风险。换言之，各种程度的镇静、全身麻醉和区域阻滞麻醉都至少伴随着气道阻塞和窒息的轻度风险。因此，每一位麻醉实施者都必须按照插管和机械通气的预期要求来对每一名患者进行检查，无论它是不是初始麻醉计划的一部分。详细的气道检查及病史询问，与专业的气道管理一起保护患者免受危及生命的气道阻塞和窒息的威胁。

在全身麻醉的各项要素中，气道管理是最常涉及的。全身麻醉可使患者对其身体受到的有害刺激无反应，因此在外科手术中应用相当广泛，从开颅手术和扁桃体切除术到肝切除术和前列腺切除术都可应用。全身麻醉的静脉诱导和窒息几乎就是同义词。专业的气道管理是安全实施任何全身麻醉的基础。

区域阻滞麻醉不常规涉及气道管理。但是，当局部麻醉药注射入血后患者突然出现抽搐或心功能不全时，气道管理可能变得非常必要。在患者行区域阻滞麻醉或在随后的手术过程中接受镇静时，亦可能存在同样的窒息风险。

气道解剖

人体的气道是一个从鼻孔延伸至肺泡的动力学结构。其任意部位都可能发生阻塞，原因可能是解剖结构塌陷或异物，如黏液、血或胃内容物等液体。

气道评估

除了处理所有麻醉技术内在的窒息风险，困难气道的管理始终是保证临床安全的一项重要内容。气道评估的目标是避免失败的气道管理，这一目标的达成需要为预计存在困难通气和/或困难插管的患者实施替代措施。当患者的面部与面罩间密封不足时会出现面罩通气困难，此时面罩会出现氧气泄漏，亦或是氧气吸入/呼出阻力过大。喉镜暴露困难是指在数次喉镜检查尝试后，仍不能看到患者声门的任何部分。患者存在困难气道的定义为，通常一名经训练的麻醉医生在上呼吸道面罩通气时遇到困难，或在气管插管时遇到困难，或二者皆有（图9.1）。

为了预测是否存在困难面罩通气或困难气管插管，所有接受麻醉的患者都应接受详尽的气道相关病史回顾并行体格检查（第八章《患者术前评估》）。应询问患者既往麻醉史中出现的气道并发症。在既往气道管理中出现唇、齿、牙龈或口腔的外伤提示可能存在困难气道。同样，如患者报告为"插入呼吸管"而进行了多次尝试，或他/她在之前插管时"醒着"，也应考虑为困难气道。可能预示困难气道的经典临床征象包括，近期或远期面部外伤史或手术史、阻塞性睡眠呼吸暂停、类风湿关节炎、妊娠、会厌炎、既往颈椎融合、颈部肿块、唐氏综合征以及如Treacher-Collins和Pierre-Robin等与面

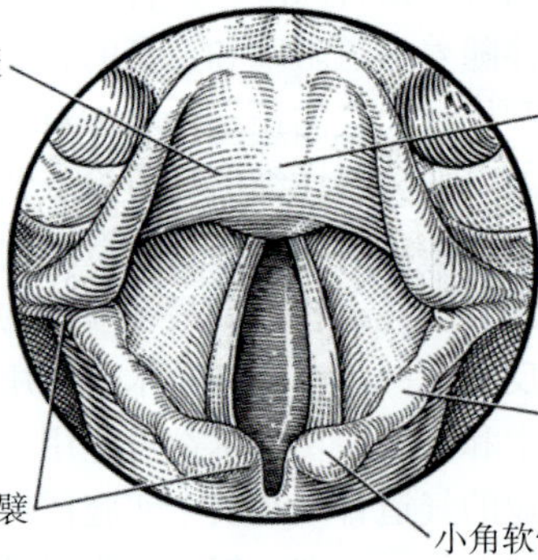

图9.1　声门和会厌（经允许后改绘自Finucane及Santora[7]）

部畸形有关的遗传性综合征。在病史有阳性发现时，应当复习既往与气道管理有关的医疗文书。

多种体格检查特征已显示与困难气道有联系（表9.1）。

应仔细检查所有接受麻醉的患者是否存在这些特征。在缺乏患者主动参与和配合的情况下，完成充分的检查是很困难的。单纯的视检不仅可能不完整，而且还可能不准确。评估患者是否存在困难气道最常用的方法是Mallampati分级检查。这一分级系统最初是1985年发明的，它通过功能性评估患者舌体与口腔之间的大小比例，以预测困难插管（图9.2）。

Mallampati Ⅲ级和Ⅳ级与直接喉镜下的困难显露关联度明显增加。尽管单

表9.1 术前气道物理检查的内容

内容	预测气道管理难度增加
上切牙长度	较长
下颌正常闭合时，上下颌门齿的关系	明显的深覆合（上颌门齿位于下颌门齿前）
下颌主动突出时，上下颌门齿的关系	患者的下颌门齿位于上颌门齿前
切牙间距（张口）	<3 cm
悬雍垂的可见度	患者于坐位伸舌时不可见（例如，Mallampati分级>Ⅱ）
上腭形状	高拱形或狭窄
下颌下间隙的顺应性	僵直、硬化、被肿块占据或无顺应性
甲颏间距	<3指宽度或6~7 cm
颈部长度	短
颈部厚度	厚（颈围>17 in）
头部和颈部运动范围	患者下巴尖不能抵触到胸部或不能伸展颈部

1 in =2.54 cm；经许可后重制自Caplan et.al[8]。

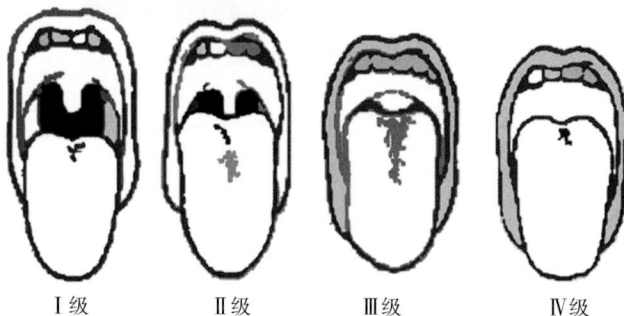

Ⅰ级　　　　Ⅱ级　　　　Ⅲ级　　　　Ⅳ级

图9.2 改良的Mallampati分级系统（Samsoon及Young）

个具有警示作用的困难气道预测指标可能有相当重要的临床价值，但还是应对每位患者使用更丰富、更具价值的多项预测指标进行筛查。

面罩通气

面罩通气是最基本的气道管理措施，也是每一个麻醉学学生应当首先掌握的技能。要实现理想的面罩通气，应达到以下3个目标。

（1）面罩及患者面部之间必须密闭良好。

（2）将下颌骨前移向面罩并伸展头部，使患者口咽部开放（图9.3）。在面罩通气时置入口咽或鼻咽通气道，可建立气体通过舌头及咽后壁的人工通路，有助于开放口咽（图9.4）。

（3）必须产生足够的正压来克服患者上呼吸道、胸壁及膈肌所产生的阻力，以使肺泡进行有效地气体交换。

面罩通气可用来增加患者自主呼吸的潮气量，这是在通过气管插管实现最终气道管理前的一种权宜措施（比如重症监护室内因肺炎逐渐迈向呼吸衰竭的患者就会用到此项措施）。在手术室内，因全身麻醉诱导药物导致患者呼吸暂停，面罩通气是给氧及通气的最常用手段。

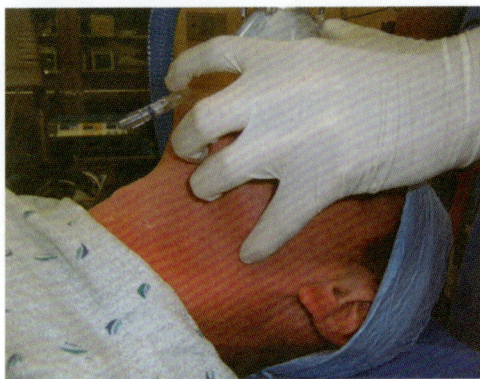

图9.3　理想的面罩通气

喉罩

喉罩（laryngeal mask airway，LMA）最早于1988年在美国问世，并于1991年获FDA批准。这一软性塑料材质的装置（图9.5），颠覆了不需气管插管的全身麻醉患者的麻醉过程。喉罩改变了大部分通过面罩实施的麻醉，同时也降低了气管插管的概率。最新版本的美国麻醉学会困难气道处理流程

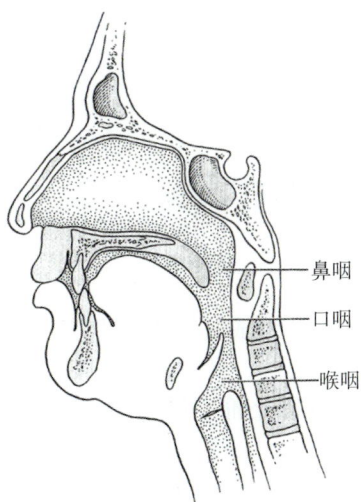

鼻咽

口咽

喉咽

图9.4　上呼吸道的解剖（经许可后重制自Finucane及Santora[7]）

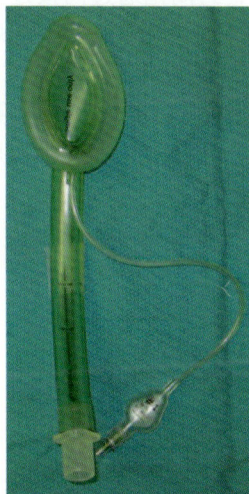

图9.5　喉罩（图片由J. Ehrenfeld提供）

（详见附录A）特别重视在面罩通气困难的情况下考虑使用喉罩。

　　将喉罩润滑后盲插入患者口中，沿着硬腭，通过舌体，最后固定于喉咽顶端。充气后的套囊在声门上将消化道与呼吸道分隔开来。但是，作为声门上呼吸工具，喉罩对于肺部误吸的保护程度不及气管插管。喉罩能用于紧急通气，但是使用的相对禁忌包括以下几点：

 （1）肺部误吸风险高的患者；

 （2）需要正压通气的患者或手术；

 （3）长时间手术；

 （4）除仰卧位以外其他体位的手术。

直接喉镜检查和气管插管

  直接喉镜检查是最常用于完成气管插管的方法。其过程如图9.6所示，通过使口腔、咽、喉三轴成一直线，经患者的口可以看到他/她的会厌。直接喉镜检查的常见错误包括，喉镜片插入太深而显露了患者的食管，以及将舌头从视线中不合适地移开。

  采用直接喉镜检查时，通常都是借助喉镜，使气管导管经过患者的口腔，插入声门。喉镜由一个手柄和一个头部带灯的可换镜片组成。镜片有不同的形状和尺寸，但最常用的是Macintosh 3（弯型）和Miller 2（直型）（图9.7）。一旦气管导管通过声门，就可以将气管导管与气管壁之间的空间进行封闭。在成人及年龄较大的儿童中，封闭是通过向接近导管远端的套囊中充气来实现的。在儿童，因为环状软骨水平存在解剖性狭窄，所以使用不带套囊的导管，导管与气管间的封闭可直接形成。对于口腔内手术（如舌病变切除术），可借助直接喉镜或光纤喉镜，自鼻腔将气管导管插入声门。

  基于两项主要原因，放置气管内导管被认为是开放气道的"金标准"，

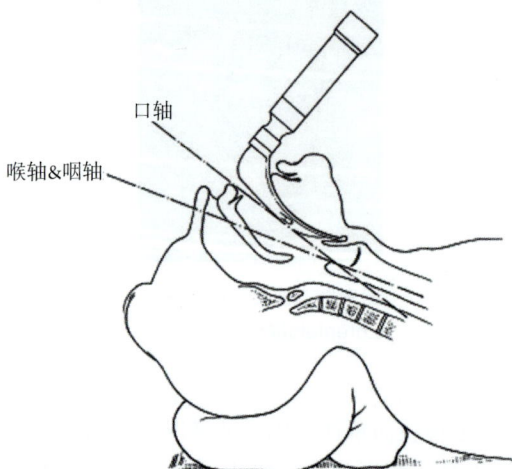

图9.6 插管时口轴线、咽轴线和喉轴线间的关系
（经允许后转载自参考文献[7]）

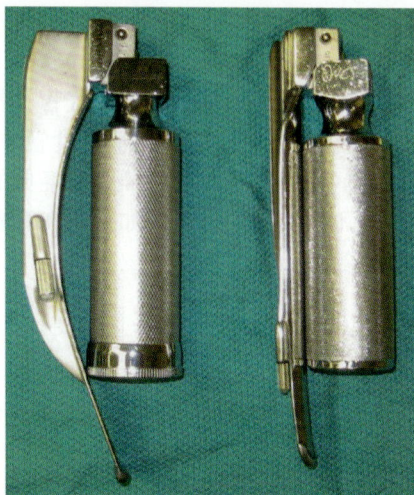

图9.7 喉镜:Macintosh和Miller镜片(图片由J. Ehrenfeld提供)

即最终的气道管理方法。首先,胃内容物吸入呼吸道的可能性大大减小,尤其是使用带套囊的气管内导管。其次,通过气管内导管,机械通气可以实现最大的气道内正压。

快速顺序诱导

在麻醉的各个阶段,都需要始终注意胃内容物反流后经会厌进入远端气道这一问题。择期手术前禁食是防止肺部误吸最主要的措施。肺部误吸的主要危险因素包括以下几个方面:

(1)外伤患者;

(2)急诊手术患者(不能指导患者禁食);

(3)妊娠患者;

(4)严重胃食管反流疾病患者;

(5)糖尿病(胃排空减慢)或肥胖患者;

(6)伴神经损伤患者。

患者在清醒状态下,完整的喉部肌肉功能可以保护气道防止误吸,而气管导管置入到位也可防止误吸,但两者之间还存在一定的时间间隔,为缩短气道无保护的这一时间段,可以实施快速顺序诱导(Rapid Sequence Induction,RSI)。RSI与常规全身麻醉诱导的区别有3点:

(1)在RSI中,不使用面罩给患者通气。这可以避免面罩通气时氧气入胃导致的胃扩张。

（2）从患者注射诱导药物前，直至确认气管导管插入气管后，始终维持环状软骨按压。环状软骨是唯一环绕整个气管的气管软骨。向环状软骨前部施压，可封闭环状软骨后壁及颈椎椎体前壁之间的食管腔，使其被阻断。

（3）琥珀胆碱起效时间短，是辅助气管插管最经典的肌松药选择。对于可能因使用琥珀胆碱出现不良反应的患者（如烧伤和脊髓损伤患者），可以选择应用罗库溴铵。

纤维支气管镜插管

气管插管可由纤维支气管镜引导完成。其过程是将支气管镜远端插过声门，再将气管导管从支气管镜上滑下，直视下插入气管。纤支镜插管可在清醒患者身上完成，也可在麻醉后的患者身上完成。清醒患者只能预先通过表面麻醉和/或神经阻滞，使气道达到足够程度局部麻醉的情况下才能耐受该操作。可给予清醒纤支镜插管的患者以镇静。预计有困难气道的患者通常需行清醒纤支镜插管。

视频辅助气管插管（Glidescope，C-Trach，C-MAC）

目前已经出现一些将传统喉镜与光导纤维或数码可视技术结合在一起的气道管理工具，如Glidescope，C-Trach或C-MAC。这些设备的优势是它们可以在一些直接喉镜插管困难甚至不可能的条件下完成插管，如张口受限。

困难气道评估及管理

ASA困难气道处理流程是一个依照步骤处理挑战性气道的整体方案（附录A）。这个方案设计的初衷是合理而安全地利用多种不同气道管理技术，以保证气道安全。这其中可能包括了多种设备，如插管型喉罩、光棒、食管气管联合导管、纤支镜。最终，如果无创气道管理尝试均失败，备选方案包括使患者苏醒或行环甲膜切开术或行气管切开术。

案例学习

患者，男，50岁。拟行腹壁疝修补术，你将为其实施麻醉。患者身高173 cm，体重118 kg。患者蓄有络腮胡和小胡子。患者没有其他重要的合并疾病。患者曾于20年前在全身麻醉下行膝关节镜手术，未发生任何与麻醉相关的问题。你计划进行气管插管下的全身麻醉。

对于该患者的气道评估，哪些因素会令你担心，又有哪些因素使你放心？

该患者肥胖（BMI=39.5）。仅这一点，它就很可能同时是面罩通气困难和喉镜显露困难的危险因素。患者还有完整的络腮胡，这会影响面罩贴合并导致面罩通气困难。相反的，他既往似乎有过一次并不复杂的全身麻醉史。虽然这令人宽慰，但是仍有一些需注意的：他不知晓任何问题，不代表未曾出现过问题，也可能是这些问题未告知患者或他不能回忆，并且20年前他的体型可能也相当不同。

你如何进一步对他进行气道评估？

你将对该患者进行基本的气道检查。没有某项检查是绝对准确的，不过大多数麻醉医生选择Mallampati检查、甲颏间距和客观评价颈部活动度。有些人也选用其他检查，如颈部周长（分界线为>17英寸或43 cm）、将下门齿伸至上门齿前的能力、张口度、胸颏间距。每项都或多或少与困难插管有关，但最终，由有经验的麻醉医生作出的评价可能更客观，更能反映临床实际情况。在一些案例中，同时使用两者可能有帮助。你也可以进行双人通气，即一人使用双手将面罩保持贴合，另一人按压储气囊以通气。最终，你可以考虑置入喉罩以辅助通气，或直接进行插管。

你决定开始施行麻醉诱导。注射丙泊酚后，你尝试行面罩通气。你发现面罩难以贴合而且面罩通气困难。你该如何继续麻醉？

你在术前预计到了这一问题，所以你已经准备好了备选方案。你可以尝试口咽或鼻咽通气道，这可能会帮助维持上呼吸道通畅以降低为患者通气所需的正压。

你现在已成功对患者进行通气。你注射了罗库溴铵以利于插管。在给患者通气3分钟后，你使用Macintosh 3号镜片实施直接喉镜检查。你只能看到会厌的顶端。你该如何继续？

在这以前，你已经预计到了这一情况，并准备好了插管的替代方案，而不仅仅是使用相同的技术再次尝试：备选方案不是首选方案的重复！通常首先由自己或一名有经验的助手在喉部外施加压力，并同时观察喉镜下视野。在任何遇到困难的情况下，尽早考虑求助；求助后却没用上，总胜于遇到困难却得不到帮助。其次，改变头部、喉镜片或操作者。肥胖患者，将床头倾斜，在肩膀下铺数层毯子，并在头下方铺更多（或使用专业的枕头，如Troop抬高设备），可以有效改善视野。直喉镜片（Miller）有时可以比弯镜片（Macintosh）更有效地抬起会厌。始终确保你在每次尝试之间有良好的面罩通气。没有气管插管本身不会造成患者死亡，但是缺乏通气则会杀人！即使你从没用过喉罩，插入喉罩也可以在无法行面罩通气时救命。这一技术目前已是ASA困难气道处理方案（详见附录A）的一个标准部分。

在你进行第一步尝试后，仍只能勉强看到患者的会厌。你决定使用另一种气道工具来帮助你。你有哪些选择？

在这样的案例中，你经常可以在看不到患者声带的情况下顺利插管。有些有经验的麻醉医生会尝试用导芯塑形过的气管内导管，盲插入会厌下方。更常见的情况是选择一种备用设备，如Bougie，将其先插到会厌下方，其尖端沿气管软骨环划过时，往往会有"咔嗒咔嗒"的感觉。随后，气管内导管可以在Bougie引导下进入气管。其他的选择是使用不同的喉镜来改善视野。视频增强设备，如GlideScope，Bullard喉镜或C-Mac，可以显示较常规喉镜更好的视野，因为它们将摄像机或光纤束整合到了喉镜片的远端。当然还有一种选择是可弯曲的纤维支气管镜来定位声门，使用时提前将纤支镜穿过气管导管，随后将气管导管沿支气管镜滑入气管。对该案例来说，还有一种选择是使用喉罩，将纤支镜通过喉罩插管或使用插管型喉罩来插管（其专门适合于插入气管内导管，而不需要纤支镜），或苏醒患者，甚至可取消手术。在这一案例中，你使用了非去极化肌松药，所以你需要持续控制气道，直至药效可被逆转，这需要经过较长时间。在ASA困难气道处理方案指导的这些方法中，麻醉医生通常会选择自己偏好的方法以应对这种情况。一般比较明智的方法是使用你有经验的方法，而不是在紧急情况下尝试你不熟悉的方法。因此，受训练者应该择期尝试尽可能多的器械及技术，以增长经验。

建议延伸阅读资料

[1] Orebaugh SL (2007) Atlas of airway management techniques and tools. Lippincott, Williams, and Wilkins, Philadelphia

[2] Moore KL, Dalley AF (1999) Clinical anatomy, 4th edn. Lippincott, Williams, and Wilkins, Philadelphia

[3] Peterson GN, Domino KB, Caplan RA et al (2005) Management of the difficult airway: a closed claims analysis. Anesthesiology 103: 33–39

[4] Apfelbaum JA, Hagberg CA, Kaplan RA et al (2013) Practice guidelines for the management of the difficult airway: an updated report by the American Society of Anesthesiologist's Task Force on management of the difficult airway. Anesthesiology 118: 251–270

[5] Mallampati SR, Gatt SP, Gugino LD et al (1985) A clinical sign to predict difficult tracheal intubation: a prospective study. Can J Anaesth 32: 429

[6] Hagberg CA (ed) (2007) Benumof's airway management, 2nd edn. Philadelphia, Mosby Elsevier

[7]   Finucane B, Santora A (2003) Principles of airway management, 3rd edn. Springer, New York

[8]   Caplan RA, Benumof JA, Berry FA (2003) Practice guidelines for the management of the diffi cult airway: an updated report by the American Society of Anesthesiologist's Task Force on management of the diffi cult airway. Anesthesiology 98: 1269–1277

第十章　麻醉机

Alvaro Andres Macias

为了获得最佳效果，推荐在阅读本章内容前浏览第Ⅴ页的案例学习和问题。

重点学习目标

（1）了解自医院中心供气站至患者的气体流动过程。

（2）学习麻醉机的关键组成部分（挥发罐、流量计、呼吸回路、废气清除系统、警报器）。

（3）了解麻醉机内部的安全机制。

麻醉机的设计使其可以接收来自医院中心供气的气体、控制气体流量、蒸发挥发性麻醉药和输送特定量的气体至呼吸回路。现代麻醉机利用先进的电子设备和集成部件来实现这些目标，同时也配备了相当多重要的安全部件，这些部件在最近几十年日益改进。

麻醉机的组成

麻醉机可以被分为几个子系统，每个系统都有自己的功能及特点。一种方法是依照机器内部的气体压力来划分麻醉机的各部分。据此可将麻醉机分为一个高压系统和一个低压系统。

高压系统包括将气体从墙壁管道引至流量控制阀所需的部件。低压系统则将气体自流量控制阀输向患者，这可防止高压气体直接输向患者（可导致气压伤或肺损伤，见表10.1）。

气体自管路（或气筒）流向机器，途中被引导经过故障安全阀，进入流量控制阀。自此，气体进入流量计，再进入挥发罐，最终经气体共用出口进

表10.1　高压和低压系统的组件

高压系统

　　输送气体的管道和气筒

　　故障安全阀

　　压力调节器

　　快速充氧阀

低压系统

　　流量计

　　挥发罐

　　流量控制阀

　　止回阀

　　共用气体出口

麻醉机基本组件

气源（O_2、N_2O、空气）

流量计

挥发罐

废气排出系统

注意：呼吸回路和CO_2吸收罐与机器是分离的。

入麻醉回路和患者体内（图10.1）。

管路输入

　　气体通过与麻醉机连接的管路系统，从医院中心供气到达机器。管路和连接软管都是用颜色标记的：绿色为氧气，黄色为空气，蓝色为氧化亚氮。连接机器的软管使用了直径指数安全系统（diameter-index safety system，DISS）。DISS（图10.2）是一个不可相互替换的螺纹连接头，这使得在形状上氧气软管不能与其他任何非氧气的输出口相连接——因为墙式连接口和软管接头的尺寸、直径都是气体专一性的。

气筒输入

　　气筒使用的是针指数安全系统（pin index safety system，PISS）来防止连接错误。在麻醉机背面，可以看到至少有一个供备用气筒（氧气）使用的位

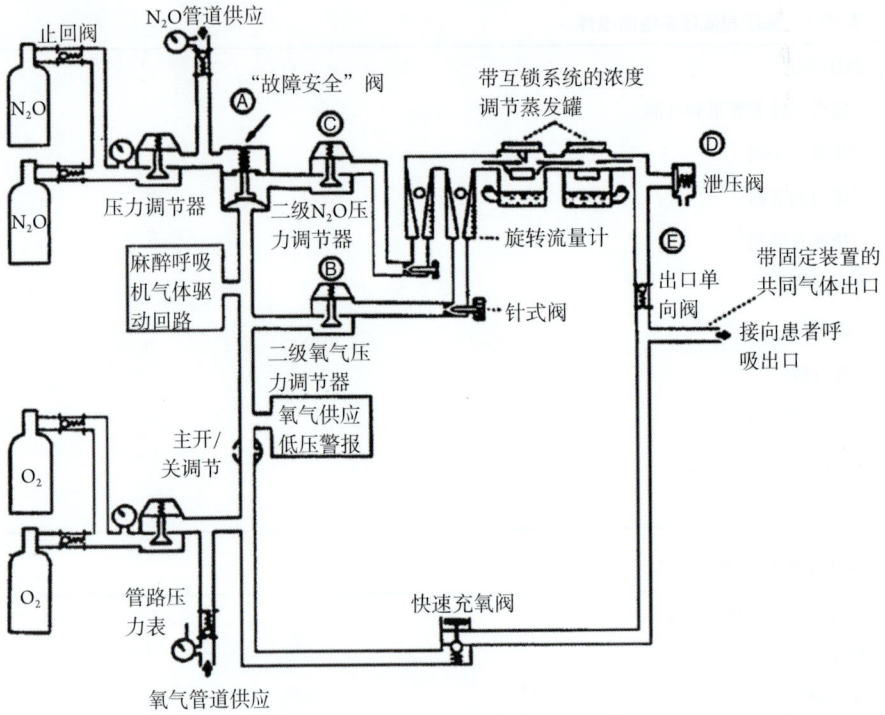

图10.1 基本的双气体麻醉机气流排布（经许可复制自《核查：术前麻醉机检查指南》，ASA，1987。经允许转载自美国麻醉医师协会，520 N. Northwest Highway, Park Ridge, Ⅲ）

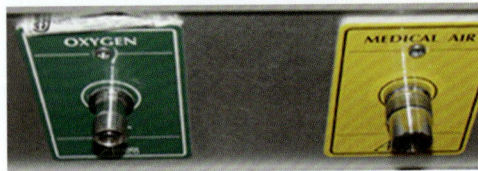

图10.2 直径指数安全系统

置。与气体管路和软管类似，每一个气筒也用颜色标记以防止错误。这些气罐通常都用于在管道或中心气体供应失败时的应急储备。

气筒

气筒有各种不同的标准尺寸。最常用于手术室的是E筒（表10.2）。通过了解储藏于罐内气体的物理特性，可以计算罐内剩余气体量（和/或时间）。

举例：假设一个氧气筒的压力计显示为1 100 psi，而你计划输出氧气速度

表10.2　E筒的性能

E筒的性能	氧	空气	氧化亚氮
筒的颜色	绿	黄	蓝
容量	625 L	625 L	1590 L
充满时的压力	2 200 psi	750 psi	1800 psi
物理状态	气态	气态	液态及气态

为6 L/min，则你可估算出罐内剩余312 L氧气（1 100 psi/2 200 psi × 625 L），在6 L/min的速度下，氧气大约可输送52分钟。[①]

压力控制

　　自管路或医院中心供气站的气体，墙端压力为50~60 psi。充满的氧气筒输出的气体压力为2 200 psi，而充满的氧化亚氮筒输出气体压力为745 psi。为保证有可接受的气体压力持续输向患者，麻醉机在气体回路中设有压力控制部件。这些控制部件可以降低气罐压力至45~47 psi，管道压力不高于50~60 psi。这使得来自中心管路而不是气筒的气体优先被使用，以确保气筒不被无谓地耗尽。最后，机器对每种气体还有一个高压释放阀门，当机器内压力过高（95~110 psi）时会开放。

故障安全系统

　　在发生氧气供应失败时，如果氧气压力（而非流量）下降至一个危险限值，其他气体的供应将被中断，并且触发报警，这就是所谓的故障安全系统。该系统不能防止低氧浓度混合气体的输送，这是因为如果氧气压力正常，其他气体就依旧会被输送。这就是为什么在呼吸回路的吸气端装备一个持续工作的氧探头详见下文以及机器中的比例控制系统是至关重要的。

流量计

　　流量计是高压系统与低压系统的分界线。输送管路、气筒和在流量计之前的管道被认为是高压回路部分，而之后的被认为是低压系统。流量计共有3种：可变节流孔、电子式和恒压式。

　　当流量阀逆时针旋转时，气流增大——直到达到需要的流量。值得一提

---

① 1 psi = 6.895 kPa

的是，流量计都是按照它们输送的气体校准的，不能互换。氧流量计总是在其他所有流量计的下游（美国的位于最右），以便在某个流量计发生泄露时，减少输送低氧浓度混合气体的机会。

为了防止输送低氧浓度的氧气和氧化亚氮混合气体，所有机器都有一个氧气/氧化亚氮比例控制器，它将氧化亚氮流量与氧气流量进行联动。这保证了最低氧浓度为21%~25%。

挥发罐

挥发罐的主要作用是在挥发性麻醉药物到达患者前将其蒸发成气体。所有挥发罐都是药物特异的，并有浓度刻度盘，可以严格控制输至患者的麻醉性气体量。

目前使用的挥发罐有两种：可调节旁路挥发罐和电子挥发罐。可调节旁路挥发罐将新鲜气流分成两股，一股与挥发性麻醉药接触并将其带走，而另一股以原样离开挥发罐，随后两股气流在离开挥发罐时混合，进入呼吸回路。

电子控制挥发罐最常用于地氟烷（因为其沸点为23.5 ℃或73.4 ℉，与室温接近）。它工作时将地氟烷加热至39 ℃，以获得持续的蒸气压。这种挥发罐中没有新鲜气体通过。它仅是将所需剂量的药物释放，再与新鲜气体混合。有一点需要注意，这种挥发罐没有海拔补偿机制。

所有新式挥发罐（除地氟烷挥发罐外）都会对温度及周围气压变化作出补偿。这保证了任何时候输至患者的药量都是一样的。

因为挥发罐为药物特异的，向挥发罐中注入正确的药物是至关重要的——否则非预期浓度的药物将会输向患者。为了避免误充药物，挥发罐有颜色标记，并有特异的注药口，仅可接受正确的插口或注药管（图10.4）。

气体输出

气体输出系统将带有挥发性麻醉药的新鲜气体从麻醉机输入呼吸回路。

警报器

麻醉机有多种警报器。每个都有一个低压力警报，当回路中的气道压力达不到设定值时就会报警。当回路管道脱落时，它是第一个响起的警报。

氧气的故障安全探头监测系统内是否存在氧分压降低。如果压力降至某一设定值之下，该监测系统会响起警报并关闭其他气体的流入——直到氧气压力恢复。

在呼吸回路吸气端的氧传感器监测输至患者的氧浓度，在输入的FiO_2低于设定值时报警。这可能是整个麻醉机中最重要的监测。

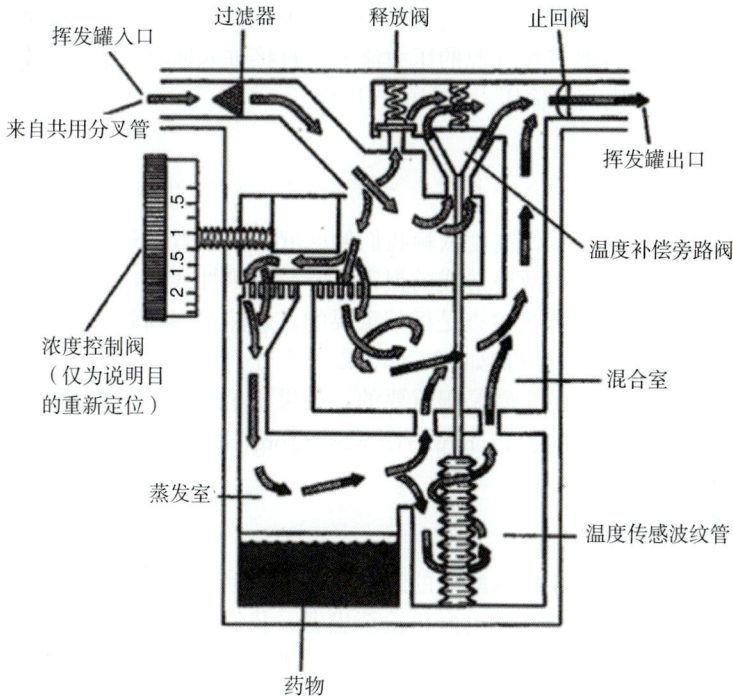

挥发罐入口　过滤器　释放阀　止回阀

来自共用分叉管

挥发罐出口

温度补偿旁路阀

浓度控制阀
（仅为说明目
的重新定位）

混合室

蒸发室

温度传感波纹管

药物

图10.4　挥发罐示意图（经允许转载自Biomedical Engineering Handbook. Bronzino, J. Springer Press 2000. 图84.2, 86页）

废气排出系统

废气排出系统可防止手术室内专业人员不必要地暴露于吸入麻醉药。美国国家职业安全与健康研究所（National Institute of Occupational Safety and Health，NIOSH）建议限制室内氧化亚氮浓度在25 ppm内，卤化烷类吸入麻醉药在2 ppm内。每台麻醉机都有连接至医院中央吸引的接口，以及一个调节到可允许10~15 L/min速度排放废气的真空控制阀。同很多系统一样，它也有一些危害随之而来。如果系统堵塞，机器可能输送过高的正压至患者，增加气压伤的风险；反之，如果系统产生过大负压，则可能意外自患者处吸走新鲜气体，增加挥发性麻醉药的用量。

快速充氧阀

快速充氧阀是允许麻醉医生输入100%氧气的安全装置，氧气不含挥发性麻醉药，且流量很高（40~55 L/min），可在任何时候直接进入呼吸回路。仔细看图10.1，可以发现在氧气源（管路或气筒）和共用气体流出口之间存在一个直接通路，它越过了压力控制器。当阀门被打开（通过按压机器前面的按钮），它可以允许氧气按气源的压力流入，直接进入回路及患者的肺部。这一操作可能导致因高传输压力引起的气压伤。

麻醉机检查

作为麻醉医生，我们高度依赖我们的麻醉机向患者输送新鲜气体及麻醉药物。实际上，麻醉机故障造成的损害可能是灾难性或致命的。因此，在每个手术开始前进行麻醉机检查是极其重要的。虽然很多新款麻醉机可以自动检查，但是了解每种麻醉机如何工作，以及在任何故障发生时，了解可以用来解决某个特定问题的步骤是很重要的。如果要了解某一种类型机器特定的检查步骤，可参考ASA网页：http://www.asahq.org/clinical/checklist.htm。

麻醉呼吸系统

认识到呼吸系统不是麻醉机的组成部分是很重要的。麻醉机结束于共用气体流出口。为了将气体从麻醉机输至患者，我们需要一个呼吸系统。有多种呼吸回路系统的设计，它们被分为紧闭、半紧闭、开放和半开放几类。这一分类基于系统是否有单向阀、储气囊、重复吸入呼出气体以及化学性中和患者呼出的二氧化碳。

目前最常用的系统是循环回路系统（图10.5）。循环回路系统由吸气单向阀、吸气端、Y型管、呼气端、呼气单向阀、APL阀、储气囊、气囊/机械通气选择开关以及二氧化碳吸收罐组成。这一系统本身可被归入紧闭、半紧闭或半开放系统，取决于其利用了多少新鲜气流。

循环回路系统将来自麻醉机共同气体流出口的气体输至患者。根据输至患者的气体总量，可能出现重复吸入呼出气体的情况。为避免重复吸入二氧化碳，机器中有单向阀和二氧化碳中和系统。这些装置防止了任何二氧化碳重复吸入，并在很多情况下减少了必须注入系统中的吸入麻醉药总量。

湿化器

由于从麻醉机输至患者的新鲜气体越过了所有天然的吸入气体加湿机制（鼻腔、口腔分泌物），必须采取措施防止呼吸道黏膜脱水。使用湿化器能够达到该目的，这些装置可以主动地或被动地进行加湿。

被动湿化器（最常用）在呼气时锁住一部分水分，使得在一个吸气循环中，一些水分会被加回新鲜气流中。主动湿化器有一个储水腔，将水蒸气加入吸入气流。主动湿化器不会增加回路中的死腔，而被动湿化器则会。

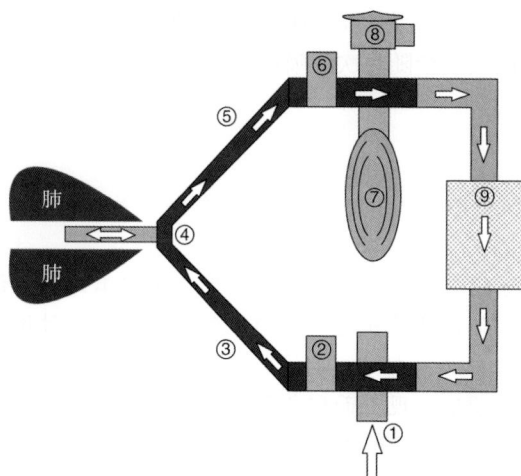

图10.5 麻醉机循环回路系统气流示意图（图片由J. Ehrenfeld提供）

①新鲜气体进入循环回路系统；②吸气端单向阀；③吸气管道；④患者Y型管；⑤呼气管道；⑥呼气端单向阀；⑦储气囊；⑧可调节压力限制（Adjustable Pressure Limiting，APL）阀；⑨CO_2吸收剂。

呼吸机

呼吸机是一个精密而关键的部件，在过去的20年间有相当大的改进。通气模式主要有两种，容量控制通气（volume control ventilation，VCV）和压力控制通气（pressure control ventilation，PCV）。利用精密的计算机算法，近年来还研发了一些其他的模式，包括压力支持通气（pressure support ventilation，PSV）、同步间歇指令通气（synchronized intermittent mandatory ventilation，SIMV）、压力控制容量保证通气（pressure controlled volume guaranteed ventilation，PC-VGV）等。

在VCV中，输向患者的潮气量（tidal volume，TV）由麻醉实施者设定，每次呼吸时机器向患者输送该设定的潮气量。这一模式下，随着患者肺脏情况变化，机器每次输送潮气量的气体，其压力也会发生改变。一般情况下，在机器输送预设潮气量的压力超过设定值时，高压警报响起。比如，欲输送600 mL TV，那么每次呼吸机器都会输送600 mL混合气体，但是吸气压力可能根据每次呼吸而改变。

而在PCV模式中，麻醉实施者设定机器输送压力的最大值，以达到一个大致的潮气量。这时每次呼吸输入的潮气量可随患者肺脏情况而不同。在预设压力不能达到时，警报会响起。比如，欲输送的气道压峰值（peak inspiratory pressure，PIP）为20 cm H_2O，这时每次呼吸时，机器会输送20 cm H_2O的PIP，但是潮气量会随每次呼吸而改变。

案例学习

（请注意，如果你阅读了此章节中提及的网络补充材料，处理本案例将会更容易。）

这是一个忙碌的工作日，你和主治医生在一起工作。他让你为第一台手术准备好手术室。你已熟悉气道工具的准备，并已事先讨论过将需要使用的药物。当你正朝着手术室走时，主治医生大声叫住你"记得检测麻醉机"。你走进手术室，失望地发现里面配备了一台型号较老的麻醉机，与你平时所用的新款麻醉机不同，它没有自动检测功能。

你开始检视从墙式气体出口连接至麻醉机的管路。你如何确定它们已恰当连接并且功能良好？

气体管路是有颜色标记的，绿色为氧气，黄色为空气，蓝色为氧化亚氮。你可以检查以确保它们接在了正确的墙壁气体出口及机器接口上，但是它们极不可能被误接。这是因为接头都是由直径标记的，不能被接至错误的出口或入口上。你可以视检麻醉机上的压力表，确保管路内压力充足（由一个绿色条带指示）。

如果医院气体供应故障，你如何确保有足够的备用气体供应？

所有麻醉机都有氧气储存罐，并且通常有氧化亚氮罐，二者都直接连接在机器背部，作为备用供应。你可以打开其中一个氧气罐的阀门，检查指示罐内压力的阀门，确保你有足够的储备。相对于满罐为2 200 PSI而言，通常建议至少应有1/2罐，即显示为1 100 PSI的氧气。这意味着罐内存有稍多于300 L的氧气，足够在5 L/min的速度下供应超过1小时，在低流量下应用时间则大大延长。

你如何检测麻醉机，以确保其不会输出含氧量过低的混合气体？

机器内有数种安全机制以保证输入足够的氧气，防止低氧血症。你可以在回路中通入100%的氧气，确保氧气监测的读数为100%，以测试其精确度，并且你可以将传感器置于回路外，暴露于空气中，确保其读数为21%。该监测应该在混合气体低氧浓度时报警。另外，气流控制系统中还有一个联动装置，防止你设定相对于氧流量过高的氧化亚氮流量。你可以同时打开两种气体，然后降低氧流量；在某一点，氧化亚氮流量应当自动降低。最后，有个"故障安全阀门"，它感应氧气和氧化亚氮的压力，会在氧气压力降低时关闭其他所有气流。你可以在输送氧化亚氮时拔除墙式氧气供应（并且关闭氧气储存罐），以测试该阀门。氧化亚氮气流应该被关闭且警报应该响起。

随后你顺利地开始实施麻醉。患者接受了气管插管且正在进行机械通气。你注意到二氧化碳监测仪似乎提示存在吸入CO_2。根据你对麻醉机的了解，有可能发生了哪些情况（图10.2）？哪些原因是你在检测机器时本可以发现的？

吸入CO_2说明在回路中，或是吸入和呼出的气流未有效分离，或是CO_2吸收罐未正常工作。特别是在呼出单向阀无效时，呼气端含有呼出CO_2的气体可以被重复吸入。同样的现象可能在吸入单向阀无效时出现，这取决于新鲜气流的大小。此时，一些呼出气体可以进入吸气端而不是呼气端，如果新鲜气体不能在下次吸气前将其"洗脱"，该患者就可能吸入一些这样的含有CO_2的气体。你应该能在机器检查时发现不正常工作的阀门。推荐的方法各有不同，但基本上都是通过透明上盖观察在吸气和呼气时阀门的功能。

另一种可能是CO_2吸收剂失效。吸收罐中含有能与呼出CO_2发生化学反应的小颗粒，将其从气流中去除。这一化学反应会使指示剂从白色变成紫色，以指示这些颗粒是否被耗竭。不幸的是，这些颗粒会在干燥后重新变成白色，所以如果已被耗尽的吸收剂在最后一台手术后被留在原位，你就不能在检查时发现这一问题。现在，你脱离困境了！

建议延伸阅读资料

[1] Dorsch JA, Dorsh SE（1999）Understanding anesthesia Equipment, 4th edn. Lippincott, Williams & Wilkins, Philadelphia

[2] ASA Machine Checklist. http://www.apsf.org/newsletters/html/2008/spring/ 05_new_guidelines.htm

[3] Morgan GE, Maged SM, Michael JM（2006）Clinical anesthesiology, 4th edn. Mc Graw Hill, New York

[4] Stoelting RK, Miller RD（2000）Basics of anesthesia, 4th edn. Churchill Livingstone, New York

[5] Barash PG, Cullen BF, Stoelting RK（2006）Clinical anesthesia, 5th edn. Lippincott, Williams & Wilkins, Philadelphia

第十一章　麻醉设备及监测

Basem Abdelmalak and D. John Doyle

为了获得最佳效果，推荐在阅读本章内容前浏览第Ⅴ页的案例学习和问题。

重点学习目标

（1）掌握术中各项监测的应用指征。

（2）熟悉各种监测的基本原理。

（3）了解各种监测的局限性。

引言

在手术室、重症监护病房、急诊科和急救环境中，患者的监测以及用于监测的设备对于患者的处理至关重要。监测过程可以简单到规律地测量基础生命体征（血压、心率、呼吸、体温），也可能涉及很高级的技术，如放置肺动脉导管。对患者的监测同样包括通过解读已有的临床资料，来确定或预测一名患者可能存在的问题。所以，患者监测不仅包括定量的生命指征测量（如呼吸频率），也包括定性的观察（如患者不适的体征——躁动或出汗）。这一过程还包括推定诊断，如单侧胸廓抬高可能意味着单侧支气管插管或气胸。

通过视诊及听诊进行监测是麻醉监测的核心，包括多个维度：

（1）观察患者肤色、呼吸形态、辅助呼吸肌的参与，寻找体动、面部扭曲或患者的不稳体位。

（2）术中于监测仪上观察患者临床数据。

（3）观察手术区域的出血及凝血（如外科医生是否使用了很多纱布或者是否进行了大量吸引）。

（4）监测所有管路的工作情况，确保静脉导管没有渗漏。

（5）进行麻醉机和工作区域的检查。

美国麻醉医师协会（ASA）的《原则声明》强调了麻醉期间对患者实施监测的重要性（表11.1）。

基于上述原则，患者同时接受临床观察（"看、听、感觉"）以及专业监测设备的监测（表11.2）。最重要的是，这类监测信息可以有效地发现多种临床问题。一些监测（如气道压力）通常是麻醉机的组成部分。另外，也应该密切观察患者的呼吸形态和肤色，发现不适体征等。

血压监测

每个医学生都学习过通过听诊Korotkoff音来轻松实现手动血压监测。然而，自动血压监测更实用，这一技术通常通过示波测量术来实现。该方法中，袖带被充气至高压力，然后缓慢放气，当袖带压力首次下降到收缩压以下时，袖带压力的振荡随即被检测到；随着放气继续，振荡振幅最大时的袖带压力被

表11.1　ASA监测标准

标准1：在所有全身麻醉、区域麻醉和麻醉性监护的实施过程中，合格的麻醉人员应始终在场
标准2：在所有麻醉期间，应连续评估患者的氧合、通气、循环和体温（其中"持续"表示无中断，"连续"表示规律而频繁地重复）

表11.2　全身麻醉案例中使用的典型监测设备

心电图[提供关于心率、心律、缺血（ST段）的信息]
血压（手动、自动、动脉导管）
脉搏血氧仪（一般于指尖或耳垂）
二氧化碳检测仪[尤其对使用声门上气道（如喉罩）或气管插管患者]
氧分析仪（麻醉机的一部分）
麻醉药物浓度分析仪
体温（一般为食管、鼻咽或腋下）
心前或食管听诊器（听心音、呼吸音）
气流/肺量计（麻醉机的一部分）
气道压力监测（麻醉机的一部分）
气道脱落报警（麻醉机的一部分）
外周神经刺激器（已使用肌肉松弛药时）
尿量计（适当时测量尿量）

识别为平均血压；之后震荡开始减退，直到达到舒张压（图11.1）。

对大多数短时间的手术，自动血压监测至少每5分钟进行一次。许多自动血压计也具有"即刻"模式，即在一次测量后立即进行下一次。许多麻醉医生也在另一手臂上放置手动操作的血压袖带，以防自动血压监测不能提供合理的数值，如当患者的手臂被塞于床单下且外科医生靠在袖带上时，数据可能不准。第二个袖带通常放置在有脉搏血氧计的一侧手臂上，当其充气到脉搏血氧仪波形消失的压力时，刻度盘将指示患者的收缩压；或者，也可将第二个血压袖带放置在患者的下肢。

在更长更复杂的案例，或病情较重的患者中，经常使用经动脉置管的有创血压监测。动脉置管最常选择一侧桡动脉，但也可能置入肱动脉、股动脉、尺动脉或足背动脉，这些情况不太常见。该方法是将一根动脉导管（通常成人为20 G）通过一根细的充满液体的管道连接到压力传感器（图11.2）。这种设置可以提供每次搏动的压力信息，对于心室功能较差的患者很有帮助。此外，由于能够容易地从动脉管路抽取动脉血以检测动脉血气，这一技术特别适用于伴有肺疾病或酸碱平衡紊乱的患者。并且，可便利获取血样以行血红蛋白或血糖水平检测，使动脉置管在患者病情随时间快速变化或预期大量失血的案例中很有用。

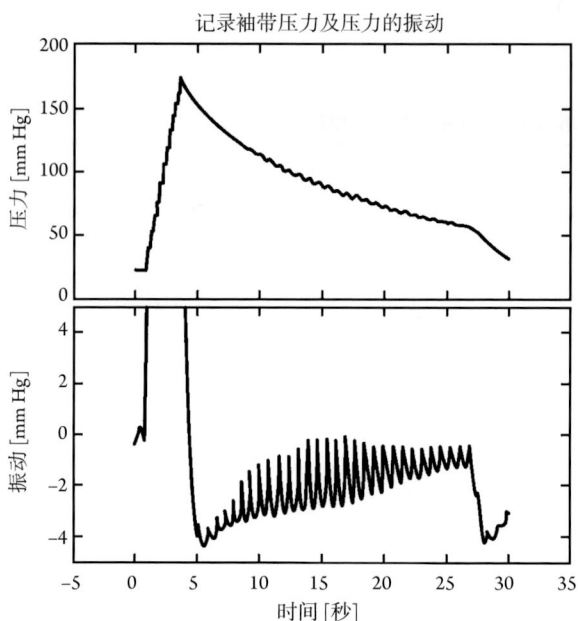

图11.1　使用示波器测量血压示例

振动峰值对应于平均动脉压（经Bronzino许可转载[15]）。

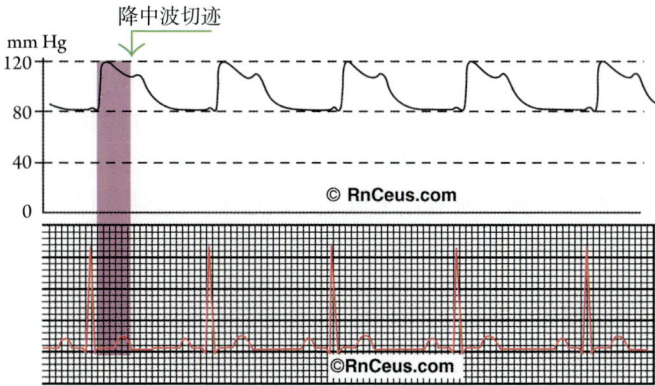

图11.2　动脉波形及其与心脏周期的关系（经www.rnceus.com/hemo/artline.htm许可转载）

心电图监测

所有麻醉患者都要行心电图监测。这为临床医生提供了三类信息：①心率；②心律；③可能发生心肌缺血的信息（通过ST段分析）。此外，ECG监测可帮助评估心脏起搏器的功能。

麻醉时最常使用的心电图系统是5个电极导联系统。这种设置（图11.3）可以记录6个肢体导联中的任意一个，外加一个单独的心前区（V）导联。

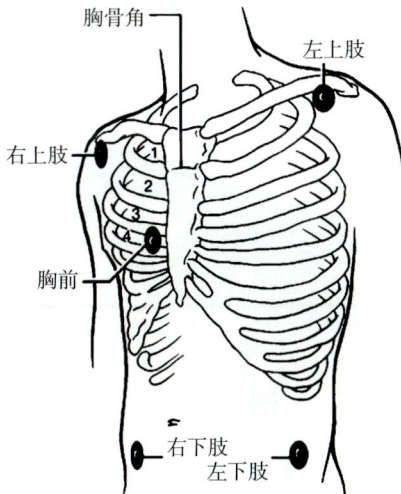

图11.3　典型的术中心电图监测中所使用的5个电极的位置（经ASA许可转载[16]）

脉搏血氧仪

　　脉搏血氧仪是一种简单、无创的监测动脉血氧饱和度与氧分子结合的血红蛋白（hemoglobin，Hb）的百分比的方法。以这种方式获得的动脉氧饱和度通常称为SpO_2。脉搏血氧计包含一个连接到患者手指、脚趾或耳垂的探头，通过导线连接到脉搏血氧计主机上（图11.4）。它测量某一组织穿透和/或反射的红光（如660 nm波长）和红外光（如940 nm波长）。大多数机器，每次心跳都产生一个声音提示，其音调随着血氧饱和度读数而改变。

　　当SpO_2下降到低于90%时，一般认为患者有低氧血症，这一点通常对应于60 mmHg的动脉PaO_2。使用脉搏血氧计的一个重要优点是，它可以在患者发生临床紫绀之前，很好地检测出低氧血症。脉搏血氧计在所有进行麻醉的患者中强制使用。然而重要的是，应该认识到脉搏血氧计不提供关于动脉CO_2水平的信息，并且无助于评估通气量是否充足。脉搏血氧仪现在可以低于1 000美元购得。有一种设计甚至能够提供血红蛋白信息，这是对预期大量失血的手术患者很有用的一项特性。

二氧化碳和通气监测

　　二氧化碳监测（图11.5）是对呼吸气体中二氧化碳（CO_2）浓度的连续分析和记录。二氧化碳监测是ASA强制用于全身麻醉及适度镇静的监测。二氧化碳监测有两种类型：回路内和回路外。回路内式仪器在呼吸回路中插入采样窗口以进行气体测量，而更常见的回路外式仪器从呼吸回路中吸入气体并

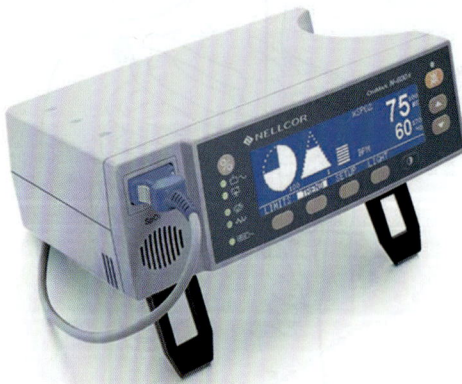

图11.4　手术室使用的典型脉搏血氧计，显示SpO_2为75%，心率为60次/min
显示的波形允许观察者确定存在高质量的信号（图片由Covidien提供）。

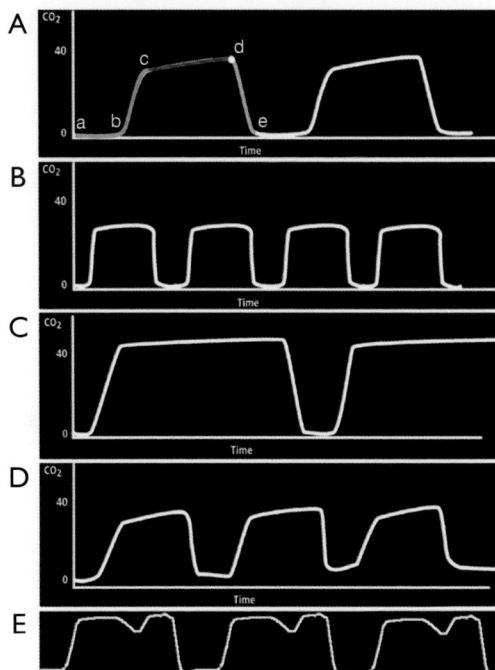

图11.5　二氧化碳描记图

（A）正常通气。点d处的CO_2水平（呼气末CO_2）正常约在40 mmHg左右。如上所示，二氧化碳描记图具有与呼吸周期相对应4段。第一阶段（a、b）是由于死腔气体呼出而形成的平坦部分。它应该总是下降到零；否则正在发生重复吸入。第二阶段（b、c）是由混合死腔和肺泡气体的呼出导致的上升段。第三阶段（c、d）是表示肺泡CO_2呼出的平台部分。第四阶段（d、e）代表吸气开始（经Oridion Medical，Inc. www.oridion.com的许可使用）。（B）过度通气。此时呼气末CO_2明显低于40 mmHg。过度通气有时是一种减少头部外伤患者颅内压力的手段（经Oridion Medical，Inc. 许可使用）。（C）通气不足。此时呼气末CO_2明显高于40 mmHg。此情况下，这是由于呼吸频率低，它同样可能在使用阿片类镇痛药的自主呼吸患者中发生（经Oridion Medical，Inc. 许可使用）。（D）重复吸入。该情况下，CO_2浓度从不降至零。常见原因是麻醉机患者呼吸回路中的CO_2吸收剂（如钠石灰）耗竭。这可以通过增加新鲜气体流量来纠正（经Oridion Medical，Inc. 许可使用）。（E）平台上的切迹（"箭毒裂"）提示机械通气期间存在自主呼吸。

在回路外进行分析。二氧化碳监测可以使用红外技术（最常见），或其他技术如质谱分析、拉曼散射或光声技术进行检测。

二氧化碳监测在许多重要的临床状况中都很有用：

（1）发现麻醉呼吸回路断开。

（2）核实气管插管（当气管导管进入食管时，不能获得持续、正常的二氧化碳描记图）。

（3）帮助发现通气不足（通常存在呼气末CO_2升高）和过度通气（通常存在呼气末CO_2降低）。

（4）发现CO_2的重复吸入（此时吸入CO_2水平不为零）。

（5）二氧化碳描记图提示COPD（此时二氧化碳描记图中不存在平台）。

（6）监测心脏骤停和CRP过程中的CO_2清除（二氧化碳描记图随着循环充足、肺血流改善而"改善"）。

二氧化碳监测在监测镇静或麻醉患者的通气时同样重要，因为仅观察胸廓运动和皮肤颜色通常具有欺骗性，特别是皮肤颜色。通过观察可靠地估计胸廓运动的程度通常是困难的，而观察到紫绀（暗淡、皮肤颜色发青）仅能提供低氧血症存在的晚期警示。相比之下，二氧化碳监测的使用通常为临床医生提供了可靠的呼吸频率数据，并有助于早期检测阻塞性通气、通气不足或窒息。谨记另外一点，由于二氧化碳监测直接监测通气，它会在脉搏血氧饱和度仪发出警报之前就警告麻醉医生不良通气事件的存在。因为吸氧，患者可维持完全可接受的动脉血氧饱和度水平，但存在极端的高碳酸血症，这种情况在临床是绝对真实存在的。

注意，呼气末二氧化碳急剧地减少有时是由于灾难性的心肺事件，如循环停滞、大的肺动脉栓子或严重低血压（如极度失血或下腔静脉压迫）。

除二氧化碳监测外，机械通气时也应谨慎地监测潮气量（V_T）和气道压力。潮气量可随着患者状况的改变而改变，例如，当使用压力控制通气模式时，V_T与总胸廓顺应性（肺和胸壁）成反比。非患者相关因素，如回路泄漏和导管套囊部分充气，可能导致V_T的减少。

气道压力（峰值和平台）也可以随着患者因素而改变。例如，当使用容量控制通气时，气道压力与总胸廓顺应性成反比。非患者因素，如导管弯折和黏液阻塞可增加对气流的阻力，进而导致气道压力的增加。

肌肉松弛监测

在手术时，常常需要使用神经肌肉阻滞药如罗库溴铵来实现肌肉松弛或者麻痹。比如，为了利于气管插管、腹部缝合，或者确保在神经外科手术时不发生体动都可能需要肌肉松弛的帮助。在这些情况下，可采用神经肌肉阻滞监测或"抽搐监测"。这一技术通常是将电极置于尺神经或面神经，并使用周围神经刺激器刺激神经（图11.6）。神经刺激器通常有两种使用模式：2秒内高电压脉冲的"四个成串刺激（TOF）"（比较常用）和每秒50次（或有时为100次）脉冲刺激的快速强直刺激。在任一刺激方式下观察到的"抽搐"反应，都能使麻醉医生得以确定肌肉麻痹的程度。此外，神经肌肉阻滞监测经常在外科手术临近结束时使用，以评估患者是否适合使用拮抗药如新斯的明或舒更葡糖钠（sugammadex）来逆转肌肉松弛作用，以及评估使用拮抗药物的几分钟后，肌松作用成功逆转的程度。

麻醉深度监测

虽然使用"抽搐"监测可以很容易地监测肌肉松弛，但是在全身麻醉期间测量意识丧失的程度却并不容易。麻醉医生用以判定麻醉深度的一些临床技术包括注意患者的体动或痛苦面容、测量呼气末麻醉气体浓度，以及关注血压和心率趋势。除了这些经典的方法，也可以用几个反映大脑功能的电子指标进行监测，其中包括脑电双频指数（BIS）、EEG熵、患者状态指数等。其中，脑电双频指数（图11.7）是迄今为止经过最充分验证并且最常用于监测患者无意识状态的技术。

BIS是一个经过处理的EEG（脑电图）参数，是对大脑电活动的度量。BIS提供了一种定量测量麻醉剂对中枢神经系统影响的方法，与麻醉状态中的镇静催眠成分有关。该监测使用一个无单位的纯数，范围从0~100，其中0是完

刺激电极

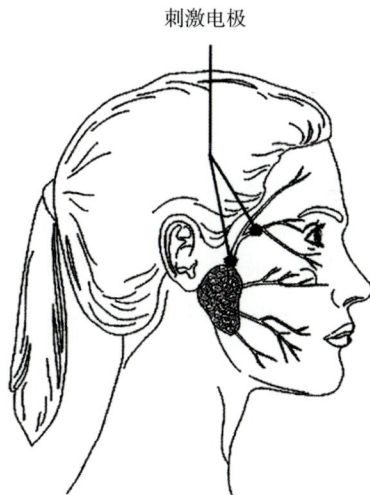

图11.6　正确的面神经刺激电极放置（来自O'Donnell和Nácul[17]，经许可使用）

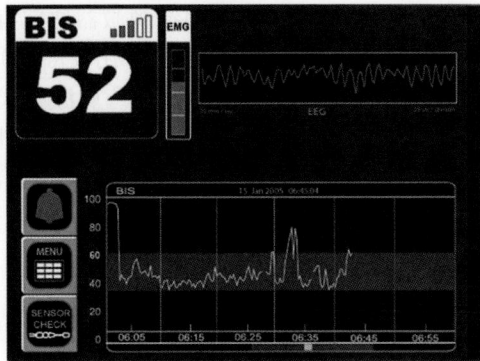

图11.7 双频指数（BIS）监测系统。左：电极组件。右：监测仪显示BIS值为52，原始脑电图显示在右上方，处理信号显示于底部

全脑电静默，100代表完全清醒的EEG。通常认为40~60之间的BIS指数对应于充分的手术麻醉。近期研究表明，BIS可能不能防止术中知晓，而监测呼气末麻醉气体浓度却可能可以。

温度监测

　　人体的正常核心温度通常在36.5 ℃~37.5 ℃之间变化，在全身麻醉诱导后通常降低0.5 ℃~1.5 ℃。热量散失是由于麻醉药物使体温调控受损，再加上患者暴露于寒冷的手术室环境中所致。当体温下降较多时，可能发生低体温。低体温被定义为核心体温低于35 ℃，并可以分为轻度（32 ℃~35 ℃）、中度（28 ℃~32 ℃）和重度（<28 ℃）。虽然轻度低体温有时对于头部外伤患者是可取的，但在其他条件下，低体温的负面影响（如心肌收缩力受损、心脏传导受损、凝血功能受损、术后感染率增高）可能导致不良的临床情况。除非使用强力空气加温系统等特殊预防措施，否则在进行腹部或胸部手术时，患者特别容易出现核心体温降低的情况。最后，在所有接受全身麻醉的患者中，恶性高热（详见附录B）仍是一个在理论上存在的风险。虽然核心体温的升高不是典型的首发征兆，但与恶性高热相关的高代谢状态会导致高体温的发生。

　　核心温度可通过置于鼻咽、食管、肺动脉、鼓膜，甚至在直肠或膀胱中的传感器进行测量。皮肤表面的温度一般远低于核心温度，但能够相当好地反映核心温度变化趋势。ASA所制定的患者监测标准要求每位接受麻醉的患者在"计划、预期或怀疑体温发生临床显著变化时"进行体温监测。

中心静脉压（central venous pressure，CVP）监测

中心静脉导管通常经皮置入右颈内静脉，也可经过其他汇入上腔静脉和右心房的部位置入。通常置入这类导管是出于以下两个原因之一：①为可能出现大量失血的情况建立血管通路；②允许测定中心静脉压力（右心前负荷）。这些导管也可用于在空气栓塞的案例中从心脏抽出空气。除了提供中心静脉压力数值的总体测量之外，从中心静脉导管提供的压力波形中可获得大量信息，如图11.8所示。

值得一提的是，仅依靠CVP的值来确定低血压患者接受液体冲击治疗的可靠性，并没有最初设想的那样有帮助。现在认识到，行正压通气的患者，在呼吸周期中收缩压变化越大，患者在液体冲击后血压出现有益升高的可能性就越大。

肺动脉压监测

肺动脉导管（图11.9）通过右心房、右心室和肺动脉瓣进入肺动脉。通常以其发明人的名字称之为"Swan-Ganz"导管，在其尖端有可充气的球囊，

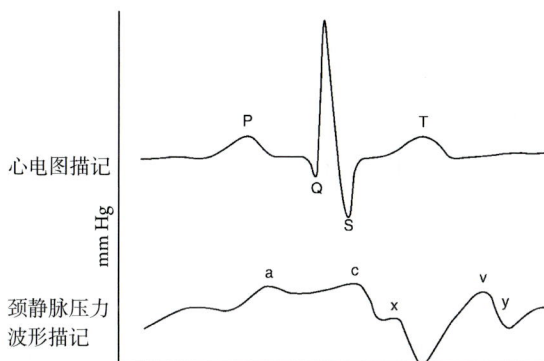

图11.8　中心静脉压波形

a波（正向波）：该波是由于右心房收缩时心房压力增加形成。它与心电图上的P波相对应。c波（正向波）：该波是由心室收缩早期，三尖瓣轻微抬高进入右心房引起的。它与心电图上的QRS波终止相对应。x降支（负向波）：该波可能由收缩期心室收缩引起心室向下运动引起。它在心电图的T波之前出现。v波（正向波）：该波来自右心房血液充盈时，三尖瓣关闭所产生的压力。它出现在心电图上的T波终止时。y降支（负向波）：该波由舒张期三尖瓣开放，血液流入右心室产生。它出现在心电图上的P波之前（经许可使用。来自Norton等[18]）

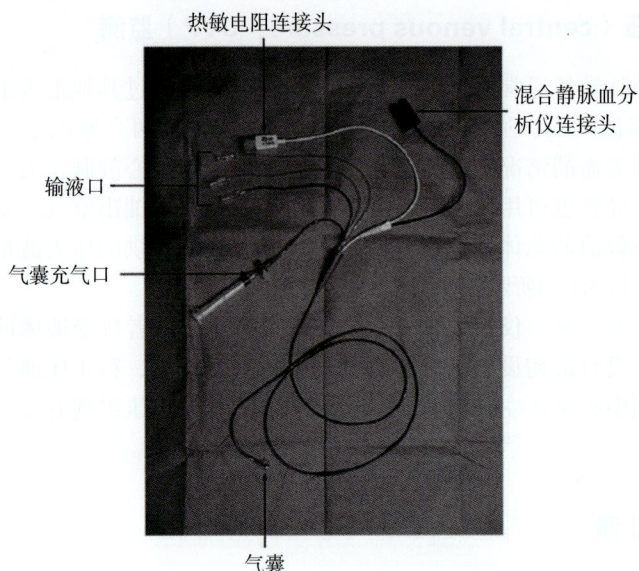

图11.9 典型的肺动脉导管

可随着导管"漂浮"，最终"楔入"肺小血管内。该装置至少包含两个腔：一个用于中心静脉压测量，一个用于肺动脉（PA）压力测量。此外，所有导管都有通过热稀释测量心输出量的途径，有些还可用于心脏起搏、混合静脉血氧饱和度测量或其他特定用途。表11.3显示了使用PA导管可获得的典型数据。表11.4显示了主要根据PA导管获得的数据进行常见临床诊断的血流动力学特征。

其他特殊患者监测

除了上述患者监测之外，特殊的临床情况通常需要专门的监测。例如，在脊柱手术中的脊髓功能监测（感觉和运动诱发电位），在心脏手术或肝移植手术中专门的凝血监测（如血栓弹力图），评估心脏功能的经食管超声心动图（TEE）等。近年来，TEE已成为一种特别流行的解决心脏问题的手段，因为它可以实时提供关于心室充盈、心肌收缩力、瓣膜功能等的信息。

其他麻醉设备

虽然许多麻醉设备与患者监测有关，但也有一部分用于其他目的。这包括麻醉机（第十章《麻醉机》）、用于气道管理的设备（第九章《气道评估及管理》）和用于患者保暖的设备（如强力空气加热器和液体加温器）。

表11.3　由PA导管获得的典型数据

	公式	典型值
CO	SV×HR	4~8 L/min
CI	CO/BSA	2~5 L/min/m^2
SV	（CO/HR）×1000	60~90 mL/beat
SI	CI/HR	40~60 mL/beat/m^2
LVSW	（MAP−PCWP）×SV×0.0136	60~80 g·m/beat
RVSW	（MPAP−CVP）×SV×0.0136	10~15 g·m/beat
SVR	[（MAP−CVP）/CO]×80	800~1 500 dyn·s/cm^5
PVR	[（MPAP−PCWP）/CO]×80	100~250 dyn·s/cm^5

CO，心输出量：每分钟从心脏射出的血液；BSA，体表面积：通常成人约为2 m^2；CI，心脏指数；SVR，体循环血管阻力：左心室对抗的血管阻力（后负荷）；PVR，肺血管阻力：是右心室对抗的阻力；LVSW，左心室每搏功：是左心室每一搏动所做的功，是反映左心室收缩性的粗略指标；RVSW，右心室每搏功：是右心室每一搏动所做的功；SV，每搏输出量：是每次心脏搏动射出的血量；SI，每搏指数；HR，心率；MAP，平均动脉压；PCWP，肺毛细血管楔压；MPAP，平均肺动脉压；CVP，中心静脉压。

表11.4　来源于全身血压和肺动脉导管的血流动力学参数在临床诊断中的应用

诊断	血压	CVP	CO	CI	PCWP	肺动脉舒张压	SVR
低血容量	⇓	⇓	⇓	⇓		⇓	⇑
心源性休克	⇓	⇑	⇓	⇓		⇑	⇑
感染性休克	⇓	⇓	⇓ ⇒ ⇑	⇓		⇓	⇓
神经源性休克	⇓	⇓	⇓	⇓		⇓	⇓
心包填塞	⇓	⇑	⇓	⇓		⇑	⇑

⇓，低；⇑，高；⇒，无变化；CVP，中心静脉压；CO，心输出量；CI，心脏指数；PCWP，肺毛细血管楔压；SVR，体循环血管阻力。

基本麻醉监测标准

　　起草委员会：标准和实践参数（基础麻醉监测标准，由ASA代表委员会于1986年10月21日通过，并于2010年10月20日最后修订，经美国麻醉师协会批准重印，520 N. Northwest Highway，Park Ridge，IL 60068-2573）。

　　基本麻醉监测标准适用于所有麻醉医疗，但在紧急情况下，适当的生命支持措施优先。根据负责麻醉医生的判断，可以随时超出这些标准。上述标准旨在鼓励优质的患者诊疗，但是对这些指标进行观察不能保证任何明确的患者结局。由于技术和实践的进步，它们会不时被修订。它们适用于所有的全身麻醉、区域麻醉和麻醉性监护。此套标准只论述了基本麻醉监测的问题，它仅是麻醉的一个组成部分。在某些罕见或少见情况下：①这些监测方法中的有些可能在临床上不可操作；②恰当使用所述监测方法可能无法检测到意外的临床问题发展。连续①监测过程中的短暂中断可能无法避免。这些标准并非设计用于产科患者的分娩过程或疼痛治疗的实施。

标准 I

在所有全身麻醉、区域麻醉和麻醉性监护的实施过程中，合格的麻醉人员应始终在场。

目标

由于麻醉期间患者的情况变化迅速，合格的麻醉人员应持续在场以监测患者并提供麻醉照护。当已知对麻醉人员存在直接危险时，比如辐射，可能需要间断远程观察患者，这时必须实施一些用于患者监测的准备。如果紧急情况下需要麻醉主要负责者暂时离开，为了做出最佳选择，麻醉医生必须训练有素地来比较紧急情况与已麻醉患者的情况，并且挑选合适的人选以负责其暂时离开时的麻醉。

标准 II

在所有麻醉期间，应连续评估患者的氧合、通气、循环和体温。

氧和

目标

在所有麻醉期间，确保吸入气体及血液中有足够的氧浓度。

方法

（1）吸入气体：每次使用麻醉机施行全身麻醉时，应使用正常工作的氧浓度监测仪测量患者呼吸系统中的氧浓度，氧浓度监测仪应具有低氧浓度报警功能。②

---

① "连续"被定义为"以恒定迅速交替的方式，规律和频繁地重复"，而"持续"是指"任何时间无中断地延续"。

② 迫不得已时，麻醉负责人可以放弃此要求，并要在病历中做记录（包括原因）。

（2）血液氧合：在所有麻醉期间，应采用定量方法评估氧合，如脉搏血氧饱和度。[1]当使用脉搏血氧计时，可变音调的脉搏音及低值警报应可被麻醉医生或麻醉团队成员闻及。[1]应有足够的照明及患者暴露以评估皮肤颜色。[1]

通气

目标

在所有麻醉期间，确保患者充分通气。

方法

（1）对每一位接受全身麻醉的患者都应该连续评估其通气是否充分。定性的临床征象，如胸廓运动、储气囊的观察以及呼吸音的听诊都可用来评估。应连续监测是否存在呼出二氧化碳，除非由于患者本身的原因、手术因素或设备不合适而不能监测。强烈建议定量地监测呼气量。[1]

（2）当插入气管导管或喉罩时，其正确定位必须通过临床评估来确定并且通过呼出气体中的二氧化碳来验证。从置入气管导管/喉罩，直到拔管/移除喉罩或最初转运到术后护理区域时，应使用定量方法，如二氧化碳描记图、二氧化碳计或质谱仪，进行连续呼末二氧化碳分析。[1]当使用二氧化碳描记图或二氧化碳计时，麻醉医生或麻醉团队人员应可闻及呼气末CO_2警报。[1]

（3）当通气由机械呼吸机控制时，应持续使用能够检测呼吸系统部件连接断开的装置。当超过报警阈值时，设备必须发出声音信号。

（4）在区域麻醉（无镇静）和麻醉性监护（无镇静）期间，应通过连续观察相关临床征象以评估通气的充分性。在中度或深度镇静期间，应通过连续观察临床征象和监测呼出二氧化碳来评估通气的充分性，除非由于患者本身原因、手术因素或设备限制而无法监测或监测失败。

循环

目标

在所有麻醉期间，确保患者的循环功能充足。

方法

（1）从麻醉开始直到准备离开麻醉地点时，所有接受麻醉的患者均应持

---

[1] 迫不得已时，麻醉负责人可以放弃此要求，并要在病历中做记录（包括原因）。

续显示心电图。

（2）所有接受麻醉的患者均应测量动脉血压和心率，并至少每5分钟进行一次评估。

（3）除上述外，所有接受全身麻醉的患者还应当通过以下至少一种方法连续评估循环功能：脉搏触诊、心音听诊、动脉内压力波形监测、超声外周脉搏监测，或者是脉搏波描记，亦或是脉搏血氧饱和度计。

体温

目标

在所有麻醉期间帮助维持适当的体温。

方法

每位接受麻醉的患者在"计划、预期或怀疑体温发生临床显著变化时"需进行体温监测。

案例学习

（编者注：该案例主要有关于麻醉监测，尽管解决全部模拟场景的问题需要你用到其他章节的知识。）

你正在为一名行腹腔镜下输卵管结扎术的健康女性实施麻醉。这是你忙碌了一天后剩下的最后一台短小妇科手术。你使用丙泊酚和琥珀胆碱进行了诱导并轻巧地完成了气管插管，以七氟醚和芬太尼维持麻醉。现在手术结束，你准备让患者苏醒。你已经停用了七氟醚，增加了氧流量，此刻你已准备好看到患者睁眼了。但患者仍处于无呼吸状态（依赖呼吸机，无自主呼吸）、对言语刺激及口腔吸引均无反应。当主治医生走进房间，询问你为何患者仍未苏醒。

你如何知道患者无呼吸？哪些监测可以帮助你证实？

数种监测和体格检查技术有助于评估通气。第一，不要忘记良好的老式听诊。将听诊器听筒置于肺野外侧，或将钟形听筒置于心前区或食管区，都可以检测到呼吸音及其他一些内容；第二，你可以关闭呼吸机，将回路转至储气囊，并观察囊袋的运动；第三，你可以同时检查二氧化碳描记图，观察指示自主呼吸的呼出二氧化碳；第四，你可以查看呼出潮气量监测。该装置使用了多种物理原理中的一种来测量气体的总流量（如旋转式推进器、由气流冷却的热导线或网状电阻上的压力下降）；第五，气道压力监测可检测到指示呼吸运动的回路压力变化。如果所有这些都证实没有气流，你可以确定患者无呼吸。你仍应观察胸廓，确保患者没有在对抗梗阻的气道以努力进行呼吸。

你断定患者确实无呼吸。在你检查后的2分钟，脉氧显示患者血氧饱和度为99%。这是为什么？你是否怀疑监测仪出现了故障？

脉搏血氧计不是通气监测！呼吸暂停期间的血氧饱和度下降需要一定时间，特别是在患者已经呼吸100%氧气一段时间之后。事实上，这正是在诱导麻醉之前进行"预氧合"或"去氮"背后的原理。充分氧合的患者，在没有心肺疾病，或其他影响氧消耗或功能残气量（妊娠、肥胖）的生理异常情况下，氧饱和度将维持4分钟或更久。监护仪很可能没有故障。你可以通过检查显示波形、比较脉率与ECG心率，来验证其是否正在检测动脉脉搏信号。

你如何确定你用于麻醉药物清除的时间已经足够？

你可以检查呼气末药物监测。大多数现代手术室拥有这样的监测，最常见的方法基于吸入麻醉药的红外光吸收。目前较少使用的其他技术是质谱法和拉曼光谱法。如果呼出七氟醚的浓度已经降低到0.1~0.3 MAC（"MAC awake"，为0.2%~0.5%的七氟醚），则你很可能已经洗脱了大部分的此种麻醉药。评估芬太尼的作用是否存在则更为困难。在自主呼吸的患者中，你可以通过测量呼吸频率来评估阿片类的作用，在"麻醉"患者中，频率会变慢。你可以检查瞳孔，通常在阿片类药物浓度过高的患者中，瞳孔为针尖样，但在吸入麻醉药存在的情况下，这一体征可能不可靠。

尽管你确信已经过了足够长的时间，但你仍想证实她是否仍是"睡着"的。还有什么监测可以帮助你？

首先，不要忘记用自己的眼睛看！观察患者的苏醒迹象：痛苦面容、流泪、患者体动、浅快呼吸。接下来，你可以与患者的术前和术中生命体征相比较，解读基本血流动力学数据。深度麻醉患者的血压及心率应该与在手术期间有轻度或无手术刺激时相似。"浅"麻醉的患者通常出现心率和血压增加、交感神经兴奋的征象。当然，服用β受体阻滞药或接受了大剂量阿片类药物的患者可能不会表现出这些征象。最后，你可以使用意识状态监测，如脑电双谱指数（BIS）或患者状态指数（sedline），它通过分析处理过的脑电图来测量脑部镇静的程度。

在这些监测结果的基础上，你相信该患者的麻醉药物已清除，患者不处于麻醉状态。有哪些其他理由可解释患者无法苏醒？有什么监测可以帮助证

实你的诊断？

在剩余的药物类别中，你还没有探查的是神经肌肉阻滞药。你使用琥珀胆碱对该患者进行插管，并没有使用其他肌松药。通常，这种药物在5~8分钟内通过血浆胆碱酯酶清除，但是在具有不典型酶或酶缺乏的罕见个体中，药物效果可以极大地延长。在该情况下，患者会表现出麻醉浅的迹象（血流动力学激动、流泪、无呼吸末吸入麻醉药、EEG上与清醒相符的脑电活动），但没有体动。你可以通过放置神经肌肉阻滞（"抽搐"）监测，并证实其对4个成串刺激无抽搐反应来验证诊断。应谨慎使用强直刺激，因其疼痛显著，可能潜在"唤醒"患者。如果你发现患者仍瘫痪，但有潜在意识，你应该立即安慰患者，并向患者解释需要保留插管，直到药物消失。你应该用短效的药物，如咪达唑仑或丙泊酚镇静患者，以保持其舒适直至琥珀胆碱消失，这可能需要几个小时。

建议延伸阅读资料

[1]   Bigatello LM, Schmidt U (2003) Arterial blood pressure monitoring. Minerva Anestesiol 69：201–209

[2]   Bigatello LM, George E (2002) Hemodynamic monitoring. Minerva Anestesiol 68：219–225

[3]   Hemmerling TM, Le N (2007) Brief review：neuromuscular monitoring：an update for the clinician. Can J Anaesth 54：58–72

[4]   Iacobelli L, Lucchini A, Asnaghi E, Nesci M (2002) Oxygen saturation monitoring. Minerva Anestesiol 68：488–491

[5]   Kneeshaw JD (2006) Transoesophageal echocardiography (TOE) in the operating room. Br J Anaesth 97：77–84

[6]   McGuire NM (2006) Monitoring in the fi eld. Br J Anaesth 97：46–56

[7]   Monk TG, Weldon BC (2011) Does depth of anesthesia monitoring improve postoperative outcomes? Curr Opin Anaesthesiol 24：665–669

[8]   Orser BA, Mazer CD, Baker AJ (2008) Awareness during anesthesia. CMAJ 178：185–188

[9]   Pajewski TN, Arlet V, Phillips LH (2007) Current approach on spinal cord monitoring：the point of view of the neurologist, the anesthesiologist and the spine surgeon. Eur Spine J 16：S115–S129

[10] Palanca BJ, Mashour GA, Avidan MS (2009) Processed electroencephalo-gram in depth of anesthesia monitoring. Curr Opin Anaesthesiol 22：553–559

[11] Sanderson PM, Watson MO, Russell WJ (2005) Advanced patient monitor-ing displays：tools for continuous informing. Anesth Analg 101：161–168

[12] Shah A, Shelley KH (2013) Is pulse oximetry an essential tool or just another distraction? Th e role of the pulse oximeter in modern anesthesia care. J Clin Monit Comput 27：235–242

[13] Steiner LA, Andrews PJ (2006) Monitoring the injured brain：ICP and CBF. Br J Anaesth 97：26–38

[14] Young D, Gri ffi ths J (2006) Clinical trials of monitoring in anaesthesia, critical care and

acute ward care: a review. Br J Anaesth 97: 39–45

[15]　Bronzino JD (2000) Th e biomedical engineering handbook, 2nd edn. Springer, New York

[16]　American Heart Association, Drew BJ et al (2004) Practice standards for electrocardiographic monitoring in hospital settings. Circulation 110: 2721–2746

[17]　O'Donnell JM, Nácul FE (eds) (2001) Surgical intensive care medicine. Springer, New York

[18]　Norton JA et al (2008) Surgery: basic science and clinical evidence. Springer, New York

第四部分
术中管理

第十二章 麻醉技术：全身麻醉、镇静、麻醉性监护

Brian C. McLean, Anthony R. Plunkett, and Jesse M. Ehrenfeld

为了获得最佳效果，推荐在阅读本章内容前浏览第Ⅵ页的案例学习和问题。

重点学习目标

（1）熟悉如何为不同的麻醉阶段做准备。

（2）了解镇静的连续性。

（3）探讨不同麻醉技术的优缺点。

麻醉医生和飞行员

人们经常将麻醉医生的工作与飞行员的工作进行类比。这个类比颇为贴切，因为在这两个职业的工作过程中都需要为生命保驾护航，工作过程中的玩忽职守都有可能使得他们守护的人受到伤害甚至死亡。无独有偶，麻醉医生和飞行员在工作过程中都必须忠实地执行一系列关键步骤。

飞行前检查

在乘客登机前飞行员必须进行飞行前检查，与此类似，对于麻醉医生来说，在实施麻醉前必须对相关的麻醉设施进行检查、设置。无论是飞行员还是麻醉医生都必须在乘客登机或患者进入手术室前，确保设备已准备就绪，且处于最佳状态。

我们的"飞行前检查"始于每天对手术室的布置，飞行员通常会使用核查表来确保检查没有遗漏，而大多数麻醉医生则会用M.S.M.A.I.D.S.（表12.1）

122

表12.1 M.S.M.A.I.D.S.

M	machine	麻醉机
S	suction	吸引
M	monitors	监护仪
A	airway	气道
I	IV	静脉通道
D	drugs	药物
S	special	其他特殊事项

来帮助记忆检查内容，这7个字母代表的具体内容将在下文中叙述。

M：第一个M代表麻醉机，在进行麻醉机检查时，应该使用书面化的检查列表以确保没有忽略任何一项检查内容。典型的麻醉机检查包括以下几个方面：

（1）保证管道气源充足；

（2）确保备用氧源（储气钢瓶）已连接到麻醉机的背面，并充满氧气；

（3）校准氧传感器；

（4）确保故障安全报警正常工作；

（5）检查蒸发器内挥发性麻醉药的含量；

（6）进行高压测试；

（7）进行低压测试；

（8）确保呼吸机风箱正常工作。

S：代表吸引，这是麻醉前准备工作中的重要部分，因为诱导过程中及时、充分的吸引可以迅速去除口咽部的分泌物，为麻醉医生改善气道结构的暴露，并预防患者将胃内容物吸入气道。因此在患者进入手术室之前，麻醉医生应确保手边有足够吸力的吸引器以备不时之需。

M：第二个M提醒麻醉医生除了ASA推荐的标准监护外，是否需要进行其他有创监护。麻醉中监测至少应包括脉搏血氧饱和度、血压、心电图和二氧化碳监测（第十一章《麻醉设备及监测》）。

A：确保持有建立气道的工具，并处于良好的工作状态同样至关重要。对于可能存在困难气道的患者，应准备气道急救设备或困难气道推车。应至少准备一把喉镜及两片不同型号、尺寸的喉镜片。同时准备尺寸合适的气管导管，并预先测试套囊完整性。

I：提示麻醉医生考虑如何建立静脉通道，这主要由预期失血量和术中液体需要量决定。对于某些患者，麻醉医生可能需要使用液体加热器、加压袋、快速输液装置，甚至是开放中心静脉。当然，这些问题最好在进行麻醉之前考虑周全。

D：麻醉医生必须准备充足的药品，包括麻醉诱导、麻醉维持药物，以及血管活性药物、正性肌力药物、心脏变时性药物等。通常情况下，除标准诱导用药（丙酚泊、芬太尼）外，还备有琥珀胆碱、阿托品、麻黄碱和去氧肾上腺素。

S：最后的S代表诸如体位、衬垫或其他特殊设备等所有需要考虑的因素。

作为麻醉前检查的一部分，麻醉医生还需要对患者进行详细的术前评估，对于存在合并症的患者需要考虑是否给予适当的术前用药。常见的术前用药包括抗生素、镇静药物或抗焦虑药物，对存在术后恶心呕吐的人群给予止呕药，对反流误吸高危人群给予抗酸药。

起飞

对飞行员来说飞行过程中最危险、最困难的时刻是起飞和降落，而在麻醉过程中与其相对应的则是麻醉诱导和麻醉苏醒阶段。飞行员和麻醉医生共同的工作目标就是致力于保障安全平稳的"起飞"和"降落"。

在麻醉诱导之前，麻醉医生会为患者连接监护仪。在确认患者已经准备接受麻醉及监护仪工作正常后，麻醉医生就会使用面罩给患者吸入纯氧进行去氮给氧。去氮给氧的目的在于使用氧气洗脱出患者肺内的氮气，从而使患者所有的重要器官在诱导前得到最大化氧合。这一步是麻醉诱导过程中的重要的安全保障措施，通过去氮给氧可以帮助患者更好地耐受从麻醉诱导到人工气道建立过程中出现的呼吸暂停。

在患者达到最大化氧合后，麻醉医生通常会联合使用镇静催眠药和镇痛药对患者进行麻醉诱导，给药后麻醉医生会观察睫毛反射，用手指轻刷患者睫毛，如果未引出眨眼反射，那么麻醉医生将通过呼吸回路给患者进行轻柔的面罩正压通气。只有建立面罩通气后，才能继续使用肌松药以进行进一步的人工气道建立操作。建立人工气道后，给患者放置手术体位、消毒、铺巾。在手术切皮前，还需要一次暂停以再次核查患者身份、手术方式等。

巡航高度

大多数人会觉得当飞机达到巡航高度后，飞行员可以打开自动航行模式并进入小憩状态，但事实却不尽然。在飞行过程中飞行员和副驾驶必须时刻保持警惕，并不断检查仪器，与空中交通管制员保持通信以避免事故。与此相类似，在麻醉维持阶段，虽然表面看上去风平浪静，麻醉医生貌似无所事事，但实际上他们却依然保持高度紧张，时刻关注患者的心率、血压、体温等生命体征，液体灌注情况，进行麻醉药和镇痛药的用药调整，以及关注手术台上的操作情况。

降落

每个飞行员的目标是安全着陆，正如每个麻醉医生的目标是患者术后平稳苏醒、拔管。有时飞机顺利降落后机上的乘客们会鼓掌庆贺，而患者们则希望自己舒适、平稳地醒来。根据不同的情况，麻醉医生可以选择在患者仍处于深度睡眠（全身麻醉Ⅲ期）时拔除气管导管，也可以在患者完全清醒（全身麻醉Ⅰ期）后拔管。与处于全身麻醉Ⅰ期和Ⅲ期的患者相比，对处于全身麻醉Ⅱ期状态的患者，进行气道操作时更容易发生喉痉挛和躁动。麻醉医生制定了一系列拔除气管导管的标准，对于清醒拔管的患者必须能够完成指令性动作，在没有外力帮助的情况下进行足够的通气、氧合，并恢复气道保护性反射。全身麻醉深度分期概述见表12.2。

表 12.2　全身麻醉深度分期

Ⅰ期：镇痛期	患者可完成指令性动作，呼吸形态通常规则
Ⅱ期：兴奋期	患者兴奋躁动，有发生喉痉挛的风险，瞳孔散大，呼吸不规则
Ⅲ期：外科麻醉期	手术过程中的目标麻醉深度，呼吸形态通常规则
Ⅳ期：延髓麻痹期	患者存在低血压和循环崩溃的风险

驶向航站楼的摆渡车

从手术室到麻醉后恢复室PACU的路途就好比摆渡车驶向航站楼以及飞行后检查，麻醉医生需要在患者床旁继续进行评估，并在必要时提供呼吸支持。当到达PACU后，麻醉医生应与PACU护士对患者的情况进行交接班，以便将患者交给苏醒室工作人员继续照顾，并对术后疼痛、恶心呕吐、缺氧、心率血压不稳等可能发生的情况制定处理方案（第二十八章《麻醉后复苏室（PACU）和术后常见问题》）（表12.3）。

麻醉技术

概述完全身麻醉基本操作流程后（表12.3），接下来我们将讨论可用于确保患者安全完成手术的各种麻醉技术（第十三章《麻醉技术：区域麻醉》）。首先请记住，对于任何给定的手术操作没有绝对正确的麻醉方法，具体采用哪种麻醉方法取决于麻醉医生、外科医生以及患者个人的喜好，并

表 12.3　全身麻醉的操作流程

飞行类比	麻醉工作	关键点
飞行前检查	手术房间布置 患者的术前评估 术前用药	M.S.M.A.I.D.S. 病史评估 确认术前禁食情况 签署知情同意书 建立静脉通道 给予适当的术前用药和/或抗焦虑
起飞	患者监护 麻醉诱导 气道管理	连接并确认适当的监护 患者的体位放置并在受压点下放置衬垫 预给氧气 给予诱导药物 插入气管导管或其他气道装置
巡航高度	麻醉维持 维持内环境稳态	保护患者的眼睛 监测生命体征并维持适当的血压 确保遗忘和麻醉 注意失血量并给予适量的液体治疗
降落	拮抗肌松药 苏醒/拔管	神经肌肉接头阻滞药作用的"逆转" 关闭麻醉药物 拔管前确保患者已清醒，并能完成指令性动作，气道保护已恢复，并能自主进行充分的呼吸、氧合 确认生命体征平稳
驶向航站楼的摆渡车	安全转入PACU PACU内处理和出PACU	呼吸监测 维持氧合 确认生命体征平稳 对术后疼痛、恶心呕吐、缺氧、高血压或低血压等情况制定处理方案 与PACU工作人员进行交接班

受手术方式和/或患者的合并症影响。对于某些微创手术来说患者身心所面临的创伤较小，在这种情况下外科医生可能仅仅要求麻醉医生在手术操作过程中对患者进行监护，并给予镇静，这就是麻醉性监护（Monitored Anesthesia Care，MAC）。

麻醉性监护（MAC）/麻醉镇静

　　与其说MAC是种麻醉技术，不如说是用来描述麻醉医生工作情况的专业名词，它是指在进行某些外科手术或诊断性操作过程时，需要麻醉医生在场，并对患者进行监护，同时给予抗焦虑、镇痛或镇静药物。MAC可以包括镇静，也可以不包括。因此在这里讨论从最低程度镇静到全身麻醉的镇静连续性显得恰如其分，详见表12.4。其中的关键在于镇静深度的达成是一个连续

表 12.4　ASA 镇静深度的连续性

	最低程度镇静 （抗焦虑和镇痛）	中度镇静 清醒镇静	深度镇静	全身麻醉
反应性	对言语刺激反应 正常	对言语和触觉刺激 有目的性反应	对重复刺激或疼痛 刺激有目的性反应	疼痛刺激亦无法 唤醒
气道	无影响	无需干预	可能需要干预	通常需要干预
自主呼吸	无影响	充分	可能不足	常常不足
心血管功能	无影响	通常维持正常	通常维持正常	可能受到抑制

转载授权："镇静深度的连续性：全身麻醉和镇静 / 镇痛水平的定义"美国麻醉医师协会，
2004。http://www.asahq.org/publicationsAndServices/standards/20.pdf

过程，有时候很难区分患者接受了哪种麻醉。在操作过程中，患者可能很容易从一种麻醉状态进入另一种麻醉状态。

所有的麻醉技术都处于一个连续过程中，由不同成分组合而成。这个连续过程的一端是镇静（其深度由浅入深），正如应用于典型的MAC案例；另一端则是全身麻醉，此时患者完全不可被唤醒，且通常需要进行气管插管。

不同的麻醉技术可以联合使用，也可能在手术麻醉过程中改变麻醉方法。例如，在MAC时如果患者感到不适或疼痛，麻醉医生可以给予静脉注射镇静催眠药。此外，MAC时麻醉医生必须做好全身麻醉的准备，因为患者可能在单纯镇静下无法耐受手术操作，或是由于镇静过度而需要机械通气支持。同样，有些患者可以在区域麻醉下完成手术，而有些人则需要全身麻醉联合区域麻醉（硬膜外阻滞麻醉、区域阻滞麻醉）。

麻醉过程中使用的镇静药起效迅速，在不同的患者身上可能产生完全不同的效果，这主要受患者的药物遗传学背景、年龄、性别、合并症、既往用药史等影响。麻醉医生必须对拟行最低程度镇静，但最终却被深度镇静的患者做好抢救准备。与此类似的是，麻醉医生必须能够将患者从镇静状态转换为全身麻醉。麻醉过程中常用的镇静药有咪达唑仑、丙酚泊[镇静剂量：30~100 mcg/（kg·min）]、氯胺酮、芬太尼、瑞芬太尼和右美托咪定（第四章《静脉麻醉药物的药理学》，表4.7）。

麻醉技术的选择

在选用哪种麻醉方式和镇定深度时，麻醉医生需要考虑下列因素：
（1）手术类型。
（2）患者的合并症/健康状况。
（3）外科医生的喜好。
（4）患者的喜好。

判定一个患者是否能够耐受深度镇静和全身麻醉，主要取决于其气道和心血管情况。对一个心血管功能存在重度抑制的患者来说，当接受肢体远端手术时，选择全身麻醉外的其他麻醉方法无疑是明智之举，因为全身麻醉会进一步抑制他的心血管功能。类似的，对一个饱胃或重度胃食管反流的患者来说，当接受一些通常仅须清醒镇静即可完成的操作时，出于对气道保护的考虑，麻醉医生会为他实施全身麻醉。

麻醉的目的是为了让患者在接受手术操作时，承受最低限度的不适，并保障最大程度的安全性。这意味着对于一些比较简易的操作通过注射局部麻醉药阻断疼痛传导通路，并辅以苯二氮䓬类药物抗焦虑即可。而对于一些重大手术，在手术过程中需要患者完全制动、意识消失、肌肉松弛等，则通常需要实施全身麻醉。

全身麻醉

全身麻醉意味着意识消失和失去气道保护性反射，全身麻醉状态的患者对伤害性刺激没有反应。全身麻醉的主要目的是提供充分的催眠、肌松、遗忘、制动和镇痛。静脉和吸入全身麻醉药均可用于全身麻醉的诱导和维持。表12.5和表12.6分别罗列了全身麻醉的主要组成部分及其相关的常用药物。

全身麻醉的生理学基础

镇静催眠药物如丙泊酚、依托咪酯、巴比妥类、苯二氮䓬类，都具有相似的作用机制。这些药物在小剂量应用时可起到轻度镇静的作用，大剂量注射可用于全身麻醉诱导。镇静催眠药通过结合并活化神经元上的跨膜蛋白上的$GABA_A$受体氯离子通道起效，受体活化后氯离子内流，使神经元细胞超极化、阻止其去极化。神经元不能去极化，意味着它受到了抑制，失去了信号传递能力，这就是这些药物起镇静催眠作用的神经生物学基础。镇静催眠药可起到镇静、意识丧失和遗忘的作用，但一般无法提供镇痛和制动的作用。

与镇静催眠药相比，挥发性麻醉药同时具有使患者意识丧失和制动的

表 12.5　全身麻醉的重要组成部分

催眠	使患者失去意识
镇痛	切断痛觉
遗忘	阻止形成记忆
肌松	阻止体动
钝化反射	预防过度的自主反应

表 12.6 全身麻醉过程中的常用药物

使用时间	用药目的	常用药物
术前用药	抗焦虑	苯二氮䓬类药物：咪达唑仑、地西泮
	抗酸药	非颗粒型：枸橼酸钠 组胺受体阻滞药：雷尼替丁
	阻断β受体	β受体阻滞药：美托洛尔
	镇痛	阿片类药物：芬太尼、吗啡、氢吗啡酮
诱导	麻醉诱导	GABA受体激动药：丙泊酚、依托咪酯、硫喷妥钠 NMDA受体拮抗药：氯胺酮
	阻断神经肌肉接头	肌松药：琥珀胆碱、维库溴铵、顺式阿曲库铵、罗库溴铵、泮库溴铵
麻醉维持	吸入麻醉药	七氟烷、地氟烷、异氟烷、N_2O
	静脉麻醉药	丙泊酚、氯胺酮
	纠正低血压	拟交感药物：麻黄碱、去氧肾上腺素
	镇痛	阿片类药物：吗啡、氢吗啡酮、芬太尼、瑞芬太尼、舒芬太尼、阿芬太尼 其它：氯胺酮
苏醒阶段	逆转神经肌接头阻断	胆碱酯酶抑制药：新斯的明、滕喜龙 抗胆碱能药物：阿托品、格隆溴铵
PACU	止吐	5HT-3受体拮抗药：昂丹司琼、格拉司琼 多巴胺受体激动药：甲氧氯普胺 糖皮质激素：地卡特隆 组胺受体阻滞药：异丙嗪

作用。挥发性麻醉药的作用机制尚不明确（第五章《吸入麻醉药的药理学》），目前还没有统一的理论可以解释吸入麻醉药如何起效以及为什么吸入麻醉药具有麻醉作用，但普遍认为其通过中枢神经系统、脊髓水平起到遗忘、镇静以及抑制伤害性刺激引起的反射运动。

　　一个常见的误解是：认为全身麻醉患者都需要行气管插管和进行辅助通气。事实上当患者不存在胃食管反流病（gastroesophageal reflux disease，GERD）风险，且在麻醉状态下通气和氧合充足，那么在这种情况下即使应用了麻醉药物使患者的意识消失，也可以在麻醉状态下保留患者的自主呼吸。另一个常见的误解是：全身麻醉都是用挥发性气体麻醉药维持的。多种不同的药物均可用于全身麻醉的诱导和维持，全凭静脉麻醉（TIVA）作为全身麻醉的方法之一越来越受欢迎。TIVA通过应用静脉药物进行全身麻醉诱导和维持，从而避免使用吸入性麻醉药。它的主要优点是，可以减少吸入性麻醉药引起的不良反应，如恶心、呕吐。此外，对于恶性高热易感人群（详见附录

B）TIVA是一个重要的备选方案，因为吸入麻醉药可能诱发恶性高热。TIVA常用的静脉注射药物包括丙泊酚、瑞芬太尼、舒芬太尼和右美托咪定。

案例学习

患者，男性，78岁。ASAⅢ级（MallampatiⅢ级气道）。因近期出现阵发性剧烈头痛和短暂的神经功能缺失，拟行脑血管造影。既往有稳定性冠状动脉疾病、控制不佳的高血压、高脂血症和2型糖尿病病史。有严重的吸烟史和酗酒史，但已戒烟戒酒1年。患者无已知的药物过敏史，平日口服阿托伐他汀、赖诺普利、美托洛尔和罗格列酮。你计划为其实施MAC。

这个患者将在血管造影室进行操作而不是在手术室，且你的麻醉方案是MAC而不是全身麻醉。那么这对你的麻醉设备准备有什么影响？

简而言之，不会有影响！无论在什么地方进行麻醉，都应该备有平常使用的工具、药物和设备。任何计划实施MAC的案例都有可能需要进一步的气道管理或改为全身麻醉。随着手术室外麻醉所占的比例日益增加，而血管造影室、内镜室和心导管室与手术室环境截然不同，这无疑使麻醉工作更具挑战性，同时也更灵活。但是基本要素仍应始终存在。

对于这个案例，你会选择哪种药物？

咪达唑仑和芬太尼常用于轻度镇静，但它们可能引起呼吸抑制，且在老年患者或合并心肺疾病患者中更显著。你可能会考虑使用可预期的快速失效的药物而非快速起效的药物，如注射小剂量丙泊酚25~75 mcg/（kg·min）或右美托咪定0.2~0.5 mcg/（kg·h）。

造影后，放射科医生发现患者有一个颅内动脉瘤，并存在少量颅内出血，拟行弹簧圈栓塞术以预防进一步出血。放射科医生要求你对患者进行完全制动，你的选择是什么？

可以通过加深镇静来制动，但结合患者年龄和合并症，你可能更偏向于改为全身麻醉。这样一来就可以使用肌松药来制动，而不用担心因为过度镇静而导致呼吸暂停。此外，在某些放射操作过程中，制动的概念包括需要患者短暂屏气，因此可以控制气道的全身麻醉是唯一的选择。

假设你选择了全身麻醉，你将如何进行麻醉诱导和维持？患者是否需要气管插管或控制通气？

这个案例并没有太多的外科刺激。事实上，接下去的操作并不会使患者承受更多的痛苦。因此，不需要特别加深麻醉。所以你会选择使用肌松药复合较浅的全身麻醉，以避免深麻醉伴随的心血管抑制；这样也可以保证制动和短暂的呼吸暂停。一般会选择短效药物，不影响患者苏醒后进行神经系统体格检查。一个合理的组合是：使用丙泊酚诱导，非去极化肌松药（如维库溴铵）和小剂量吸入麻醉药（如七氟烷）维持麻醉。如果你使用了丙泊酚或右美托咪定镇静，你可以考虑TIVA并继续使用这些药物，但需要加大剂量以保障患者气管插管和控制通气时的生命体征平稳，同时预防使用肌松药后可能发生的术中知晓。

在全身麻醉诱导后你将如何对患者进行监护？与MAC时相比是否会做改变？

在进行任何麻醉时，都会对患者进行ASA标准监护。你可能需要监测有创动脉压，因为在神经血管操作时需要严格控制血压，操作医生可能会要求你升压或降压。尽管在脑血管造影时已有股动脉置管，但使用位于鞘管内的套管记录血压存在失真，因此放射科医生会建议你再建立一个动脉导管通道。较浅的全身麻醉使你需要考虑术中知晓的可能，但是却无法使用BIS监测，因为BIS电极会影响脑血管造影。你可能会使用呼气末气体监测，帮助判断脑内吸入麻醉药的浓度。可能还需要进行肌松监测、持续的二氧化碳监测、潮气量和气道压力监测以及持续的体温监测。

对于改行全身麻醉后，你的苏醒（PACU）计划是否有变？

并无显著改变。所有麻醉后恢复的患者，无论是区域阻滞麻醉、全身麻醉或MAC，都需要在具备心血管监测和抢救能力的区域内进行仔细地术后观察、护理。当然，麻醉方法会影响需要监护程度、PACU滞留时间和需要特别关注的监护内容。你可以选择将患者送到PACU而不是血管造影室内用于清醒镇静或MAC案例的恢复区。你需要告知PACU或操作后恢复区内的工作人员，你给该患者实施了全身麻醉并使用了肌松药；因为这是一个神经科案例，需要在患者清醒后对其神经系统进行评估。这通常由放射科医生协同完成。

建议延伸阅读资料

[1]　Urman RD，Ehrenfeld JM (2009) Anesthesia techniques. In：Pocket anes-thesia，1st edn. Lippincott，Williams，and Wilkins

[2]　Barash PG，Cullen BF，Stoelting RK (2001) Monitored anesthesia care. In：Clinical anesthesia，4th edn. Lippincott，Williams，and Wilkins

[3]　Longnecker DE，Brown DL，Newman MF，Zapol WM (2008) Total intrave-nous anesthesia. In：Anesthesiology，1st edn. McGraw Hill

第十三章　麻醉技术：区域麻醉

Brian C. McLean, Anthony R. Plunkett, and Jesse M. Ehrenfeld

为了获得最佳效果，推荐在阅读本章内容前浏览第VI页的案例学习和问题。

重点学习目标

（1）熟悉不同类型的区域麻醉（椎管内麻醉、周围神经麻醉、静脉局部麻醉）。

（2）掌握区域麻醉的适应证、操作方法和潜在的并发症。

（3）复习区域麻醉相关的解剖。

引言

区域麻醉包括了多种麻醉用药方法：椎管内麻醉（硬膜外阻滞麻醉和脊髓麻醉）、周围神经麻醉和静脉局部麻醉。区域麻醉在手术室内和手术室外麻醉中都起到重要作用。除了用于外科手术过程中麻醉外，还被广泛用于术后镇痛。本章将回顾椎管内麻醉、周围神经麻醉和静脉局部麻醉的基本原则。

椎管内解剖

脊柱从枕骨大孔向下延续至骶管裂孔，脊髓位于这个骨性结构内，共有26块椎骨（颈椎7块、胸椎12块、腰椎5块以及骶骨5块融合为1块、尾椎4块融合为1块）。每块椎骨包含两侧的横突、后部的棘突（背部触诊时可扪及的部分）。棘突和横突由两侧椎板相连，而横突经椎弓根与椎体相连（图13.1）。

脊髓位于椎管内并由三层脑膜覆盖，软脑膜紧贴在脊髓上，而蛛网膜则更贴近外侧的硬脑膜。脑脊液（Cerebral spinal fluid，CSF）流动于软脑膜和蛛

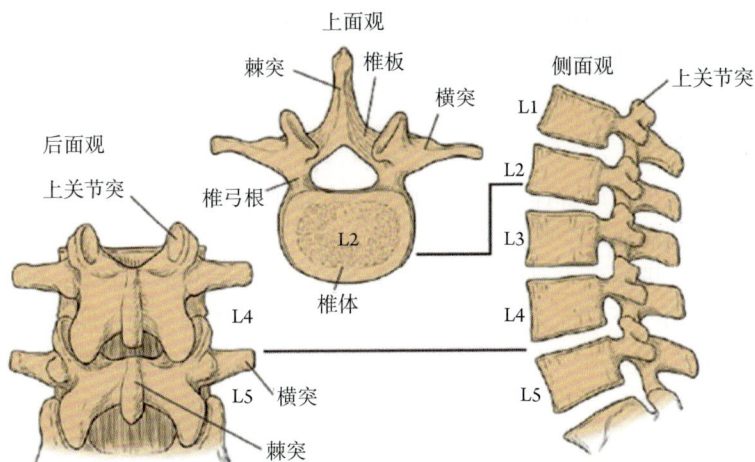

上面观

棘突　椎板

横突

侧面观

上关节突

L1

后面观

上关节突

L2

椎弓根

L3

L2

L3

椎体

L4

横突

L4

L5

L5

棘突

图13.1　椎骨解剖图（经Mathias授权转载[5]）

网膜之间的腔隙内，而这个腔隙称为蛛网膜下隙；这是实施脊髓麻醉时注射药物的部位。在成人脊髓通常从枕骨大孔水平向下延续至L1水平，小儿至L3水平。因此在L3水平以下进行脊髓麻醉（蛛网膜下隙阻滞）可以避免潜在的脊髓损伤风险。实施椎管内麻醉时，一个重要的骨性标志是双侧髂嵴连线，通常相当于L4~L5水平（图13.2）。

脊髓血供丰富，血供来于单根脊髓前动脉和双侧脊髓后动脉。脊髓2/3的血供来自脊髓前动脉，其余1/3来自脊髓后动脉。其中有一支粗大的动脉称为根最大动脉（adamkiewicz动脉或radicularis magna动脉），负责脊髓前部下2/3的血供；该动脉创伤、缺血会出现脊髓前动脉综合征，表现为双下肢瘫痪，但本体感觉和振动觉正常。

脊髓神经根经椎间孔离开椎管，颈神经根从同序数椎体上方的椎间孔穿出，而从T1神经根开始从对应椎体下方的椎间孔穿出。因此有8个颈神

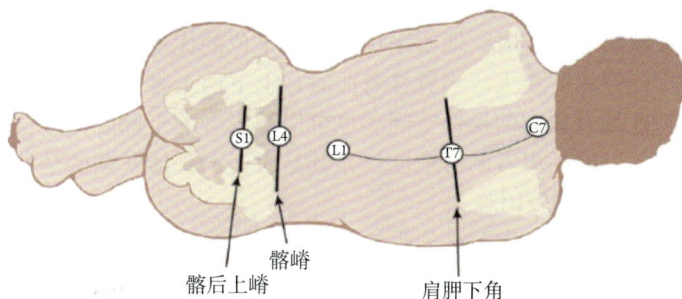

S1　L4　L1　T7　C7

髂后上嵴　髂嵴　肩胛下角

图13.2　椎管内麻醉的表面解剖

经根，却只有7块颈椎。每支脊神经支配特定的皮肤区域称为皮肤支配区（dermatome），见图13.3。

适应证和禁忌证

同所有其他的麻醉操作一样，麻醉操作前必须告知患者椎管内麻醉的风险和受益。其潜在风险见表13.1。

蛛网膜下隙阻滞主要用于下腹部手术、会阴手术和下肢手术；硬膜外阻滞麻醉主要用于下腹部手术、胸外科手术、下肢手术和分娩。硬膜外用药无法阻滞骶神经根，所以不适合用于该区域内的手术。椎管内麻醉的禁忌证见表13.2。

作用机制

区域麻醉最常用的药物是局部麻醉药。局部麻醉药直接注射到蛛网膜下隙（蛛网膜下隙阻滞）或通过硬膜外隙弥散至蛛网膜下隙（硬膜外阻滞麻醉），神经根浸于其中，从而抑制其突触传递动作电位。神经纤维粗细、是否有髓鞘及局部麻醉药浓度都会影响局部麻醉药对神经纤维的阻滞作用（第六章《局部麻醉药的药理学》）。各类型神经的阻滞顺序通常为，首先阻滞交感神经（常伴有温度觉减退），其次是感觉神经（痛觉、轻触觉），最后是运动神经（肌肉松弛）。成功的椎管内麻醉可为大多数外科手术提供完全的麻醉。

还有很多可以用于蛛网膜下隙阻滞和硬膜外阻滞麻醉的药物，如阿片类药物、α2受体激动药（可乐定）和血管收缩药物（肾上腺素、去氧肾上腺素），均可以加强椎管内阻滞的效果或延长阻滞时间。肾上腺素通过减少局部麻醉药的吸收来延长蛛网膜下隙阻滞的作用时间。

硬膜外阻滞麻醉

硬膜外阻滞麻醉可通过持续或间断注射的方式给药，甚至可持续至术后数天。进行硬膜外操作时，通常采用坐位。坐位的优势在于可以更好地判断中线，且脊柱弯曲度更大。当脊柱弯曲时，上下两个棘突间的间隙增大，使硬膜外穿刺针具有更大的操作空间。也可以嘱患者处于侧卧位进行硬膜外阻滞麻醉操作，以提高患者的舒适度，尤其是对于产程活跃期的孕妇，然而侧卧位时脊柱中线识别较困难。

硬膜外阻滞麻醉操作前必须告知患者操作的风险和获益并签署知情同意书。对患者进行包括血压、心电图、血氧饱和度在内的标准监测，可以静脉给予阿片类或苯二氮䓬类药物镇静。在拟行操作的间隙皮肤表面做标记并消

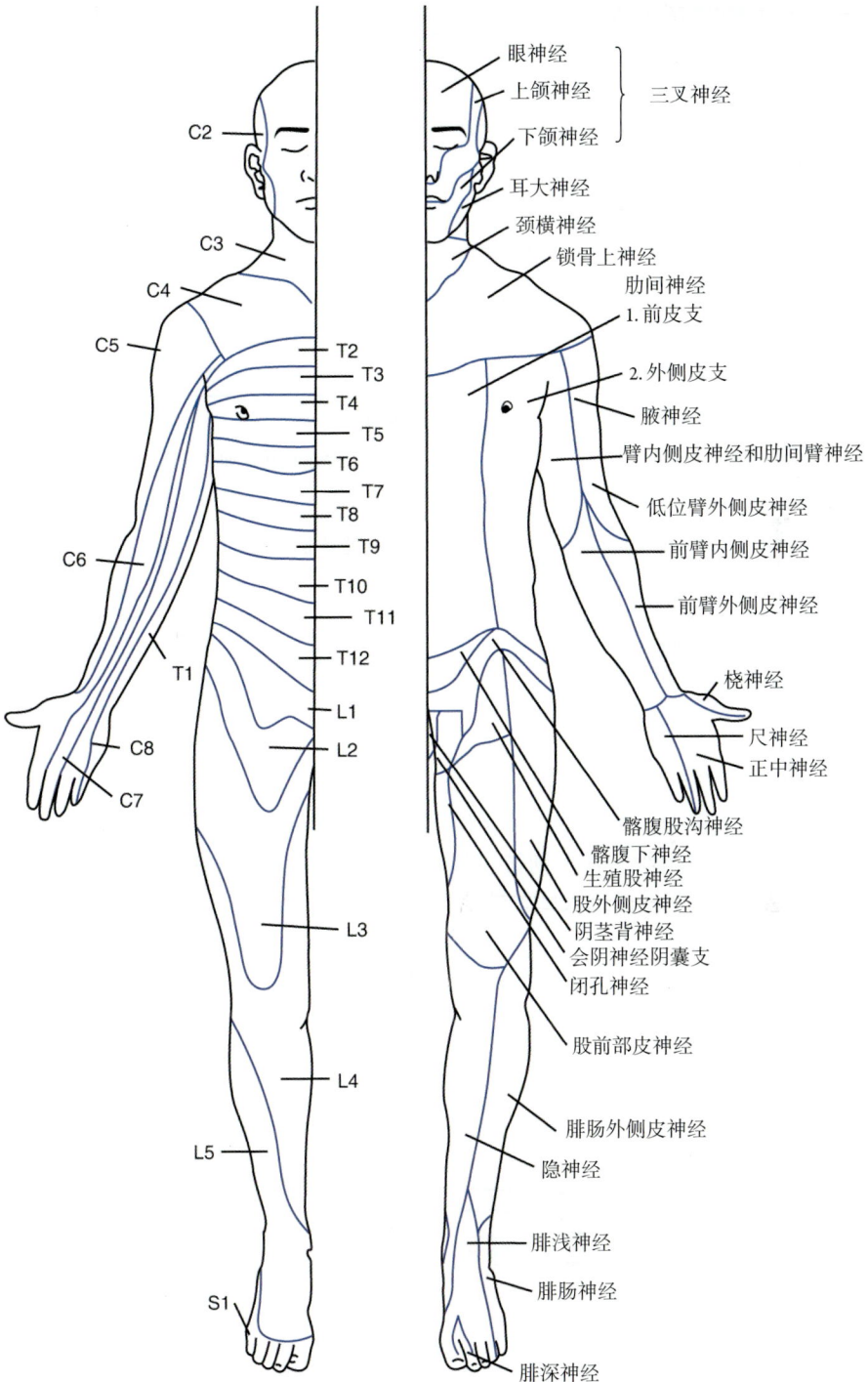

图13.3 皮肤支配区（转载经Stewart授权[6]）

表 13.1　椎管内麻醉的风险

出血

感染

神经损伤

硬脊膜刺穿后头痛

阻滞失败，无法提供足够的麻醉

表 13.2　椎管内麻醉禁忌证

绝对禁忌证	相对禁忌证
患者拒绝	菌血症
进针区域感染	合并神经系统疾病（如多发性硬化）
颅内压增高	心脏疾病
未控制的出血	凝血功能异常

毒，通常使用硬膜外穿刺包，其中包含一根17 G或18 G Tuohy针以及19 G或20 G的硬膜外管。

操作方法

可以采取正中或旁正中入路，使用局部麻醉药浸润麻醉后，穿刺针依次经过皮肤、皮下组织、棘上韧带、棘间韧带，最终到达黄韧带，可通过阻力消失或悬滴方法判断已进入硬膜外隙。

阻力消失法通过在针尾连接含有0.9%氯化钠溶液或空气的注射器，在慢

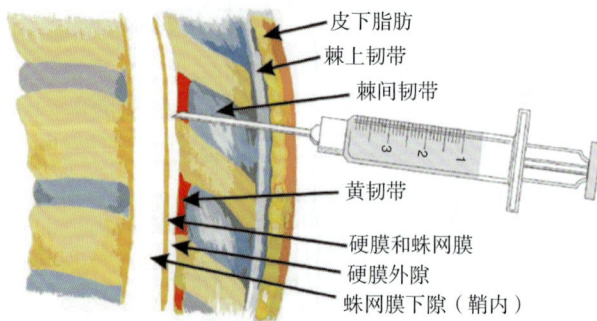

皮下脂肪
棘上韧带
棘间韧带
黄韧带
硬膜和蛛网膜
硬膜外隙
蛛网膜下隙（鞘内）

图13.4　硬膜外阻滞麻醉的进针路线（图片由J. Ehrenfeld, M. D提供）

慢进针的过程中，麻醉医生不断推动注射器，针尖在棘上韧带、棘间韧带和黄韧带内时，推注时于韧带内形成正压而可感到明显的阻力，无法注射（图13.4）。当针突破黄韧带后，可以明显感觉到注射阻力消失，注射器内的0.9%氯化钠溶液或空气可被注入硬膜外隙。随后向硬膜外隙内置管，通常导管在隙内留置3~5 cm。导管放置完成后，连接预充"试验剂量"利多卡因溶液的注射器，内含1∶200 000肾上腺素。先进行回抽确保没有血液或脑脊液，然后给予实验剂量，通常为3 mL。以肾上腺素作为协助判断导管未置入血管的指示剂（如果导管位于血管内，注射实验剂量后患者心率会显著增快）；实验剂量还可以帮助判断导管是否误入蛛网膜下隙，如果3分钟内无明显的感觉或运动变化，则可基本说明导管不在蛛网膜下隙。

悬滴法则是使针尾接头处带一滴0.9%氯化钠溶液，在进针过程中当针位于韧带时，液滴始终停留在针尾，而当针尖一旦突破黄韧带后，硬膜外隙内的负压将液滴吸入针芯内。

硬膜外阻滞麻醉的药理学

局部麻醉药在硬膜外阻滞麻醉和蛛网膜下隙阻滞时都可以使用。氯普鲁卡因和利多卡因快速起效，但作用时间短；而布比卡因和罗哌卡因起效较慢，但作用时间较长。与蛛网膜下隙阻滞不同的是，在药物注射后，硬膜外阻滞麻醉的麻醉平面不受药物比重和患者体位的影响（详见下文）。

硬膜外阻滞麻醉要达到可以进行外科手术的麻醉效果，所需的局部麻醉药的量远远大于蛛网膜下隙阻滞所需药量，因为硬膜外隙内的局部麻醉药需要透过层层组织才能作用于神经根。在药液中加入肾上腺素后，可使血管收缩并减少局部麻醉药的吸收，从而延长局部麻醉药作用于神经根的时间。阿片类药物，如吗啡或芬太尼，也可通过硬膜外给药；阿片类药物可加强硬膜外阻滞麻醉的麻醉效果并提供术后镇痛。

脊髓麻醉

与全身麻醉相同，在脊髓麻醉前需要先为患者连接监护（血压、血氧饱和度、心电图），并通常给予吸氧，建立静脉通道。在大多数情况下，可以静脉给予阿片类药物（如芬太尼）和/或苯二氮䓬类药物（如咪达唑仑）镇静。患者的舒适度有助于摆放操作体位，并减轻其摆放体位时的焦虑；同硬膜外阻滞麻醉一样，坐位或侧卧位均可行蛛网膜下隙阻滞操作。

如前所述，成人脊髓终止于L1水平，小儿终止于L3水平。因此在L3水平以下进行操作可保证安全，减小刺入脊髓的可能。通常以髂嵴作为解剖标志来定位L4~L5间隙（图13.2）。

操作方法

可选用中路或旁路进针法，摆放体位时采用患者和麻醉医生均满意的最佳位置，定位目标间隙，清洁皮肤并消毒，浸润麻醉皮肤和皮下组织以提高患者舒适度。中路法做蛛网膜下隙阻滞时，将穿刺针刺入目标间隙上下两个棘突之间的皮肤，并依次经过皮下组织、棘上韧带、棘间韧带、黄韧带、硬膜外隙，并最终进入蛛网膜下隙（图13.4）。当针穿透黄韧带时有突破感，通过针尾处流出的脑脊液可以判断穿刺针位于蛛网膜下隙。

旁路进针法适用于无法定位中线的患者（如脊柱侧弯）、或间隙内可能进针困难（如胸段硬膜外置管，老年患者韧带钙化、椎间隙狭窄）。以中线旁开1 cm作为进针点，当穿刺针触及横突后，调整进针方向为向头端、向内以进入椎板间隙。旁路法与中路法进针的主要区别是，旁路法进针时第一次遇到的阻力来自黄韧带。同样通过针尾处流出的脑脊液判断穿刺针位于蛛网膜下隙。

若穿刺针内没有血液流出，且患者无异感，则可以继续注射局部麻醉药。常用的局部麻醉药有利多卡因、氯普鲁卡因和布比卡因。每种局部麻醉药特性稍有不同，表现为起效时间、作用时间和潜在毒性各不相同（第六章《局部麻醉药的药理学》）。将含有局部麻醉药的注射器连接至穿刺针，必须小心操作，避免穿刺针发生位移。通常麻醉医生会将持针的手固定于患者的背部，以保障穿刺针的稳定性。注射局部麻醉药前，需要先回抽，并将少量脑脊液抽入注射器内，可通过观察注射器内出现脑脊液和局部麻醉药形成的"涡流"确认，随后将药液缓慢注射入蛛网膜下隙（3~5秒以上）。注射完成后再次回抽脑脊液以确认穿刺针位于蛛网膜下隙，注射时穿刺针没有离开腔隙。蛛网膜下隙阻滞起效迅速，一般在60秒内起效。

影响麻醉平面和作用时间的因素

影响局部麻醉药在蛛网膜下隙分布的两个重要因素是药液的比重（与脑脊液密度相比）和患者注射药物后即刻的体位。添加血管收缩药物（如肾上腺素）及局部麻醉药类型影响脊髓麻醉的作用时间。根据局部麻醉药药液与脑脊液密度的关系，将其分为低比重、等比重和高比重液。了解局部麻醉药比重可帮助麻醉医生调控药液在蛛网膜下隙分布的方向和范围。

高比重液通常含葡萄糖，使局部麻醉药可以更大程度地向头端分布。如果需要麻醉更高位的平面，可将患者处于头低位，使高比重液流向头端。同样，如果手术仅需要麻醉直肠周围，则可在完成注射后，嘱患者继续保持坐位几分钟。

低比重液在临床实践中不常用。使低比重药液"漂浮"在手术侧可能对行髋关节置换术的患者有益。将局部麻醉药与无菌注射用水或0.9%氯化钠溶液混合配制成低比重液。

等比重液在蛛网膜下隙分布往往具有局限性，但认为其运动阻滞作用强和作用时间较长。将局部麻醉药与0.9%氯化钠溶液或患者的脑脊液混合配制等比重液。

在局部麻醉药中加入肾上腺素（0.1~0.2 mg）或去氧肾上腺素（2~5 mg）可减少脊髓血流和局部麻醉药的摄取，延长神经根暴露于局部麻醉药的时间，从而延长作用时间。

骶管麻醉

这种区域麻醉技术常用于儿科患者。全身麻醉诱导后，将患儿置于侧卧位，定位骶角及骶管裂孔，消毒皮肤后，垂直于皮肤进针刺破骶尾韧带（骶管裂孔下方），继续进针并将针尾压低，直至进入骶管。穿刺针位置的判断方法是，将手指置于穿刺针正上方的皮肤，随后快速注射3~5 mL空气或0.9%氯化钠溶液，如果出现皮肤肿胀或捻发感提示穿刺针尚未进入骶管。当确认穿刺针位置良好后，将注射器连接至穿刺针针尾，并回抽确认没有血液或脑脊液，随后缓慢、分次注射局部麻醉药，每次3~5 mL。

蛛网膜下隙阻滞和硬膜外阻滞联合麻醉

椎管内麻醉的最后一项技术结合了蛛网膜下隙阻滞（起效快）和硬膜外阻滞麻醉（置管用于连续用药）的优点。通常使用特制的蛛网膜下隙阻滞和硬膜外阻滞联合麻醉操作包，其中含有一根头端具有一个小孔可供蛛网膜下隙阻滞穿刺针通过的硬膜外穿刺针。先进行硬膜外操作，当穿刺针到达硬膜外隙后，将蛛网膜下隙阻滞穿刺针置入硬膜外阻滞麻醉穿刺针中，并刺破硬膜、使脑脊液可以自然流出。随后将局部麻醉药注射入蛛网膜下隙，并将蛛网膜下隙阻滞穿刺针从硬膜外阻滞麻醉穿刺针中拔出，并放置硬膜外导管。该方法在结合脊髓麻醉和硬膜外阻滞优点的同时，也将两者的风险带给了患者。蛛网膜下隙阻滞和硬膜外阻滞联合麻醉通常应用于产科。

蛛网膜下隙阻滞和硬膜外阻滞麻醉的并发症和不良反应

马尾综合征（Cauda Equina Syndrome，CES）

有报道显示使用利多卡因进行蛛网膜下隙阻滞后出现永久性的神经功能受损。第一例报道出现于在蛛网膜下隙置管并注射大剂量药物后，随后又有报道显示单次注射也会引起神经功能永久受损。患者表现为大小便功能障碍及下肢瘫痪。

一过性神经症状

这种现象也与使用利多卡因有关。表现为背部及臀部疼痛，无下肢运动缺失或感觉缺失。一般呈自限性，可于几天内恢复。截石位增加其发病率。

心血管变化

由于交感神经系统被阻滞，蛛网膜下隙阻滞和硬膜外阻滞麻醉都会引起低血压。治疗核心围绕在补充容量以确保足够的静脉回流和心输出量。麻醉医生通常需要使用血管收缩药物（如麻黄碱、去氧肾上腺素）来升高血压。

随着阻滞平面升高，发生心动过缓的风险增加。使心跳加速的神经纤维起源于T1~T4水平，当椎管内麻醉平面到达这个范围时，其功能被阻滞。治疗核心还是围绕补充容量以保证前负荷，同时可能需要使用阿托品或麻黄碱。

硬脊膜穿破后头痛

当硬脊膜结构遭到破坏后（脊髓麻醉时或硬膜外阻滞麻醉操作中意外刺穿硬膜），脑脊液从穿刺孔中漏出的速度大于其生成的速度。这导致敏感的大脑结构向下移位，并可能出现头痛，称为硬脊膜穿破后头痛（post-dural puncture headache，PDPH）。显然洞越大发生PDPH的可能就越高，因此如果硬膜外阻滞麻醉时意外刺穿硬脊膜，由于穿刺针较粗，会导致PDPH发生率增加。PDPH的典型症状是坐位或立位时头痛加剧，平躺后可缓解（体位因素）。可同时伴有恶心、呕吐和视觉改变。儿童和老年患者PDPH发生的风险最低。PDPH的初步治疗方法是卧床休息和液体替代治疗，也可给予止痛药如阿片类药物，还可以静注或口服咖啡因。然而，最确切的治疗方法是硬膜外注入自体静脉血。无菌操作下抽取患者的静脉血，随后将血液注射至原区域阻滞操作的同一间隙，一般注射15~20 mL自体血，注射后患者可立刻感觉症状缓解。

高位/全脊髓麻醉

全脊髓麻醉是指伴有意识丧失的过度感觉神经和运动神经阻滞。意识丧失被认为是因为严重低血压造成延髓呼吸中枢发生缺血所致。治疗的重点是"ABCs"（气道，呼吸，循环），并常常需要行气管插管。

尿潴留

S2~S4神经根阻滞能降低膀胱张力和抑制排尿反射。大多数椎管内麻醉的患者需要留置导尿管，以避免膀胱膨胀。

局部麻醉药注入血管

由于脊髓麻醉时用药总量相对较小，所以局部麻醉药血管内注射后引起的一些并发症主要与硬膜外阻滞麻醉相关。局部麻醉药可通过穿刺针或尖端意外刺入血管的硬膜外导管注射入血管。反复回抽、使用"试验剂量"（含肾上腺素）、缓慢注射、逐步增加剂量均有助于减少发生局部麻醉药血管内注射。

脊髓/硬膜外血肿

硬膜外阻滞麻醉后血肿的发病率约为1/150 000，而蛛网膜下隙阻滞约为1/200 000。然而，Ehrenfeld等在2013年发表的一项分析中，共评估了43 200例硬膜外置管病例，其中102位患者（1/430）做了进一步的影像学检查以排除或确认是否存在硬膜外血肿。在这项研究中，硬膜外阻滞麻醉后血肿的总体发病率为1.38/10 000。

多数血肿案例出现于既往有凝血异常病史的患者。进展性的血肿产生占位效应，通过直接压迫和继发的缺血造成损伤。及时诊治对于避免神经功能永久损伤至关重要。常见的症状包括剧烈的背部疼痛，并逐渐发展为感觉和运动功能缺失。应尽快行影像学检查（如MRI），并请神经外科医生会诊。早期行急诊减压手术可以防止永久性神经损伤。

硬膜外脓肿

脓肿形成是硬膜外阻滞麻醉潜在的破坏性并发症，平均置管后5~14天出现症状。临床症状进行性加重，典型表现是剧烈背痛（敲击硬膜外进针点时疼痛加剧），随后出现神经根痛、运动和感觉缺失，最终瘫痪。当出现脊柱血肿时，应尽快完善影像学检查，并及时请神经外科医生会诊。

周围神经阻滞

在如今的外科环境下，周围神经阻滞（peripheral nerve blocks，PNB）和周围神经置管受到越来越多人的追捧。随着非住院手术的增加，对麻醉提出了新的要求，需要快速、安全、有效，且残余效应最小。PNBs术后镇痛也很有效，它可以让患者更早地进行康复锻炼，并耐受强度更大的锻炼。与椎管内麻醉一样，患者必须知道PNB的麻醉风险和获益。患者拒绝和进针部位感染是其禁忌证。对患者的凝血功能情况和用药史必须仔细评估，以确保操作的安全性。对接受周围神经阻滞的患者进行标准监护，并给予吸氧。可以给患者静脉注射阿片类和/或苯二氮䓬类药物进行镇静，并对皮肤消毒。如果在单独设立的"神经阻滞室"内进行操作，要确保监护仪、抢救药物和其他设备触手可及，以便发生并发症时可以及时处理（如局部麻醉药中毒引起抽

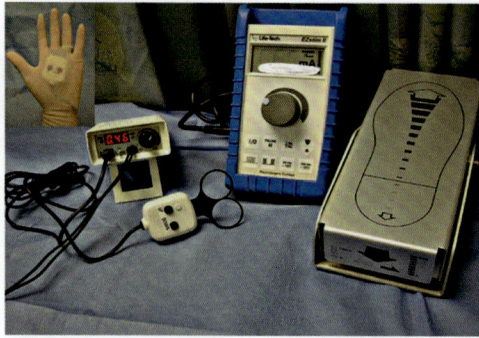

图13.5　周围神经阻滞的神经刺激器（转载经Tsui授权[7]）

搐）。尽管PNBs类型多种多样，在此我们主要讨论其中最常用的，上肢和下肢手术时的神经阻滞。

目标神经的识别

　　用于识别目标神经结构的三大主流技术是：寻找异感、神经刺激器、和超声引导。异感是指当穿刺针触及神经或非常接近神经时，患者有放射性触电样感觉。当出现异感时，需要将穿刺针稍微退出，才可注射局部麻醉药。单独通过寻找异感确定神经结构可引起疼痛和神经永久性损伤。随着神经刺激针逐渐靠近神经，神经刺激器可引出该周围神经支配的肌肉运动（图13.5）。当刺激电流<0.5 mA时，神经刺激器引起的运动反应仍存在，则提示穿刺针已足够靠近目标神经以起麻醉作用。当刺激电流≤0.2 mA时，神经刺激引起的运动反应仍存在，则提示穿刺针可能位于神经内，此时不可注射局部麻醉药。最后，超声引导周围神经阻滞是一项相对较新的对周围神经及其临近结构的可视化技术。

颈丛阻滞

　　颈丛由前四条颈神经（C1-C4）组成，颈浅丛阻滞可通过沿胸锁乳突肌后缘浸润麻醉（图13.6）。该阻滞可用于进行清醒颈动脉内膜切除术的患者。

臂丛神经及上肢神经阻滞

　　臂丛神经由颈神经C5-C8和T1（图13.7）的前支组成。臂丛神经穿行于前斜角肌、中斜角肌形成的肌间沟内。臂丛神经最初由各神经根组成，随后结构逐渐演变为3个干（上干、中干、下干）、6股（前股、后股各3股）、3束（外

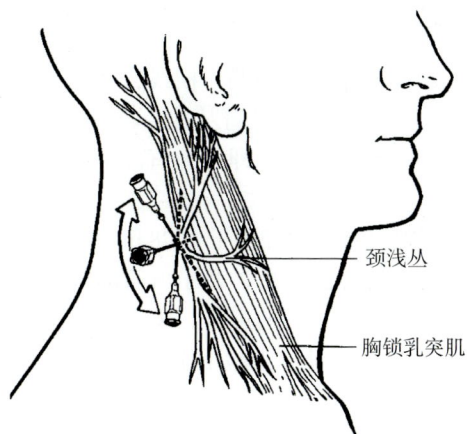

图13.6 颈丛阻滞（转载经Twersky和Philip授权[8]）

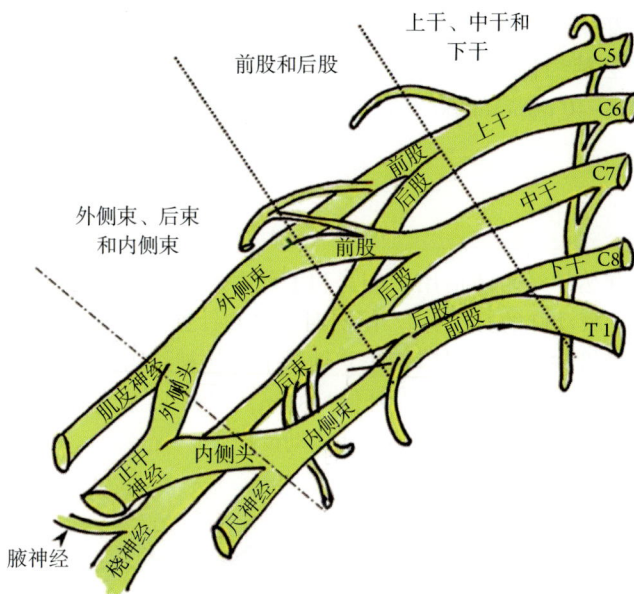

图13.7 臂丛神经解剖（转载经Tsui授权[7]）

侧术、后束、内侧束）神经纤维，最后形成支配几乎上肢全部区域的各神经分支。一句话"Randy Travis Drinks Cold Beer"，常用于帮助记忆根、干、股、束及分支，其首字母分别代表神经根（R）、神经干（T）、股（D）、束（C）和神经分支（B）。

肌间沟阻滞

以环状软骨（C6横突水平）向两侧作横线，并扪及肌间沟（位于前斜角肌、中斜角肌之间）（图13.8）。此处臂丛神经较表浅，通常神经阻滞只需进针1~2 cm，注入25~40 mL局部麻醉药即可为肩部手术和上臂手术提供良好的麻醉。

肌间沟法往往无法阻滞臂丛神经下干（C8和T1），因此不适用于前臂手术和手部手术。在同侧膈神经阻滞后，几乎所有的患者都会出现半侧膈肌麻痹这一不良反应。对呼吸功能正常的患者，无需关注半侧膈肌麻痹。交感神经阻滞可产生同侧Horner's综合征（上睑下垂，无汗，瞳孔缩小，眼球凹陷，鼻塞）。

锁骨上阻滞

锁骨上臂丛神经阻滞是手臂手术或手部手术的最佳选择。扪及肌间沟后，继续沿着颈部向下至锁骨，取锁骨上约1 cm作为神经阻滞进针点。超声引导下，臂丛神经位于锁骨下动脉外侧，呈"葡萄串"状。与肌间沟法相同，可给予25~40 mL局部麻醉药。锁骨上法最常见的严重并发症是气胸，发生率约为1%。

锁骨下阻滞

锁骨下臂丛神经阻滞适用于前臂和手部手术。臂丛神经穿过锁骨下方，并形成围绕于腋动脉的3束结构。阻滞时，穿刺针远离胸膜和椎管结构，因此发生气胸和椎管内麻醉的风险较小。锁骨下臂丛神经阻滞方法较多，常用的方法是选取锁骨中点，并向尾端延伸2~3 cm，以45°向腋窝方向进针。使用神经刺激器时，常以<0.5 mA的电流寻找运动反应。

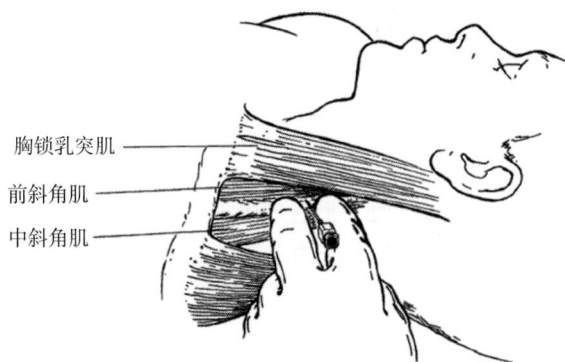

胸锁乳突肌

前斜角肌

中斜角肌

图13.8　肌间神经阻滞（转载经Twersky和Philip授权[8]）

腋路阻滞

腋路臂丛神经阻滞用于前臂手术和手部手术，它的优势在于与肺和椎管的距离。当臂丛神经进入腋窝，3束神经逐渐形成各神经分支，并环绕于腋动脉周围。患者取仰卧位，并屈肘90°，随后在腋窝尽可能高的位置触及腋动脉搏动。向腋动脉方向进针，并在针尾处看到回血，继续进针直至回抽无血。在这个位置，局部麻醉药可以注射在动脉的后方或前方，药量约40 mL。臂丛神经在非常近端的位置已发出肌皮神经，因此需要在喙肱肌内注射局部麻醉药对肌皮神经进行单独阻滞。由于腋路臂丛神经离神经根位置更远了，因此起效时间延长。在所有的上肢神经阻滞中，腋路法阻滞起效时间最长。表13.3为上肢周围神经不同阻滞方法的总结。

下肢周围神经阻滞

股神经阻滞

实施股神经阻滞时，患者需处于仰卧位。从髂前上棘到耻骨结节作一连线代表腹股沟韧带，在这条线上触诊股动脉搏动，并标记，在股动脉搏动外侧1~2 cm进针。使用神经刺激器时，观察股四头肌收缩。股神经阻滞可用于膝、大腿前部和小腿内侧的手术。由于股神经靠近股动脉，因此，进针注药时应仔细回抽证示无血液以避免局部麻醉药注射入血管内至关重要（图13.9）。

坐骨神经阻滞

骶丛神经由L4-S3神经根的前支组成。患者需处于侧卧位，阻滞侧在上；阻滞侧下肢屈膝，非操作侧伸直。从股骨大转子到髂后上棘作一连线；再从

表 13.3　上肢神经阻滞总结

神经阻滞方法	适应证	解剖标志	平均进针深度（cm）	潜在并发症
肌间沟	肩部；上臂	C6（环状软骨）水平前、中斜角肌内	1~2	半侧膈肌麻痹；Horner's综合征；扩散至硬膜外；血管内注射；尺神经遗漏
锁骨上	上臂和前臂；手	前、中斜角肌内，锁骨上约1 cm	2~3	气胸（1%）；血管内注射
锁骨下	前臂；手	锁骨中点下方2~3 cm	6~8	气胸（远低于锁骨上）；血管内注射
腋路	前臂；手		4~6	血管内注射；起效时间延长；遗漏肌皮神经

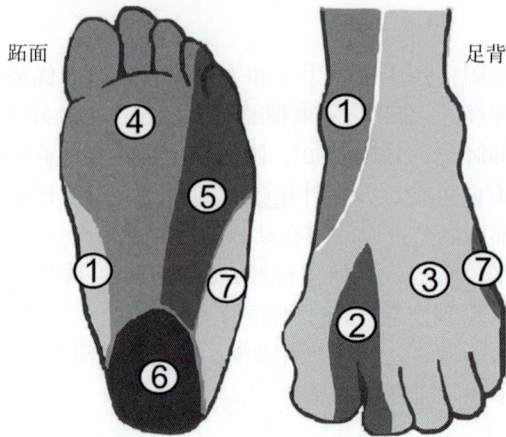

图13.9　足的神经支配

跖面：1，隐神经；2，腓深神经；3，腓浅神经；4，足内侧神经。足背：5，足底外侧神经；6，胫神经（跟骨支）；7，腓肠神经。（图片由J. Ehrenfeld 提供）

股骨大转子到骶管裂孔作一连线；在第一条线的中点处作垂线，并延长相交于第二条线；这个交点处即为进针点，垂直皮肤进针，并观察足背屈。坐骨神经阻滞适用于膝以下的手术（由股神经分支支配的小腿内侧部分除外）。坐骨神经阻滞与腰丛阻滞联合时，可提供全腿的麻醉。

踝关节神经阻滞

足部的感觉由五条神经支配（图13.10），其中四条是坐骨神经的分支，另一条来自股神经。隐神经（股神经的分支）支配足部前内侧的感觉，可在内踝前方局部浸润麻醉而阻滞；腓深神经支配足背内侧及第一、第二足趾间皮肤的感觉，可在足背动脉外侧局部浸润麻醉而阻滞；腓浅神经支配足背和五个足趾的感觉，可在胫骨前缘至外踝皮下注射局部麻醉药而阻滞；腓肠神经支配足外侧面的感觉，可在跟腱外侧向外踝方向注射局部麻醉药而阻滞；最后，胫后神经支配足跟的感觉，可在内踝后方注射局部麻醉药而阻滞。每条神经约注射5~8 mL局部麻醉药。

表13.4为下肢周围神经阻滞的总结。

静脉局部麻醉（Bier阻滞）

静脉局部麻醉是一个相当简单的操作，并能产生较深的麻醉和镇痛。常

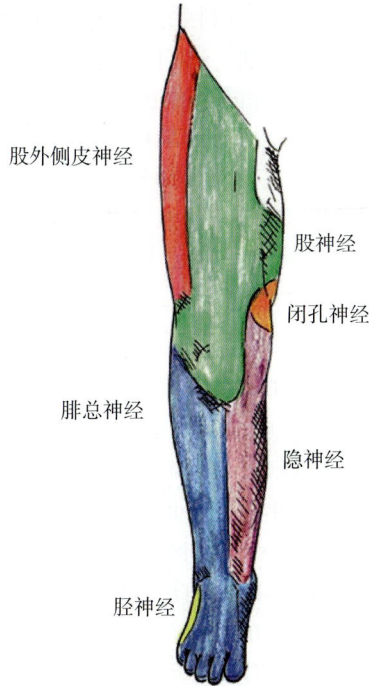

图13.10 周围神经的皮肤支配区（转载经Tsui授权[7]）

表13.4 下肢神经阻滞总结

神经阻滞类型	适应证	解剖标志	平均进针深度（cm）	潜在并发症
股神经	大腿前部；膝；小腿内侧（隐神经）	沿腹股沟韧带股动脉搏动外侧1 cm	3~5	血管内注射；遗漏闭孔神经和股外侧皮神经
腰丛（Psoas）	髋；大腿前部；膝；小腿内侧（隐神经）	髂嵴水平棘突（中线）旁开5 cm	6~8	扩散至硬膜外；血管内注射；后腹膜血肿；穿刺针损伤肾脏
坐骨神经（后路）	大腿后部；膝以下手术（除隐神经支配区）	髂后上棘；骶管裂孔；股骨大转子 股骨大转子至髂后上棘连线的中垂线，与股骨大转子至骶管裂孔连线的交点	5~7	血管内注射；神经损伤
坐骨神经（侧路）	膝以下手术（除隐神经支配区）	股二头肌和股外侧肌之间进针，触及股骨后，调整进针角度约45°	6~8	血管内注射；神经损伤；遗漏大腿后部（止血带疼痛）

用于手或前臂（如腕管）的短小外科手术麻醉。开放外围静脉，并将双气囊止血带放置在手臂上。手臂驱血，并对双止血带近端袖带充气。静脉注射0.5%利多卡因约25~50 mL，并拔除静脉通道。

当患者抱怨止血带疼痛时，可对远端袖带充气、近端袖带放气。如果手术过程极短，必须继续保留止血带至少20分钟，以避免高浓度局部麻醉药快速被全身吸收。出于对早期不慎松开止血带和全身吸收的考虑，静脉局部麻醉时不建议使用长效局部麻醉药，如布比卡因。

超声引导

在过去的几年内，使用超声引导进行区域阻滞逐步普及。随着越来越多的研究完成，证实了与寻找异感或神经刺激技术相比，超声技术可能更安全、更快、更有效。超声仪器发出高频声波，当遇到不同类型的组织时，声波被反射回来。不同组织产生不同程度的回声，形成不同速度的反射回声波。由此产生的图像亮度不同，可帮助区分组织类型。

神经可以呈现圆形、椭圆形或三角形结构，并且可以是强回声（亮）或低回声（暗）。例如，膈肌上方的神经往往是低回声，而膈下的神经往往是强回声。彩色多普勒血流显像可用于区分血管与其它结构。

超声的另一个优点是，在神经阻滞时可以看到穿刺针向目标神经接近的路径，并可看到局部麻醉药扩散分布于整个神经周围。随着成本降低，便携性和图像分辨率提高，超声很有可能会成为区域麻醉的一个组成部分。

案例学习

患者，男，58岁。拟行右侧全膝关节置换术（TKA）。在完成全面的病史采集、体格检查和会诊后，医生选择在区域麻醉下进行手术。患者既往体健，但每天抽一包烟，并且由于膝关节炎而无法规律锻炼。患者每天需口服非甾体类抗炎药（NSAIDs）止痛，近期因疼痛加剧开始口服羟考酮和对乙酰氨基酚。

为了使患者舒适地进行全膝关节置换术，需要阻滞哪些皮肤支配区或神经？

大腿和小腿的前部由L3、L4和L5皮肤支配区支配。尽管切口不涉及膝后方，但在TKR时膝后方仍会受到刺激，而膝后方由S2支配。此外，为了减少术中出血，常常需要使用止血带，所以阻滞需要达到L2或L1水平。在临床实践中，需要阻滞股神经、股外侧皮神经、闭孔神经和部分坐骨神经。

哪些区域麻醉技术适用于全膝关节置换术？你会选择哪种？

在理论上，几种技术是可行的。无论使用等比重液或含糖的高比重液，蛛网膜下隙阻滞能有效地阻滞上述所有神经根。高比重液可提供远高于手术要求的麻醉平面，所以可能更青睐使用低血压发生率较低的等比重液。硬膜外阻滞麻醉常用于TKR，并允许间断累积使用局部麻醉药以达到预期的麻醉平面。硬膜外阻滞麻醉的缺点有，5%~10%的阻滞失败或阻滞不完全（不对称麻醉或骶神经阻滞不全）；优点是可提供长时间手术的麻醉及术后镇痛。尚可采用周围神经阻滞，各神经阻滞后也可为手术提供麻醉。更切合实践操作的方法是腰丛或三合一阻滞（高位股神经阻滞，注射局部麻醉药或置管后同时阻滞股神经、股外侧皮神经和闭孔神经），然后联合坐骨神经阻滞，或蛛网膜下隙阻滞，或全身麻醉以完成麻醉。

如果你选择硬膜外阻滞麻醉，你将如何定位硬膜外隙？你会采取什么预防措施来避免毒性反应？

连接标准监护并开放静脉。患者可以坐位或侧卧位，坐位更容易定位中线。背部皮肤消毒、铺巾，通常于L3~L4或L2~L3间隙局部麻醉浸润。进针直至穿刺针固定于韧带上，然后连接含有空气或0.9%氯化钠溶液的低/无阻力注射器。缓慢进针，同时检查注射器的阻力，如有阻力提示针尖仍位于韧带内。当针尖进入硬膜外隙，可感到注射时阻力消失。随后向硬膜外隙置管，置管深度约3~5 cm并拔除穿刺针。为了避免毒性反应，首先要排除血管内置管和鞘内置管。给予含肾上腺素的利多卡因试验剂量（通常为2%利多卡因3~5 mL），并观察血管内注射的征象和症状。静脉注射肾上腺素会使心率加快，同时还会出现耳鸣、口周麻木或金属味等症状。如果利多卡因60~100 mg被注入蛛网膜下隙，可立即产生蛛网膜下隙阻滞的作用。

验证硬膜外导管位置正确后，你会用什么药？

假定导管既不在血管内也不在蛛网膜下隙，可继续分次给予利多卡因10~15 mL，以获得低胸段皮肤支配区平面和下肢的运动阻滞。在确认双侧阻滞效果对称前（或至少手术侧皮肤麻木），需注意避免给予过多药物。该案例可继续使用利多卡因，或给予长效局部麻醉药以加强手术时的麻醉效果，如布比卡因（0.5%或0.75%）或罗哌卡因（1%）。

术后你是否会继续使用硬膜外阻滞麻醉？

虽然没有一种技术被证明优于其他方法，但是区域麻醉在术后早期和术后1~3天内可以促进积极的康复锻炼，并提高关节的活动性。如果术后继续使用硬膜外阻滞麻醉，需要降低局部麻醉药的浓度，此时你提供的是镇痛而不是外科手术时的麻醉。0.125%~0.2%布比卡因或罗哌卡因，联合阿片类药物如芬太尼或氢吗啡酮是常见的选择。

建议延伸阅读资料

[1] Drasner K, Larson MD (2007) Spinal and epidural anesthesia. In: Stoelting R, Miller R (eds) Basics of anesthesia. Churchill Livingstone, Philadelphia, pp 241–290. Gray AT, Collins AB, Eilers H (eds) Peripheral nerve blocks

[2] Wedel DJ (2002) Upper extremity blocks. Lower extremity blocks. In: Faust R, Cucchiara R, Rose S, Spackman T, Wedel DJ, Wass CT (eds) Anesthesiology review, 3rd edn. Churchill Livingstone, Philadelphia, pp 311–315

[3] Bernards CM (2006) Epidural and spinal anesthesia. In: Barash P, Cullen B, Stoelting R (eds) Clinical anesthesia, 5th edn. Lippincott Williams & Wilkins, Philadelphia, pp 691–717

[4] Franco CD, Clark LL, Robards C, Hadzik A (2007) In: Hadzic A (ed) Textbook of regional anesthesia and acute pain management, 1st edn. McGraw-Hill Companies, Inc, New York, pp 419–440, 481–488

[5] Mathias J (2006) Percutaneous vertebroplasty and kyphoplasty, 2nd edn. Springer, New York

[6] Stewart O (2000) Functional neuroscience. Springer Press, New York

[7] Tsui B (2007) Atlas of ultrasound and nerve stimulation-guided regional anesthesia. Springer, New York

[8] Twersky R, Philip B (2008) Handbook of ambulatory anesthesia. Springer, New York

第十四章　电解质与酸碱分析

Adam Kingeter and Matthew D. McEvoy

为了获得最佳效果，推荐在阅读本章内容前浏览第VII页的案例学习和问题。

重点学习目标：

（1）掌握血清电解质生理调节，并描述其常见异常情况。

（2）掌握酸碱调节在临床实践中的重要性。

（3）根据Stewart方程和传统方法描述pH的决定因素。

（4）掌握pH的生理调节。

（5）掌握引起代谢性和呼吸性酸碱平衡紊乱的原因。

（6）掌握代谢性酸中毒各种治疗方案的风险和获益。

血清电解质成分简介

血液成分包含生理浓度的电解质，但对所有的晶体液和胶体液来说却并非如此。

因此，本章将让读者更深入地了解围术期液体治疗及其与电解质、酸碱平衡的生理关系。生理学上将电解质定义为溶解于溶液（如水）后带有电荷且能导电的化合物。这些带电荷的化合物被称为离子，它们可以带正电荷（阳离子）或负电荷（阴离子）。临床必须对细胞内和细胞外的电解质进行严密调节，以使每个器官内的细胞保持其正常功能。机体致力于保持血清电中性，即正电荷和负电荷平衡。除此之外，机体会在一个较小的范围内进行酸碱调节。电中性和酸碱平衡密切相关以维持机体稳态，失平衡将导致细胞功能障碍，并引起致命性病理改变，如肾功能不全、心律失常、抽搐和昏迷。

电解质的生理调节

血清中主要的阳离子是钠离子和钾离子，还有低浓度的钙离子和镁离子；血清中主要的阴离子是氯离子和碳酸氢根离子，以及低浓度的磷酸根离子和乳酸根离子。这些离子的细胞内浓度由跨膜主动转运泵决定，并在较小程度上受特定的被动转运离子通道影响。细胞外（包括血清）电解质浓度主要受下丘脑—垂体—肾上腺（hypothalamic-pituitary-adrenal，HPA）轴经肾脏调控。

钠离子

钠离子是血清中最丰富的阳离子，是血浆渗透压的主要决定因素。血浆渗透压严密调节于275~290 mOsm/kg范围内。血浆渗透压计算公式如下：

血浆渗透压=（血清钠离子×2）+（血糖÷18）+（尿素氮÷2.8）

HPA轴是钠平衡和血浆渗透压主要的器官水平调节系统。机体通过渗透压感受器监测血浆渗透压，这一结构位于血脑屏障外的下丘脑内终板血管器官上。即使渗透压改变仅为1%，也可被渗透压感受器察觉，并向下丘脑视上核（supraoptic nucleus，SON）和室旁核（paraventricular nucleus，PVN）传递信号。SON和PVN合成并释放抗利尿激素（antidiuretic hormone，ADH）至垂体后叶，随后垂体后叶将ADH释放入体循环。ADH作用于肾单位的髓质集合管进而增加水的重吸收，水重吸收增加后，血清钠离子浓度降低，从而降低渗透压。

另一个调节钠平衡的重要系统是肾素—血管紧张素系统（renin-angiotensin system，RAS）。致密斑感受到钠浓度降低时，促进球旁器合成和释放肾素。肾素可将血管紧张素原水解生成血管紧张素Ⅰ，然后通过血管紧张素转化酶迅速将其水解生成血管紧张素Ⅱ。血管紧张素Ⅱ直接作用于脉管系统，增加体循环血管阻力，促进ADH释放，并刺激肾上腺皮质球状带释放醛固酮。醛固酮作用于肾单位的远球小管和集合管，以增加对水和钠的重吸收，促进钾的分泌。无论是HPA系统或RAS系统功能异常都会导致钠稳态失调。

低钠血症

由于钠和血浆渗透压密切相关，而渗透压受相对容量状态影响，因此钠稳态失调可根据血容量状态来进行分类。低钠血症时血管内可以是高容量、低容量或等容量状态，因此必须评估患者的容量状态以确诊低钠血症的根本原因。

低血容量性低钠血症时钠和水同时丢失，常见于大量出汗、长时间呕吐或使用利尿药。一个较罕见的病因是脑耗盐综合征（cerebral salt wasting syndrome，CSW）。CSW常见于头部外伤或颅内损伤，其特点是肾脏保钠功能下降、多尿和自主神经功能异常。低血容量性低钠血症的治疗主要是支持治疗，并旨在补充水和电解质。氟氢可的松可用于增加肾脏对钠的重吸收。大多数病例在2~4周内可自愈，但也有一些案例持续更长时间。

高血容量性低钠血症是由于体内水分增加所致，通常发生在有效血浆渗透压降低的情况下，常伴有外周水肿。常见的病因有心力衰竭、肾病综合征和肝脏疾病伴腹水。发生这些疾病时，血浆渗透压降低，胶体渗透压无法将血容量保留在血管内。这导致有效循环血量减少，使机体增加对水的重吸收，从而进一步降低了血浆渗透压。治疗方法主要是病因治疗，常包括限制液体量。新的药物——vaptans，是一类血管加压素拮抗药，对这些疾病状态可能有临床意义。

等血容量性低钠血症常见于存在渗透活性分子（假性低钠血症）或ADH分泌过量。假性低钠血症是由于使用了非钠渗透活性药（葡萄糖、甘油三酯、免疫球蛋白），造成高渗状态使水分从细胞内转到血管内，使得钠离子被稀释。抗利尿激素分泌失调综合征（syndrome of inapropriate antidiuretic hormone，SIADH）是一种典型的等血容量性低钠，可见于颅内病变、各种肿瘤等一系列不同的疾病。SIADH的特征是，在不存在生理上适当的刺激（即低血压或高血压）时，ADH分泌异常增加；临床特点为相对于血浆渗透压来说，尿液异常浓缩。如前所述，ADH的生理功能之一是将水分保留在体内，SIADH患者表现为体内单纯的水过量。水并不局限于某一处，而在体内均匀分布，所以这些患者在临床上表现为等血容量性低钠血症。因此，液体限制一直是SIADH治疗方案中的中流砥柱。对那些液体限制耐受差的患者，会使用地美环素。地美环素是四环素类似物，可抑制血管加压素介导的集合管对水的重吸收。一类新的血管加压素拮抗药——vaptans，有望从根本上改变SIADH的治疗方法。

随着钠离子浓度的下降，低钠血症的生理危害逐步显现，当钠离子浓度下降到使血浆张力显著降低时，水开始向细胞内转移。这将导致细胞功能障碍，特别是在中枢神经系统，临床上表现为精神错乱、昏迷、抽搐。对有症状的低钠血症患者，可通过口服补钠或补3%氯化钠溶液。纠正低钠血症需循序渐进，以避免脑桥中央脱髓鞘溶解症引起神经破坏，这主要是由于当水快速从细胞内移出会造成中枢神经系统脱髓鞘改变。纠正的速度应控制在血钠浓度升高不超过0.5 mmol/L/h，且24小时内不超过10 mmol/L。

高钠血症

高钠血症时血浆渗透压升高，水从细胞内转移到细胞外，引起细胞功能障碍。与低钠血症相同，中枢神经系统对这种水的分布变化特别敏感，有症状的高钠血症患者常表现为乏力、精神错乱和嗜睡。与低钠血症相反的是，高钠血症几乎都是由于水丢失大于钠丢失，而非钠摄入多于水摄入。因此，这些患者通常都存在低血容量。

高钠血症最常见的原因是蒸发丢失或排出大量稀释的尿液。蒸发或非显性丢失是由于纯水从呼吸道或其它暴露的黏膜表面蒸发所致。这种水分丢失变化较大，在发热、呼吸急促或处于温暖环境中的患者，其蒸发丢失增加。外科手术将大量的体腔暴露于空气，使蒸发丢失的表面积大大增加，这可使患者水分的丢失达到正常环境中的患者的3倍。排出大量稀释尿是尿崩症（diabetes insipidus，DI）的特点。DI通常是由于垂体后叶释放血管加压素不足，或肾脏对循环中的血管加压素无反应。能控制自己水的摄入量的DI患者通常不出现高钠血症，因为水的摄入和丢失相称；而不能控制水摄入量的患者则快速出现高钠血症和脱水。

高钠血症的治疗取决于其原发病。对于中枢性尿崩症，使用合成的血管加压素类似物，去氨加压素或1-脱氧-8-左旋-糖氨酸加压素（1-desamino-8-ariginine vasopressin，DDAVP）治疗。DDAVP没有血管加压素的升血压作用，并可经鼻、经静脉或口服给药。对于肾性尿崩症，噻嗪类利尿药具有反常的抗利尿作用，可用于那些原发病无法被纠治的患者。对由于水丢失造成高钠血症的患者，纠正水的缺乏可同时纠正高钠血症。水缺乏可通过如下公式计算：

水缺乏 = TBW [1–（140/血浆钠离子）]，其中TBW是体内总水量（单位：升），其估计值为女性：0.5×瘦体重；男性：0.6×瘦体重。

快速纠正高钠血症可导致脑水肿，因此在第一个24小时内补水量不超过总量的一半。剩下的在接下来的24~48小时内纠正。慢性高钠血症患者耐受性较好，这主要是由于细胞水平的代偿，包括胞内生成渗透活性物质以抵消细胞外高渗状态。

钾离子

钾离子是体内第二常见的阳离子，仅次于钠离子。机体总钾含量的98%位于细胞内。钾离子的跨膜浓度梯度使细胞内呈负电势。这个负电势称为静息膜电位，它对可兴奋组织诸如肌肉和神经的正常运作是必需的。这个离子浓度梯度由细胞膜上的阳离子主动转运泵维持，占细胞总能量消耗的2/3。细胞外钾离子浓度的细微变化，即可能导致可兴奋组织的功能障碍并产生灾难性的后果。钾离子稳态主要通过细胞水平和器官水平来维持，细胞内、细胞外间的钾离子转移可缓冲急性浓度改变，而肾脏维持钾离子的摄入和排出平衡。多种疾病状态会影响这些系统，并可导致钾离子调节紊乱。

高钾血症

高钾血症可根据其持续时间分为急性（<48 h）或慢性。急性高钾血症几乎都是由于钾离子从细胞内移出引起，偶尔可由于钾摄入过量而引起高钾血症。细胞内2%的钾离子转移至细胞外即可使细胞外钾离子浓度翻倍。钾离子跨膜转移的剧烈变化通常与细胞死亡有关，如肿瘤溶解综合征或横纹肌溶解。代谢性酸中毒时，细胞内氢离子替换钾离子，导致钾离子跨膜转移。某些药物也与钾离子的跨膜转移相关，特别是洋地黄和琥珀胆碱。正常情况下，琥珀胆碱会引起肌束颤动并释放出少量的钾，可使血清钾离子浓度约增加0.5 mmol/L。然而在长期制动或瘫痪、严重烧伤、肌肉炎症患者中，使用琥珀胆碱后钾离子释放大量增加，并可能产生致命的后果。出现这些疾病时，运动终板上的乙酰胆碱受体增殖为婴儿型。经琥珀胆碱激活后，会使细胞与正常情况相比释放出更多的钾离子。钾摄入过量几乎都是医源性的，可见于过于积极地口服或静脉补钾治疗。库存血内含有少量的钾离子，而大量输血可积聚大量的钾离子并出现高钾血症的症状。慢性高钾血症的病因有肾功能衰竭、Addison病、醛固酮缺乏或肾小管对醛固酮无反应。高钾血症使心肌细胞去极化，并出现心律失常和传导异常。典型的高钾血症心电图进行性表现有（按其出现顺序排列）：T波高尖、PR间期延长、QRS波群增宽、P波消失、心室颤动"正弦波"，最后心跳停止。高钾血症还与感觉异常和骨骼肌无力并逐渐发展为弛缓性麻痹相关。高钾血症的治疗目标主要是稳定易兴奋组织的细胞膜。达成上述目标后，治疗方向转为使钾离子再分布到细胞内，并加速机体排钾。钙可直接拮抗高钾血症对心肌的影响，是一种膜稳定治疗的选择方案。胰岛素和沙丁胺醇都可以使钾离子向细胞内再分布，同时需对这些患者输注葡萄糖以抵消胰岛素的降糖作用。可通过肾脏或胃肠道加速机体排钾。加强肾脏排钾需要提高远端肾单位的流量，主要是通过补充0.9%氯化钠溶液和使用袢利尿药来完成。使用聚苯乙烯磺酸钠（sodium polystyrene sulfonate，SPS）可增加胃肠道排钾，因为SPS是一种阳离子交换树脂，可以用钠离子交换在结肠中分泌的钾离子。此外，SPS可引起便秘，应联合使用泻药。有使用SPS后出现结肠坏死的案例报告，一项回顾性研究显示，估计其发病率在术后患者中为1.8%。血液透析也可以用来增强钾排出。

低钾血症

与高钾血症相同，低钾血症也可根据其持续时间分为急性（<48 h）或慢性。急性低钾血症通常是由于钾离子转移至细胞内所引起。这种钾离子的转移常继发于DKA胰岛素治疗，也可见于再喂养综合征时由于内源性胰岛素生成增加所致。其他药物如β2受体激动药，也可使钾离子向细胞内转移并引起

急性低钾血症。慢性低钾血症通常是由于钾摄入减少或排出增加。钾可通过胃肠道或肾脏途径排出体内。利尿药、多种抗生素和盐皮质激素可增加肾脏排钾。低镁血症与肾脏K^+丢失相关，通常需要在补钾的同时补镁。各种先天性肾小管转运异常，如Barter和Gitelman's综合征，通常伴有肾脏K^+丢失增加和低钾血症。低钾血症使细胞膜超极化，可引起心律失常和心脏的传导功能受损。心电图非特异性表现有：ST段压低、T波扁平、U波。神经肌肉系统有无力、肌肉疲劳和肌痛。低钾血症的治疗包括补充机体缺乏的钾以及纠正原发疾病。可通过口服或静脉补钾；静脉补钾需控制补钾时间在1~2小时以上，以避免高钾血症。静脉注射后血钾水平可立即达到峰值，并在接下来的2~3小时内逐步下降至新的平衡点。当达到新的钾平衡后，需测定血钾浓度以判断是否需要继续补钾治疗。

氯离子

氯离子是细胞外液中主要的阴离子。如上所述，血清中时刻保持电中性；即阳离子和阴离子的浓度相当、电荷抵消。正是因为这个原因，氯离子浓度的变化会显著影响其他阴离子（如碳酸氢根、乳酸根和其他有机酸离子根）的浓度。这些除氯离子以外的其他阴离子大多数参与血清氢离子浓度的缓冲，并影响血浆pH。由于氯离子和其他血清阴离子间的相互作用，使氯离子的生理变化和酸碱平衡密切相关并互相影响。

这种相互影响的例子可见于使用大量0.9%氯化钠溶液进行复苏的患者。0.9%的氯化钠溶液中含有154 meq钠和154 meq氯，而正常情况下血清中含100 meq氯。大量输注0.9%氯化钠溶液使血氯浓度增高，而其他阴离子浓度随之下降，特别是碳酸氢根离子。随着碳酸氢根离子浓度显著下降，氢离子失去缓冲、浓度升高，血浆pH下降，从而导致酸中毒。氯离子的生理变化和酸碱平衡的作用将在下一节进一步讨论。

酸碱的生理学简介

细胞外氢离子浓度的严格调控对跨膜离子转运泵的功能和细胞内生化反应极其重要。因此，机体内存在许多弱酸缓冲系统以维持pH在7.35~7.45的稳态。超出这个血浆pH范围时称为酸血症（pH<7.35）和碱血症（pH>7.45）。出现酸血症或碱血症提示存在代谢性或呼吸性功能异常，若不纠正最终可能导致终末器官功能障碍和死亡。

酸碱平衡是一个复杂的生化过程。可用两种不同的方法来解释酸碱作用：阴离子间隙/碱剩余和强离子差（斯图尔特方法，Stewart方法）。斯图尔特方法由Peter Stewart在1981年提出，它强调了驱动酸碱平衡的两个重要物理化学元素：电中性和质量守恒。Stewart方法的基本构成是血清碳酸氢盐不会改变血液的pH。根据Stewart理论，pH是以下3个变量相互作用的结果：强离子差（Strong ion difference，SID）、二氧化碳分压和血浆弱非挥发性酸浓度[如白蛋白和磷酸盐（Atot）]。SID等于血浆中完全解离的阳离子和阴离子的差值。SID的公式由血浆中最丰富的离子组成，其计算方法如下：

$$SID = [(Na^+) + (K^+) + (Ca^{2+}) + (Mg^{2+})] - [(Cl^-) + (乳酸^-)] = 40 \sim 44 \, mEq$$

SID增大引起碱血症，SID减小引起酸血症。例如，含有高浓度氯离子的胃液丢失后，使SID增加，导致碱血症；而注射氯化钠溶液，由于其所含钠离子和氯离子浓度相同，是一种SID为零的溶液，输注后使血SID减小引起酸血症。

阴离子间隙的方法是基于Bronsted-Lowry对于酸的定义，而细胞外缓冲系统是碳酸和碳酸氢盐的平衡：

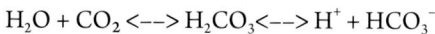

$$H_2O + CO_2 <--> H_2CO_3 <--> H^+ + HCO_3^-$$

Henderson-Hasselbach方程描述了该平衡和pH的关系：

$$pH = pK + \log_{10}(HCO_3^- / \alpha CO_2 \times pCO_2)$$

在这个方程中，αCO_2代表CO_2的溶解度系数（0.03），pK代表平衡常数（6.1）。这个方程衍变为Henderson方程，其简化式如下：

$$H^+ = 24 \times pCO_2 / HCO_3^-$$

从这个方程中显而易见，pH的变化是由CO_2分压（称为呼吸性）或HCO_3^-（称为代谢性）改变所致。有很多临床应用Stewart方法的新证据，但最终对于这两种方法的理解是同样重要的，因为它的简单性和使用广泛性，阴离子间隙方法将在本章中讨论。

CO_2和HCO_3浓度的稳态，包括代偿性反应，是由肺和肾脏系统相互作用的结果。代谢性酸碱平衡紊乱常伴有呼吸性代偿，反之亦然。代偿的结果是维持pH在正常范围，并根据紊乱持续时间有一定的提示作用，慢性过程的代偿更完全。由于同一患者体内可能存在多种酸碱代谢紊乱，因此，需要注意代偿的具体情况，通过比较预期和实际代偿性变化进行诊断。一个患者体内可同时有不止一种代谢性酸碱平衡紊乱，而不论在什么时候只可能存在一种呼吸性酸碱平衡紊乱。

20世纪50年代引入血气分析使酸碱平衡紊乱的诊断、分类及其后续治疗变得可行。由于血气分析检查的成本相对较低，且易于采样，因此血气分析成为了日常麻醉工作中的一项常规内容。典型的血气分析结果包括pH、氧分压、二氧化碳分压、HCO$_3^-$和碱剩余。碱剩余的定义是将1 L二氧化碳分压为40 mmHg的全血滴定至pH=7.4时，所需要使用的强酸（如BE>0）或强碱（如BE<0）的量。理论上来说，碱剩余代表酸碱平衡紊乱中的代谢性组成，BE为正值提示代谢性碱中毒，负值则提示代谢性酸中毒。BE绝对值的大小可看作是代谢紊乱严重程度的替代指标，其绝对值越大代表酸碱平衡紊乱越严重。传统的血气分析可用于诊断酸血症和碱血症，及其代偿程度，如表14.1所示。进一步的诊断和分类需要结合血清电解质、血红蛋白和血清乳酸浓度，在大多数现代血气分析仪上都可以对这些指标进行测量。

表14.1　酸碱平衡紊乱和预期的代偿

原发紊乱	原发改变	代偿性改变	预期代偿
代谢性酸中毒	↓HCO$_3^-$	↓PaCO$_2$	$\Delta PaCO_2 = 1.2 \times \Delta HCO_3^-$
代谢性碱中毒	↑HCO$_3^-$	↑PaCO$_2$	$\Delta PaCO_2 = 0.9 \times \Delta HCO_3^-$
呼吸性酸中毒	↑PaCO$_2$	↑HCO$_3^-$	急性：$\Delta HCO_3^- = 0.1 \times \Delta PaCO_2$ 慢性：$\Delta HCO_3^- = 0.35 \times \Delta PaCO_2$
呼吸性碱中毒	↓PaCO$_2$	↓HCO$_3^-$	急性：$\Delta HCO_3^- = 0.2 \times \Delta PaCO_2$ 慢性：$\Delta HCO_3^- = 0.5 \times \Delta PaCO_2$

代谢紊乱

代谢性酸中毒

任何通过碳酸氢盐丢失增加或额外的酸性产物积聚，而引起细胞外碳酸氢盐浓度降低的过程称为代谢性酸中毒。多种异常情况可导致代谢性酸中毒，并根据其是否引起血清阴离子间隙随之升高进行分类。血清阴离子间隙可由下列公式计算：

$$AG = （血清Na^+ + 血清K^+） - （血清HCO_3^- + 血清Cl^-）$$

阴离子间隙的正常值为8~12 mmol/L，通常代表基础生化无法测量的阴离子的浓度，如白蛋白、磷酸根离子、硫酸根离子和有机酸阴离子。由于这些阴离子中白蛋白含量最多，因此阴离子间隙随血清清蛋白浓度显著变化。血清白蛋白浓度从4.4 g/dL每降低或升高1 g/dL时，阴离子间隙相应增加或减少2.3~2.5 meq/L。因此，当计算阴离子间隙时，必须考虑到低白蛋白血症或高白蛋白血症。代谢性酸中毒时，血清碳酸氢根浓度降低，通过血清氯离子浓度和阴离子间隙中不可测量的阴离子浓度代偿性升高来维持血清电中性。如果通过氯离子浓度升高来维持电中性，则阴离子间隙处于正常范围，我们称之为"阴离子间隙正常型代谢性酸中毒"或"高氯性代谢性酸中毒"。阴离子间隙正常型代谢性酸中毒的原因概述见表14.2。如果通过升高血清中不可测量的阴离子浓度来维持电中性,则阴离子间隙增加,我们称之为"阴离子间隙增高型代谢性酸中毒"或"低氯性代谢性酸中毒"。阴离子间隙增高型代谢性酸中毒的原因概述见表14.3。应当指出的是,这里说的"低氯"和"高氯"与实验室检查正常值无关,而与血浆中相应离子组成的相对值有关。在阴离子间隙正常型代谢性酸中毒患者体内,其血清氯离子水平可以处于正常范围。

表14.2 阴离子间隙正常型代谢性酸中毒的原因:HARD-UP

H:高营养支持(Hyperalimentation)

A:使用乙酰唑胺(Acetazolamide administration)

R:肾小管性酸中毒(Renal tubular acidosis)

D:腹泻(Diarrhea)

U:输尿管肠瘘(Ureteroenteric fistula)

P:十二指肠瘘(Pancreaticoduodenal fistula)

表14.3 阴离子间隙增高型代谢性酸中毒的原因:MUD PILES

M:甲醇中毒(Methanol intoxication)

U:尿毒症(Uremia)

D:糖尿病酮症酸中毒(Diabetic ketoacidosis)

P:丙二醇的毒性(Propylene glycol toxicity)

I:异烟肼的毒性(Isoniazid toxicity)

L:乳酸性酸中毒(Lactic acidosis)

E:乙二醇中毒(Ethylene glycol intoxication)

S:水杨酸的毒性(Salicylate toxicity)

酸血症可引起细胞和酶功能障碍,并产生多种有害影响,包括心输出量降低、低血压、肾上腺素与肾上腺素能受体的结合减少。机体已形成一系列的机制以纠正血浆pH。当颈动脉小体感受到血浆氢离子浓度升高时,可反馈性刺激延髓呼吸中枢来增加分钟通气量,降低二氧化碳分压(pCO$_2$)。当肾脏感受到血浆pH下降时,可通过增加远端肾单位分泌氢离子进行调节。这些代偿性变化需要12~24小时才能完善,并可用Winter方程估算:

代偿性$pCO_2 = 1.5 \times [HCO_3^-] + 8$

如果二氧化碳分压低于Winter方程的预测值，提示存在继发性呼吸性碱中毒。同样，如果二氧化碳分压高于预测值，则表示存在继发性呼吸性酸中毒。

代谢性酸中毒的治疗目标是纠正原发疾病。因此，必须对病因做出正确的诊断。关于是否需要纠正酸血症存在争论，目前的指南建议在原发疾病得到纠治前，当pH<7.10时可予以纠正。通常使用碳酸氢钠补充全身缺乏的碳酸氢根。然而，根据酸血症的严重程度不同，碳酸氢根的分布容积占全身总水量的50%~100%，这使精确计算药物剂量变得较困难。近年来，使用碳酸氢钠作为碱化剂已受到详细研究。几项研究证实使用碳酸氢钠治疗酸中毒没有益处，且在某些人群中增加病死率。输注碳酸氢钠时，尽管其中没有任何的处理失误，也可能产生许多不良生理效应。碳酸氢钠通常作为高渗溶液输注，50 mL药液含50 meq碳酸氢钠（1 000 mmol/L），可使一个70 kg的患者的血清钠浓度升高1 meq/L，并增加细胞外液量约250 mL。此外，输入的碳酸氢根会与血浆中的氢离子结合，并解离成水和二氧化碳。对通气功能受损的患者，这将导致呼吸性酸中毒。还有一些替代的碱化药，如氨基丁三醇（Trihydroxymethylamino-methan，THAM）。THAM的缓冲作用不会产生二氧化碳，且已被成功应用于各种代谢性酸中毒的治疗。它经肾脏排泄，因此对肾功能不全的患者用药量需谨慎。已报道的THAM的毒性反应有高钾血症、新生儿肝坏死和由于pH升高及其伴随的中枢神经系统CO₂下降而继发的呼吸抑制。

代谢性碱中毒

任何通过碳酸氢盐排泄减少或非挥发性酸丢失增加，从而引起的细胞外碳酸氢盐积聚的过程称为代谢性碱中毒。非挥发性酸的丢失可能是通过上消化道（呕吐、经口鼻或胃肠减压）或通过尿液排泄增加。当发生碱中毒时，肾脏能反馈性地排泄大量碳酸氢根，因此持续的碱中毒是由于其潜在的疾病状态所造成。这些疾病状态可以分为容量扩张型和容量收缩型，见表14.4。容量收缩（浓缩）后，心输出量减少，肾小球滤过率（Glomerular filtration rate，GFR）随之下降。GFR下降使输送到远端肾单位的氯离子减少，从而Cl⁻/HCO₃⁻交换转运泵无法分泌HCO₃⁻。此外，由于机体对低血容量的反应，使醛固酮水平升高，导致分泌至尿中的氢离子增加。

碱血症与多种负面的生理作用相关。血红蛋白和氧气的亲和力急剧增加，使血红蛋白氧离曲线左移，导致外周组织氧供受损。pH升高使钙离子浓度降低。这种相对的低钙血症也可引起一系列典型的临床表现，如感觉异常和手足抽搐。尚可见其他电解质异常，如低钾血症、低镁血症。机体通过减少分钟通气量，进而使二氧化碳分压升高来代偿代谢性碱中毒。适当的代偿

表14.4　代谢性碱中毒的原因

容量收缩

　胃液丢失：大量胃肠减压或呕吐

　肠液丢失：绒毛状腺瘤，先天性分泌性腹泻

　袢利尿药或噻嗪类利尿药

　囊性纤维化汗液丢失

容量扩张

　原发性盐皮质激素增多症

　Liddle综合征

可以通过以下公式计算：

$$pCO_2 = 0.9 \times [HCO_3^-] + 9$$

　　一旦明确引起碱中毒的潜在原因，治疗目的是纠正代谢紊乱。对于低血容量引起的碱中毒治疗可选择静脉补液再水化，偏向于使用0.9%氯化钠溶液。需注意钾离子、钙离子平衡，避免加重现有的电解质紊乱。如果因上消化道呕吐丢失的体液无法控制，使用H_2受体阻滞药或质子泵抑制剂，可有效减少胃酸液丢失。对于有效循环血量减少或容量超负荷的患者，使用0.9%氯化钠溶液复苏缺乏依据，且可能是灾难性的。在某些情况下，乙酰唑胺可用于增加肾脏对碳酸氢根的消耗。如果使用乙酰唑胺，必须注意血钾浓度，因为肾脏对钾的消耗也同时增加。在盐皮质激素增多的情况下，可用螺内酯拮抗醛固酮的作用，甚至可以通过手术矫正。螺内酯是一种保钾利尿药，其引起低钾血症的可能性小于乙酰唑胺。静脉输注稀盐酸（HCl）液已成功应用于纠正严重的、难以控制的代谢性碱中毒患者的pH。静脉输注HCl必须通过中心静脉缓慢滴注进行，并频繁地进行实验室检查，避免发生医源性代谢性酸中毒。

呼吸异常

呼吸性酸中毒

　　任何因肺泡分钟通气量和二氧化碳生成不平衡引起的二氧化碳分压（pCO_2）升高的情况均称为呼吸性酸中毒。呼吸性酸中毒可能是由于CO_2生成增加而通气代偿不足，或CO_2生成正常而分钟通气量下降引起。第三个原因仅见于进行机械通气的患者：重复吸入回路内呼出的CO_2。根据代偿的情况将呼吸性酸中毒分为急性和慢性。如前所述，呼吸性酸碱平衡紊乱可通过代谢机制代偿。在呼吸性酸中毒的情况下，肾脏通过增加对HCO_3^-的重吸收来代偿。在呼吸性酸中毒的急性期，当$pCO_2 > 40$ mmHg时每升高10 mmHg，肾脏可将

HCO_3^-血清浓度提高1 meq/L。随着时间的推移，肾脏代偿功能加强，pCO_2每升高10 mmHg肾脏可将HCO_3^-血清浓度提高约3.5 meq/L。血清HCO_3^-水平与代偿预期值不一致时，提示同时存在代谢性酸碱平衡紊乱。

CO_2升高与多个器官系统的全身反应相关。二氧化碳具有直接的心肌抑制作用，使血管系统的张力全面降低。这一作用可被交感神经传出增加所抵消，交感传出增加可增快心率，使心输出量增加。高碳酸血症使血红蛋白氧离曲线右移，促进血红蛋白在外周组织释放氧。在中枢神经系统中，高碳酸血症可引起脑血管扩张，从而增加脑血流量和颅内压。对已有颅内高压或颅内占位性病变的患者来说，需要着重考虑这一点。高碳酸血症可使肺血管收缩、小气道扩张。在重度高碳酸血症（二氧化碳分压>90 mmHg）的情况下，二氧化碳取代肺泡内的氧气，引起低氧血症，除非提高吸入氧浓度，否则会产生致命的结果。

与代谢性酸碱平衡紊乱一样，呼吸性酸中毒的治疗目标是病因治疗。有时需要插管进行机械通气，为找到根本病因并纠正争取时间。对于呼吸性酸中毒病程较长的患者，需注意是否有代偿性代谢性酸碱平衡紊乱。增加通气量和CO_2排出，可能使这些患者出现相对的低碳酸血症，并继发代谢性碱中毒。

呼吸性碱中毒

任何相对二氧化碳生成而言使肺泡分钟通气量增加，而导致pCO_2降低的过程，会引起呼吸性碱中毒。呼吸性碱中毒通常是由于肺泡通气量增加所致，极少数情况下可能是由于通气量不变而二氧化碳生成减少所致，如低体温机械通气的患者。与呼吸性酸中毒相似，呼吸性碱中毒可根据代谢性因素的代偿程度分为急性和慢性。急性呼吸性碱中毒时，pCO_2从40 mmHg每下降10 mmHg，伴随血清HCO_3^-浓度降低2 meq/L。慢性呼吸性碱中毒时，pCO_2从40 mmHg每下降10 mmHg，伴随血清HCO_3^-浓度代偿性降低5 meq/L。这种代谢性代偿作用是通过减少肾近端小管对碳酸氢根的重吸收，并增加氨的排泄来完成。肾的代偿作用在出现呼吸性碱中毒后2小时内开始显现，并于2~3天达到最大代偿效果。

pCO_2降低的生理效应与pCO_2增加的效应相反。pCO_2降低引起的最重要的临床影响可能是其对脑血管张力的作用。pCO_2降低可使脑血管收缩，并减少脑血容量、降低颅内压（intracranial pressure，ICP）。对外伤性脑损伤患者来说，pCO_2在20~60 mmHg范围内每改变1 mmHg，脑血流变化约为3%。这可使颅内压显著降低，因为脑血流每变化0.5 mL，ICP的变化为1 mmHg。随着脑血管对pCO_2进行代偿，这种效应是短暂的。目前的共识不建议医源性使肺泡二氧化碳分压（$PaCO_2$）下降至30 mmHg以下，因为这有可能增加脑缺血的风险，且没有证据显示$PaCO_2$低于30 mmHg有临床受益。除了脑血流的变化外，还可引起其他代谢紊乱。血清的氢离子下降导致细胞内的氢离子通过氢钾交换转移到细胞外，同时K$^+$从细胞外进入细胞内。这种相对的细胞内碱中毒可活化磷酸果糖激酶，并产生氢离子增加糖酵解。

碱中毒的治疗目标是原发病的逆转。插管和机械通气在罕见的情况下可能是必要的。然而，对于慢性代谢性碱中毒，需以控制的方式纠正，使肾脏可以逐步代偿，以免纠正过快而引起代谢性酸中毒。

评估多重酸碱平衡紊乱

同一患者身上同时出现多种酸碱平衡紊乱的情况并不少见。对这种隐匿的酸碱平衡失衡的诊断，不仅需要了解预期方向，还需了解代偿反应的预期程度。这些复杂的相互作用间的相互影响可以用数字的方式进行如下说明：在不存在其它代谢性紊乱时，血清HCO$_3^-$的下降应等于血清阴离子间隙的升高。我们将血清HCO$_3^-$和阴离子间隙变化值之间的差称为"增量差"（delta gap）。有很多可以用来计算的公式，其中一种比较简单方法如下：

增量差 = 阴离子间隙 – 血清HCO$_3^-$

阴离子间隙 = AG$_{实测}$ – AG$_{正常}$

血清HCO$_3^-$ = 24 – HCO$_{3\ 实测}^-$

如果增量差显著为正（>+6），常伴有代谢性碱中毒，因为阴离子间隙升高的程度比HCO$_3^-$下降得多。相反，如果增量差显著为负（<-6），则存在继发性酸中毒，因为阴离子间隙升高的值较HCO$_3^-$下降的少，这通常是高氯性代谢性酸中毒。例如，手术3小时后，血气分析显示阴离子间隙为25，HCO$_3^-$ = 18，Δ阴离子间隙= 25–12 = 13，ΔHCO$_3^-$ = 24–18 = 6，增量差= 13–6 = 7。因此对于这个患者除了阴离子间隙增高型代谢性酸中毒外，同时存在代谢性碱中毒，如果不伴碱中毒，血清HCO$_3^-$浓度会更低。

总之，在处理手术患者时对电化学及酸碱平衡深入了解非常重要。这些原则的应用范围广阔，从各种原因引起的休克患者的急性复苏到围术期为一个既往健康的患者行大手术做准备都广泛适用。

案例学习

患者，男，34岁。拟行急诊剖腹探查术而送入手术室。他在急诊科就诊时主诉腹痛，症状持续约18小时，且在前一天曾有腹泻。患者的既往史包括胰岛素依赖型糖尿病（T1DM）、酒精滥用、医疗依从性差。经过体格检查后发现患者皮肤及口唇黏膜干燥，呼出气体有水果气味，口齿不清，紧括自己的腹部。目前生命体征：HR 120 bpm，Bp 101/74 mmHg，RR 20 bpm，SpO$_2$ 99%（吸空气），T 38.6 ℃。

术前你还需要获得哪些实验室检查？为什么？

考虑患者有糖尿病病史、医疗依从性差，且液体丢失时间为2天，期间可能很少或根本没有口服补充，患者很有可能存在代谢性紊乱。需要进行生化检查、全血细胞计数以及血酮体或尿酮体测定。如果怀疑有酸碱平衡紊乱，需要做血气分析。

实验室检查结果回报如下。何种代谢紊乱可出现这样的变化？

钠：134 mmol/L

氯：110 mmol/L

钾：4 mmol/L

碳酸氢盐：13 mmol/L

尿素氮（BUN）：36 mg/dL（12.8 mmol/L）

肌酐：1.10 mg/dL（97.3 μmol/L）

葡萄糖：284 mg/dL（15.8 mmol/L）

WBC：21×10^3/ mcL（21×10^9/ L）

血红蛋白：16 g/dL

血细胞比容（HCT）：48%

血小板：200×10^3/mcL（200×10^9/L）

平均红细胞体积（MCV）：104 FL

红细胞分布宽度（RDW）：16%

血清β-羟丁酸：4 mg/dL

动脉血气分析（ABG）：pH 7.21，pCO_2 28 mmHg，pO_2 99 mmHg，HCO_3^- 13 mmol/L

这名患者目前存在糖尿病酮症酸中毒（diabetic ketoacidosis，DKA），可通过其检查结果中的血糖升高、血酮体阳性及血气分析呈酸中毒确诊。DKA通常发生在IDDM（胰岛素依赖型糖尿病）患者，合并其他疾病和/或胰岛素治疗依从性差可诱发DKA。

目前有什么酸碱平衡紊乱存在？是否有一个以上的酸碱平衡紊乱？代偿完全吗？

低pH，低碳酸氢盐和低二氧化碳分压提示存在代谢性酸中毒伴呼吸代偿。为了评估代谢性酸中毒的病因，首先我们必须计算离子间隙：

$$[(Na^+) + (K^+)] - [(HCO_3^-) + (Cl^-)] = (134+4) - (13+110) = 15$$

阴离子间隙的正常值为8~12，这是一个阴离子间隙增高型代谢性酸中毒。使用Winter公式计算确定是否有足够的代偿：

$$pCO_2 = 1.5 \times (HCO_3^-) + 8 = (1.5 \times 13) + 8 = 27.5$$

这个非常接近测量值（28），提示目前有足够的呼吸代偿。为了确定是否存在多种酸碱平衡紊乱，需要计算增量差：

增量差＝阴离子间隙－血清HCO_3^-

阴离子间隙＝$AG_{实测}$－$AG_{正常}$

血清HCO_3^-＝24－$HCO_{3\,实测}^-$

增量差＝（15-12）－（24-13）＝-8

只有一种酸碱平衡紊乱时，增量差应为0±6。这个案例的增量差明显为负数，这意味着根据HCO_3^-的变化，我们预计应有更大的阴离子间隙的变化。因此，除了阴离子间隙增高型代谢性酸中毒外，我们推断患者尚存在高氯性代谢性酸中毒（阴离子间隙正常型代谢性酸中毒）。

继发性代谢性酸中毒的可能病因是什么？

患者同时存在阴离子间隙增高型代谢性酸中毒和阴离子间隙正常型代谢性酸中毒，并伴呼吸功能代偿。其阴离子间隙增高型酸中毒主要是继发于酮症酸中毒，而高氯性代谢性酸中毒（阴离子间隙正常型代谢性酸中毒）主要是由于腹泻所致。腹泻时，HCO_3^-丢失，形成酸血症；根据之后使用的补液，也可能出现Cl^-升高（高氯性酸中毒）。

患者开始接受胰岛素注射治疗，并被送入手术室。该患者于15分钟内输注0.9%氯化钠溶液500 mL，手术正在进行。你发现心电图出现ST段压低、T波低平。此时最可能的诊断及合适的治疗是什么？

患者最有可能是出现了低钾血症，可表现为ST段压低和T波扁平。严重低钾血症时还可以出现U波。DKA患者血清钾通常正常，但其体内总体缺钾。这主要是由于酸中毒使K^+从细胞内转出和血糖升高的渗透性利尿作用所致。这种缺钾在重新给予胰岛素后逐渐显现，因为胰岛素可刺激细胞膜上的钠－钾－ATP酶，使K^+向细胞内转移。治疗包括水化（最好在使用胰岛素前）和补钾，对于出现严重低钾血症的情况，可能需要暂时停止注射胰岛素。

手术进行到一半时，实验室结果显示血清渗透压为340 mosm/kg。如何解读这个检查结果？这和计算所得的渗透压一致吗？

渗透压计算公式为：

血清渗透压＝$Na^+ \times 2$ ＋ 糖/18 ＋ 尿素氮/2.8

对这个案例：$134 \times 2 + 284/18 + 36/2.8 = 297$

因此渗透压间隙为43 mosm/kg。这种渗透压间隙可由以下两种机制之一引起：存在电解质以外的其他具有渗透活性的溶质（如糖、尿素），或假性低钠血症。当存在未计算的渗透活性溶质时，血清渗透压实际上增高，测量值是正确的。而当假性低钠血症时，由于脂质或蛋白（如甘油三酯、免疫球蛋白）增加，使血清中水的部分降低，导致测量所得的渗透压假性降低；此时表现出一种测量错误，而计算所得的血清渗透压是正确的。渗透压间隙的计算很重要，特别是对于阴离子间隙增高型代谢性酸中毒，因其潜在病因可能是酒精中毒或乙二醇中毒，这会导致出现渗透压间隙。最常见的原因是急性酒精中毒，估算其产生的渗透压约为血清乙醇浓度/3.7。

你想起患者有酒精滥用史且最初有口齿不清的表现。根据计算和测量的渗透压，如何评估他血中的乙醇浓度？

假设渗透压间隙是由乙醇产生，将渗透压间隙乘以乙醇对渗透压的影响值：43×3.7 = 159 mg/dL，或者通俗地说，0.16（这大约是美国法律对司机乙醇浓度上限值的2倍）。

术中发现患者存在结肠穿孔，并拟行结肠次全切除术及末端结肠造口术。关腹后患者被转送到外科ICU。当到达ICU时，最近测得的基础生化检查（BMP）结果如下：

钠离子：140 mmol/L

氯离子：108 mmol/L

钾离子：3.5 mmol/L

碳酸氢盐：21 mmol/L

尿素氮：42 mg/dL（15 mmol/L）

肌酐：1.3 mg/dL（114.9 μmol/L）

葡萄糖：120 mg/dL（6.7 mmol/L）

护士注意到血糖为120 mg/dL，询问你是否可以中止胰岛素输注。你的回答应该是什么？

不可以！治疗DKA时，胰岛素应持续使用至阴离子间隙恢复正常，这代表着酮症酸中毒已经恢复。在这个案例中，目前阴离子间隙是14.5，所以应继续胰岛素治疗，并静脉给予葡萄糖防止发生低血糖。

建议延伸阅读资料

[1]　Wrenn K (1990) The delta (delta) gap: an approach to mixed acid-base disorders. Ann Emerg Med 19(11): 1310–1313

[2] Kraut JA, Madias NE (2007) Serum anion gap: its uses and limitations in clinical medicine. Clin J Am Soc Nephrol 2(1): 162–174

[3] Gerstman BB, Kirkman R, Platt R (1992) Intestinal necrosis associated with postoperative orally administered sodium polystyrene sulfonate in sorbitol. Am J Kidney Dis 20: 159–161

[4] Gehlbach BK, Schmidt GA (2004) Bench-to-bedside review: treating acid-base abnormalities in the intensive care unit—the role of buffers. Crit Care 8: 259–265

[5] Williamson JC (1995) Acid-base disorders: classification and management strategies. Am Fam Physician 52(2): 584–590

[6] Gauthier PM, Szerlip HM (2002) Metabolic acidosis in the intensive care unit. Crit Care Clin 18(2): 289–308

[7] Wooten EW (2004) Science review: quantitative acid-base physiology using the Stewart model. Crit Care 8(6): 448–452

[8] Sabatini S, Kurtzman NA (2009) Bicarbonate therapy severe metabolic acidosis. JASN 20(4): 692–695

第十五章　液体和输血治疗

Adam Kingeter and Matthew D. McEvoy

为了获得最佳效果，推荐在阅读本章内容前浏览第VIII页的案例学习和问题。

重点学习目标

（1）掌握体液分布生理。

（2）熟悉容量状态，并估计液体需要量。

（3）熟悉晶体液复苏方案的选择。

（4）熟悉胶体液复苏方案的选择。

（5）掌握限制性与开放性输血策略的风险和收益。

水生理简介

水在成年人体内约占体重的60%，并被分为细胞内液和细胞外液两个部分。这两部分由体内所有细胞表面的半透膜所分隔。在这两部分液体中，细胞内液含量更大，约占总体液量（total body water，TBW）的66%，其余33%的体液则位于细胞外。细胞外室包括组织间隙（~75%）和血管内间隙（~25%）。血管内间隙的定义是体内脉管系统管腔内的容量，包括动脉、静脉和毛细血管。血管内间隙85%的容量位于静脉系统，而其余的15%位于动脉系统。动脉系统和静脉系统内容量的总和称为"循环血量"。血容量包括细胞成分和非细胞成分，其中细胞成分有红细胞、白细胞、血小板，而非细胞成分指血浆。血浆约占细胞外液的25%。组织间隙液是指位于细胞外但不在血管腔内的体液，约占细胞外液的75%。例如，一个体重为70 kg的人，体内约有40 L水（1 L水=1 kg），在这40 L水中，约26 L位于细胞内，约14 L位于细胞外。而在14 L细胞外液中，约3.5 L位于血管内间隙，约10.5 L位于组织间隙。

水可自由通过细胞膜，在血管内间隙和组织间隙间自由移动，水的分布主要取决于以下两个力量的相互作用：静水压和渗透压。静水压由心脏搏动产生，促进血液在脉管系统中流动。可将静水压当作在脉管系统内、脉管系统外所测量的压力，如血压和隔室压力。渗透压的形成是由于蛋白质在不同隔室间差异分布，隔室内蛋白浓度越高，将水分吸入其中的力量就越大。细胞内室和血管内间隙的清蛋白浓度较高，这促使水分向这些区域转运。在血管内间隙的动脉部分，静水压比渗透压大，使水分离开血管内间隙向组织间隙转移；而在血管内间隙的静脉部分，渗透压比静水压大，这使水分重新回到血管内间隙。

除了蛋白含量不同外，细胞外液和细胞内液的电解质组成差异也很大。细胞外液中钠离子、碳酸氢根离子浓度相对较高；而细胞内液中钾离子和镁离子浓度非常高。这些离子的浓度梯度是许多细胞正常运作的基本，通过依靠主动转运跨膜泵来维持。电解质平衡在另一章进一步讨论。

围术期的液体平衡

每天都有水分通过多种途径大量丢失，电解质和蛋白质常随着水分一起丢失。这种电解质和蛋白质的丢失多种多样，常需进行补充以维持稳态和正常生理功能。液体需要量可根据患者的体重、利用"4-2-1"法则估计：

（1）0~10 kg：每千克体重4 mL/h，最大10 kg；

（2）11~20 kg：40 mL + 该范围内每千克体重2 mL/h；

（3）>20 kg：60 mL + 其余的每千克体重1 mL/h。

例如，对于一个70kg的患者的补液速率可以这样计算：

前20 kg体重按60 mL/h计算，剩余50 kg，按1 mL/h给予则为50 mL/h。将它们相加则补液速度为110 mL/h。对于体重>20 kg的患者快速计算方法是，将患者的体重千克数加40，所得的值既为补液速度（mL/h）（如70 kg + 40 = 110 mL/h）。

维持的液体需要量并不包括出血、腹泻、呕吐等病理性丢失。此外，某些疾病状态和药物治疗会增加液体丢失（如控制不佳的糖尿病患者高血糖引起的渗透性利尿）。彻底的病史采集和体格检查对确定患者的容量状态和复苏要求至关重要。评估术前容量状态的关键点包括禁食时间、近期腹泻或呕吐、使用利尿药、端坐呼吸或下肢水肿，但不仅限于这几点。提示液体不足的体格检查结果有：颈静脉扁平、心动过速、黏膜干燥和低血压；提示液体超负荷的体格检查结果有：颈静脉充盈和怒张、血压正常或稍偏高、双侧下肢凹陷性水肿和听诊吸气相可闻及啰音和爆裂音。一旦确认容量状态，注意力将转移至复苏液的选择和应用。

复苏液的选择

非血液制品补液可分为晶体液或胶体液。晶体液含有水、电解质，偶尔会有右旋糖（葡萄糖）。胶体溶液含有水、电解质和大分子物质，从理论上讲，它可在血管内间隙中停留数小时，从而提高渗透压，将水吸到脉管系统内。胶体液和晶体液中都不含凝血因子和血细胞成分。使用晶体液或胶体液进行大容量复苏会稀释血细胞成分和凝血因子，最终导致凝血障碍和氧输送减少。因此，必须注意复苏液的选择和需要的复苏量。更重要的是，近来发现补液中电解质及酸碱含量对终末器官功能障碍和围术期死亡率有深远的影响。

晶体液

按照与血浆渗透压的关系，可将晶体溶液分为高张液、低张液和等张液。晶体溶液可在血管内间隙和组织间隙中自由分布，静脉输注晶体液后有25%~33%的液体仍停留在血管内。

等张液包括0.9%氯化钠溶液（normal saline，NS），所谓的"平衡盐溶液"和5%右旋糖溶液。0.9%氯化钠溶液中含有等摩尔的钠离子和氯离子，其浓度均高于血浆中的生理浓度。0.9%氯化钠溶液无缓冲作用、不含其他电解质，与血浆相比轻度高张（308 Osm），偏酸性（pH 5.0）。"平衡盐溶液"包括复方电解质溶液（plasma-Lyte），乳酸林格氏液（lactated ringer's，LR）和normosol等。这些溶液中含有与血浆相似的电解质成分，并具有不同程度的缓冲作用。与血浆相比，它们往往更等渗、pH更接近生理。含右旋糖的溶液，通常为5%或10%右旋糖溶液，可含或不含其他电解质。不含其他电解质的右旋糖液，其在功能上与自由水相当，因为当糖代谢后只剩下了自由水。由于自由水的低张会使红细胞裂解，其本身不可用于静脉给药。加入右旋糖以提高溶液的渗透压，然而该溶液不能缓冲、且与血浆pH相比偏酸性。高张溶液含有高浓度的钠离子和氯离子，浓度通常为3%~5%，与0.9%氯化钠溶液相似，不含其他电解质、无缓冲作用。高张液的渗透压显著高于血浆，与低张液或等张液相比，通常以小剂量给药。合适的晶体液选择取决于临床情况、晶体液的电解质组成、pH和渗透压。例如，在神经外科病例中，0.9%氯化钠溶液是晶体液的首选，因为0.9%氯化钠溶液相较血浆是高张，有助于限制脑水肿；而乳酸林格氏液与正常血浆渗透压相比，每1 L溶液含有100 mL自由水。输注血制品时，常常同时输注晶体液，以帮助降低黏度。乳酸林格氏液禁用于这种情况，因为LR中的钙离子可与血制品中的枸橼酸螯合，堵塞静脉通道。

0.9%氯化钠溶液（NS）是几乎所有临床方案中所使用的经典晶体液。然而，越来越多的证据开始证明它并没有那么"生理"，而且事实上它可能会导致重大的负面临床结果。高氯性代谢性酸中毒可见于大量输注NS和NS平衡液（如一些5%白蛋白注射液）。与NS相比，平衡盐溶液与围术期一系列有益结果相关，如增加尿量、降低老年患者恶心呕吐发生率、降低代谢性酸中毒的发病率、减少血制品的应用[1-3]。对于肾功能衰竭的患者更倾向于使用NS，因为有理论提出需要考虑平衡盐溶液可能会引起高钾血症。然而，一项前瞻性随机对照（RCT）研究通过在肾移植术中给患者输注NS或LR显示，31%使用0.9%氯化钠溶液的病例出现钾离子浓度高于6 meq/L，而输注LR后钾离子浓度高于6 meq/L的比例为0%[4]。尽管这种规模的研究并不会使临床实践产生变化，但它质疑了我们长期认可的关于肾功能衰竭的患者使用0.9%氯化钠溶液优于平衡盐溶液的传统观念。

胶体液

胶体溶液是将糖复合物或蛋白质悬浮于电解质溶液中形成，并可以此作为其分类方法。每种胶体液存在多种配置方法，并根据其所含电解质组成和渗透活性物质的浓度而变化。与晶体液相比，输注同等容量的胶体液后，可补充更多的血管内容量；而胶体液较晶体液明显更昂贵。

白蛋白是主要由蛋白质构成的胶体，并可将其悬浮于0.9%氯化钠溶液中配制为5%或25%的溶液。白蛋白的电解质组成仅有钠和氯，各为154 meq/L。胶体白蛋白是从大量经处理和灭菌的人血浆中制备而得。白蛋白的血管内半衰期变化较大，主要受毛细血管基底膜完整性的影响，一般为3~16小时[5]。有报道发现使用白蛋白后出现严重的、威胁生命安全的过敏性休克反应，但这类病例极其罕见[6]。5%白蛋白的胶体渗透压约为20 mmHg，这与正常的血浆渗透压较接近，而25%白蛋白的胶体渗透压约为100 mmHg。与其他胶体液相比，白蛋白明显更昂贵。

以糖复合物构成的胶体有右旋糖酐和羟乙基淀粉（hydroxyethyl starch，HES）。右旋糖酐液中含有由某些细菌合成的多聚糖。根据其平均分子量（kDa）不同，右旋糖酐液可分为40 kDa和70 kDa两种制剂。通常以0.9%氯化钠溶液配制为6%右旋糖酐70溶液用于扩容。右旋糖酐40主要用于改善微血管连接处的微循环血流，很少用于扩容。使用右旋糖酐引起的严重过敏反应发生率约为1/3 300。右旋糖酐的其他不良反应有血小板黏附降低，凝血第Ⅷ因子水平下降和出血时间延长[7]。右旋糖酐分子与红细胞膜结合会干扰血型鉴定和交叉配型。右旋糖酐主要经肾脏排泄，其血浆半衰期约6~12小时。HES液可按其浓度（6%和10%）、平均分子量（以kDa为单位）及摩尔取代量分类。摩尔取代是指通过添加羟乙基基团对原始多糖分子进行修饰。摩尔取代程度越高，则抗淀粉酶的分解能力越强，血浆半衰期也因此而越长。HES液可产生与5%白蛋白类似的扩容效应，并维持8~12小时。最近，对于HES液的安全性提出了质疑，大多数HES液的前期研究被认为具有欺骗性，最近的一项荟萃分析显示，HES与死亡和肾功能衰竭的风险显著增加相关[8]。HES除了其已被充分证明的肾毒性作用外，研究发现HES可干扰凝血vWF因子、凝血第Ⅷ因子和血小板功能[7]。新的HES制剂目前正在临床试验阶段，而其安全性仍有待证明。

晶体液与胶体液

对于选择哪种液体复苏更具优越性一直存在许多争论。晶体液的支持者可快速指出胶体液具有明显较高的费用及其相关的过敏反应和血液学不良影响。一项对比0.9%氯化钠溶液和5%白蛋白的最大的随机对照试验——0.9%氯化钠溶液对白蛋白注射液评估试验[10]，共纳入了近7 000名ICU患者，结果显示在整体死亡率和发病率方面，0.9%氯化钠溶液和白蛋白注射液没有差异。

输血治疗和血液成分简介

术中出血丢失的远不止水和电解质，红细胞丢失后携氧能力降低，而凝血因子和血小板的消耗或激进地液体复苏后而被稀释，可导致凝血功能障碍。未能充分考虑和补充这些成分可导致持续出血并产生致命的后果。通过输注血液成分可补充红细胞和凝血因子。从供血者获取全血后，分离出细胞相和液相，进一步从细胞相中分离出红细胞和血小板，同时液相部分用来制备新鲜冷冻血浆和冷沉淀，这4种成分是最常用的输血制品。

血型和兼容性

血红细胞表面有300多个不同的抗原表达。这些抗原被分为20多个系统以用于血型分类。在这20多个不同的系统中，临床上最重要的两个系统是ABO系统和Rh系统。ABO分型根据红细胞表面A抗原、B抗原的情况进行分类。A型血红细胞表面有A抗原，B型血有B抗原，AB型血同时有A抗原和B抗原，而O型血红细胞表面既无A抗原又无B抗原。几乎所有个体的血清中都存在针对缺失抗原的IgM抗体，因此A型血的个体有抗B抗原的抗体，反之亦然。Rh系统则根据红细胞表面是否存在恒河猴抗原D（Rh D），将血型分别称为Rh阳性血或Rh阴性血。与ABO系统不同的是，体内通常不会存在天然抗Rh抗原的抗体，而是当Rh阴性个体暴露于Rh阳性血后才会产生。单次暴露于Rh抗原后，产生抗D-IgG抗体的概率约为50%~70%。对于Rh阴性个体使用Rh免疫球蛋白（Rhogam）可预防暴露于Rh抗原后的抗体激活，这对怀有Rh阳性胎儿的Rh阴性母亲来说尤其重要。输注不兼容的血会使受血者的抗体和输血者的抗原发生抗原抗体反应，激活补体，并发生细胞内溶血。这些反应可能是灾难性的，在输血前需对血液制品进行抗原筛选。

红细胞

　　将红细胞从供体全血中分离后，与抗凝剂（通常是枸橼酸盐）混合，可在1 ℃~6 ℃保存42天。库存血的血细胞比容是70%~80%，对非活动性出血、平均体型的成年人输注1个单位浓缩红细胞（pRBCs）后，预期升高血红蛋白1 g/dL、升高血细胞比容3%。库血中2,3-DPG含量降低，使氧离曲线左移。这种作用是暂时性的，因为在输血后24小时内2,3-DPG水平即可恢复正常。库存血还存在钾离子外渗，虽然每个单位浓缩红细胞中所含钾离子的量相对较少，但大量输血可能导致明显的高钾血症的临床表现。

　　血红蛋白的输血指征一直是人们争论的话题。多项研究表明，限制性策略（目标血红蛋白7~9 g/dL）在降低病死率和并发症发生率方面，优于宽松性策略（目标血红蛋白10~12 g/dL）。然而，这些研究的子研究显示，在老年患者和心血管疾病患者中使用宽松策略可能更合适。输血治疗的最终目标是保持最佳的氧供，因此当存在终末器官缺血表现时提示可能需要输注更多的血红蛋白。可在术前设置输血的阈值，并根据下面的公式估算可允许的失血量：

$$ABL = EBV \times (Hct_i - Hct_t) / Hct_i$$

　　其中，EBV代表预估的血容量，Hct_i代表初始血细胞比容，Hct_t是输血的阈值血细胞比容。

　　EBV估算按男性75 mL/kg，女性65 mL/kg。

　　持续大量失血时需要大量输血。大量输血的定义是24小时内输注超过一个血容量的成分血，通常相当于10个单位浓缩红细胞。出血患者丢失的远不止红细胞，这种情况下需要同时补充新鲜冷冻血浆（fresh frozen plasma，FFP）和血小板。民用和军用创伤经验表明，输血组成比例平衡时有更好的治疗结局。1∶1∶1（浓缩红细胞∶FFP∶血小板）输血方案可模拟全血，并与改善预后有关。

新鲜冷冻血浆

　　FFP是在献血后8小时内将血浆从全血中分离并冷冻，以防止不稳定的凝血因子失活。FFP可冷冻保存长达1年。通常在37 ℃水浴中浸泡30~45分钟使FFP解冻，一旦解冻，FFP最多可冷藏24小时。FFP含有生理浓度的凝血因子、补体、清蛋白和球蛋白。每1单位FFP可使各凝血因子的血浆水平升高约2%~3%。除了在大量输血时使用外，新鲜冷冻血浆还可用于纠正肝病、华法林或单个凝血因子缺乏症相关的凝血功能障碍。ABO血型相容是理想情况，但不需要像输注红细胞时强制性要求ABO血型相容。

血小板

　　将血小板从供血者全血中分离后，并悬浮于约50 mL血浆中。血小板可在室温下储存5天。通常在使用前从多个供体处采集血小板，并且在采集后4小时内使用。通常采集6个单位血小板，预期能使平均体型成年人的血小板计数升高30 000~60 000×10⁹/L。虽然需要ABO血型和Rh血型相匹配，但在血小板输血时并非必需。然而输注Rh阳性血小板可能因其中含有少量红细胞而使Rh阴性患者致敏。无活动性出血或免疫介导的血小板破坏的情况下，输注的血小板寿命约为1~7天。血小板输血指南并非一成不变，而是持续改变。当患者的血小板计数低于5×10^9/L时，严重出血的风险增加，大多数指南将预防性血小板输注的指征定为血小板计数低于10×10^9/L。对于免疫引起的血小板减少症（如TTP和ITP），输注血小板没有什么益处，而且可能是有害的。快速输注或通过输液皮条加温，会引起血小板活化和组胺释放，可能导致低血压。

冷沉淀

　　冷沉淀（cryo）通过将解冻至6 ℃的FFP离心后，将沉淀下来的蛋白质重新悬浮于15 mL上清液血浆中制备。与血小板类似，在使用前采集一定单位，冷沉淀是含凝血第Ⅷ因子、凝血第ⅩⅢ因子、凝血第vW因子、纤维蛋白和纤维蛋白原的浓缩物。与FFP比，冷沉淀的优势在于能够以更少的总容量给予特定的蛋白。冷沉淀历来用于治疗遗传性凝血病，如血友病A，凝血第ⅩⅢ因子缺乏症和血管性血友病。现在通常使用单个因子的浓缩剂来治疗这些疾病，而冷沉淀更多用于补充纤维蛋白原。没有具体关于冷沉淀应用的指南，但治疗低纤维蛋白原血症的常用剂量是以10个单位开始，之后每8小时给予6~10个单位，以维持纤维蛋白原大于100 mg/dL。和血小板一样，输注冷沉淀不需要ABO血型和Rh血型相容。

成分输血的并发症

　　成分输血引起的并发症可按免疫介导或感染性进行分类。免疫介导的并发症可进一步分为溶血性和非溶血性。溶血反应最常见于ABO血型不相容，其发生率约为1∶38 000。这些溶血反应通常较严重，并可导致DIC、休克和死亡。致命的溶血性输血反应发生率约为1∶100 000。非溶血性输血反应包括发热反应、过敏反应和输血相关的急性肺损伤。输血相关的急性肺损伤（transfusion related acute lung injury，TRALI）发生率约为1∶5 000，并认为是由于输注了抗白细胞抗体或抗HLA抗体，引起肺泡毛细血管损伤所致。

TRALI的临床表现为输血后6小时内出现的急性低氧血症，而无心源性肺水肿。只要采用支持治疗，TRALI通常可在4天内自愈。

输血相关的感染可以是病毒、寄生虫或细菌。20世纪80年代和90年代，艾滋病病毒（HIV）的出现，促使制定了更严格的献血者标准和日益敏感的筛选试验。输血感染HIV和丙肝的风险约为1∶2 000 000，感染乙肝的风险约为1∶200 000。血液制品的细菌污染更常见，是输血相关死亡的第二大原因。革兰阴性菌和革兰阳性菌可污染血液制品，并使受血者发生脓毒血症。不同的血制品其细菌污染发生率也不相同，血小板为1∶2 000，浓缩红细胞为1∶7 000。也有报道输血后引起疟疾、弓形虫病和锥虫病等寄生虫传播，但极为罕见。

总结

液体复苏应当被认为是一种药物治疗，也有其适应证和剂量。适当的液体复苏需同时熟悉复苏液的组成和围术期液体丢失的组成。最均衡的液体复苏包括多种类型的晶体液、胶体液和血液制品。仍需进行大量关于理想复苏液的研究，而这个研究方向将在未来几年内继续迅速发展。

案例学习

对大量失血的规划

患者，女，25岁，既往体健。因骨盆肉瘤拟行肿瘤根治性切除术，并同期行假体修复重建术以保留髋关节和大腿的功能。外科医生估计失血量将达2~5 L，这取决于术中探查的结果和大血管受侵犯程度。预计手术时间为6小时。患者有一根14G外周静脉置管、右颈内静脉置有三腔中心静脉导管以及右侧桡动脉置有一根20G桡动脉置管。术前备有浓缩红细胞4个单位。患者的体重为60 kg，术前的血红蛋白和血细胞比容分别为12 g/dL和36%。已禁食一夜，并计划在上午第一台进行手术。

对于这个病例你将如何估计患者的基础液体需要量？

可以根据"4-2-1"法则估算患者每小时需要的液体维持量，第一个10 kg体重予4 mL/（kg·h），第二个10 kg予2 mL/（kg·h），剩下的每10 kg予1 mL/（kg·h）。换算下来为40+20+4×10=100 mL/h。假定禁食过夜时间为8小时，患者的术前液体缺失量即为800 mL。手术时间6小时需要600 mL维持量。患者的手术估计失血量比较极端，需要使用3倍的估计失血量（EBL）也就是6~15 L。显然，其中部分将使用血液制品或胶体液补充，而不仅仅全用晶体液。患者会有中到重度的"第三间隙"或组织间液丢失，这取决于手术切除过程中是否暴露腹膜。我们估计这部分丢失为6 mL/（kg·h）或更多，这个病例的基本液体需要量为360 mL/h或大约2.5 L。

你将允许血红蛋白降低到什么程度?

有充足证据表明,对大多数患者来说最佳的目标血红蛋白是7~9 g/dL。即使在合并稳定型冠状动脉疾病的情况下,这也是正确的,这当然适用于这个本来健康的年轻女子。事实上,对志愿者进行等容血液稀释显示,当血红蛋白下降至5 g/dL时仍能充分耐受。

这个患者可允许的失血量(ABL)是多少?

ABL的计算公式成立的前提是,假设血液以恒速丢失,并以非血制品进行补充,使患者血容量不变。对于这个女性案例,估计患者的血容量为65 mL/kg×60 kg≈4 L。血细胞比容初始值为36,可接受的最低值为21(相当于血红蛋白7 g/dL),ABL=4 L×(36-21)/36=1.7 L。在临床实践中,麻醉医生会定期检查血红蛋白或血细胞比容,并根据目前的失血情况、容量是否充沛来判断是否需要在达到这一出血量之前或之后才开始输血。

你将如何评估和纠正患者对其他血液制品的输注需求?

在突然失血的情况下,如严重外伤时,一些专家建议经验性使用浓缩红细胞、血浆和血小板。对于术中丢失的情况,需要通过监测PT、APTT和血小板计数,谨慎给予替代治疗。即使目前存在术中出血,一般建议维持PT在正常值的1.5倍以内、血小板计数大于50 000即可,也常有更激进的替代目标。纤维蛋白是形成血凝块的基本底物,所以还需要监测纤维蛋白原含量并使其保持大于100 mg/dL。

你有哪些方法可以减少输血的需求?

至少有三种可选方案。首先,控制性降压,该策略通过降低促使血液离开受损血管的静水压而减少出血。一般认为在平素健康的患者中,平均动脉压降至50~60 mmHg是安全范围,并可减少多种手术的术中出血。可以通过使用短效β受体阻滞药(如艾司洛尔)、高浓度吸入麻醉药或血管扩张药(如硝普钠)的直接作用达到控制性降压。其次,等容血液稀释,这是一种将患者的血细胞比容在术前下降到较低水平的"预稀释"技术,从而使术中出血时丢失的红细胞减少。使用与血库储血相同的容器对患者采血,再给予晶体液或胶体液以等容方式补充(通常分别为3∶1或1∶1,或监测中心静脉压)。随后在需要时,将患者自身的血重新输回体内。最后,术中红细胞回收已成功应用于多种临床情况。将血液从术野吸入储血罐内,并定期洗涤、过滤,以患者自身的血制备出血细胞比容高的血液制品。但对恶性肿瘤患者使用该技术存在争议，因为理论上肿瘤细胞可能被吸入储血罐并重新通过静脉输注回到体内。然而，最近证明白细胞去除过滤器（它不允许比红细胞大得多的细胞通过）可以有效地去除吸入血中的所有肿瘤细胞。此外，对于输注肿瘤细胞是否会引起转移的风险尚不完全明确，因为肿瘤转移的发生需大量的其他细胞步骤。

建议延伸阅读资料

[1] Waters JH, Gottlieb A, Schoenwald P, Popovich MJ, Sprung J, Nelson DR (2001) Normal saline versus lactated Ringer's solution for intraoperative fluid management in patients undergoing abdominal aortic aneurysm repair: an outcome study. Anesth Analg 93(4): 817–822

[2] Wilkes NJ, Woolf R, Mutch M et al (2001) The effects of balanced ver- sus saline-based hetastarch and crystalloid solutions on acid-base and electro-lyte status and gastric mucosal perfusion in elderly surgical patients. Anesth Analg 93(4): 811–816

[3] Scheingraber S, Rehm M, Sehmisch C, Finsterer U (1999) Rapid saline infusion produces hyperchloremic acidosis in patients under- going gyne-cologic surgery. Anesthesiology 90(5): 1265–1270

[4] O'Malley CM, Frumento RJ, Hardy MA et al (2005) A randomized, double-blind comparison of lactated Ringer's solution and 0.9 % NaCl during renal transplantation. Anesth Analg 100(5): 1518–1524

[5] Tuullis JL (1977) Albumin. Background and uses. JAMA 237: 355

[6] Laxenaire MC, Charpentier C, Feldman L (1994) Anaphylactoid reactions to colloid plasma substitutes: incidence, risk factors, mechanisms. A French multicenter prospective study. Ann Fr Anesth Reanim 13: 301–310

[7] Linder P, Ickx B (2006) The effects of colloid solutions on hemostasis. Can J Anesth 53: 30–s39

[8] Treib J, Haass A, Pindur G (1997) Coagulation disorders caused by hydroxyethyl starch. Thromb Haemost 78: 974–983

[9] Zarychanski R, Abou-Setta AM, Turgeon AF et al (2013) Association of hydroxyethyl starch administration with mortality and acute kidney injury in critically ill patients requiring volume resuscitation: a systematic review and meta-analysis. JAMA 309(7): 678–688

[10] Finfer S, Bellomo R, Boyce N, French J, Myburgh J, Norton R (2004) A comparison of albumin and saline for fluid resuscitation in the intensive care unit. N Engl J Med 350(22): 2247–2256

[11] Shaz BH, Winkler AM, James AB, Hillyer CD, MacLeod JB (2011) Pathophysiology of early trauma-induced coagulopathy: emerging evidence for hemodilution and coagulation factor depletion. J Trauma 70: 1401–1407

[12] Shaz BH, Dente CJ, Nicholas J, MacLeod JB, Young AN, Easley K, Ling Q, Harris RS, Hillyer CD (2010) Increased number of coagulation products in relationship to red blood cell products transfused improves mortality in trauma patients. Transfusion 50: 493–500

第十六章　外周静脉导管、动脉导管和中心静脉导管及胃管的放置

Jenna L. Walters and Matthew D. McEvoy

为了获得最佳效果，推荐在阅读本章内容前浏览第Ⅸ页的案例学习和问题。

重点学习目标

（1）描述外周静脉置管的解剖位置、操作步骤和可能出现的并发症。
（2）描述桡动脉置管的操作步骤。
（3）描述中心静脉置管的解剖位置、操作步骤和可能出现的并发症。
（4）描述超声在外周静脉、动脉或中心静脉置管时的作用。
（5）描述放置鼻胃管或经口放置胃管的适当步骤和可能出现的并发症。

外周静脉通道

放置外周静脉导管（peripheral intravenous catheter，PIV）几乎是每种麻醉药使用前的必要步骤。静脉通道使麻醉医生在围术期能够实施补液、药物治疗，并在必要时输注血液制品。

置管部位

置管部位需根据患者手术时的体位、手术部位和所置套管的规格（尺寸）进行选择。应避免在感染、烧伤、创伤、既往或目前使用的动静脉瘘、放疗区或有近期静脉外渗征象的区域放置PIV。除了选择PIV置管部位外，还需要考虑套管尺寸。套管规格号越小，其直径越大（例如，14 G导管比24 G导管粗）。选择套管尺寸时需考虑泊肃叶方程，方程指出流体通过管道时，流

量与管道起止点的压力差、管道半径的四次方成正比，与管道的长度、流体的黏滞度成反比。在不给予血液制品（即较高的黏滞度）的前提下，出于实际应用的目的，在选择套管尺寸时仅和套管的半径及长度有关。此外，很难通过任何给定的导管计算出精确的流速，但一般来说，较粗的导管和较高的输入压力可使流速呈指数级加快。

上肢通常是PIV放置的首选部位，因为这个位置在外科手术过程中更容易触及，并能在术中评估、检查是否有药液外渗。常用的上肢外周静脉置管部位有手掌和前臂，包括头静脉和贵要静脉系统。肘正中静脉可置入更粗的套管，但受体位影响，即使手臂轻微弯曲也可能使流速受限。此外，由于术后使用输液泵，当肘部弯曲时使导管在血管内扭曲打结，容易引起输液泵持续报警，而让患者和术后护理团队感到沮丧。足背静脉也较易触及，但其发生血栓性静脉炎的风险较高，且患者常感到不适。如果需要建立下肢PIV，常可在内踝前触及隐静脉，如果无法开放上肢静脉，可于此置入较大规格的套管。

颈外静脉是另一个麻醉医生经常使用的外周静脉置管部位，其解剖位置相对较固定，通常位于胸锁乳突肌上方的皮肤表面。穿刺置管时需要将针置于一个比较小的角度进行穿刺。当选用颈外静脉置管时，需注意意外损伤，如颈动脉、颈内静脉、胸膜等颈部深层结构的风险。为了使穿刺更方便，通常需要将患者的头部转向对侧。

操作方法

在进行任何操作前，都需要事先告知患者操作过程（置管时短暂的、轻度不适）和风险，如感染、出血。放置PIV过程中需戴手套，并应使用乙醇或氯已定（洗必泰）对操作区域的皮肤进行彻底清洁。将止血带紧扎于置管部位的近端以促进静脉充盈。

每个患者需要放置的静脉套管的规格由他将要接受的手术、出血的可能、血管活性药物的需要、患者的内科合并症和所选取的静脉粗细决定。一旦确定所用静脉套管规格，查看金属针和塑料套管，并注意针尖和套管尖端的距离。套管越粗其尖端之间暴露的针芯距离就越长，因此在将套管送离针芯前需要将针更深地插入静脉中。

是否在进针部位使用局部麻醉药取决于所选套管针的规格。尽管局部麻醉药有交感阻断、防止静脉收缩的作用，但它可能会妨碍对静脉的观察。通常在进针部位使用1%利多卡因0.5~1 mL，足以减少或消除疼痛。

用非优势手牵拉进针点远端的皮肤来固定静脉，用优势手将套管针与皮肤成5°~30°进针。简单来说就是将一根管子（静脉导管）放入另一根管子（静脉）内。因此，使两者的轴线和成角最终位于同一直线是操作中最重要的一步。一旦针芯进入静脉，会有血回流至套管针尾端的储血区。压低导管的角度、使其平行于静脉轴线，为了确保套管的尖端也进入了静脉，继续将针芯和套管送入2~3 mm。接下来将套管沿着针芯送入静脉内，当将套管完全置入静脉后，松开止血带，并压迫套管近心端以阻塞静脉，防止移除针芯时回血。移除针芯并将锐器置于安全的位置，连接静脉输液导管。当补液位于心脏水平以上时，液体可以畅通无阻地流入导管。最后应用无菌敷料固定。

故障排除

难以找到静脉可能是PIV置管最具挑战性的问题之一。让患者握拳再松开，将手臂置于心脏水平以下促进静脉充盈，拍打静脉都可以帮助增粗静脉。如果在肢端无法看见或触及静脉，或者多次尝试穿刺失败时，可使用超声定位手臂深部静脉。在这种情况下，贵要静脉和肱深静脉是可靠的选择。使用解剖标志定位这些静脉时，误入动脉、神经损伤等并发症的发生率较高。因此，需要使用较长的套管针（>2 in，lin=25.4 mm），在超声定位、引导下进行置管。

静脉内的瓣膜有时会阻碍套管完全置入，可拔除针芯后，在连接补液冲洗或施加正压的情况下送入套管，上述方法可使静脉瓣开放，从而允许套管通过障碍。

当套管被送至静脉外时，输液后由于液体渗入血管外组织、通常会伴有置管部位肿胀。需要立即拔除套管，并在不同的部位重新置管。这种情况下应避免反复尝试冲洗导管或调整位置。

动脉导管

动脉血压监测的适应证包括因患者的合并症或手术原因需要监测每搏血压、频繁的血气分析、无创血压袖带测量不准确（如肥胖患者）或禁忌使用袖带测量的患者（如肢体大面积烧伤）。

置管部位

桡动脉是最常见的动脉置管部位。不过根据患者的解剖结构或手术部位，股动脉、肱动脉、腋动脉和足背动脉也是可选的置管部位。置管的禁忌证有局部感染、动脉血栓、血管近端创伤或烧伤，并需考虑侧支循环。通常使用20G套管针行动脉置管，但在儿科患者会使用更细的导管。其长度取决于拟行穿刺置管的部位，与桡动脉相比，股动脉需要更长的导管，特别是对肥胖患者来说。

Allen's试验历来用于评估尺动脉对手部侧支循环的情况。试验时，手在心脏水平以上握拳30秒，同时压迫阻塞桡动脉和尺动脉，并嘱患者松手，然后松开尺动脉压迫，观察手掌苍白是否能在10秒内恢复。虽然有些专家仍然建议使用Allen's试验，但最近一项比较Allen's试验和多普勒血流的研究发现，用Allen's试验预测侧支循环并不可靠。

操作方法

在操作前需向患者说明操作过程并签署知情同意书。本章中将仅讨论桡动脉置管技术。虽然动脉管路感染的发生率是最低的，但仍应在操作过程中戴帽子、口罩、无菌手套。将一个小纱布卷置于手腕下使其轻度背屈，将手固定在桌面或搁手板上。在腕部桡骨和桡侧腕屈肌腱之间触诊桡动脉搏动并定位。使用洗氯已定对操作区域消毒并覆盖无菌单。对于清醒患者在进针部位注射少量局部麻醉药（不含肾上腺素的1%利多卡因0.5~1 mL），防止置管时引起的疼痛。同时有交感阻断作用，可防止操作时引起的血管痉挛。优势手以执笔式持针，并与皮肤成30°~40°进针。一旦在穿刺针储血区看到回血，继续将穿刺针送入1 mm，并将针压低至10°~15°送入导丝。随后通过导丝以Seldinger技术置入导管，并移除针芯和导丝。拔出导丝前需压迫动脉导管近心端，防止血经导管流出。然后将导管与高压、低顺应性动脉测压管道相连，缝合或用透明无菌敷料固定。

故障排除

经常会出现只有少量回血进入穿刺针储血区、储血区未能充满回血或储血区虽然充满回血但无法置入导丝的情况，这通常提示动脉被穿透，意味着穿刺针和套管已完全穿过动脉。拔除针芯，并将套管缓慢退出皮肤直至动脉血自动流出，然后重新通过套管放入导丝，并沿导丝置入套管。

当无法扪及动脉搏动或多次尝试桡动脉置管失败时，超声可用于提供一个可视的穿刺目标。超声也可提高首次穿刺的成功率，特别是对于那些低血容量的患者或存在解剖异常的患者，如肥胖、极度消瘦以及伴有严重周围血管疾病的患者（图16.1）。

中心静脉导管的放置

一般原则

中心静脉导管（central venous catheter，CVC）可为下述情况提高可靠的静脉通道，如可能大量失血需要快速补液、需要输注血管活性药物或放置肺动脉导管。在操作前需要签署知情同意书，告知患者CVC置管的获益和风险。在操作前刷手，并穿戴无菌衣、帽子、口罩、手套。氯已定消毒操作区域，并全身覆盖无菌单以减少中心静脉相关血流感染（central line-associated blood

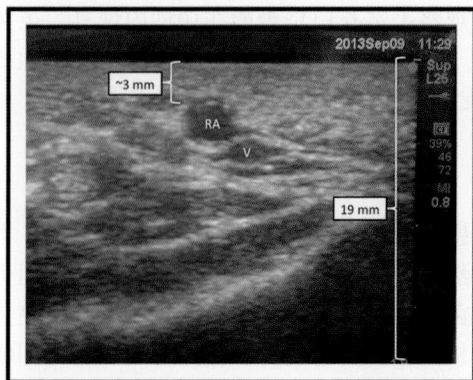

图16.1　桡动脉（RA）及其伴行的桡静脉（V）的短轴视图

描绘了动脉在皮下表浅位置的特性（RA桡动脉，V桡静脉）。

stream infection，CLABSI）的风险。这一系列步骤被证实可显著减少CLABSI，并且在某些情况下可完全消除CLABSI。当选取颈内静脉或锁骨下静脉做中心静脉置管时，将患者置于Trendelenberg位（头低脚高位），以促进静脉充盈。

套管尺寸和长度

CVC有不同的管径、长度和管腔数量。导管的直径以Fr为单位表示。成人中心静脉置管通常使用7~9 Fr导管，分别相当于直径2.3~3 mm的导管。每个导管可以有1~3腔，随着管腔数量增加，每个管腔的内径减小。如果出于容量复苏的目的放置CVC，最好选择直径较大而管腔数量较少的导管。如前所述，根据泊肃叶定律，导管长度会影响流速，因此导管越短可使液体流动越快。液体流过任何管道结构的阻力与导管的长度、血液的黏滞度成正比，与管道半径的四次方成反比，因此直径更大、长度更短的导管流动阻力最小。

超声引导

根据美国麻醉医师协会最新发布的CVC置管指南，建议所有操作过程中均实时使用超声。随机对照试验表明，使用实时超声可增加首次穿刺成功率，减少建立静脉通道的时间，提高置管的整体成功率，并降低动脉穿刺的风险。观察性研究和专家意见建议在扩皮前，使用超声、TEE、连续脑电图、透视、脉搏波形、血气分析或测压等方法确认导丝或导管位于静脉内。图16.2A~B和图16.3分别为使用超声确认导丝位置的短轴图和长轴图。长轴是

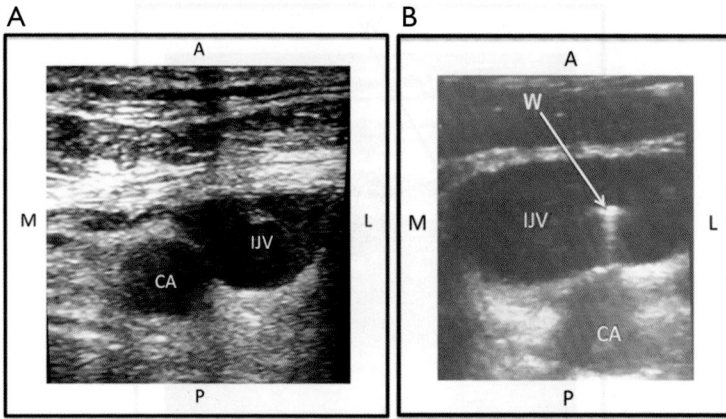

图16.2　显示颈内静脉和颈动脉的两种不同的短轴图

图（A）描绘了动脉位于静脉内侧的经典解剖关系，而图（B）显示了动脉位置变异到静脉后方，使得进针过深时容易发生动脉穿刺。IJV，颈内静脉；CA，颈动脉；W，导丝。

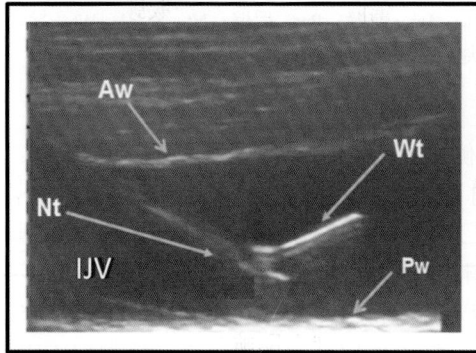

图16.3　显示颈内静脉（IJV）及其前壁（Aw）和后壁（Pw）的长轴图

可在血管腔内看见针尖（Nt）及导丝离开针尖斜面。IJV，颈内静脉；Aw，前壁；Pw，后壁；Nt，针尖；Wt，导丝尖端。

判断整根金属导丝位于血管内最可靠的方法（图16.4）。

颈内静脉

颈内动脉易于定位，因此是麻醉医生最常选用的置管部位。利用解剖标志定位血管，在环状软骨水平向侧方平移，直到扪及颈动脉搏动。颈内静脉

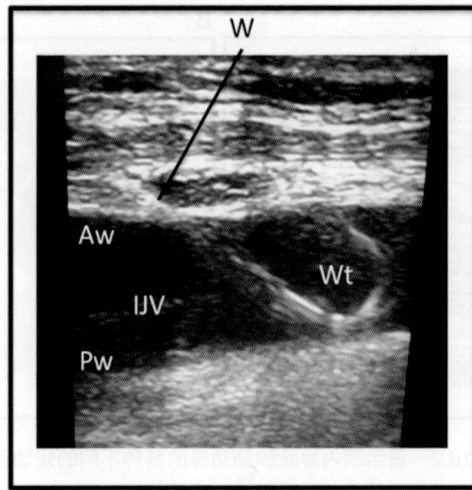

图16.4 颈内静脉（IJV）管腔及其前壁（Aw）和后壁（Pw）的长轴图

可见导丝尖端（Wt）通过针尖置入血管。这确保了整根导丝在颈内静脉管腔内可见。IJV，颈内静脉；Aw，前壁；Pw，后壁；Nt，针尖；Wt，导丝尖端。

即位于动脉的前外侧。

　　将头部稍转向对侧，消毒范围应包括一侧的整个颈部，并下至锁骨水平，铺巾。用置于无菌套内的超声探头暴露颈内静脉和颈动脉。静脉可被压扁，而动脉呈搏动性。对于清醒患者，在静脉上方给予不含肾上腺素的1%利多卡因3~5 mL浸润麻醉。将空注射器与穿刺针连接，当穿刺针以30°~45°进入皮肤和皮下组织时，轻柔地回抽注射器。为了能在超声直视下进针和放置导丝，常需要助手配合操作（图16.5）。一旦进入静脉，可见注射器内开始吸入血液。移除注射器，并通过穿刺针将导丝置入静脉。导丝置入过深达到右心房水平时，心电图可出现异位心率，并稍微拉回导丝。如果在放置导丝的过程中出现任何阻力，则需重新连接注射器，并轻柔地回抽确认有回血。如果没有回血，需要使用超声检查穿刺针的位置。导丝的位置可通过长轴和短轴图像判断。可见导丝通过静脉向下到达锁骨水平。通过这些图像确保导丝没有穿透静脉而进入动脉。

　　一旦确认导丝位于静脉内，移除穿刺针。在导丝插入部位的皮肤做一个小切口，使扩张器可以通过。通过导丝置入扩张器，并确保其只到达筋膜层，避免过深引起静脉被撕裂。移除扩张器，沿导丝将导管置入静脉内。随后将导管连接注射器回抽排气、冲洗并加盖封闭。缝合固定导管，并以无

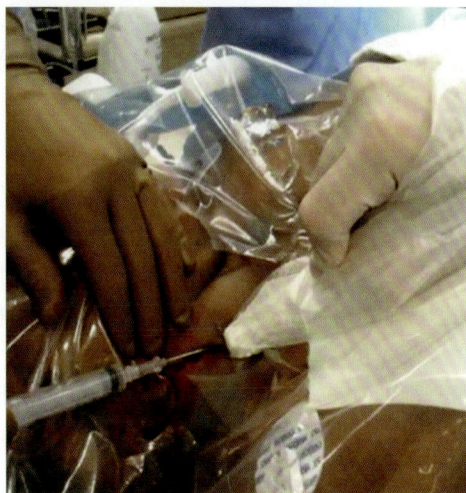

图16.5　长轴方向颈内静脉置管的双人操作方法
其中一人持穿刺针进针，另一人将超声探头置
于与静脉走行平行的方向。

菌、抗生素浸渍的生物阻隔敷料覆盖。所有中心静脉置管操作后都需行胸部X
线片检查，以确保合适的导管位置。

锁骨下静脉

　　定位锁骨下静脉的解剖标志是锁骨中外三分之二处的弯曲和胸骨切迹。
消毒范围是整侧的胸壁，包括锁骨上、锁骨下、胸骨切迹，铺巾。触及锁骨
弯曲处，并在其下侧、外侧各1 cm处进针。通常可在三角肌前缘和胸大肌外
侧缘之间摸到一个间隙，作为寻找穿刺点额外的解剖标志。将穿刺针指向胸
骨切迹，贴着锁骨下方进针，可在锁骨下触及静脉。一旦确认回抽出血液，
移除注射器，并如上述颈内静脉置管部分进行后续操作。

股静脉

　　出于感染的原因，股静脉是中心静脉置管不常选用的部位。但当存在下
列情况时可作为首选穿刺部位，如可能存在上腔静脉损伤、头颈部手术时无
法暴露颈部或锁骨下静脉。股静脉位于腹股沟韧带下方、髂前上棘与耻骨结
节之间、腹股沟褶皱内、股动脉搏动内侧。该区域内的解剖结构由外至内依
次为：股神经、股动脉、股静脉、淋巴管。需要了解周围结构组成以避免损
伤。需要对整个腹股沟区域全面消毒、铺巾。使用超声显露股静脉和股动
脉，针与皮肤成30°~45°指向头端进入股静脉，并将穿刺针稍指向内侧，因为

股静脉在这个走行方向上延续为髂静脉，并汇入下腔静脉。一旦确认回抽出血液，移除注射器，并如上述颈内静脉置管部分进行后续操作。

并发症

　　如果不考虑穿刺部位，所有中心静脉置管都可能发生感染和出血两种并发症。股静脉穿刺的动脉穿刺（6%）、血栓形成（8%～34%）和感染（15%）风险发生率最高，而没有气胸的风险，因此严重肺部疾病的患者可以首选此种置管方式（气胸可以导致呼吸或血流动力学不稳）；锁骨下静脉穿刺发生气胸（1.5%~3%）的风险最高，但感染和动脉穿刺（0.5%）的风险最低；颈内静脉穿刺的气胸（0.2%）发生率相对较低，但动脉穿刺（3%）发生率较高。所有的中心静脉穿刺都有损伤周围神经的风险，可能导致感觉异常和一过性或永久性神经损伤。

经口胃管和鼻胃管

　　经口胃管（orogastric tube，OGT）和鼻胃管（nasogastric tubes，NGT）常用于胃肠减压以减低误吸的风险、改善手术暴露或缓解肠梗阻时胃肠道内容物积聚。对于清醒患者，通常首选鼻胃管。这个置管过程对清醒患者来说非常不舒服，因此需要向患者解释放置胃管的必要性和操作步骤。

经口胃管

　　对于只需要在气管插管时和无意识状态下才需要放置胃管的患者，OGT是首选方法。将导管润滑后，向舌根方向放入，并沿口咽进入食管。当送管过程中遇到困难时，可提起下颌、推开软组织帮助置管。使用优势手的示指将胃管引导入食管。经口放置胃管的禁忌证包括既往有胃旁路手术史的患者、重度食管静脉曲张的患者。与NGT相同，当放置OGT遇到阻力时不可强行置管，因为强行置管可能导致黏膜下置管和严重的组织损伤。

　　放置NGT或OGT后应确认导管位置。可以通过吸引胃管，并观察是否有胃内容物流出。此外，也可使用注射器向导管内注射空气并同时在胃部听诊来确认，但这个方法可能存在假阳性结果。最终将NGT或OGT与低压墙式吸引相连，进行持续吸引或间断吸引。为了避免黏膜损伤和出血，不建议连续使用较高的压力吸引。

鼻胃管

　　以鼻尖–耳垂–剑突下5 cm估计置管深度。对于清醒患者，置管过程中应鼓励其做吞咽动作，以促进胃管通过食管。润滑导管后，将胃管经鼻孔沿底部朝向鼻咽后壁送入。不要向头端置管，因为这样容易损伤下鼻甲引起鼻出血。NGT进入鼻咽后，必须转90°进入口咽后部，然后继续进入食管。对于无意识的患者，可用非优势手提起下颌、推开舌体，将胃管引导入食管。如果在置管过程中遇到阻力，不可强行置管，这样可避免黏膜下置管或鼻出血。放置鼻胃管前使用血管收缩药喷鼻可降低鼻出血的风险。下列患者不应放置NGT：凝血功能障碍的高出血风险患者、颅底骨折患者、既往有胃旁路手术史的患者、重度食管静脉曲张的患者。除了胃管不在口腔内外，清醒患者放置NGT的另一个好处是，由于导管位于扁桃弓后方，引起咽反射较少。

案例学习

你需要更好的通道吗？

患者，女，35岁。因异位妊娠致输卵管破裂，需急诊行腹腔镜下输卵管切除术而进入手术室。患者因腹痛被收入急诊室，检查发现β-HCG阳性，腹部B超提示右侧输卵管包块，但子宫内未见妊娠囊。患者的末次月经约在8周前。患者声称自己既往健康。患者约在4小时前进食了晚餐，但当时胃口不佳，只吃了"一点点"。患者的肘前部静脉置有一根20G的留置针，正在缓慢滴注乳酸林格氏液。

对于该病例，这条静脉通道是否足够？你将如何决定是否需要更好的静脉通道？

可以完全打开患者肘前部静脉输液通道，并评估这根20G导管的补液速度。在粗大的静脉，即使是像这种规格较小的套管也可使液体快速滴入。检查输液管路，并确保是高流量管路；你可以选择将其更换为你在手术室内经常使用的、可以快速补液和注射药物的管路。检查静脉置管部位是否有药液外渗后引起红肿的迹象（即套管从静脉内滑出）。询问患者输液处是否有不适或疼痛。位置良好的静脉导管一般不会引起疼痛。还需要与外科医生讨论术中出血和体液转移，包括是否有中转开腹的可能及手术预期持续时间。后面的两项将影响第三间隙液体量。

彻底检查后你发现无法建立额外的外周静脉通道，患者说自己的外周静脉一直是个"棘手的问题"。你会继续吗？

你当然可以尝试用现有的静脉通道诱导，然后在麻醉诱导后试图开放第二条通路。全身麻醉会使血管扩张，这是由于麻醉药物的直接作用和消除了患者因焦虑而引起的交感兴奋、血管收缩，从而更易于定位静脉。这个假设基于你确信原先那根静脉导管确实是在血管内。如果你不确定，则不可以开始麻醉诱导。有的麻醉医生会给患者注射快速起效的镇静药或阿片类药物，并观察药物是否进入循环并传送至大脑，但这个方法并不确切，因为药物存在个体差异性。

你计划使用丙泊酚和琥珀胆碱进行快速序贯诱导。注射丙泊酚60秒后，患者并没有失去意识。你还没有注射琥珀胆碱。接下来你将怎么做？

此时，你需要怀疑静脉导管可能不在血管内。你可以通过评估注入的药物是否对患者的意识水平有影响，来判断这是一个药效学问题还是动力学问题（即患者目前还没有睡着，但药物是静脉注射的）。虽然快速序贯通常意味着快速连贯地注射镇静药和肌肉松弛药，目前你还不可以注射琥珀胆碱。因为琥珀胆碱即使不是静脉注射也可被吸收，从而在未被镇静的患者身上出现无力或肌肉瘫痪的表现。血管外输注丙泊酚和乳酸林格氏液的表现可能是良性的（不像硫喷妥钠会引起刺激症状）。尽管如此，你还是应该通过观察和触诊远端脉搏，来监测是否有水肿或骨筋膜室综合征的迹象。如果可能的话，将这条手臂置于胸部以上水平。

你可以使用吸入麻醉药诱导吗？

吸入诱导通常用于儿童，在现代临床实践中很少用于成人。但是在这个案例中，禁忌使用吸入诱导。因为这是一台急诊手术，患者在过去的几个小时内曾进食，以及患者的急腹症体征都是面罩通气的相对禁忌证。

你决定需要建立另外一条静脉通道。你有哪些建立通道的选择？

在存在解剖结构困难的患者身上，麻醉医生有很多可以使用的"技巧"来开放静脉通道。首先，不要将目光局限在前臂上，上臂、手掌远端、足部都是可以选择的穿刺部位。只需要细小的静脉就可以进行麻醉诱导，随后根据你之前的计划，在诱导后会显露出更好的静脉。许多患者可经皮穿刺颈外静脉，在锁骨上方轻轻地压迫颈部远端，可更好地显露这根没有静脉瓣的血管。有时也会使用股血管，通常于股动脉搏动内侧1 cm定位股静脉。股静脉置管在腹腔镜手术时可能并不安全，因为手术过程中增高的腹内压会阻碍液体流动。第二个选择是增强静脉的可见程度。肢端保暖或表面应用硝酸甘油软膏可以促进血管扩张，并通常有效（后者被认为有引起头痛的不良反应）。将血压袖带绑于手臂，并充气至超过动脉压几分钟，随后将压力下降至约30 mmHg，相当于高于静脉压而低于动脉压的水平，可因轻度的缺血-诱导的血管扩张而显露静脉血管。商业化的"静脉寻找器"通过特殊的光学技术，使得一些原本看不见的血管在完整的皮肤上可视化。熟练的操作者可以通过超声定位那些位于深部无法触及或看到的静脉。特别是肘部上方手臂处的肱深静脉，多数患者可应用超声定位此静脉。最后的选择是颈内静脉或锁骨下静脉中心静脉置管。同样，使用超声可以减少穿刺并发症，特别是颈内静脉穿刺，且超声已被作为非急诊手术的标准流程。

建议延伸阅读资料

[1]　Barcelona SL, Vilich F, Cote' CJ (2003) A comparison of fl ow rates and warming capabilities of the level 1 and rapid infusion system with various-size intravenous catheters. Anesth Analg 97: 358–363

[2]　Berg K, Riesenberg LA, Berg G, Schaeff er A, Davis J, Justice EM, Tinkoff G, Jasper E (2014) Th e development of a validated checklist of radial arterial line placement: preliminary results. Am J Med Qual 29: 242–246

[3]　Graham AS, Ozment C, Tegtemeyer K, Lai S, Braner D (2007) Central line placement. N Engl J Med 356: e21

[4]　Harty E (2011) Inserting peripheral intravenous cannulae- tips and tricks. Update in Anaesthesia 27: 22–26

[5]　Jarvis MA, Jarvis CL, Jones PR, Spyt TJ (2000) Reliability of Allen's test in selection for patients for radial artery harvest. Ann Th orac Surg 70(4): 1362–1365

[6]　Ortega R, Sekhar P, Song M, Hansen CH, Peterson L (2008) Peripheral intravenous cannulation. N Engl J Med 359: e26

[7]　American Society of Anesthesiologists Task Force on Central Venous Access, Rupp SM, Apfelbaum JL, Blitt C, Caplan RA, Connis RT, Domino KB, Fleisher LA, Grant S, Mark JB, Morray JP, Nickinovich DG, Tung A (2012) Practice guidelines for central venous access: a report by the American Society of Anesthesiologists Task Force on Central Venous Access. Anesthesiology 116: 539–573

[8]　Shiloh AL, Savel RH, Paulin LM, Eisen LA (2011) Ultrasound- guided catheterization of the radial artery: a systemic review and meta-analysis of randomized controlled trials. Chest 139: 524–529

[9]　Tegtmeyer K, Brady G, Lai S, Hodo R, Braner D (2006) Placement of an arterial line. N Engl J Med 354: e13

第十七章　术中问题

Andrea Westman and Matthew D. McEvoy

为了获得最佳效果，推荐在阅读本章内容前浏览第IX页的案例学习和问题。

重点学习目标

（1）讨论管理不稳定手术患者的通用方法，包括生命体征不稳的鉴别诊断。

（2）能够以系统的方式识别最常见的术中发生的问题。

（3）复习常见术中所见问题的处理选项。

（4）讨论苏醒和拔管的方法，包括未能拔管的鉴别诊断。

一般概念

麻醉医生和麻醉护士面临着处理一系列不同患者的机遇和挑战，从健康的阿斯综合征发作（adams-stokes attack I，ASA I）级患者直到濒死的ASA V级患者。尽管每个患者具有复杂性和独特性，但是你还是应该对许多手术室中可能发生的常见问题有所了解。全面掌握生理学和药理学以处理接受麻醉的患者，并能够识别和自信地处理术中事件，对麻醉实施者来说十分重要。

此外，麻醉团队成员必须能够迅速采取行动，纠正发生的任何问题，以防止患者受到伤害。不同于高级生命支持（advanced cardiac life support，ACLS），其主要为应对没有被目击到的心脏呼吸骤停所设立，该章节将要描述的问题通常发生于这样的情形下：①问题往往自发生时就是显而易见的；②患者处于广泛监测下，如心电图、脉搏血氧仪，$ETCO_2$；③患者的既往史和外科史是已知的。因此，虽然仍可以借鉴ACLS的原则和目标，诸如如何评估不稳定患者、濒临骤停或骤停患者，许多处理措施还是有所不同的。表17.1列

表17.1 术中常见问题和鉴别诊断

问题	鉴别诊断	备注
心血管		
低血压	低血容量	常见的原因包括失血或因术前禁食脱水
	相对麻醉剂过量	极少或减少的手术刺激可导致相对麻醉剂过量和低血压
	药物导致血管舒张	阿片类药物、镇静剂和大多数的麻醉药减少中枢交感神经输出，引起血管舒张。几乎所有的麻醉诱导或深度镇静会伴有这一表现。通常用去氧肾上腺素治疗，单次剂量40~100 mcg
	低心输出量	很多麻醉剂减少心输出量。其他原因包括充血性心力衰竭、心肌梗死或心包填塞
	严重的心动过缓	这可能会导致低心输出量（心输出量=心率×每搏输出量），导致低血压
	严重心动过速或心律失常	如果心房颤动或扑动变得太快，可能会导致低血压
	气胸	并不常见，但可能自发产生于正压通气中
	过敏反应	最常见于使用肌肉松弛药或抗生素后。给予肾上腺素治疗
	脓毒症	脓毒症可能导致血压突然下降
高血压	手术刺激的疼痛	必须考虑到"浅麻醉"或麻醉剂量不足
	原发性高血压	这些患者可能在充分的麻醉下但仍明显高血压
	止血带疼痛	止血带可以产生严重、顽固的高血压称为"袖带高血压"
	浅麻醉	检查吸入麻醉药挥发罐或注射器内药物是否已用完
	血容量过多	静脉输注液体或血液制品引起液体超负荷，可能导致心脏病患者肺水肿和充血性心衰
呼吸		
低氧血症通气失效	FiO_2	总是从增加吸入氧浓度开始，随后继续寻找其他原因
	低通气	可能由阿片类药物、苯二氮䓬类药物或肌肉松弛药导致呼吸驱动和肌肉力量减少。如果正在给予患者通气，考虑增加呼吸频率或潮气量。
	呼吸回路断开	严重低氧血症事故的最常见原因
	肺不张	常常由正压通气、气管插管和/或肺通气不足所导致。考虑使用肺复张手法
	支气管痉挛	考虑给予沙丁胺醇
	黏液堵塞	行吸痰和肺复张手法

续表17.1

问题	鉴别诊断	备注
	右主支气管插管	气管导管在牙齿处测量的最大深度：女性21 cm；男性23 cm。可以通过支气管镜观察，或用听诊器听诊
	PE	这可以通过呼吸末二氧化碳突然降低，以及吸入纯氧时低氧血症无法改善来诊断。常伴有心动过速和低血压
	静脉空气栓塞	同样会导致呼气末二氧化碳降低，且呼气末氮气浓度增加
	气管导管弯折	最常见于耳鼻喉或胸外科手术
	气管导管被咬瘪	可发生于"浅麻醉"或苏醒期；可能造成负压性肺水肿
	气管导管与适配器或呼吸回路断开	最常见的原因
	黏液或组织导致气管导管完全阻塞	婴儿/儿童的气管导管狭窄，因而可以迅速出现完全性阻塞（尤其是没有使用湿化装置时）。需行吸引或更换导管
	气管导管破洞或套囊破裂	最常发生于激光气道手术或气管切开术。这两类手术的气道火灾风险也增加！
高气道压力	支气管痉挛	①加深麻醉；②考虑给予神经肌肉阻滞；③使用β-受体激动药，吸入或静脉注射皮质类固醇激素、茶碱或肾上腺素
	气管导管弯折	可能需要使用加强管（金属弹簧钢丝）来防止扭曲
	气管导管被咬瘪	考虑放置牙垫或张口器
	粘液堵塞	常见于慢性阻塞性肺疾病、哮喘和肺囊性纤维化的患者。这可能需要更换气管导管
	残气堆积或机械通气时的内源性呼气末正压	发生于呼气相时间不足以呼尽气时。降低呼吸频率
	动态气道阻塞	可能由气道肿瘤或纵隔肿块引起，尤其是在改变患者体位后
	肥胖或胸壁强直	可能难以处理。大剂量阿片类药物可引起"胸壁强直综合征"
	ARDS	气道平均压增高的常见原因之一，尤其是在ICU
低碳酸血症	过度通气	可见于焦虑（清醒时）或机械通气过度的患者（麻醉时）
	二氧化碳从采样管泄漏	这也会导致呼气末二氧化碳波形或数值异常
	大面积肺栓塞	可损害气体交换，表现为呼出二氧化碳突然下降的

续表17.1

问题	鉴别诊断	备注
	体温过低	在严重低体温时最为明显，如体外循环期间
	心脏骤停	循环以及二氧化碳排出障碍
高碳酸血症	通气不足	常由阿片类药物、残余神经肌肉阻滞作用、低呼吸频率/机械通气潮气量不足导致
	腹腔镜术中CO_2气腹	可能需要增加每分钟通气来克服高碳酸血症
	恶性高热	线粒体钙代谢解偶联，由一种罕见（1:15 000）的钙通道Ryanodine受体基因缺陷导致
毒素		
速发型过敏反应	常由神经肌肉阻滞药、乳胶或抗生素诱发	停止致敏源接触、给予血流动力学支持
输血反应	许多类型	停止输血，维持血压，向血库报告
代谢		
体温过低	对流、传导、辐射、蒸发损失	在手术室内，对流是热损失的首要原因（皮肤向空气）。热损失也可由湿的铺巾或床单、暴露在外的皮肤体腔、未加温的呼吸回路等引起
	麻醉对下丘脑的影响	由于麻醉药对下丘脑的影响，导致中枢的体温调节障碍
	输入未加温的液体或血液制品	应使用FDA批准的设备加温液体
	大量失血	≥1血容量丢失后难以保持患者体温
体温过高	加温过度	将空气加温毯设定至室温运行，以使患者降温
	脓毒症或输血反应导致发热	除了冷却毯外，给予对乙酰氨基酚或布洛芬
	脑卒中	突然的极端高热（>40.6 ℃）可能由下丘脑卒中引起
	抗精神病药恶性综合征	抗精神病药（氯丙嗪、氟哌啶醇、奥氮平）的少见不良反应
	恶性高热	①停止麻醉；②静脉给予丹曲林；③呼叫帮助（详见附录B）

FiO_2，吸氧分数；PE，肺血栓栓塞；ARDS，急性呼吸窘迫综合征。

出麻醉中可能出现的最常见的术中问题。几乎所有的围术期危机和突发事件都可以归为5大类问题之一：心脏、呼吸、神经、代谢/内分泌或中毒。毫无疑问这适用于所有常见的术中患者的问题。唯有另外一大类问题，机器或系统故障未在本章讨论（如氧气供应失败）。

本章节的目标包括提供一个可以供你思考如何处理不稳定患者的框架，

如何对患者的不稳定性进行鉴别诊断，以及对于常见术中问题进行初步处理的正确措施。当担心麻醉下患者病情有急性变化时，有章法地处理患者是大有裨益的。首先，你应该先评估患者的一般血流动力学状态，然后通过一系列的决策节点来确定初始的行动方针。这应该先从患者是否还有脉搏开始。如果没有，立即开始ACLS处理，同时应想到手术情景下的差异。如果患者尚有脉搏，则应明确是否有需要处理的急性血流动力学不稳。如果确有不稳，则应采取下述心血管部分中提到的措施。如果患者看起来有足够的心输出量，则应继续评估上述提到的其他4大类问题，这其中最重要的是呼吸问题，以确保充足的氧合以及通气存在。随后可按顺序理清其他类型的重要问题。每一步，都应该自问图17.1中概述的问题，这些问题有助于构建鉴别诊断，选择其中最可能的诊断，随即进行初步处理。值得注意的是，初步诊断可能只是一个患者的状态（如严重低氧血症），而不是一个特定的已知病因。因此，在急性救护情形下，首要步骤是确保心肺功能水平以满足基本代谢的要求，以避免患者受到危害，然后再搞清确切的病因。

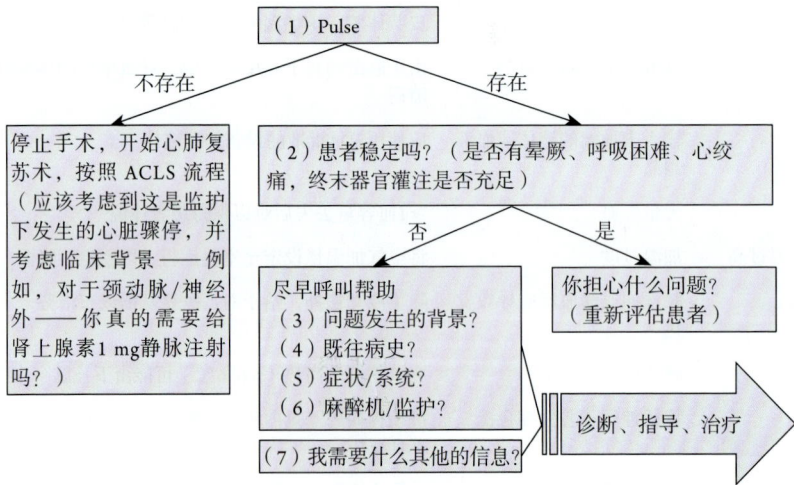

图17.1 不稳定患者的处理方法

心血管

心血管系统往往是许多术中问题的根源所在，因为术中许多因素可以影响前负荷、后负荷，心率和心肌收缩力的正常稳态。可认为心血管系统的紊乱包括以下病因：管道（体循环血管）、泵（右心室、左心室收缩力），前负荷、瓣膜、血管（冠状动脉）和电压（传导系统）。系统回顾这6大类问题，可以提供心血管系统的分析框架，以精密地评估患者病情、明确鉴别诊断，以及快速识别和治疗问题。以下是心血管系统完整性6大关键部分的简要概述。对心血管生理更深入的讨论，请参阅第十八章《心胸外科手术生理与麻醉》。

管道指外周血管（主动脉→动脉→小动脉），这些血管携带氧气和营养物质，在毛细血管层面与组织发生交换。然后他们通过心脉静脉系统（小静脉→静脉→下腔静脉、上腔静脉）把二氧化碳和废物送回肝脏解毒。这个以串行和并行方式构成的复杂血管系统，以体循环阻力的形式构成了大部分的后负荷。心脏是一个泵，提供心输出量至全身。

心脏泵功能是否有效，受心率、每搏量、收缩力、后负荷等影响，后负荷指对抗心脏收缩产生向前流动的压力。前负荷则可认为是右心室和左心室舒张末的容量。这个容量是决定心脏收缩力量的重要因素，因为根据Frank-Starling法则，这决定了收缩期开始时心肌的舒张程度。极端情况的前负荷（严重低血容量和严重容量超负荷）都可导致心输出量减少，但这是由不同的机制引起的。心脏有四个腔室，因此有四个瓣膜，负责允许血液向前流动，以及防止血液倒流，瓣膜的开闭取决于处于心脏周期的哪个阶段。这些瓣膜包括三尖瓣、肺动脉瓣、二尖瓣和主动脉瓣。冠状动脉是向心肌供应血液和氧气的的血管，包括左冠状动脉和右冠状动脉，分为左前降支、左旋支、后降动脉以及大量的小分支动脉。电压是指心动周期中通过心脏的电传导。正常的窦性心律很重要，因为它最大程度的保证了心房心室间的同步活动，以使心室有效充盈以及射血，保证产生稳定的心输出量。下文将讨论心血管系统最常见的问题。对于许多其他问题的扩展列表，请参阅表17.1。

心律失常和心脏骤停

作为上文讨论的进一步拓展，以下步骤有助于初步评估和管理心脏骤停、急性心律失常相关的急性心血管功能失常。

（1）脉搏：存在或消失？

（2）稳定性：患者稳定（足够心输出量）或不稳定（灌注不足迹象或症状——心绞痛、呼吸困难、神智状态改变等）；

（3）心率：心动过速（心率>150次/分，房颤时心率>120次/分）或心动过缓（心率<50次/分）；

（4）心律：评估QRS波形和心律；

1）宽或窄？

2）规则还是不规则？

3）心律失常造成血流不稳定吗？

（5）诊断；

1）无脉：开始心肺复苏，并开始高级生命支持，需考虑常规ACLS外的其他原因，如局部麻醉全身毒性。

2）有脉：按照ACLS治疗或以麻醉为中心的ACLS流程处理，可基于上述问题。例如：①不稳定的心动过缓；②不稳定、宽波形、规则的心动过速（单型的室速）；③稳定、窄波形、不规则心动过速（房颤）。

（6）治疗：按照ACLS方案处理心律失常。

为了使血液以高效的方式传递到末梢循环，维持心脏正常窦性心律是很重要的。严重心动过缓、严重心动过速可以影响心脏泵血、提供组织氧合的能力。在社区和非手术医疗环境下，ACLS流程是标准化的，并且为所有卫生保健专业人员所遵循[13]。然而，手术室是一个特殊的环境，在执行ACLS时，经常根据每个患者进行调整，以实现有针对性的处理。这是因为提供麻醉的医生通常目击事件、了解患者的内科合并症和可能引起意外发生的外科疾病病理生理[10]。术中心律失常的常见原因，请参阅表17.2。此外，还应遵循以麻醉为中心的完整ACLS流程。

心动过缓的定义是心率低于60次/分。有些患者内在心率即低于此，只要他们能保持适当的血压，这通常不是问题。如果发生有症状的心动过缓，你应该首先审查病因"H"和"T"（表17.3），这些包含在以麻醉为中心的ACLS流程中。除此之外，一些独特的外科原因包括术前服用β受体阻滞药、给予迷走兴奋性药物（如芬太尼），使用胆碱酯酶抑制药逆转神经肌肉阻滞、溶解迷走药物给药不足，以及迷走神经牵拉。后者常见于：腹腔镜手术期间腹腔充气可能会产生严重的心动过缓，同样可能发生于剖宫产中、眼科手术中眼球受牵拉，或剖宫产中蛛网膜下隙阻滞。如果患者血流动力学不稳定，但仍然有脉搏，应该给直接增加心率的药物，如肾上腺素或去甲肾上腺素，给予10~25 mcg静脉注射通常足以增加心率，但根据病因，可能需要增加剂量和输液。抗胆碱能药也可能有用，但如果是不稳定的患者，不要耽搁给直接增加心率的药物。如果化学药物无效或患者已有Ⅲ度房室传导阻滞，应该立即通过除颤仪进行体外起搏。

心动过速可能由各种各样的原因引起。像所有的心律失常一样，你应该考虑常见的围术期Hs和Ts（即可逆转的原因），见表17.3。外科的常见原因有低血容量（由于急性失血、术前脱水等）、疼痛/外科刺激和药物作用包括抗胆碱能药物和增快心率的药物。如果患者是由于快速心律致情况不稳定，应对患者行复律。如果患者情况是稳定的（即充足的毛细血管灌注压力，没有血流动力学不稳迹象或症状），QRS复合波和节律应该评估其窄或宽、规则或不规则以指导治疗。如果窄QRS波，应给予腺苷、胺碘酮、地尔硫卓或β受体阻滞药，除非出现预激综合征（wolff-parkinson-white，WPW）；如果为宽QRS波的心律，应该用胺碘酮治疗和/或镁（取决于基础QT），患者应密切

表 17.2 常见的术中心律失常

问题	鉴别诊断	备注
心动过缓	β受体阻滞药	可能是最常见的原因
	缺氧	发生于严重缺氧时
	心肌梗死	当心肌梗死涉及到右冠状动脉和窦房结时可发生
	迷走神经张力增高	对肠道、膀胱或其他器官的手术刺激可能会增加迷走神经张力。必要时给予阿托品，随后加深麻醉。也可见于运动员
	Ⅲ度房室传导阻滞	心电图上的心律长条图将提供诊断
	钙通道阻滞药	尤见于地尔硫卓所致（该特性被用于治疗心房颤动和心房扑动）
	使用胆碱酯酶抑制药（比如滕喜龙或新斯的明）逆转神经肌肉阻滞	标准做法是联合使用抗胆碱能药物（阿托品或格隆溴铵），故心动过缓的情况很少发生。但滕喜龙也可单独用于尝试转复室上性心动过速，或者用于测试具有缓慢心率的重症肌无力患者
心动过速	全脊麻	根据需要予以血流动力学支持和血管收缩药
	疼痛或手术刺激增强	在手术开始阶段最常见的原因。可能提示麻醉不足
	血管收缩药、强心药	麻黄碱、肾上腺素、去甲肾上腺素和异丙肾上腺素可导致心动过速
	心肌梗死	心肌梗死时最常见的心律失常
	心律失常	心房颤动、室性心动过速
	恶性高热	恶性高热时，先观察到二氧化碳产生增加，而后出现心动过速，两者均发生在高体温之前。
	应用阿托品、东莨菪碱或格隆溴铵	这些药物通常作为止涎药（使分泌物干燥）、解迷走药（增加心率）或止吐药（控制恶心）给予
	β肾上腺素能受体激动药	支气管扩张药、宫缩抑制药和减充血药可能会导致心动过速
室性早搏	缺氧	始终首先考虑到缺氧
	心肌缺血	有条件时应检查12导联心电图
	代谢性酸中毒/碱中毒	应始终在鉴别诊断时优先予以考虑。需检查血气分析
	低钾血症	患者在接受利尿药治疗时补钾不足，可能导致该种情况。使用地高辛的患者合并低血钾尤为危险。
	地高辛	常用于房性心律失常的治疗
	拟交感神经药	麻黄碱或伪麻黄碱（可见于感冒药）
	低镁血症	见于酗酒者或长期使用利尿药，如呋塞米时

续表17.2

问题	鉴别诊断	备注
	体温过低	体外循环后或外伤后的患者可能会有这一情况
	高碳酸血症	既往有室性早搏的术后患者，在恢复室出现轻度高碳酸血症也可能导致室性早搏的发生率增加
	低碳酸血症	严重低碳酸血症致呼吸性碱中毒时，室性早搏也可发生
	心肌炎	室性早搏常见于病毒性心肌炎
	药物中毒过量	虽然少见，但可由抗抑郁药物引起
室性心动过速	原因与室性早搏相同	三个或更多的室性早搏连发可称为室性心动过速
	缺氧或缺血	手术室中最常见的急性病因
房性早搏	低血容量	快速利尿及其对心房容量感受器的作用可导致房性心动过速和心房颤动
	高血压	房性早搏常伴发于高血压
	既往胸外科手术史	房性早搏见于25%~30%胸外科（肺、纵隔或食管）手术患者
	纵隔感染	近期接受食管切除术者应考虑吻合口漏
心房颤动/心房扑动	与房性早搏的病因相同	处理方法包括以下几个方面： ①治疗原发病因； ②通过减慢心室反应来控制心率； ③如果可能的话，转复为窦性心律； 有用的药物包括地高辛、地尔硫卓、美托洛尔和胺碘酮
心搏停止	严重低氧血症	治疗原发病因
	严重低血容量	
	严重的电解质紊乱	
	心肌梗死	可能需要经皮或经静脉起搏
	严重的代谢性酸中毒	治疗原发病因
	气胸	
	心包填塞	
PEA	严重的电解质异常	治疗原发病因
	心肌梗死	
	严重的代谢性酸中毒	
	气胸	
	心包填塞	

PEA，无脉性电活动。

表 17.3 围术期无脉心脏骤停的常见原因

低血容量	中毒
缺氧	心包填塞
低血容量	张力性气胸
恶性高热	血栓形成（冠状动脉和肺）
迷走过度兴奋	创伤
氢离子（酸中毒）	QT延长
高/低钾血症	肺动脉高压
低血糖	
体温过低	

监测，以转复正常窦性心律，及监测血流动力学恶化。

尽管不论是在手术室，还是在普通病房或医院外环境，ACLS的最终目标都是一致的（给予药物和电能量以恢复正常窦性心律和正常血压），但是有一些无脉心脏骤停的病因是麻醉独有的。对此加以讨论特别重要，因为这些是已知可发生于围术期的并发症，应立即予以识别和处理。第一个围术期特有并发症是椎管内阻滞引起的心脏骤停。许多手术包括骨科手术、泌尿外科手术、妇科手术和产科手术是在腰麻或硬膜外阻滞麻醉下完成的。每1万例患者可约有2例在接受椎管内麻醉后发生心脏骤停，这往往表现为高位蛛网膜下隙阻滞。当发生这种情况时，局部麻醉药阻滞从T1~T4脊髓水平发出的心脏加速性神经纤维，导致心动过缓。阻滞甚至可能影响更高颈段脊髓水平，导致呼吸系统和神经系统急性衰竭。椎管内麻醉引起无脉心脏骤停中的另一个原因是意外血管内注射局部麻醉药。这通常见于布比卡因，其症状包括耳鸣、金属味、低血压、癫痫发作。如果你怀疑患者心脏骤停是由于行椎管内麻醉，除了标准的ACLS流程外，你应考虑迅速增加肾上腺素剂量，以及垂体血管加压素治疗。如果患者由于局部麻醉药全身毒性导致心脏骤停，则立即根据已发布的指南给予脂肪乳剂（10%~20%），并减少肾上腺素剂量，且避免应用血管加压素。

气体栓塞是另一种特发于手术环境中的意外事件，可造成血流动力学不稳定。CO_2栓子可能发生于二氧化碳气腹腹腔镜手术中，静脉空气栓塞可发生于手术部位高于右心房时，最常见于开颅手术。治疗应包括用晶体液浸没手术部位，给予100%的氧气，使患者手术部位低于心脏位置，以阻止空气进一步进入。

如果这发生于腹腔镜手术中，应立即停止充气。此外，有报道建议把患者置于左侧卧位，可能有助于将空气停留于右心室内。应根据需要对患者进行正性肌力和心率支持。其他两个重要的围术期心脏骤停的原因，是过敏反应和恶性高热，将在本章后面讨论。

低血压

血压分为收缩压、舒张压、平均动脉压和脉压，正常是120/80 mmHg。许多因素可以导致患者在手术室发生低血压，尤其是麻醉诱导中。低血压最常见的原因包括给予血管扩张药物（包括静脉麻醉药和吸入性麻醉药）、低血容量，和心源性原因。

用于诱导、镇静和缓解焦虑的所有药物都可导致中枢介导的交感神经抑制。遍布全身的动脉和静脉受大脑的血管舒缩中心控制。不管是动脉扩张还是静脉扩张，这些血管的扩张均导致血压下降。几乎所有的麻醉诱导和大多数镇静技术，血压下降都会如约而至。另一个低血压的显著原因是术前持续给予血管紧张素转换酶抑制药（angiotensin converting enzyme inhibitors，ACEI）和血管紧张素受体拮抗药（angiotensin receptor blockers，ARB）。很多专家对围术期这些药物是否应该继续使用有所分歧。这两类药物可引起手术室中显著的低血压，常常对标准治疗无反应。

麻醉期间，低血容量也是低血压的一种常见原因。美国麻醉学会指南对于术前禁食提到，患者应于术前8小时起禁食。这往往造成轻度脱水和低血容量。因此，所造成的低血容量可能会导致低血压，这在给予血管舒张药物诱导后特别明显。此外，老年患者往往服用利尿药以控制高血压和心衰。如果这些药物不在手术前停药，他们可能导致低血容量。最后，低血容量可能由外科手术急性失血引起。尽管快速失血通常很明显，经常性地检查吸引罐，以及浸透的开腹手术海绵，以评估整个手术中持续的失血，仍然是十分重要的。

诱导后低血压通常以静脉输液和小剂量使用血管升压药治疗，通常为去氧肾上腺素（10 mg/次）和麻黄碱（5 mg/次）。其他临时的治疗方法，包括暂时减轻麻醉深度，把患者放在头低位位置增加静脉回流至心脏的血液，即前负荷。如果严重低血压仍然存在，则可能需要使用更强的α受体激动药和β受体激动药包括肾上腺素、去甲肾上腺素、血管加压素以及多巴胺。对于手术当天服用过ACEI或ARB类药物的患者，可以考虑小剂量的血管加压素，0.5~1单位，以暂时升高血压，但往往需要血管加压素持续静滴。ACEI的半衰期大约是12小时，而ARB类药物半衰期大约24小时。最后，应考虑其他原因引起的低血压，包括血压袖带放置错误，用药错误、心衰、过敏反应和脓毒症。如果初步复苏措施仍不充分，经食管超声心动图在指导液体和血管活性药物治疗上，可能会有很大作用。

重要的是要牢记，保持患者术中血压目标为患者基础血压15%~20%范围内，这对器官的灌注是很重要的。最近的研究显示，术中低血压如有平均动脉压下降超过40%，可以与围术期及术后并发症率和死亡率增加相关。至于最低安全血压的分界点，最近的一项涉及超过30 000例患者的回顾性研究表明，术中平均动脉压低于55 mmHg的持续时间与术后急性肾损伤、心肌损伤和心血管并发症等密切相关。

高血压

高血压也是麻醉过程中常见的问题，然而，短暂的高血压很少是有害的。术中高血压最常见的原因包括疼痛、浅麻醉和基础高血压。如果怀疑是疼痛，可以给予镇痛药或使用挥发性麻醉或丙泊酚加深麻醉水平。镇痛药物包括阿片类药物（芬太尼、氢吗啡酮、吗啡等）以及非阿片类药物酮咯酸（非甾体类抗炎药）和氯胺酮（NMDA拮抗药）等。当疼痛和浅麻醉被排除后，如果高血压仍存在，应考虑给予降血压治疗。其他常见的病因，应考虑包括血压袖带位置、袖带大小不正确（如袖带相比手臂太小）、高碳酸血症、高体温、未服用高血压药、膀胱膨胀和止血带导致的疼痛。对于这种高血压，应该使用降血压药物治疗，而不是使用静脉麻醉药或挥发性麻醉药的降压不良反应。术中常用的高血压药物包括β受体阻滞药（艾司洛尔和拉贝洛尔）、钙通道阻滞药（尼卡地平）和血管扩张药（硝酸甘油、硝普钠和肼屈嗪）。

心肌缺血/梗死

心肌氧合是氧气供需之间的平衡。氧气需求的关键因素是心率、收缩力、和壁张力，而氧气供应的关键决定因素包括冠状动脉灌注、血红蛋白以及血液中溶解的氧。在正常的心脏中，心脏可耐受血流动力学参数在很大范围内变化而正常工作。然而，随着老龄化、糖尿病及肥胖增多，有很大一部分人群患有隐匿性冠心病，这种变化容易导致与心肌缺血、心肌梗死相符合的新ST段改变。

如果在手术室中，你怀疑患者患有心肌缺血，你应提醒外科医生，讨论你的担忧，以及根据手术阶段，该如何进行下一步。你应该立足于优化心肌的氧气供给和需求，目标为维持正常血压，尤其是舒张压，因为这是冠脉灌注所必须的。只要灌注看起来仍然正常，65次/分以下的心率是理想的。β受体阻滞药是一线治疗药物。如果收缩期血压仍能耐受，你可以考虑给以硝酸甘油，因为它可以舒张冠脉，然而对于下壁或右心缺血/梗死，则需要格外谨慎。应该纠正贫血、低体温和寒战，应考虑给予抗血小板治疗和全身肝素化，但给药前应该先与外科医生和心内科医生讨论。

呼吸功能障碍

呼吸系统的组成包括肋骨和呼吸肌、气管支气管树、以及协同完成气体交换（氧气和二氧化碳）的肺泡和肺毛细血管。所有组成部分必须协调运作，以提供足够的通气和氧合。

在正常的呼吸中，吸气耗能，由膈肌和肋间肌的活动完成，而呼气则是由于被动弹性收缩。全身麻醉诱导增加肺死腔，并减少功能残气量。肺部健康的患者通常可以耐受这些变化，但是即使在相对健康的患者中，仍有可能发生许多呼吸系统并发症。

低氧血症

呼吸空气时（21% O_2），正常PaO_2在85~100 mmHg，随着年龄的增加可稍降低。补充氧气呼吸时，如全身麻醉中，应$PaO_2>200$ mmHg。如果在麻醉过程中突然发生低氧血症，必须首先明确低氧血症的严重程度。严重低氧血症可被定义为$SpO_2<90\%$，对应$PaO_2<60$ mmHg。相比脉搏血氧饱和度，动脉血气对于显示氧合功能变化更为敏感。这是由血红蛋白的生理特征所决定的，如同血红蛋白氧解离曲线所描述（图17.2）。请注意曲线的右侧，将PaO_2从70 mmHg额外升高至100 mmHg及以上（代表给予的氧浓度显著增加），造成血红蛋白氧饱和度仅轻微增加。在临床实践中，这意味着患者可以有明显的肺泡、动脉氧梯度，而脉搏血氧饱和度却无法探测到。因此，时间对于应对缺氧是非常重要的，因为造成缺氧的问题可能早已持续相当长的时间，直至

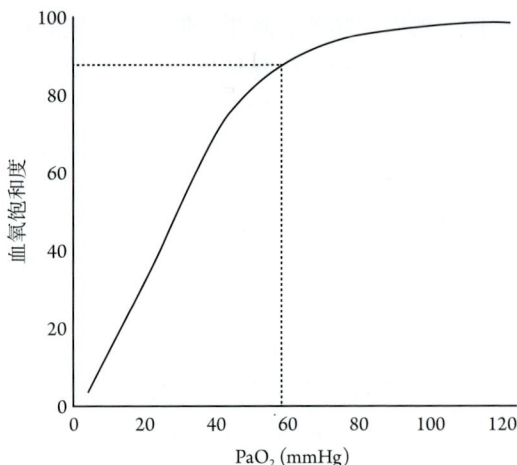

图17.2 血红蛋白氧解离曲线

SaO_2，血氧饱和度（%）；PaO_2，动脉血氧分压（mmHg）。

其严重到能被脉搏血氧饱和度探测到的程度。

手术室中急性缺氧的常见原因包括分流（如黏液堵塞、支气管插管、呼吸窘迫综合征）、弥散缺陷（如肺水肿）、肺泡通气不足（如哮喘、支气管痉挛或神经肌肉疾病）、显著死腔（如高气道压力）、血红蛋白携氧能力降低（如体温过低或一氧化碳中毒）。对于所有这些情况，初始治疗包括给予 FiO_2 1.0，面罩通气以评估肺顺应性和胸部活动，检查呼吸机断开连接，呼吸管道、回路弯折，以及检查 $ETCO_2$ 水平评估，二氧化碳波形，听诊胸部，气管导管吸痰，并考虑纤维支气管镜以检查支气管内的问题（如黏液阻塞、气管位置等）。

应注意脉搏血氧读数低的一个额外原因，即给予静脉染料用于术中辨认结构（如吲哚菁绿或亚甲蓝），这些可能会导致血氧饱和度急性下降，这并非真的血氧不足，而是脉搏血氧饱和度误读将染料误认作脱氧血红蛋白。这通常在30~60秒内缓解，通常不会引起严重问题。

低碳酸血症

低碳酸血症指呼气末监测或血气分析测量显示二氧化碳（CO_2）水平降低。这可能是由于 CO_2 清除增加或 CO_2 生成减少。到目前为止，最常见的原因是通气过度、代谢率降低（如低体温和甲状腺功能减退症）、低血容量、肺栓塞、心脏骤停、气管插管脱离正常位置、回路断开连接，也有可能为 CO_2 采样管断开连接。

调查低碳酸血症原因的第一步是检查呼吸回路，以排除连接松动或其他器械问题；下一步应检查患者的血压、心率和 SpO_2 以评估是否有血流动力学不稳迹象；最后，如果患者正处于机械通气中，应检查呼吸机以确保恰当设置，通常为潮气量6 mL/kg和呼吸频率12~16 bpm。虽然换气过度是最常见的原因，其他引起低碳酸血症的原因提示更严重的不稳定存在，因此应首先予以考虑上述所列举的病因。

高碳酸血症

呼气末 CO_2 或血气分析测量显示的高碳酸血症，是全身麻醉中常见的现象。正常的 $EtCO_2$ 值是38~42 mmHg。高碳酸血症可能由 CO_2 产生增加或 CO_2 清除减少引起。CO_2 产生增加的原因包括发烧或处于高代谢状态，如烧伤、恶性高热、寒战和甲状腺功能亢进症。CO_2 自机体清除减少的原因包括通气不足、气道阻塞、肺不张、肌松药或阿片类药物的参与作用。支气管插管以及 CO_2 吸收药耗竭。当考虑高碳酸血症的潜在原因时，考虑高碳酸血症是何时发生的往往十分有用。发生于手术开始时的 CO_2 升高常常是由于气管插管放置不当、过度镇静或呼吸机设置不足。而苏醒时 CO_2 升高则更可能是由于药物残留影响。

调查高碳酸血症原因的第一步是检查脉搏血氧计，确保足够的氧合和循环。还应检查呼吸机设置和CO_2吸收药是否有耗尽迹象。如果患者为自主呼吸，轻柔地辅助患者呼吸或减轻镇静，以增加整体分钟通气量常常是有益的。

气道峰压升高

全身麻醉正压通气时，测量的气道压力最好应小于40 cmH_2O。自主通气时的气道压力较控制通气时低。气道峰压升高的常见原因包括支气管痉挛、支气管插管、导管或回路弯折、患者咬气管导管、浅麻醉或手术操作，如在头部和颈部手术或剖腹探查时放置的腹部拉钩。在处理这一问题时，应首先评估麻醉深度以排除浅麻醉。也应该听诊患者的肺部。如果你听到哮鸣音，支气管痉挛可能是气道峰压升高的病因，这可以用加深麻醉（与丙泊酚或吸入性麻醉药）、沙丁胺醇或肾上腺素治疗。此外，一侧呼吸音消失可以提示支气管插管或气胸，需要相应地重新定位气管导管或行胸腔穿刺减压。最后，仔细检查呼吸回路自麻醉机端到患者端，可帮助识别气道压升高的其他原因，包括气管和回路弯折。

误吸

胃酸误吸可发生于插管时、术中或麻醉苏醒时。胃内容物吸入可以造成灾难性后果，对患者造成的影响包括吸入性肺炎、肺炎、急性呼吸窘迫综合征甚至死亡。早期误吸征象可能包括咳嗽、缺氧、哮鸣和发绀；晚期征象可在胸片见肺炎性浸润病灶，以及发热。

预防包括确保患者禁食8小时。你既可以使用局部麻醉以避免给予患者全身麻醉，也可以在行全身麻醉时，使用快速诱导插管，不用面罩通气，这些都是很好的选择。其他措施包括诱导前30分钟内给予非颗粒型抗酸药（柠檬酸钠）、H_2拮抗药和甲氧氯普胺，以增加胃肠动力以及增加食管下括约肌张力。此外，如果怀疑患者有饱胃，麻醉诱导后应该放置鼻胃管或口胃管。如果你怀疑患者有误吸，应该放置患者于头低位，以防止误吸进入肺部，并给予100%的氧气。发生胃酸误吸时应禁止使用类固醇，而且只有需要从肺内清除大颗粒胃内容物时才使用支气管镜，否则应避免支气管镜灌洗。

代谢紊乱

在未被麻醉的患者中，下丘脑负责在一个严格的范围内调节核心体温。如果体温升高，下丘脑反射引发出汗和血管舒张；而在低体温下，血管收缩，发生寒战。在全身麻醉下，这些正常机制由于麻醉药物抑制中央体温调节而失效。因此，体温过低或过高是手术室中常见的问题。

体温过低

低于36℃的体温称低体温，常常发生于手术中。环境温度过低、高龄及小儿（即体温调节能力有限）、腹部大手术及长时间手术，都可引起体温过低。若没有积极为患者升温，他们的体温通常会在麻醉的第一个小时内降低1℃~2℃，然后在随后的一小时内继续逐渐下降直至稳定。严重低温可以引起心室颤动和心脏骤停。尽管体温过低可降低大脑代谢率，并且常用于体外循环心脏手术，它也导致多项负面生理效应。这些包括肾功能受损、伤口愈合不良、伤口感染、药物活性降低、延长神经肌肉阻滞和手术后寒战风险增加，而寒战可以使代谢率和氧消耗增加4倍。患者的升温策略包括提高手术室室温，使用对流式空气加温装置（bair hugger），术中补液加温，减小麻醉机新鲜气流。

体温过高

体温过低常见于手术室。体温过高虽较为少见，但如果没有发现和处理，则可能造成各种有害的后果。体温高于38℃称体温过高。原因包括加温过度、恶性高热、脓毒症、恶性综合征和发热性输血反应（在本章的后面讨论）。加热过度可发生于长时间手术，患者被覆盖且使用了空气加温装置。应该注意这种情况，一旦患者变得过热，应开始给患者降温。其他的治疗方法应包括关闭液体加热装置和设置空气加热装置的温度为室温，这可以有效地为患者降温。

恶性高热是全身麻醉中非常罕见但极为严重，甚至致命的并发症。这是由患者接触吸入麻醉药或琥珀胆碱引起，导致功能失调的兰尼碱型钙通道引起肌浆网钙释放过多。MH基因为常染色体显性基因遗传，伴不同程度的表达性及外显率，且既可以在第一次接触也可以在后续多次接触后发生。研究结果包括肌肉僵硬、心动过速、机械通气时随着$ETCO_2$增加而CO_2生成增加，以及体温增加。

治疗包括及时停止所有触发药物，并转换为静脉麻醉药，给予静脉丹曲林。精神病药恶性综合征表现类似恶性高热的临床表现，但是由多巴胺不足引起，可发生于抗精神病药物给药后。

中毒

免疫系统存在微妙的平衡，其目的是保护身体免受外来病原体侵害。有四种经典类型的超敏反应，其中Ⅰ型为抗原–抗体（IgE）的交叉联系，导致炎症介质从肥大细胞大量释放。速发型全身过敏（anaphylaxis）反应是一种Ⅰ型超敏反应。其他Ⅰ型反应包括遗传性过敏症、荨麻疹反应和血管性水肿。

免疫反应

速发型全身过敏反应，一种Ⅰ型介导的反应，可在机体暴露于已接触致敏的抗原后发生。一旦引发，肥大细胞释放组胺、白三烯和激肽释放酶，导致血管通透性增加、支气管平滑肌收缩和血管扩张。其结果是极端低血压、循环衰竭和死亡。在围术期，速发型全身过敏反应最常见的原因是神经肌肉阻滞药，包括去极化（琥珀胆碱）和非去极化药，其他原因包括乳胶和抗生素。

类过敏反应是与之相似的，而且经常无法同速发型全身过敏反应相鉴别，但它们不是IgE介导的。药物可直接导致肥大细胞释放组胺，也可通过补体系统激活。无论反应被认定为类过敏还是过敏反应，治疗是相同的。首先，停止可疑药物，并确保患者接受100%的氧气。下一步，评估患者的心肺状态。如果出现哮鸣音，立即给予沙丁胺醇，并考虑是否需要低剂量肾上腺素。如果心脏不稳定，给予静脉注射肾上腺素10~25 mcg，每30~60秒增加一次给药，直到稳定病情。应注意，由于在最严重反应中可能存在迟发反应的特点，有时需要给肾上腺素持续输注。对于未插管的患者，应评估患者的气管，以确定他们是否需要有创通气支持。初步稳定后，建议给予氢化可的松，H$_1$拮抗药（如苯海拉明）和H$_2$拮抗药（如雷尼替丁或法莫替丁）。最后，继续提供静脉输液、升压药等循环支持，尤其是肾上腺素，必要时行高级生命支持（ACLS）。

输血反应

当手术室中患者需要血液制品时，他们应该接受验型及交叉配血后的血液（不包括创伤患者，如果他们的血型未知，可能会接受O型血）。严重输血反应的风险是非常罕见的，因为我们的系统已经变得非常安全，包含很多检查和协调，但对血液的强烈反应和轻微反应仍会发生。

正如上面提到的，最严重的反应是ABO血型不相容，从而导致急性溶血反应。输入错误血型的血液通常是由于误认患者身份、血型或给错输血单位。

发生致命的溶血性输血反应的风险是1/100 000。在清醒患者中，急性溶血反应的常见症状包括畏寒、发热、恶心、胸部疼痛。如果患者处于麻醉中，征象可能包括温度升高、循环不稳定（低血压和心动过速）、血红蛋白尿和凝血障碍（DIC往往可能发生）。治疗包括立即停止正在输入的血液，将患者血液和输血样本送至实验室进行进一步的测试、给予患者利尿以及提供循环支持。

输血相关的急性肺损伤（TRALI）起病于输血6小时内，是输注血液制品相关死亡的最常见原因。患者会发生急性低氧血症并发展为非心源性肺水肿。它最常发生于给予新鲜冰冻血浆或血小板后，以及大量输血后大量血液制品被给予。这些患者通常需要长时间机械通气和支持性治疗。对于TRALI没有确定性的治疗，但在给予支持性治疗后，患者的氧合常有改善，并在2~3天内回到正常值。

最后，发热性输血反应是非溶血性的，且通常轻微。他们是过敏反应，通常由白细胞或血小板致敏导致。在非手术室环境中，患者常预先给予苯海拉明或对乙酰氨基酚以预防这一问题。如果患者出现严重过敏的迹象，输血应立即停止。

术后并发症

神经系统不在上文讨论中，这一系统也存在围术期并发症。这些并发症大多不能在术中发现，这是由于在全身麻醉下无法评估患者的神经功能状态。脑卒中、失明、角膜擦伤和因体位导致的神经损伤都是可能出现的并发症。

这些并发症中最常见的是角膜擦伤，可发生在气管插管中，在眼睛被胶带封住之前，或麻醉苏醒时，此时患者常擦揉自己的眼睛。这些损伤通常是轻微的，直到患者在恢复室中才被注意到，且通常在几天内痊愈。治疗包括使用眼部润滑剂或抗生素眼药水。

神经损伤也常在术后遇到。全身麻醉过程中的体位放置是非常重要的，小心摆放体位有助于避免很多神经损伤。遇到最常见的神经损伤见于尺神经损伤，通常发生于手臂旋前，尺神经在肘管内受压。腓总神经损伤是最常见的下肢神经损伤，在截石位时，神经受到腓骨头压迫时可发生。很少有证据表明神经损伤是可以预防的，或仅与体位有关。无论如何，一些专家主张手臂应处于平放位置，且避免软束带紧缚手臂。其他措施包括冗长手术时移动或改变四肢位置，且使用垫子或枕头抬高四肢。重要的是不要过度伸展肘部，并识别部分有屈曲畸形的患者，这些患者无法充分伸展部分关节。

术后视力丧失（perioperative visual loss，POVL）和脑卒中是罕见但严重的并发症。POVL与特定患者的危险因素有关，如冗长手术、俯卧位、贫血、眼球水肿和低血压。术后失明与俯卧位脊柱手术和体外循环尤为相关。原因可能是缺血性视神经病（绝大多数）或视网膜中央动脉阻塞。如果术后出现失明，应请眼科会诊，并细致记录眼科检查。

脑卒中也是手术环境中的一项严重并发症。如果患者无法按照预期从麻醉中苏醒，应考虑此诊断。在考虑此诊断时，延迟苏醒的其他常见原因也应该被排除，包括残余神经肌肉阻滞、低血糖、低氧血症和高碳酸血症。如果仍考虑为脑卒中，则应请神经科急会诊，立即安排非造影剂CT扫描，并通知外科团队可能存在的问题。

苏醒和拔管

苏醒是指患者开始从麻醉中觉醒这一段时间。在这一阶段，应逆转神经肌肉阻滞，关闭吸入性麻醉药或静脉麻醉药，且患者应该开始恢复自主呼吸。最重要的是，麻醉医生必须判断是否可以安全拔除患者的气管导管，应根据适当的氧合、通气、呼吸力学，以及患者意识状态/气道保护情况。

为评估患者的氧合状态，应首先检查脉搏血氧饱和度，且应大于95%。如果担心氧合情况，可以采取几个步骤。首先，虽然它最常见的做法是在吸入高浓度氧（FiO_2）下拔管，你可以试着减少FiO_2至21%（空气）以检查该状态下的血氧饱和度。在FiO_2降低时，如果脉搏血氧饱和度降到90%，你应该注意到此时的FiO_2，因为在这一血红蛋白饱和度水平下，PaO_2是60 mmHg。如此，可以做简单的P/F比值计算（PaO_2/FiO_2），或计算肺泡–血氧梯度。如果这无法做到，则可以做动脉血气分析检查。P/F比值<300表明急性肺损伤（ALI），P/F比值<200提示急性呼吸窘迫综合征（ARDS）。如果在尝试肺复张以及确认气管导管位置正确后（如排除掉支气管插管），P/F比值<300，则应保留气管导管，直到恢复适当的氧合状态，且明确引起氧合障碍的原因。对氧合不良的患者行拔管可能使他们面临呼吸衰竭和低氧血症的风险，需要重新插管。然而大多数患者可以确保有适当的氧合，并评估下一个参数。

应首先检查呼吸末CO_2（$ETCO_2$）以评估患者的通气状态。一旦自主通气恢复，在拔管前，应该确保患者能够保持$ETCO_2$稳定在正常范围内（$ETCO_2$<55 mmHg）。中度至重度肺换气不足，$ETCO_2$>60 mmHg，提示患者不能充分支持自己的通气，因而拔管可能是不安全的（除非患者已证实存在慢性高$PaCO_2$）。此外，如果担心高碳酸血症，可行动脉血气检查以评估是急性问题还是慢性问题。在PaCO升高的情况下pH<7.25表明严重呼吸性酸中毒，这是进一步提示患者不满足拔管条件的证据。如果出现这种情况，患者应保留插管直到明确通气不良的原因（如残余肌松、支气管狭窄/增加呼吸功等）。

对通气不良患者拔管，将使患者面临呼吸衰竭和酸中毒恶化、需要重新插管的风险。然而，大多数患者可以确保有合适的通气，则可评估下一参数。

为评估患者的呼吸力，应检查呼吸频率、潮气量、呼吸功和患者的力量。患者评估的这一部分与氧合、通气联系密切，但并不局限于此。苏醒期间，患者应保持适当的潮气量（正常潮气量是4~6 mL/kg），并有规律的呼吸速率，对于成年患者为9~24次/分。尽管对于呼吸力哪种测试最好尚存争议，但常用的方法包括能够持续抬头（>5 s），以及外周神经电刺激下震颤无衰减。

最后，评价患者意识状态和气道控制是非常重要的，其中重要的目标是，评估患者能否控制他们的分泌物，并且在气管拔管后保护他们的气道。这一点容易确认，可要求他们遵循基本的命令，如挤压你的手、扭动自己的脚趾和放开你的拇指。然而，并不是所有患者都能执行这些反应动作任务，如脑瘫患者。在这些情况下，评估延髓反射（如呕吐反射），剧烈咳嗽以及观察患者试图吞咽，都可以作为患者拥有足够的气道控制的证据，以便拔管。

因此，拔管并不是一件麻醉苏醒期间简单发生的事情。相反，从气体交换（氧合/通气）到呼吸力和气道控制，有一系列呼吸功能的不同参数应加以评估，如果患者无法通过上述评估，或患者拔管后出现呼吸窘迫，则需要重新插管。参照拔管条件进行逐步分析以明确鉴别诊断是有帮助的。

低氧血症：如果患者有低氧血症，考虑低氧血症的5个原因是很重要的（V/Q不匹配、分流、低FiO_2、肺通气不足和弥散障碍），麻醉后，常见的是肺不张导致分流以及由于残余肌松、过量阿片类药物（缓慢呼吸、深呼吸）和呼吸疼痛（快速呼吸、浅呼吸）引起的通气不足。其他原因，如哮鸣音（支气管）、喘鸣（声带功能障碍）、黏液堵塞、肺水肿和气胸，也应在回顾患者完整病史和麻醉过程时予以考虑。

通气（高碳酸血症）：肺通气不足以及随之发生的高碳酸血症也是拔管失败的常见原因，通常是由于阿片类镇痛药过量，如果正在使用高FiO_2时，可不表现出低氧血症。阿片类药物、苯二氮䓬类和残余麻醉药减少呼吸中枢驱动，使患者对升高的CO_2反应减轻，导致每分钟通气减少。阿片类药物除了引起深呼吸、慢呼吸外，还伴随瞳孔收缩。

呼吸力：拔管失败最常与神经肌肉阻滞没有完全拮抗或没有拮抗相关。这是PACU患者再插管的常见原因。此外，疼痛也可归为呼吸力问题，原因见上述。

意识状态和气道控制：气道控制不力是拔管失败的重要原因，最常见的原因是意识水平下降，往往见于阿片类镇痛药过量，或残余麻醉。然而，随着人口老龄化，也应考虑到苏醒期谵妄、脑卒中和基础意识状态（如严重的痴呆）。另外，随着越来越多人群超重，在肥胖或有阻塞性睡眠呼吸暂停危险的患者中，拔管后由气道塌陷引起的呼吸衰竭并不少见。最后，应考虑手术的类型，甲状腺手术气道失去控制可能是由于颈部血肿、急性低钙血症或单侧/双侧喉返神经损害引起的声音嘶哑/喘鸣。

应全面评估患者的病史、麻醉过程、手术方式、手术期间出现的症状和体征，以充分考虑对围术期拔管失败或需要再次插管的情况进行鉴别诊断。

案例学习

既然你已经对麻醉过程中遇到的常见问题有了全面理解，是时候来测试你的知识了。

患者，男，52岁。因直肠癌行结直肠切除术。患者于术前一天完成了肠道准备，今早拟行手术。生命体征：Bp 130/84 mmHg, HR 80 bpm, RR 14 bpm，吸空气时的SpO_2 98%。患者未服用任何药物。你使用丙泊酚和维库溴铵进行了麻醉诱导，气管插管过程顺利。外周静脉导管、右侧颈内中心静脉导管以及右侧桡动脉导管均已留置完毕。切皮前，患者正在静脉滴注头孢唑啉。

诱导后5分钟，患者的血压下降至82/55 mmHg。此时的鉴别诊断是什么？你将首先采取什么措施来处理他的血压？

在肠道准备及过夜禁食后，患者可能存在低血容量。诱导药物经常导致血管舒张，以及在某些情况下心肌抑制，两者均可导致低血压，甚至对于正常容量患者也是如此。诱导药物（丙泊酚）和容量丢失两者相加，是最可能的病因。这一案例中低血压的其他常见原因包括相对麻醉过量，即麻醉药用量超过手术刺激。还没有进行切皮，且已经是喉镜操作后几分钟，所以刺激可能是很轻的。在这种情况下，你最有可能的治疗有静脉补液以对抗低血容量，以及血管收缩剂如去氧肾上腺素100~200 mcg。

鉴别诊断还包括罕见但严重的原因，包括由抗生素头孢唑啉或肌松药维库溴铵引起的速发型全身过敏反应，或者中心静脉置管引起的气胸。也应该排除血压读数错误，如比较动脉血压和袖带血压。

你的干预是有效的，现在手术开始。患者在数分钟内开始出现心动过速。你的鉴别诊断是什么？你将如何初步应对？

第一反应是要确定它是窦性心动过速还是心律失常，异常节律更有可能伴随正常或较低的血压。窦性心动过速较常与高血压共同发生。最初的切皮是手术中比较刺激的一步，浅麻醉是心动过速的常见原因，往往在数秒或数分钟内发展成高血压。如果确实是麻醉过浅，那么增加吸入性麻醉药吸入浓度或给予阿片类药物以深化麻醉是明智的。

患者的血流动力学状态已稳定，手术得以继续进行。15分钟后，患者的血氧饱和度开始下降，并且现在为90%。患者正接受容量控制通气，吸入50%氧气和50%空气。你的鉴别诊断是什么？你会如何应对？

低氧需要做出迅速的反应。第一步，在寻找病因的同时，应增加FiO_2。然后可以通过观察呼末二氧化碳波形，以及呼出气容量检测仪上的读数，以检查是否通气充足。大多数的麻醉医生会立刻听诊呼吸音，以确保呼吸音为双侧、相同，无哮鸣音或干湿啰音。在这一阶段的常见原因包括气管插管移位至右主支气管（特别是当患者的位置已更改，如现在患者处于头低位）、气管导管或支气管内黏液堵塞。如果能听到双侧呼吸音不等，检查气管导管插入深度，可能的话使用支气管镜检查导管的正确位置，或根据经验稍稍退出气管导管，这些都是合理的干预措施。使用软吸痰管抽吸气管导管是周全的做法，特别是当呼吸音不等或减轻，和/或如果气道压力增加。

你对缺氧的初步处理使得患者在吸入纯氧时，血氧饱和度升高至92%。肺部听诊可闻及双侧呼气相哮鸣音。你将采取什么措施？

哮鸣音，可能是由于反应性呼吸道疾病，其他少见原因包括药物过敏反应、误吸胃内容物，或心力衰竭。治疗的初始步骤是确保足够的氧气输送（通过增加FiO$_2$，检查回路、气管导管和呼吸机设置）和呼气的时间长度（通过降低呼吸速率或呼吸比)。使用吸入性麻醉药（强效支气管扩张药）加深麻醉可能有所帮助。吸入β受体激动药，通过定量雾化吸入进入气管导管，往往是有效的。通常需要给予5~10喷，远超清醒患者所需的1~2喷，因为大都数药物丢失于气管导管和气道上半部分。应该认识到吸入的β受体激动药也会引起心动过速，有些患者可能无法耐受增加的心率。

哮鸣音消失，但患者发生心动过速和ST段压低。你会如何反应？

心肌缺血的可能病因有很多，β受体激动药引起的心动过速是其中一种可能。然而，在术中不可能确定真正的病因。首要措施包括确保或增加冠状动脉灌注压；如果患者低血压，甚至大大低于他们术前基础血压，则需要使用去氧肾上腺素升高血压。沙丁胺醇或其他吸入的β受体激动药引起的心动过速往往是短暂的，但短效β1选择性阻滞药（艾司洛尔）可减慢心率，而不会导致支气管痉挛。如果血流动力学支持未能缓解ST段压低，可静脉注射硝酸甘油。术后应检查患者是否有缺血或心肌梗死可能。

建议延伸阅读资料

[1]　Adrogue H，Madias N (2000) Hypernatremia. N Engl J Med 342：1493–1499

[2]　Adrogue H，Madias N (2000) Hyponatremia. N Engl J Med 342：1581–1589

[3]　Adrogue H，Madias N (1998) Management of life-threatening acid-base disorders. First of two parts. N Engl J Med 338：26–34

[4]　Adrogue H，Madias N (1998) Management of life-threatening acid-base disorders. Second of two parts. N Engl J Med 338：107–111

[5]　Barash PG，Cullen BF，Stoelting RK (eds) (2013) Clinical anesthesia，7th edn. Lippincott Williams and Wilkins，Philadelphia

[6]　Butterworth JF，et al. Morgan and Mikhail's Clinical Anesthesiology，5ed . McGraw-Hill Education，2013

[7]　Dalton RG，Pope J (1998) Acute oliguria. N Engl J Med 339：202

[8]　Kheterpal S，O'Reilly M，Englesbe MJ et al (2009) Preoperative and intraop-erative predictors

of cardiac adverse events after general, vascular, and uro-logic surgery. Anesthesiology 110: 58–66

[9] Klahr S, Miller SB (1998) Acute oliguria. N Engl J Med 338: 671–675

[10] Laffey JG, Kavanagh BP (2002) Hypocapnia. N Engl J Med 347: 43–53

[11] Moitra VK, Gabriella A, Macciolo G, O'Connor M (2012) Anesthesia advanced circulatory life support. Can J Anesth 59: 586–603

[12] Neal JM etal (2010) The ASRA evidence-based medicine assessment of ultrasound-guided regional anesthesia and pain medicine: executive sum-mary. Reg Anesth Pain Med 35(2): S1–S9

[13] Part 8: Adult advanced cardiovascular life support: 2010 (2010) American Heart Association Guidelines for cardiopulmonary resuscitation and emer-gency cardiovascular care. Circulation 122(suppl 3): S729–S767

[14] Sessler DI, Sigl JC et al (2013) Hospital stay and mortality are increased in patients having a "Triple Low" of low blood pressure, low bispectral index, and low minimum alveolar concentration of volatile anesthesia. Anesthesiology 166(6): 1195–1203

[15] Walsh M, Devereaux PJ, Garg AX, Kurz A, Turan A, Rodseth RN, Cywinski J, Thabane L, Sessler DI (2013) Relationship between intraoperative mean arterial pressure and clinical outcomes after noncardiac surgery: toward an empirical definition of hypotension. Anesthesiology 119: 507–515, 520

[16] Yao FF, Fontes ML, Malhotra V (eds) (2012) Yao and Artusio's anesthesiol-ogy: problem oriented patient management, 7th edn. Lippincott Williams and Wilkins, Philadelphia

第五部分

系统生理学与麻醉亚专科

第十八章　心胸外科手术生理与麻醉

Amanda J. Rhee and Linda Shore-Lesserson

为了获得最佳效果，推荐在阅读本章内容前浏览第X页的案例学习和问题。

重点学习目标

（1）学习相关心血管生理及常见病理状况。

（2）理解心脏手术的麻醉要点。

（3）学习胸外科生理及胸外科手术麻醉要点。

心脏麻醉

正常心血管解剖

　　心脏按胚胎学来源可分为三层。心内膜是心脏瓣膜以及四个腔室表面的单层细胞层。心内膜下包含了心脏传导系统、神经、静脉和结构纤维。心肌由成束的心肌细胞构成，为最厚的一层。心外膜层由脏层心包构成，为附着于心脏外壁的浆膜层，且与壁层心包相延续，并共同构建了心包腔，腔内存在心包液，减少每次心跳时的组织摩擦。

　　心脏的血供主要来源于两条主要的冠状动脉（表18.1），它们位于主动脉自心脏发出的主动脉根部。左冠状动脉分支为左前降支（left anterior descending，LAD）和回旋支，供应左心室及室间隔的前2/3；右冠状动脉发出后降支（posterior descending artery，PDA）及其他分支，供应右心室及室间隔的后1/3。后降支可由右冠状动脉起源，也可由回旋支起源，这决定了冠脉循环是右冠状动脉还是左冠状动脉优势型。左冠状动脉的灌注仅发生于舒张期，而右冠状动脉在收缩期和舒张期均存在灌注。

　　心脏的静脉伴随冠状动脉走行，静脉回流入冠状静脉窦，随后流入右心

表18.1　冠状动脉供血

来源	一级分支	二级分支	供应
左主干	回旋支	钝缘支	左心室侧后壁和后壁
	LAD	间隔支	大部分室间隔
		对角支	左心室表面，尤其前壁
右主干	锐缘支		右心室
	房室结、窦房结支		房室结、窦房结
	后降支		左心室下壁、后壁，右心室

房。心最小静脉直接连通心脏左心室，也是静脉血回流的一种途径。

4个心脏瓣膜确保血液的单向流动（图18.1）。瓣膜两侧的压力变化决定了瓣膜的开闭。心脏的左侧房室瓣为二尖瓣（位于左心房和左心室之间），包含两个瓣叶：前叶和后叶。连通右心房右心室的房室瓣为三尖瓣，包含前侧、后侧和间隔侧三个瓣叶。左心室经由主动脉瓣将血泵入主动脉。右心室经肺动脉瓣泵血入肺动脉。这两个瓣膜均为半月瓣，含三个瓣叶。

心脏传导系统由自律性细胞构成，这些细胞可以产生、传导动作电位。窦房结是正常心脏的起搏点。心搏在此产生后，传至房室结，并形成His束分至左束支和右束支。心搏由Purkinje纤维，最终传至心室细胞。心脏存在交感与副交感神经支配。β肾上腺素能刺激可增加环状AMP（cAMP）水平，增强钙离子内流，引起传导细胞的除极。胆碱能信号则由副交感（迷走）神经介导，拮抗β肾上腺素能刺激，减慢心率。

心动周期

心动周期指一系列高度协调，序贯发生的事件，由心脏传导系统、瓣膜以及心肌共同参与，形成心脏收缩期与舒张期（图18.2）。收缩期指等容心室收缩及射血，舒张期指等容心室舒张和心脏充盈。

血液经由上腔静脉和下腔静脉自体循环回流至右心房。肺静脉回流入左心房。各房的充盈为连续过程。当心房压力超过心室舒张压时，房室瓣开放，心室开始充盈。（早期心室充盈）心房收缩构成了晚期心室充盈，常被称为心房驱血。当心室开始收缩，二尖瓣与三尖瓣关闭（第一心音）。等容心室收缩则发生于房室瓣关闭而心室压力尚未超过肺动脉或主动脉压力时。心室内压力继续升高，容量保持不变，当心室压力超过所对应的大血管的压力时，半月瓣开放，血流射出。心室射血后，心室压力低于主动脉压力、肺动脉压力，导致相应的主动脉或肺动脉瓣关闭（第二心音）。心室等容舒张发生于主动脉及肺动脉瓣关闭时，心室舒张而容量保持不变。当心室压力低

（A） 前面观

AT	主动脉干
SVC	上腔静脉
RA	右心房
LA	左心房
LV	左心室
PA	肺动脉
IVC	下腔静脉
LCA	左冠状动脉
RCA	右冠状动脉
TV	三尖瓣
MV	二尖瓣
IVS	室间隔

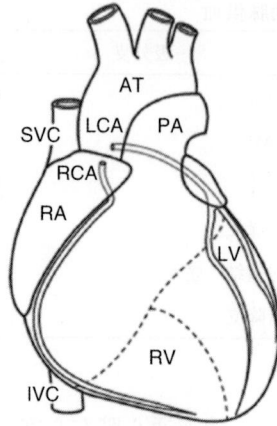

（B） 冠状面

（向右轴向旋转）

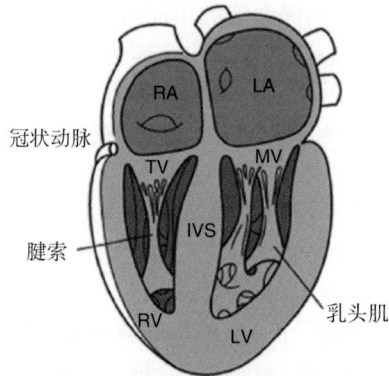

（C） 瓣环下水平心室横切面

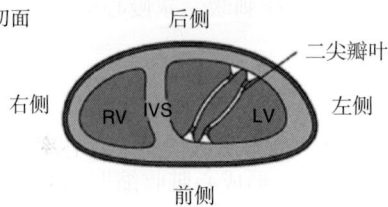

图18.1 心脏解剖学（经允许复制自Allen）

于心房压力时，早期心室充盈再度发生，从而心室周期重复。

表18.2列出了心输出量，每搏量及其他若干心脏周期重要组成部分。

常见心脏疾病状态

缺血性心脏病

缺血性心脏病可有多种表现（表18.3）。心肌的灌注取决于血流供需关

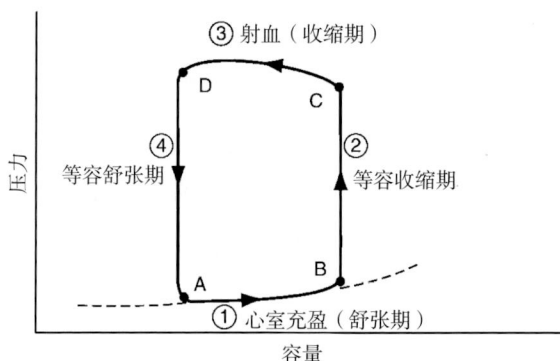

图18.2 心动周期（经允许复制自Fung[8]）

表18.2 其他心动周期定义和方程

CO	每分钟泵血量 心输出量=心率×每搏输出量
每搏输出量	每次收缩泵出的血量
前负荷	收缩前心室内血液容积。通常测量LVEDP，可以估计LVEDV
后负荷	心室每次收缩射血的阻力
Starling定律	收缩力取决于心肌纤维长度
冠脉灌注压	CPP = 主动脉的舒张期血压– LVEDP
左心室壁张力	壁张力=（心室压力×心腔半径）/（心室壁厚度×2）
Fick方程	CO = 氧气消耗/[（动脉O_2含量）–（静脉O_2含量）]

CO，心输出量；LVEDP，左心室舒张末压；LVEDV，左心室的舒张末容积；CPP，冠脉灌注压。

系。心肌血供取决于冠脉灌注压力、心率、氧分压和冠脉管径。心肌氧需取决于心肌氧耗、心率、左室壁张力、心脏收缩力、传导力和舒张力。

心脏血管再通术，包括经皮冠状动脉介入（即冠脉支架植入）和冠脉旁路移植手术（coronary anery bypass grafting surgery，CABG）用于缓解症状，或预防由心肌缺血或心肌梗死引起的发病或死亡。究竟何时应用哪一种再通技术，这一特异性指证问题是复杂的。比较这两种技术的新证据新文献仍在进一步发展中。冠脉再通的指征包括反复发作的心绞痛症状、不稳定性心绞痛、非ST抬高性心梗、ST抬高性心梗及心源性休克。指征还包括多支冠脉严重狭窄、严重左前降支、左主干疾病或等效于左主干的病变（左前降支、回旋支同时病变）。

表18.3　缺血性心脏病

疾病	定义
冠心病	由动脉粥样硬化引起的冠脉狭窄
缺血性心脏病	心肌血供与需求不平衡
急性冠脉综合征/心肌缺血	下列任意一种能致命的疾病，表明有心肌缺血
心绞痛	心肌缺血伴胸前不适
稳定性心绞痛	活动引起的慢性心绞痛
不稳定心绞痛	静息下或轻微运动诱发的心肌缺血
变异性心绞痛	冠脉痉挛导致的不适
NSTEMI	由血栓部分堵塞冠脉引起的心肌缺血
ST段抬高性心肌梗死	由血栓完全堵塞冠脉引起的心肌缺血

NSTEMI，非ST抬高性心肌梗死。

瓣膜病

　　二尖瓣狭窄的常见病因包括风湿热或先天性狭窄。二尖瓣狭窄会进一步引起肺水肿及左心衰。当瓣膜面积<2 cm^{2}时，为轻度二尖瓣狭窄，面积<1 cm^{2}时称危重性狭窄。治疗包括内科治疗，球囊二尖瓣成形术，开放式二尖瓣分离术或二尖瓣置换术。麻醉时，重要的原则包括保持窦性心律（因心房驱血提供了40%的心室充盈量）、前负荷、每搏量、慢或正常的心率（保证充盈时间）。避免体循环阻力的下降，避免低氧、高二氧化碳、酸血症引起的肺动脉阻力增加。

　　二尖瓣反流的病因包括黏液性二尖瓣疾病引起的脱垂、腱索断裂、键索延长、瓣叶穿透或二尖瓣连枷节段。其他病因还包括缺血性心脏病引起的心室增大、二尖瓣瓣叶受限、二尖瓣瓣环异常或乳头肌梗死。还有少见病因包括心内膜炎、风湿性心脏病、先天性瓣叶裂口、肥厚型心肌病引起的二尖瓣前叶收缩期前向运动（systolic anterior motion，SAM）。急性二尖瓣返流导致肺动脉高压、肺血管淤血。慢性二尖瓣返流则由于代偿机制，肺动脉压力较低，但心输出量下降。内科治疗包括正性肌力药物和血管扩张药。外科治疗为二尖瓣修复或置换术，或经皮放置的二尖瓣闭合夹，将前后叶夹拢。麻醉时，应避免心肌抑制和体循环阻力增加（使返流加剧），而应维持正常偏快的心率（减少返流时间）。

　　主动脉狭窄的病因为老年退行性变，先天性二叶式主动脉瓣及风湿性心脏病。危险因素包括男性、高胆固醇血症及吸烟。血流在收缩期受阻，从而引起向心性左心室肥大。每搏量受限固定，而心室充盈40%依赖于心房驱血。当瓣膜面积<1.5 cm^{2}时称主动脉瓣狭窄，1.0~1.5 cm^{2}为中度狭窄，0.7~

$0.99\ cm^2$为重度狭窄，$<0.7\ cm^2$为危重性狭窄。

治疗包括经皮球囊瓣膜成形术、经导管主动脉瓣置换术或外科打开主动脉瓣置换术。麻醉处理包括维持窦性心律（需心房驱血），正常偏慢的心率（确保充盈时间）。因为每搏量是受限固定的（心率没有增快时，心输出量也随之受限固定），所以尚应避免体循环阻力的下降，以避免冠脉灌注压力的下降。心肺复苏时的胸外按压也常常无效。

主动脉瓣返流常见病因包括瓣叶异常（风湿性心脏病、心内膜炎、先天性二叶式主动脉瓣）或主动脉根部扩张（主动脉瘤/夹层、马凡综合征、梅毒-囊性中层坏死）。急性主动脉瓣返流为外科急症，表现为左心室舒张末压力突增，引起急性肺淤血、肺动脉高压和肺水肿。慢性主动脉瓣返流时，左心室以扩张与肥厚代偿，最终引起心衰。在心室扩张引起心室功能异常或心衰症状前，无症状的主动脉瓣返流可以内科治疗。无症状但心室功能障碍者，或有症状的主动脉瓣返流应行主动脉瓣置换治疗。麻醉管理包括维持窦性心律，正常偏快心率。避免心肌抑制，避免体循环阻力增加引起的返流分数恶化，可考虑降低后负荷以减少返流分数。

心律失常的治疗

心血管植入性电子装置（cardiovascular implantable electronic devices，CIEDs）如起搏器，适用于病态窦房结综合征，快慢综合征，二度Ⅱ型或三度房室传导阻滞，以及有症状的二束支阻滞。通常情况下，外科手术中起搏器可保留原程序，但是电刀可干扰起搏器功能。故而对于起搏器依赖的患者，应使用磁铁或重新编程（推荐），将起搏器转置为非同步起搏模式。暴露于MRI时，起搏器有可能被误置为非同步起搏模式。在手术完成后，应考虑检查调试起搏器以确保正常功能。

CIEDs如可植入式心律转复除颤器（implantable cardioverter defibrillators，ICDs）适用于既往猝死生还者、持续性室速、室速致晕厥、低射血分数或肥厚型心肌病患者。现今所有的ICDs均具有起搏器功能。为避免电刀干扰引起的误除颤，应使用磁铁或重新编程（推荐）将ICD的心动过速型治疗功能关闭。用磁铁关闭除颤功能后，起搏器功能仍被保留。此类患者应避免振波碎石术，MRI为禁忌。应确保手术室内有体外除颤仪备用。

心力衰竭

当心脏无法提供足够的心输出量以满足机体需求时称心力衰竭。内科治疗包括利尿药、ACEI、β受体阻滞药、强心药以及血管扩张药。机械性支持包括主动脉内球囊反搏泵，通常以股动脉入路置入于降主动脉，球囊尖部位于左锁骨下动脉正下方。主动脉内球囊反搏泵在舒张期时充盈以改善冠脉灌注，在收缩期时排空以减少后负荷，改善前向心输出量。现有多种左室辅助装置（left ventricular assist device，LVAD），可经外科或心导管室内放置。

体外循环的麻醉处理

术前评估

除常规术前评估外（第八章《患者术前评估》），对心脏手术患者应询问心脏症状（持续时间、发作频率、诱发因素）以了解其内科优化完善程度。对任何出血或凝血异常病史应完善检查，因为患者在体外循环时会实施全身系统抗凝。因体外循环与术后神经功能障碍存在关联，所以任何术前已知的神经系统疾病（如卒中和短暂性脑缺血发作）应予以评估并记录。手术也可以在无需体外循环或应用微创技术下施行，有时需要进行单肺通气（表18.4）。

表18.4 微创心脏手术的主要特点

不停跳心脏搭桥术（OPCABG）	胸骨正中切口，无需体外循环，无需心跳停搏
微创心脏搭桥（锁孔入路冠脉旁路术，MICS）或机器人辅助微创心脏搭桥	左前胸腔小横切口，通常为单支内乳动脉至左前降支，无需体外循环
微创瓣膜置换/修复或机器人辅助手术	小切口，可能为经胸切口手术，需要体外循环

术前实验室检查应包括常规检查（血常规和肝肾功能）、凝血功能及配血血样。所有接受心脏手术的患者应完成术前心电图包括心律长条图以评估心律失常，术前胸片以寻找心衰征象（肺水肿）或其他合并肺部疾病。超声心电图可用于评估患者左心室、右心室功能以及瓣膜病变信息。最后，许多心脏手术患者常有应激测验或心脏解剖评估如冠脉CT或心导管检查，这些检查均有助于了解心脏存在围术期缺血风险的区域。

监护

监护应包括诱导前置入的有创动脉和中心静脉管。有时肺动脉导管可在诱导前或诱导后置入，这取决于患者的病情严重程度（第十一章《麻醉设备及监护》）。

诱导后，常置入经食管超声心电图探头以评估心脏解剖及功能。除常规ASA监护外，还应监测患者的体温及尿量。

诱导与维持

在取得足够的静脉通道，即至少一个大号（16~18G或以上）外周静脉导管或中心静脉导管后，根据患者疾病状态，可选择多种药物组合包括大剂量阿片类（芬太尼5~50 mcg/kg）与依托咪酯或丙泊酚。在保证血流动力学控制良好的前提下，七氟醚或异氟醚均可使用。泮库溴铵、顺式阿曲库铵、罗库溴铵、维库溴铵均为可选择的肌松药，但泮库溴铵可引起心动过速，不利于有冠心病、狭窄性瓣膜病或肥厚型心肌病的患者。琥珀胆碱在有指征时可谨慎使用，通常可以先给非去极化肌松药进行预箭毒化处理。氯胺酮通常避免使用，因为它可以增加心肌缺血风险，在儿茶酚胺已经耗竭的患者中可引起心脏功能障碍。氯胺酮在心包填塞患者的诱导中则是有益的。因为一氧化二氮（俗称"笑气"）可能使体外循环回路中存在的气体栓塞体积进一步增大，所以在体外循环手术中应避免使用笑气。

体外循环前的麻醉处理

在胸骨切开时，应使肺塌陷以避免胸骨锯开胸时的损伤。重复手术的患者由于心脏及大血管可能粘连至胸壁而存在入胸时破裂出血的风险，故需要更充分的准备以及大号的静脉通道。考虑使用抗纤溶药物，如氨甲环酸或氨基己酸以减少出血。在体外循环开始前，给予肝素（激活抗凝血酶III）300~400 U/kg，目标ACT>480 s。在动脉置管前，降低收缩压至90~120 mmHg，以减少主动脉损伤，降低主动脉夹层形成和出血风险。

术中心肌缺血的管理

如果患者术中发生心肌缺血的表现，应立即采取措施以减少心肌损伤。诊断常基于心电图或超声心电图发现，如表18.5所示，治疗应根据相应的心肌缺血机理进行。

体外循坏

基本的体外循环回路（图18.3）包括重力所致静脉引流，常经由右心房导管。某些手术需要上腔静脉、下腔静脉分别置管，以改善心脏的手术暴露。静脉导管引流至静脉血储存器。血液遂经过氧合器（膜式或气泡式），温度调节器，然后经由动脉过滤器到主动脉，主动泵回（滚压泵或离心泵）患者体内。心脏通过富含钾离子的停搏液冷却、停搏。

停搏液可顺流灌注于主动脉根部，或通过冠状窦逆流灌注。值得注意的是，体外循环回路的预充液体常包含白蛋白、甘露醇及类固醇激素，这取决于医生的偏好。

在体外循环中，机械通气被关闭。通常可给予苯二氮䓬类、阿片类及肌松药静脉持续输注，或小剂量静脉单次给药。异氟醚也可通过体外循环泵给

表18.5　缺血的病因及治疗

病因	治疗
低血压	• 使用血管升压药/强心药，治疗潜在的病因用去氧肾上腺素
缺氧	• 提高吸入氧浓度、增加PEEP
心动过速	• β受体阻滞药，增加麻醉深度
血管痉挛	• 硝酸甘油
贫血	• 输红细胞
血栓形成	• 按指征给予肝素或其他抗凝药
低血容量	• 输液

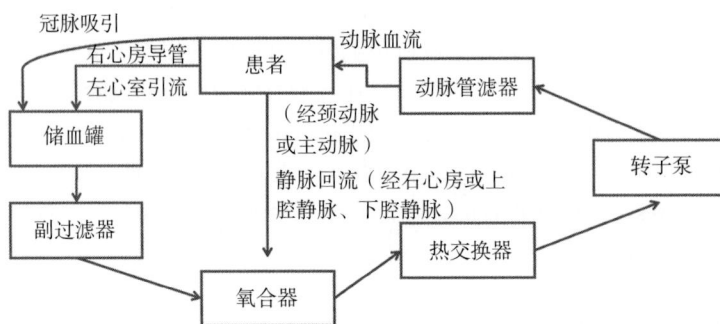

图18.3　体外循环回路（Ehrenfeld赠予图片）

药。高血糖可导致心脏手术的不良后果，故应予以胰岛素合理控制。

　　在体外循环中，可能存在外科或体外循环相关的严重意外事件，包括主动脉夹层、颈动脉或无名动脉意外栓塞、反向插管、静脉回流受阻和大量空气栓塞。其他灾难性事件包括给药错误，如当患者仍在体外循环时误给鱼精蛋白。体外循环的术后并发症包括肺水肿（"泵肺"/急性呼吸窘迫综合征）、脑卒中、脑缺血、水电解质紊乱、凝血障碍、心肌功能障碍及肾损伤。

体外循环脱机

　　体外循环的热交换器使患者血液复温。理想的体温为至少36 ℃。因为术中知晓在复温阶段最为常见，许多麻醉医生在此时给予苯二氮䓬类药物。脱机前，应检测并纠正血钾、血糖、血细胞比容。心脏可能需要暂时的正性肌力药物或起搏支持以辅助脱机。常使用正压通气将空气从心脏、大血管或移植血管中排出。脱机时的低血压可能是由于低血容量、心肌功能障碍、瓣膜异常、血管扩张和肺动脉高压引起。呼吸系统异常（"泵肺"）也可能导致脱机失败，因而需积极采取呼吸治疗。

患者自体外循环脱离后，按照所用肝素剂量，每100 IU肝素应给予1 mg鱼精蛋白（一种碱性蛋白，结合酸性的肝素并使其失活），目标是恢复正常ACT至120~130秒。可能的鱼精蛋白意外反应包括3种：①低血压（血管扩张）；②过敏及类过敏反应；③肺动脉急剧高压。第3类反应常需要再肝素化以重启体外循环。

术后处理

大多数心脏手术后，患者常保留插管并转至心脏手术ICU。潜在的术后并发症包括需再次返回手术室控制出血（外科止血不充分或凝血功能异常）、心包填塞（应保持患者快心率、高容量、血管收缩）以及难以解释的心脏功能低下（冠脉移植血管阻塞）。

微创心脏手术

此类手术常无需体外循环或经由非常规小切口施行。根据手术方式，可能需要替代途径置管或单肺通气（one-lung ventilation，OLV），见表18.5所示。

胸外科麻醉

解剖

左主支气管和右主支气管是由气管分出的一级支气管，不参与气体交换。同左主支气管相比，右主支气管由一较小角度发出（图18.4），故而支气管插管或误吸常发生于右侧。几乎紧贴右支气管自隆突处发出，右上叶支气管由右主支气管后方发出。

术前评估

术前评估应包括详尽的病史，并着重询问呼吸困难、咳嗽、吸烟、运动耐量及肺损伤等危险因素。体格检查应包括紫绀、杵状指、呼吸形态、频率及呼吸音。应识别并特别注意有肺循环阻力升高的患者。

肺量计、肺功能检测是判断肺功能的重要手段（图18.5）。用力肺活量（FVC）和第一秒用力呼气量（FEV_1）是两个最重要的指标，FEV_1/FVC≥0.75为正常，FEV_1/FVC降低提示阻塞性肺疾病，FEV_1/FVC比例正常或升高可见于限制性肺疾病，因两者同时降低。对于一个70 kg体重的男性患者来说，肺叶切除后FEV_1估计值<800 mL是肺切除术的禁忌证，因为患者术后难

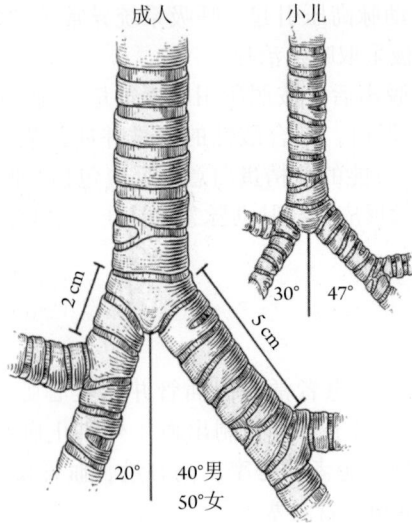

图18.4　成人和小儿气管、支气管（经允许采自Finucane和Santora[9]）

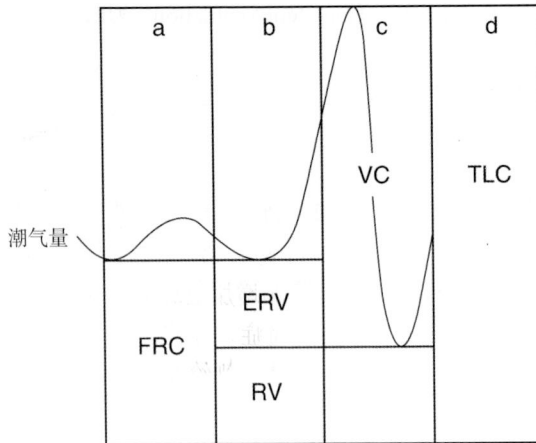

图18.5　示意图描述肺容量

VC，肺活量；FRC，功能残气量；ERV，补呼气量；RV，残气量；TLC，肺总量（经允许采用自Bittar[10]）。

以脱离机械通气支持。肺活量<50%预计值或<2 L与手术风险增加相关。

　　吸烟增加术后呼吸并发症风险。不推荐术前即刻戒烟，因为虽然即刻戒烟可减少一氧化碳血红蛋白的水平，但也同时与呼吸系统并发症增加相关。如要减少术后并发症，应至少在术前2~4个月开始戒烟。

麻醉处理

患者应至少备有一条粗大的静脉通道（18号以上）。监护应包括动脉置管供血压监测及血样检查。中心静脉置管、肺动脉导管视需要而定。诱导后患者常采取侧卧位。外周神经易受损处应小心置垫保护，关节处应保持中性角度。诱导和维持药物应根据患者状况选择。可行术前鞘内阻滞或硬膜外导管置入以供术后镇痛。胸膜腔内局部麻醉药泵可由外科置入也有助于术后镇痛。通常术中需要施行单肺通气（OLV）。麻醉中，随着胸腔开放，OLV导致非通气侧、上侧（非依赖侧）肺血管从右向左经肺分流，因为该肺的通气血流比为零。

单肺通气

单肺通气的绝对适应证：①肺隔离，以保护健侧肺免受脓肿、囊肿或大出血风险的污染；②支气管胸膜瘘、支气管胸膜皮肤瘘、单侧肺囊肿、肺大泡或严重创伤导致支气管断离的患者的通气分布控制；③单侧肺灌洗；④胸腔镜手术。其他适应证包括肺主动脉瘤、全肺切除、肺上叶切除、食管手术、肺中叶下叶切除和全身麻醉下胸腔镜手术等的术野暴露。

单肺通气可通过使用双腔管或支气管封堵器以完成单肺隔离。支气管封堵的形式包括预制的附带有封堵器的气管导管（Univent管）或单独的封堵器，可经由气管导管的T型接口置入（Arndt封堵器®、Cohen封堵器®、Fogarty®导管）。

在单肺通气中，非依赖侧肺没有通气并萎陷。非通气侧肺没有通气会发生缺氧性肺血管收缩，使血液流入通气侧肺。这有助于减少分流比例，进而改善氧合。单肺通气使得非依赖侧肺存在灌注但缺乏通气，引起生理性分流，分流比例通常从10%（双肺通气的麻醉患者）增加至27.5%（单肺通气患者）。

单肺通气中，如果患者发生低氧血症，首先应向非通气侧肺施加连续气道正压（CPAP）。如果无改善，则向通气侧给予呼气末气道正压（PEEP）。如果仍然无法耐受单肺通气，应重新开始双肺通气。

双腔气管导管

存在两种双腔管，即左侧双腔管（图18.6）或右侧双腔管。尽管多数人认为左侧支气管更易于在临床使用，最近的文献反驳了这一观点（Enrenfeld等），并提倡双腔管的选择应该视手术部位而定（通常选择置于手术部位对侧肺）。所有的双腔管都带有支气管部分气囊及气管套囊。支气管部可向左侧或右侧弯曲。左侧双腔管的支气管腔置于左主支气管，右侧则置于右主支气管。支气管腔有一个可充2~3 mL气体的小套囊。右上叶支气管常由右主支

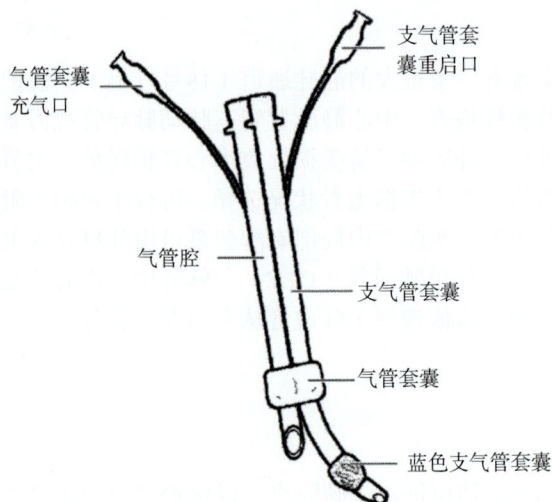

图18.6　左侧双腔气管插管（经允许采用自Criner和D'Alonzo[11]）

气管干近端立即向后发出，当放置右侧双腔管时，应小心避免阻塞右上叶支气管开口（图18.4）。

插管时，应手持双腔管保持尖端指向前方。应用喉镜时，可见尖端通过声带后，90°旋转气管导管，拔除管芯，推送导管入左主支气管或右主支气管直至感受到轻微阻力。气管开口应处于隆突正上方。患者接通呼吸机后，可经多种方式确认双腔管的位置。首先，纤维支气管镜可直视确认支气管部尖端位于左主支气管或右主支气管内。支气管套囊应该仅小部分可见于隆突水平。气管及非插管侧的支气管软骨环应保持可见。当两个套囊均充气时，气管导管侧夹闭后，位置合适的左侧双腔管可闻及呼吸音以及胸廓抬起仅限于左侧。相反，夹闭支气管腔，呼吸音和胸廓抬起仅限于右侧。

案例学习

患者，女，48岁。因肛门部疼痛、瘙痒症状无缓解且时有出血，拟行广泛直肠痔疮切除术而入院，曾经在近30岁怀孕初期发育痔疮病，该患者还被确诊为中度压力性尿失禁，主管医生计划同时对患者行"无张力阴道吊带术（tension-free vaginal tape，TVT）"进行治疗。该患者有风湿性心脏病及二尖瓣狭窄程度进行性加重的病史，每日服用地高辛及低剂量的阿司匹林。

你将如何评估此患者二尖瓣疾病的严重程度？

病史和体格检查是重要的。应评估患者是否有左心房、肺动脉压力升高及收缩功能障碍的症状及严重程度（体位性或运动性呼吸困难、水肿、乏力、运动耐量）。患者常行超声心电图检查并随访，应获取最近的检查（如果存在旧病案，也应检索以评估疾病进展），即使是外院的检查，也应尽力甚至推迟手术，以确保在择期手术前获取相应报告。超声心电图报告中，应着眼于瓣膜面积、左室舒张末压估计值（以左心房压力估计）、肺动脉压力、是否存在二尖瓣返流及其他瓣膜病变，局段性心室壁活动异常及收缩功能。

你认为患者有重度二尖瓣狭窄及中度收缩功能减退。你的围术期血流动力学目标是什么？

狭窄性病变的基本原则为"慢而紧"，反流性病变则"快而满"。意味着应避免容量超负荷以避免肺水肿和外周血管扩张，从而避免低血压、代偿性心率增快及心动过速。二尖瓣狭窄患者在血管张力减小时，无法相应的显著增加每搏量。他们无法耐受通常的低血压生理反应，即增快心率，因为这使得血流穿过狭窄瓣膜、充盈心室的时间减少。窦性心律对此类患者十分有益，因为心房驱血能显著增加心室充盈。然而，许多患者因心房增大存在房颤。在此案例中，心室率的控制性命攸关。如果患者保持窦性心律，应避免任何房颤的诱发因素，如过度的交感激活或心房牵拉。一旦发生围术期失代偿的房颤，应保证药物及复律设备随时备用。

患者的侄女最近在蛛网膜下隙阻滞下做了类似的手术。自己曾经在蛛网膜下隙阻滞下行剖宫产术，并且对蛛网膜下隙阻滞很满意。患者问你对于这次手术是否也可以做这种麻醉，你将如何回答？

在严重的二尖瓣狭窄患者中，蛛网膜下隙阻滞为相对禁忌。这是因为患者难以耐受静脉扩张导致的前负荷降低，以及外周动脉张力减小引起的后负荷下降。需要相对偏高的充盈压，以维持跨越狭窄的心室灌注，并且如上所述，动脉血管张力的降低，无法通过增加每搏量和心率来代偿。小心缓慢滴定的硬膜外阻滞麻醉已经被成功地运用于二尖瓣狭窄的患者，但是本例患者需要深度的骶尾部阻滞，硬膜外可能未能覆盖或阻滞部分骶神经根。

患者是否需要预防性使用抗生素？

并不一定需要。先前对包括风湿性心脏病在内的瓣膜病患者行牙科、胃肠道或泌尿生殖系手术时，美国心脏病协会指南建议抗生素预防。而在2007年发表的最新指南则推荐抗生素预防仅限于带有人工瓣膜、复杂先天性心脏病以及既往有心内膜炎病史者。疾病严重程度及持续性菌血症的可能性，是增加她罹患心内膜炎风险的潜在因素，从而需要推荐抗生素，但是仅从心内膜炎的风险角度来看，常规的胃肠道、泌尿生殖道手术已经不再是抗生素应用的指征。然而，大多数外科患者需要预防性抗生素以减少手术部位感染，故而你可能选择扩大抗生素覆盖范围，包括对心内膜炎的预防。

你决定采用全身麻醉。你会避免使用什么药物？又会选择哪些药物？

应避免强效血管扩张药及可能引起心动过速的药物。故而你可能需要避免丙泊酚（血管扩张）、地氟醚、泮库溴铵、氯胺酮及抗胆碱能药物（心动过速）。笑气因可能导致肺动脉压力增加，是有争议的。硫喷妥或依托咪酯则是合理的诱导药物。七氟醚及短效阿片类为合理的维持药物。

术中及术后还会有其他需要特殊关注的方面吗？

关注出血情况，积极治疗容量缺失，但也必须注意容量过负荷或者无意中输入过量液体。防止寒颤及其他引起心动过速的原因。良好的镇痛及预防恶心很重要。严密监测心脏节律，为可能出现的房颤积极准备电复律或控制心率的措施。最后，要警觉体位的改变，比如患者截石位时下肢抬高，手术结束时下肢复原，这些均会带来血流动力学的改变。

建议延伸阅读资料

[1] Ehrenfeld JM，Walsh JL，Sandberg WS (2008) Right and left sided Mallinckrodt double lumen tubes have identical clinical performance. Anesth Analg 106(6):1847–1852

[2] Ehrenfeld JM，Mulvoy W，Sandberg WS (2009) Performance comparison of right- and left -sided double-lumen tubes among infrequent users. J Cardiothorac Vasc Anesth 24:598–601

[3] Hensley FA，Martin DD，Gravlee GP (2008) A practical approach to cardiac anesthesia. Lippincott Williams Wilkins，Philadelphia

[4] Kaplan Joel A，Reich DL，Lake CL，Konstadt SN (2006) Kaplan's cardiac anesthesia. Saunders Elsevier，Philadelphia

[5] Libby P，Bonow RO，Mann DL，Zipes DP (2008) Libby: Braunwald's heart disease: a textbook of cardiovascular medicine，8th edn. Saunders Elsevier，Philadelphia

[6] Searl CP，Ahemd ST (2009) Core topics in thoracic anesthesia. Cambridge University Press，New York

[7] Allen DC (2004) Histopathology specimens: clinical，pathological and laboratory aspects. Springer，New York

[8] Fung YC (1997) Biomechanics: circulation. Springer，New York

[9] Finucane B，Santora A (2003) Principles of airway management，3rd edn. Springer，New York

[10] Bittar EE (2002) Pulmonary biology in health and disease. Springer，New York

[11] Criner，D'Alonzo (2002) Critical care study guide: text and review，Springer，New York

第十九章 神经科、耳鼻喉科和眼科手术的生理及麻醉

Joshua H. Atkins and Jesse M. Ehrenfeld

为了获得最佳效果，推荐在阅读本章内容前浏览第X页的案例学习和问题。

重点学习目标

（1）理解脑血流、动脉血样分压、动脉二氧化碳分压之间的关系。

（2）学习麻醉药对于大脑生理的效果。

（3）了解耳鼻喉科及眼科手术的麻醉方法。

神经麻醉

神经麻醉的中心原则是脑保护及优化手术视野的暴露。这些是基于脑血流自动调节和相关反射，以及医源性调节脑容量、颅内压、脑血流、脑代谢率相关事宜。

颅内压（intracranial pressure，ICP）

颅腔是一个封闭空间。颅内压由脑细胞组织容量（80%）、脑脊液容量（10%）和血容量（10%）共同决定，正常颅内压<10 mmHg。脑血流CBF是由平均动脉压（MAP）和ICP或中心静脉压（CVP）决定的函数，定义为CPP（脑灌注压）= MAP – ICP（或CVP，视哪个更高而定）。常设定目标脑灌注压（cerebral perfusion pressure，CPP）介于55~70 mmHg，如有严重颅内疾病时，须个体化制定CPP目标。

颅内组织增加（肿瘤、水肿、创伤性脑外伤）、脑脊液过度生成或流出

受阻（如肿瘤、出血、凝血块）或血流量增加（静脉回流减少、动脉血流增加）都会增加ICP。在没有严重病变时，ICP增加的正常生理反应是CSF被转引至椎管内。

当ICP持续增加，出现神志改变、局灶性神经症状（如瞳孔扩张、颅神经功能障碍）以及脑疝。最终由于脑干受压出现Cushing反射的表现（Cushing三联征=高血压、心动过缓、不规则呼吸）。这些征象是神经外科急症的标志。

颅内压和脑容量管理是神经外科患者麻醉管理的关键部分。颅内压可以由直接置入脑脊液腔的导管或外科放置的蛛网膜下隙栓测量。降低颅内压的方法包括以下几点：

（1）头抬高至30°。

（2）改善颈静脉回流。

（3）通过腰穿引流或脑室内导管直接引流。

（4）过度通气（$PaCO_2$ 25~30 mmHg）以降低颅内血流。

（5）渗透性利尿（甘露醇、高渗盐水）。

（6）深度静脉麻醉（丙泊酚、巴比妥输注）。

脑血流

在正常条件下，脑血流在MAP 50~150 mmHg范围内自动调节。随着脑代谢率增加，脑血流呈比例增加。在慢性高血压及病理状况为脑外伤、卒中或服用吸入麻醉药的患者中，脑血流的自动调节机制会被破坏。图19.1显示脑血流及动脉氧含量、二氧化碳含量及脑灌注压的关系。

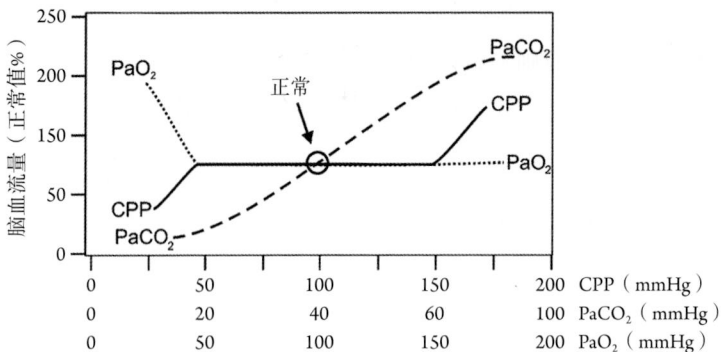

图19.1 脑血流/二氧化碳（图片由J. Ehrenfeld提供）

血脑屏障（blood-brain barrier，BBB）

脑毛细血管连接紧密，这可以限制诸多物质向脑组织的被动扩散，脑屏障的生理功能使渗透性药物如甘露醇、高渗盐水无法自由穿透，从而有助于减少脑容量。许多病理状态如创伤、脓毒血症及脑出血可使血脑屏障被破坏。

神经监测

颅脑、脊柱外科中的神经电生理监测正越发受瞩目，应用正在增多。该类技术的基本目标是减少传导通路的损伤，这些损伤要么由直接解剖干扰造成，要么由手术切除和操作导致的缺血所引起。

该类技术包括EEG（脑电图）监测、通过MEP（运动诱发电位）监测下行运动传导通路和皮质髓束、通过SSEP（体感诱发电位）监测上行感觉通路和背侧脊柱系统、通过EMC（肌电图）监测局部神经肌肉通路、NIRS（近红外监测）、TCD（经颅多普勒）及颅神经功能检测。监测参数的阳性和阴性预测值取决于被监测信号的种类和部位、麻醉药物、血压、体温和术前神经缺陷。

在经选择的案例中，理解神经监测的应用、了解监测中的基本通路、理解麻醉药物对参数的影响都是十分重要的（表19.1）。

表19.1　麻醉药物对脑生理的影响

药物	CBF	CMR	EP	备注
卤代吸入性麻醉药	↑	↓	↓↓	<0.5 MAC下通常为合适的"过度灌注"解偶联CBF/CMR关系
笑气60%（单独）	↑↑	↑	↔	
笑气+强效吸入麻醉药	↑	↔	↓↓	随着吸入麻醉药的MAC↑，影响↑
笑气+丙泊酚	↔（↓）	↔（↓）	↔	
丙泊酚	↓↓	↓↓	↔	常用于↓术中脑组织体积
依托咪酯	↓	↓	↑	可提高MEP；↑癫痫风险
氯胺酮（单独）	↑	↑	↑	一般在神经外科手术禁忌
氯胺酮+丙泊酚	↔	↔	?	丙泊酚增强氯胺酮的效果
芬太尼	↔	↔	↔	影响可能发生于>10 μg/kg弹丸剂量
右旋美托咪定	↓	↓	↔	对MEP效果有争议，减少麻醉药用量+镇痛
咪达唑仑	↔	↓	↔	当给予>0.2 mg/kg剂量可能↓EPs

EP，诱发电位；CBF，脑血流量；CMR，脑代谢率。

在某些需要监测运动反应的案例中，肌松药的维持是禁忌的。任何皮层诱发的电位都会被吸入性麻醉药显著抑制，因此在皮质功能监测中应避免使用或使用低浓度药物。脊髓电位和脑深部电位（如听觉电位）则相对不受麻醉药物影响，可与多种麻醉药物相兼容。缓解焦虑剂量的苯二氮䓬类和大多数镇痛剂量下的阿片类药物对电位监测很少有影响。一个关键的提醒是应该避免给负荷剂量的麻醉药，而应保持监测期间，麻醉深度的相对稳定。维持稳定的血压和体温也是神经监测中麻醉管理的重要范畴。

神经生理：麻醉效应

麻醉药物几乎都会降低脑部活动，只有单独应用氯胺酮、笑气时是例外（表19.1）。因此，在颅内手术的麻醉管理中，氯胺酮和笑气常不被使用。其他药物（如丙泊酚）引起的脑活动减少与全局脑代谢率（cerebral metabolic rate，CMR）相关。然而，吸入性气体（如异氟醚）可导致主要脑内动脉扩张，导致总体脑血流和颅内容量增加，引起脑代谢率和脑血流的解耦联和灌注过剩。因此，在颅内压升高时或颅内容量增加而妨碍外科对关键部位的显露时，吸入性麻醉药物属相对禁忌。相反，静脉药物丙泊酚和硫喷妥则同时降低脑代谢率和脑血流（即维持正常耦联关系）。因此，在颅内压升高或大脑肿胀需要辅助外科暴露时，使用静脉麻醉药物持续输注可能是有益的。

其他常用于平衡麻醉的药物包括阿片类和苯二氮䓬类。通常，这些药物对脑代谢率的影响是微小的，而常用于平衡麻醉。

神经外科手术：麻醉管理

总体目标

不同病种神经外科患者的麻醉管理目标是相近的。达成目标有赖于对基本神经生理的透彻掌握、对各类麻醉药物大脑作用的理解，以及围术期与外科医生的有效沟通。

神经麻醉的主要特点：

（1）神经保护：改善脑血流/脑代谢率平衡；控制颅内压；温度调节（避免高热）。

（2）提供理想的手术条件，包括神经监测以及松弛的脑组织；

（3）维持正常血糖和电解质平衡；

（4）及时的麻醉苏醒以利于神经功能评估。

开颅术

术前考虑

评估开始应考虑的问题包括以下几个方面：

（1）为何需行手术？

（2）目标病变是肿瘤、神经血管畸形（动脉瘤/动静脉畸形）、脑外伤伴顽固颅内压升高还是颅内出血（硬膜外出血、硬膜下出血、颅内出血）？

（3）是否需要神经功能监测？

必须行详细的神经检查，并特别注意近期症状和体征，如神志状态、癫痫、局灶性神经功能障碍以及颅内压升高。应复习能够获得的神经影像学资料和既往手术（如动静脉畸形、肿瘤栓塞、脑室内导管或脑组织氧和监护置入术）。应该检查当前药物（尤其是高血压药物、抗癫痫药、类固醇药物、镇静/镇痛药）及末次给药时间。多数手术需备好血制品。

术中考虑

大多数颅内手术需要插管全身麻醉，除非切除癫痫灶或靠近语言运动中枢病灶的手术需要"清醒开颅"。除少数手术（如立体定位活检、颅骨钻孔）外，几乎所有的神经外科手术都需要有创监测。动脉导管有助于密切监测血压、二氧化碳、血浆渗透压、血红蛋白及氧和。是否放置中心静脉通道则需考虑大量出血（如侵犯性的肿瘤、动静脉畸形切除）或气体栓塞（坐位）的可能性。究竟选择静脉还是吸入麻醉，则应视患者及所行手术而定。谨慎使用阿片类，芬太尼和氢吗啡酮是最常用的。手术最具刺激性的阶段包括头钉放置、皮肤切口和硬膜切开。苯二氮䓬类应保守使用，以利于早期苏醒和术后神经功能评估。有些麻醉医生避免使用乳酸钠林格液，因为其低钠且低渗。然而大量0.9%氯化钠溶液可能导致非阴离子间隙增高型代谢性酸中毒，因此在评估动脉血气分析时应予以考虑。

大多数神经外科可进行术后的快速苏醒和拔管。例外情况包括患者术前已有显著神志不清、严重术中并发症、急性脑外伤、外科止血欠佳存在再探查可能，以及包括后颅窝重要神经结构的手术。

神经血管手术：动脉瘤钳夹/动静脉畸形切除

动静脉畸形是盘曲、缺少毛细血管的动静血管异常聚集而成。这些病变可能供应功能皮层，可在术前于清醒患者中通过选择性巴比妥类注射以显示。在术前，对动静脉畸形可在介入放射室行选择性栓塞以减少术中出血。

这些手术在技术上颇具挑战且具高风险，在麻醉处理上需要特殊考虑。

在术前准备中应计划好，例如，分离的复杂程度、破裂风险、外科医生脑脊液引流计划、脑电抑制、控制性降压、深低温停循环或临时夹闭等。

血压控制至关重要。夹闭前血压急剧升高可导致灾难性的动脉瘤破裂。由于解剖特点，动静脉畸形相比动脉瘤则不容易破裂。这一并发症的高位时间点包括插管、头钉放置以及切皮。常需要平顺诱导以达到深度麻醉水平，以及完全肌松、大量阿片类、咽部表面麻醉和短促喉镜操作。高血压应立即加以静脉麻醉药物、快速起效的血管扩张药（如硝普钠、尼卡地平）治疗，并及时停止刺激。尽管少见，动脉瘤破裂是灾难性的并发症。动脉瘤破裂后，有时可以短暂使用静脉腺苷造成心跳暂停，以利于外科显露和控制出血。出血可能大量而突然。动静脉畸形被切除时，由于低血流静脉流出通路，低血压也可造成不良后果。

神经外科麻醉争议

对于进一步学习的学生，这些关键问题（尚无明确答案）可用作该专题阅读，以及与住院医师和指导老师们在术中进行讨论的出发点。附参考文献，供进一步阅读和启发讨论。

（1）笑气在神经外科手术是禁忌吗？

参见Haelewyn B，David HN，Rouillon C，Chazalviel L，et al. Neuroprotection by nitrous oxide: facts and evidence. Crit Care Med 2008；36(9)：2651-9.

（2）在脑血管手术当中或创伤脑损伤后控制性低温或脑电抑制是否对脑保护有效？

参见Baughman VL. Brain protection during neurosurgery. Anesthesiol Clin North America 2002；20(2)：315-27.

（3）脑动脉瘤手术实施神经监测是否可降低并发症？

参见Szelényi A，Langer D，Kothbauer K，De Camargo AB，et al. Monitoring of muscle motor evoked potentials during cerebral aneurysm surgery: intraoperative changes and postoperative outcome. J Neurosurg 2006；105(5)：675-681 and Neuloh G，Schramm J. Monitoring of motor evoked potentials compared with somatosensory evoked potentials and microvascular Doppler ultrasonography in cerebral aneurysm surgery. J Neurosurg 2004；100：389-399.

（4）治疗颅内压高渗盐水是否较甘露醇好？

参见Diringer MN，Zazulia AR. Osmotic therapy: fact and fiction. Neu- rocrit Care 2004；1(2)：219-233.

神经系统疾病和麻醉：特殊考虑

某些神经系统疾病对麻醉医生影响重大，因此需要特殊考虑。这些包括重症肌无力、多发性硬化症、格林巴利综合征、精神抑制药恶性综合征和帕金森疾病。他们在表19.2中列出。

表19.2　神经系统疾病的麻醉处理

MG	
病因	自身免疫性抗体烟碱胆碱能受体抗体
症状	吞咽困难、构音障碍、上睑下垂
治疗	抗胆碱酯酶、类固醇、血浆置换、胸腺切除术
术前	评估无力程度以及症状持续时间
	考虑于术前改善患者状况；维持在家时的抗胆碱酯酶治疗。考虑肺功能，心电图（可以看到心肌变化），电解质检查，抗胆碱酯酶过量会导致胆碱能危象： ①诊断=给予滕喜龙（10 mg）症状加重； ②治疗=给予抗胆碱能药物（如阿托品）
麻醉管理	减少镇静剂/呼吸抑制药；考虑区域阻滞麻醉。考虑快速序贯诱导（患者存在误吸风险）
	患者存在术后呼吸衰竭的风险，尽可能避免肌肉松弛药
	谨慎使用新斯的明（存在胆碱能危象风险）
多发性硬化症	
病因	中枢神经系统障碍，导致神经斑块脱髓鞘
症状	视觉障碍、肢体无力、瘫痪、呼吸衰竭
治疗	类固醇、干扰素、巴氯芬、丹曲林
麻醉管理	误吸风险增加
	术后呼吸衰竭的风险增加
	蛛网膜下隙阻滞与症状恶化有关（硬膜外注射除外）
格林–巴利综合征	
病因	急性脱髓鞘多发性神经病（经常发生于轻微感染后）
症状	四肢无力、反射减退、自主神经不稳定
治疗	静脉注射免疫球蛋白，血浆置换
术前注意要点	患者可能需要通气支持。误吸风险增加
麻醉管理	考虑RSI、避免琥珀胆碱、尽量减少肌肉松弛药&阿片类药物

NMS	
病因	下丘脑多巴胺受体紊乱
	与精神科药物使用有关（吩噻嗪类药物、丁酰苯类药物）
症状	高热、肌肉僵硬
治疗	停止精神病药，控制体温，水化患者。丹曲林、溴隐亭、金刚烷胺
麻醉管理	NMS发作较恶性高热慢（详见附件2）。NMS的肌肉僵硬是中枢而非外周效果
帕金森病	
病因	多巴胺能纤维损失，导致失去拮抗的乙酰胆碱能神经活跃
症状	无法控制的震颤、动作缓慢、肌肉僵硬
治疗	左旋多巴、抗胆碱能类、抗组胺药、单胺氧化酶抑制药
麻醉管理	患者有高误吸风险，考虑快速序贯诱导
	避免多巴胺和乙酰胆碱拮抗药（氟哌利多、异丙嗪、奋乃静、甲氧氯普胺、东莨菪碱、高剂量格隆溴铵）
	患者可能会出现心律失常和血管内容量损耗

MG，重症肌无力；NMS，恶性综合征。

耳鼻咽喉科（ENT）：麻醉注意事项

耳鼻喉科的手术种类宽广，从相对简单明了的手术（鼻窦手术）到技术复杂和具有挑战性的手术（声门病灶切除）。一个常见的主题是外科医生和麻醉医生间"共享"气道的概念。术前和术中与手术团队的密切交流是必要的，且应意识到麻醉医生术中难以控制气道，并存在因为手术丧失气道的可能。

特殊设备

耳鼻喉手术提供了接触各种专门的气道和手术设备的机会，包括各种各样的气管内导管（经鼻和经口RAE、加强管、附电极管、红色橡胶管）以帮助手术团队改善外科入路，确保气道安全，或具备特殊监测能力。喉和气管手术，可能需使用到高频喷射通气和激光病灶消融，而鼻窦手术越来越多地利用实时CT影像引导。尽早熟悉可用的麻醉设备将有助于麻醉方案规划。

术前计划

应明确拟行手术的目标和指征。耳鼻喉手术患者的手术规划流程可见表19.3。

表19.3　ENT手术的围术期注意事项

一般考虑

　困难气道高发生率

　应准备好气道紧急状态

　通常与外科医生共享气道：双向沟通是必不可少的

手术特殊注意事项：

　颈淋巴结清扫术

　　长时间手术，空气栓塞风险增加

　　通常在全身麻醉控制同期下进行

　　如需要臂丛神经监测则不能使用肌松药

　　麻醉回路断开和严重出血的发生率更高

　内镜鼻窦手术

　　短小手术

　　垂体肿瘤可能有相关病症（肢端肥大症、尿崩症）

　　通常在全身麻醉下进行

　　"平稳"苏醒，以减少高血压和出血

　内耳手术

　　麻醉方法包括全身麻醉或镇静（镫骨全切除）

　　一般只有轻微出血和术后疼痛

　　如需要面神经监测，则不能使用肌松药。术后恶心、呕吐的发生率高

　气道手术

　　困难气道（有时需要清醒插管），使用电刀时气道火灾风险增加

　　可能需要术后保留气管插管、通气

　　一个相对特异而见于耳鼻喉手术麻醉的问题，是预期困难气道的可能性增加，特别是常见于口咽病变、气管病变或大型甲状腺肿物的患者。相比其他"常规"耳鼻喉手术如颈部淋巴结清扫和鼻窦手术，此类患者需要特殊考虑。

　　全面的术前评估应包括审阅鼻喉镜检查报告、与外科医生讨论病变的类型和位置。应该询问患者气道阻塞的症状或体征（体位性呼吸困难、咳嗽、喘鸣、吞咽困难、声音嘶哑、喘息）或阻塞性睡眠呼吸暂停的诊断。影像学检查，尤其是3D CT多平面气道重建可在部分中心实施。肺的肺量测定法通常可显示阻塞的证据。提示可能潜在严重梗阻的证据，包括症状和体征，如无法平躺或无法用力咳嗽、喘鸣、静息下呼吸困难、流涎、基础低氧血症。对

此类如履薄冰气道的管理，一定要想到清醒纤维支气管镜插管。在即将发生梗阻的特别困难的气道，可在麻醉前行局部麻醉下气管切开术。

术中问题

耳鼻喉手术的麻醉维持可使用多种技术。在止血棘手的手术（鼻窦手术、扁桃体切除、内耳手术）中可考虑行全静脉麻醉（total intravenous anesthesia，TIVA）。TIVA有助于减少苏醒时的出血和咳嗽，且减少术后恶心呕吐。对于需要间断暂停通气或喷射通气的手术，也应该考虑使用TIVA。持续泵注丙泊酚及一种阿片类药物（如芬太尼、舒芬太尼、瑞芬太尼）是最常用的方法。

手术气道通常会旋转至远离麻醉医生，致使无法覆盖手术巾。放置体位如极度的颈部伸展、旋转或弯曲可能相应地导致意外拔管或支气管插管。在自主通气时，侵入颈静脉可能引起空气栓塞。

类似于某些神经外科手术，在涉及面神经、听神经及喉返神经损伤的耳鼻喉手术中，可能需要神经监测。这些手术包括听神经瘤切除术、乳突切开术、鼓室成形术、腮腺切除术和甲状腺切除术。特殊的带有声门电极的气管导管可用于监测声带功能。这些手术应用神经监测，因此术中无法使用肌松药，由于肌电图信号的高保真性，因此很少需要进一步调整麻醉管理方式。

颈部淋巴结清扫

颈部淋巴结清扫术是一种常用的清除肿瘤和淋巴结的手术，手术时间长，且由于可能侵犯颈静脉而导致静脉空气栓塞，因此不能采用自主呼吸。气管插管全身麻醉是标准的方法。外科医生可能想要在精细解剖中监测臂丛功能，然而在大块颈部肌肉附近行解剖时，肌松又是有益的。因此，肌松药的剂量和用药时机应予以协调。术中头部位置需要频繁搬动，常引起呼吸回路突然脱开或气管导管的移位（头屈位致支气管插管或头伸位致气囊疝出）。一旦发生呼吸机故障报警或低氧血症时，应立即想到这些可能。

内镜鼻窦手术

内镜鼻窦手术是一类常见手术，多用于治疗慢性鼻窦炎、严重的鼻出血、前颅底肿瘤、垂体和窦腔及脑脊液漏的修复。多数这类手术患者合并内科疾病不多，然而应意识到，垂体瘤或垂体瘤切除术后可能存在的生理改变（肢端肥大症、尿崩症、甲状腺功能紊乱）。此类手术的麻醉方法通常涉及气管插管全身麻醉，非有创性监测和单一静脉通道，术后常有轻微疼痛且失血很少。对于复杂肿瘤切除或鼻衄治疗，则应准备大口径静脉通道和血制品。可能需要腰穿引流管以帮助引流脑脊液或荧光染料注射。由于口咽分泌物可能会大量聚集，因此拔管前彻底吸引口咽部是非常重要的。某些麻醉医生会选择拔管前放置经口胃管，以彻底吸引血液和分泌物。此外，术后患者可能要进行必要的ICU监测。

内耳手术

慢性乳突炎、感官神经性听力损伤和耳硬化症是常见的内耳手术指征。手术包括鼓室成形术、乳突切开术、镫骨切除术和人工耳蜗。这些手术通常在全身麻醉下进行，可行LMA或气管插管，对于一部分镫骨切除术的患者，也可在镇静下行手术。很少有大量失血，术后疼痛通常并不严重。术中面神经监测是标准程序，因此需避免术中使用肌松药。一个主要问题是术后恶心和呕吐，需要积极进行多模式预防措施。血清素5HT-3受体拮抗药、地塞米松、东莨菪碱贴膜和异丙嗪为常用药物。

气道手术

外科诊断和治疗气道疾病（声带息肉、口腔癌、咽部肿物）是耳鼻喉医疗中的重要组成部分。这些患者往往有多种内科疾病，长期吸烟或酗酒病史，以及潜在的困难气道。气道火灾是一个潜在术中并发症。实施镇静时，应考虑使用空气氧气混合器。通过手术喉镜应用高频喷射通气可能有助于术野暴露。对于某些情况：如合并严重残余气道疾病者、涉及气道手术从而引起水肿者、喉返神经损伤者或出血致气道完整性受破坏者，应考虑术后保留气管插管、辅助机械通气。

眼科学

大多数眼科手术以门诊择期手术的方式进行，其涉及的患者从接受斜视手术的儿童到需要白内障手术的病重老年患者。术中需要患者合作并保持眼球不动。

眼内压（intraocular pressure，IOP）类似于ICP，是眼科手术一个主要的生理注意事项。对于眼球直接外伤和青光眼患者，这尤为重要。严重高血压、Valsava动作（屏气）、咳嗽、高碳酸血症、琥珀胆碱致细颤、眼球内注射液体/麻醉药，这些均可引起眼内压升高。

Lasik®和白内障手术等手术则在镇静下进行，合并使用局部麻醉浸润或眼部阻滞。其他手术，包括玻璃体切除术和斜视修复，通常需要全身麻醉。有时麻醉方式的选择取决于合并症情况，如患者无法保持平躺或静止。对于镇静技术，单次负荷量的催眠药物如丙泊酚、依托咪酯、氯胺酮有助于眼部阻滞或局部麻醉注射。之后，麻醉药物的需要量很少。患者的头部通常是完全覆盖的，一旦手术已经开始显微镜操作后，便无法触及。常可使用鼻吸氧管合并二氧化碳监测。

很多眼科医生都习惯于给予眼部阻滞（球后、球周及筋膜囊下注射）。

对于球后阻滞（图19.2），可用25G锐针（长25 mm）注射数毫升0.5%布比卡因和2%利多卡因混合液，以及透明质酸酶，以保障局部麻醉药弥散穿透。对于大多数患者应避免使用肾上腺素，因为它可能有引起心脏病发作及视神经缺血的风险。

麻醉医生必须能够识别和治疗眼部阻滞潜在的相关并发症，包括蛛网膜下隙注射（导致呼吸暂停）、血管内注射（导致癫痫发作）、视神经内注射（引起剧烈疼痛、失明）、眼球破裂、出血和IOP升高。尚应考虑眼心反射的存在，该反射由颅神经分支V1（三叉神经）和迷走神经介导的睫状分支，在操作眼球或眼内压力升高时，可引起严重的心动过缓，偶尔心律失常或心搏停止，可以立即停止刺激，使用阿托品、加深全身麻醉以及在某些情况下给予额外的局部麻醉以治疗所引起的心动过缓。该反射在儿科斜视手术中极为常见，在局部阻滞下所行手术则较为少见。

最后，眼部手术会增加术后恶心、呕吐的风险，建议积极预防、治疗。

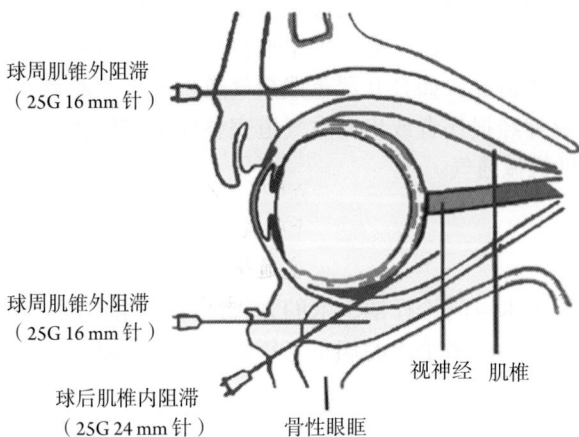

球周肌锥外阻滞
（25G 16 mm针）

球周肌锥外阻滞
（25G 16 mm针）

视神经　肌椎

球后肌椎内阻滞
（25G 24 mm针）

骨性眼眶

图19.2　球后和球周阻滞方法

案例学习

患者，男，20岁。正在参加公司野餐。午餐后，参与者们一起打垒球。患者被击出的球击中了头部后，立即失去了知觉。急救医护人员赶到了现场。患者被送往医院，CT扫描显示急性硬膜下血肿，需要外科清除血肿，现在已经醒来，但思维混乱、反应迟缓，且不能正确回应口头命令。患者对疼痛刺激能做出有意识的回撤反应，不伴有其他任何的损伤。患者的朋友告诉你，患者"之前从未生过病"。患者身高183 cm，体重84 kg，血压185/90 mmHg，心率55 bpm，吸空气时血氧饱和度（SpO_2）96%。

你是否觉得患者有颅内压（ICP）升高？什么体征、症状或检查能帮助你确诊？这对你如何进行麻醉诱导是否有影响？

有几种可能怀疑患者的ICP升高。首先，是损伤机制本身和 CT所发现的硬膜下血肿的特点，颅内肿物的存在可以提高ICP。另外，患者的神志状态改变与ICP升高是符合的。患者的血压和心率都提示库欣反射，这是一种试图在ICP升高时维持脑灌注压的代偿机制。其他体征和症状可能包括视神经乳头水肿、瞳孔不等大或反应微弱，或CT发现脑室大小改变，或脑内容物中线移位。ICP升高的存在会影响麻醉药物的选择和诱导技术。麻醉目标是保持脑灌注压力（CPP），避免ICP任何进一步的升高或平均动脉压（MAP）降低。

可能会使ICP增加的因素包括高碳酸血症、浅麻醉或者高刺激的喉镜操作、血管扩张药以及尚有争议的琥珀胆碱。任何降低平均动脉压的药物在理论上可以减少CPP；然而，丙泊酚和硫喷妥钠也减少脑血流量和降低脑代谢率，从而可以降低ICP。

在诱导前，你可以干预ICP的哪些决定因素？诱导前你会降低患者的血压吗？

ICP的三个决定因素的是代表颅内容物容量的脑组织、脑脊液和血液。减少所有三者的体积是可能的，但在实践中，脑组织含水量和血容量是最适合干预的。神经外科医生有时放置脑室切开引流管，以此在术前引流脑脊液。抬高床头高度约30° 可以减少血容量。过度通气至$PaCO_2$ 30 mmHg可以减少脑血流量，但这一策略在头部创伤ICP升高的患者中是有争议的，因为它可能使易损区域缺血加重。类似地，降低血压尽管有助于减少出血的倾向和血肿扩大，但是可能会进一步影响易受损区域脑组织的灌注压力。有时也使用甘露醇以减少脑组织水分，尽管这更常用于诱导后。然而，在血管受损的情况下，甘露醇可渗至血管外，实际上可能恶化ICP。

对于麻醉诱导方式的选择，还有什么其他考虑？

患者受伤前有饮食，除"颅压高的大脑"外还有"饱胃"，因此通常具有快速序贯诱导和使用琥珀胆碱的指征。因为在气管插管前患者没有进行通气，$PaCO_2$可能会上升，CBF可能增加，特别是喉镜操作困难的情况下。患者虽昏迷，但如有可能，气道检查是十分重要的。此外，琥珀胆碱可暂时性地增加ICP；有些人出于这个原因建议避免使用琥珀胆碱，但目前没有数据支持不用该药。

鉴于以上的考虑，你会选择哪些药物用于麻醉诱导？

有可能并不存在理想的诱导顺序。一个合理的方法是小心给予预充氧，以丙泊酚诱导和琥珀胆碱行快速序贯诱导，并维持正常的二氧化碳通气和接近术前水平的血压。只有临床指征提示ICP恶化，你才需要考虑过度通气，改变血压，或其他操作。可以考虑诱导前在局部麻醉下行脑室造口。

如果插管失败，你将如何处理？

您的选择是气管插管前继续不通气，以其他气道装置插管，或保持通气维持正常的二氧化碳水平。前者可能因为高碳酸血症或低氧增加ICP，后者则包括胃内容物误吸风险。这一问题同样没有最佳答案。如果气管插管可以通过另一种技术快速完成，这可能是合理的。如果不是，那么通气面罩或喉罩通气（第二代喉罩存在胃管开口）保持尽可能低的气道压力是必须的。

在诱导成功和确保气道安全后，接下来还有什么麻醉考虑要点？

与外科医生密切沟通是必要的。甘露醇的使用、脑室引流管放置及血压管理均将成为议题而取决于手术中的发现。你应该制订你的麻醉计划，避免血压有较大起伏，你应该同时有升压药物（例如去氧肾上腺素）和降压药物（β受体阻滞药、硝普钠、尼卡地平）备用。按惯例需动脉置管。使用阿片类药减轻手术应激是明智的，但你也应该计划使患者快速苏醒，以允许术后进行神经功能检查（如果与外科医生共同决定保留患者气管插管和镇静，则上述方案可相应修改）。

建议延伸阅读资料

[1] Albin M (ed) (1997) Textbook of neuroanesthesia: with neurosurgical and neuroscience perspective. McGraw-Hill, New York

[2] Atef A, Fawaz A (2008) Comparison of laryngeal mask with endotracheal tube for anesthesia in endoscopic sinus surgery. Am J Rhinol 22(6): 653–657

[3] Banoub M, Tetzlaff JE, Schubert A (2003) Pharmacologic and physiologic influences affecting sensory evoked potentials: implications for perioperative monitoring. Anesthesiology 99(3): 716–737

[4] Drummond JC (1993) Brain protection during anesthesia. A reader's guide. Anesthesiology 79(5): 877–880

[5]　Donlon VJ Jr, Feldman M (2005) Anesthesia and eye, ear, nose, and throat surgery. In: Feldman Miller RD (ed) Miller's anesthesia, 6th edn. Elsevier,

[6]　Churchill Livingston, Philadelphia

[7]　Gupta AK, Gelb AW (eds) (2008) Essentials of neuroanesthesia and neurointensive care. Elsevier Health Sciences, Oxford

[8]　Moorthy SS, Gupta S, Laurent B, Weisberger EC (2005) Management of airway in patients with laryngeal tumors. J Clin Anesth 17(8): 604–609

[9]　Stoelting RK, Dierdorf RF (2004) Anesthesia and co-existing disease, 4th edn. Elsevier, Churchill Livingston, Philadelphia

[10]　Werkhaven JA (2004) Microlaryngoscopy-airway management with anaesthetic techniques for CO_2 laser. Paediatr Anaesth 14(1): 90–94

第二十章 产科

Stephen M. Howell and Mario Serafini

为了获得最佳效果，推荐在阅读本章内容前浏览第XI页的案例学习和问题。

重点学习目标

（1）学习与妊娠相关的生理变化。
（2）了解分娩镇痛的不同方法。
（3）理解产科患者的麻醉管理。

产科麻醉医生的挑战包括同时照顾母亲和胎儿、急重症和复杂疾病。在面临这些挑战时，医生亲历一系列可能改变患者生命的重大事件。出于这个原因，产科麻醉被许多人认为是最有成就感的麻醉亚专业之一。

妊娠的正常生理变化

为了提供安全有效的产科麻醉，必须了解孕产妇生理。妊娠是一个可能引起重大生理改变的状态，某些改变在妊娠前三个月显现，并可持续至分娩后。所有器官系统都受影响。表20.1总结了一些重要变化之一。

心血管

妊娠期间，孕产妇氧气需求和代谢稳步增加，心血管系统必须调整以满足这些需求的增加。整个孕娠期间心输出量持续升高，这是每搏量增加和心率加快的结果。中心静脉和肺动脉嵌合压不变。分娩时，宫缩引起心脏前负荷周期性增加，进一步增加心输出量。体循环血管阻力和平均动脉压于早期妊娠开始下降，并在足月时回到基础水平。

表20.1　妊娠生理变化总结

总血容量	增加
血清胆碱酯酶活性	减少
心输出量和每搏输出量	增加
分钟通气量	增加
功能残气量	减少
耗氧量	增加
动脉血二氧化碳分压	减少
体循环阻力	减少
血压	减少
血细胞比容	减少
血清肌酐	减少
血清白蛋白	减少

　　仰卧位，妊娠子宫容易压迫下腔静脉，主动脉也较低程度地受压。这种主动脉压迫阻碍了静脉回流，可以导致心输出量减少、低血压和子宫灌注下降。这被称为仰卧位低血压综合征，可能最早在妊娠20周出现，而且随着子宫变大而进一步加剧，如巨大胎儿、多胎妊娠。侧卧位、膝胸位、左侧子宫移位等体位有助于避免主动脉腔静脉压迫的不利影响。

　　一些女性可能患妊娠期高血压（收缩压>140 mmHg或舒张期>90 mmHg），子痫前期（高血压+蛋白尿）或子痫（子痫前期+癫痫症状），子痫前期的明确治疗方式是胎儿娩出。

呼吸系统

　　妊娠期间，潮气量增加，呼吸速率也较低程度的有所增加。分钟通气量的增加导致补偿性呼吸性碱中毒，这一点在开始用机械通气时要牢记。

　　一系列的生理变化使产科患者容易发生气道并发症，包括气管插管失败和误吸。耗氧量增加且功能残气量（FRC）下降，使得患者在未给予通气时，可能迅速发生低氧血症。孕妇在妊娠期间甚至分娩时，气道管理变得更为困难，因此产妇具有更高的插管困难和失败风险。足月时，上呼吸道和下呼吸道常存在黏膜充血，因此必须轻柔操作喉镜，使用更小的气管导管，避免经鼻气道。在仰卧位，足月的妊娠女性增大的乳房向上偏移，可能妨碍喉镜操作。在此情形下，短手柄喉镜更容易使用。

　　胃肠道的解剖和生理变化使发生误吸的风险增加，因此分娩妇女需要采取"饱胃"预防措施。如果产妇失去气道保护（如高平面蛛网膜下隙阻滞、过度给予静脉麻醉药），应行气管插管。

中枢神经系统

产妇对吸入麻醉药和局部麻醉药更敏感，这可能是由于黄体酮增加。内源性内啡肽也可能参与引起这种效果，特别是在围产期期间。挥发性麻醉药的最小肺泡浓度（MAC）在整个妊娠期间下降。激素引起的的变化也可能会增加神经对局部麻醉药的敏感性。此外，妊娠子宫引起硬膜外静脉的扩张，被认为可能导致椎管内麻醉药的需要量减少。

血液系统

妊娠期间总血容量显著增加（≈45%）。稀释性贫血的发生是因为血浆容量增加超过了红细胞的增加。由于这些改变，孕妇通常可以耐受一般情况下的阴道分娩失血量（500 mL）或剖宫产失血量（1 000 mL）。其他值得注意的血液学变化包括白细胞增多，血浆凝血因子增加以及偶尔血小板轻度减少。产妇血液变得相对高凝，这对于产科急性失血是有利的。不幸的是，高凝状态容易使这些患者发生深静脉血栓、肺栓塞和其他血栓栓塞事件。

少部分的产妇（≈0.5%）可能发生进行性恶化的血小板减少、肝功能异常、溶血以及贫血，称HELLP综合征。这是一种危及生命的产科并发症，通常出现在妊娠后期甚至分娩后。HELLP的治疗是胎儿娩出。

胃肠道系统

产科患者胃内容物误吸风险增加，这是由于：

（1）食管和胃肠动力受损；

（2）胃构象和位置的变化；

（3）食管下端括约肌张力下降；

（4）分娩过程中，胃排空延迟。

预防性措施旨在减少吸入性肺炎的风险，重点在于干预这些危险因素。最重要的预防措施是在分娩期间避免固体食物。在手术前，尚需考虑其他措施。很多人常规口服一种非颗粒型抗酸药——枸橼酸钠，它能快速缓冲既存胃酸，但代价是增加胃容量，进而可能导致恶心。枸橼酸钠的缓冲能力受时间限制，因此不宜于手术前过早给药。可以使用H_2受体拮抗药或质子泵抑制药，但其有益作用可能起效太晚。甲氧氯普胺增加胃排空和食管下端括约肌张力，并被一些医生提倡使用。可能发生的锥体外系反应是一个主要缺点，妨碍了它的常规应用。

肾脏

肾血流量和肾小球滤过率在妊娠期间明显增加。因此，产科患者的肌酐应低于其非孕状态。此外，全身水增加约30%。在妊娠期间，肾小球对蛋白的通透性增加可能导致轻度蛋白尿。

肌肉骨骼

随着妊娠的进展，腰椎变得越来越前凸。脊柱前凸妨碍了蛛网膜下隙阻滞和腰部硬膜外麻醉的椎板间入路。良好的体位有助于抵消脊柱前凸的不良影响，尽管随着子宫逐渐增大，这会变得更加困难。近足月时，随着身体为阴道分娩做准备，韧带往往变得更为松弛。许多操作者注意到，与非孕时相比，孕妇的黄韧带（第十三章《区域麻醉》）更具海绵样质感。

子宫胎盘血流量

妊娠晚期，子宫血流量可能占心输出量的12%。可以造成子宫灌注不良的因素包括子宫动脉低血压（低血容量、主动脉压迫）、子宫静脉压增加（腔静脉压迫）以及子宫血管阻力增加（宫缩、重度子痫前期），这些因素的紊乱可能会影响胎儿的氧供。

外源性血管收缩药可能也会影响子宫灌注。几十年前的动物研究数据使得许多人避免使用α-受体激动药（去氧肾上腺素），因为他们认为这会增加子宫血管阻力。然而，最近的研究表明，去氧肾上腺素比麻黄素更适用于治疗剖宫产椎管内麻醉后的低血压，这体现在更好的血流动力学控制，且脐带血气分析结果更佳。

孕妇-胎儿交换

在产妇胎盘绒毛间隙内，来自产妇子宫螺旋动脉的血液浸泡着胎儿的绒毛毛细血管。由于胎盘交换需要跨膜进行，这有赖于扩散、散流和主动转运机制。氧气和二氧化碳扩散容易通过胎盘。产妇的血红蛋白解离曲线右移，这有利于氧气的卸载。胎儿血红蛋白对于氧气有高亲和力，故而进一步帮助胎儿氧转移（相比成人血红蛋白，胎儿氧血红蛋白解离曲线左移）。

药物的母胎转移是一个复杂的主题，超出了本文的讨论范围。一般来说，小分子、亲脂性的分子（如大多数麻醉药）很容易穿过胎盘，而大分子、亲水性的分子、蛋白结合的分子则不利于扩散（如神经肌肉阻断药物、胰岛素）。不幸的是，实际情况往往是更复杂的。例如，局部麻醉药可以通过所谓的离子捕获（ion trapping）积聚于胎儿体内。这发生于局部麻醉药（非离子化的弱碱）进入相对偏酸的胎儿体内时，药物离子化因而"被捕获"。

产时胎儿的评估

产时胎儿评估的目的是监测胎儿是否宫内缺氧，以便在不可逆转的胎儿危害发生之前，即可进行干预（例如，改变体位、使用宫缩抑制药或行剖宫产）胎儿心率，尽管缺乏特异性，但对于提示胎儿氧供仍可能是有用的。一项荟萃分析显示：相比间歇监测，连续电子胎儿心率监测可以降低新生儿癫痫发作的风险，但没有减少宫内胎儿死亡率或减少胎儿神经损伤的风险。然而，进行连续电子胎心监护与发生手术分娩之间有较高的相关性。无论采用哪种策略，基线胎心率（fetal heart rate，FHR）应该介于120~160次/分（图20.1）之间。异常可能包括以下几种：

（1）失去心率变异性——一种非特异性表现，有时提示胎儿宫内窘迫；

（2）心动过速（胎心率>160 bpm）——往往由于产妇发热或药物作用；

（3）心动过缓（胎心率<120 bpm）——不良征兆，如果严重且持续，可能表示胎儿宫内缺氧。

减速是FHR周期性放缓。根据减速与宫缩的关系，可描述为三种主要的

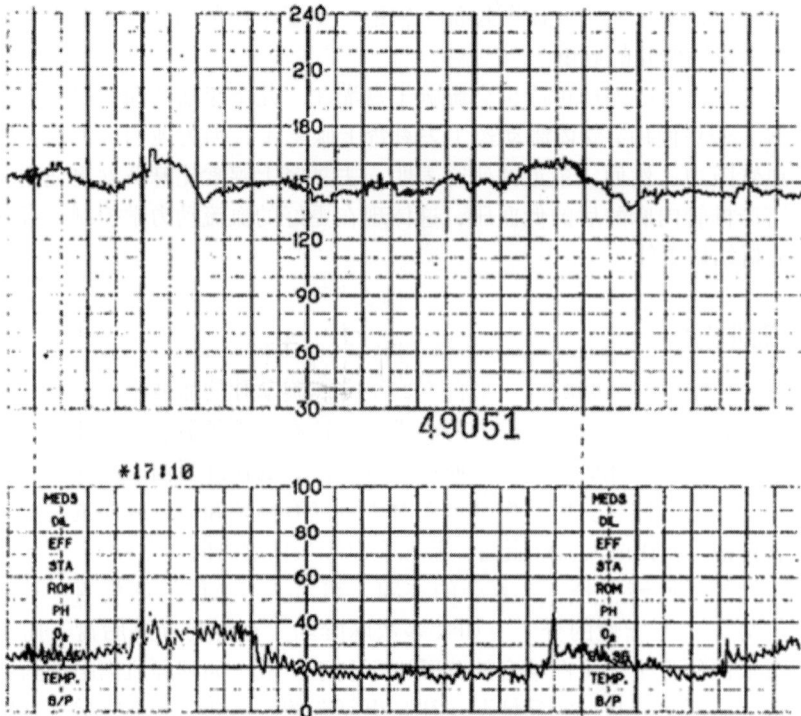

图20.1　正常胎心率模式。（140 次/分）心率变异性是也正常的。没有周期性变化（经允许采用自从Datta[13]）

减速模式：早期减速、晚期减速和可变减速（图20.2~图20.4）。

胎头受压增加迷走神经活动被认为是早期减速的原因。早期减速发生于宫缩开始后不久，通常有一致的形状，并不提示胎儿宫内缺氧；晚期减速代表胎盘功能不全，即宫缩期间存在胎儿氧供不足；可变减速通常是由于脐带受压，与宫缩的关系不确定。

新生儿的评价：Apgar评分

当胎儿被娩出，Apgar评分（表20.2）可以用来评价其健康状况。这套评分系统得名自Virginia Apgar（该麻醉医生于1950年代发明了此系统），该评分系统由5项内容组成，每项评分范围为0~2。五个评分相加，得到单个新生儿Apgar总分。分数范围从0~10，而第7~10分被认为是正常。

阴道分娩的麻醉处理

协调一致的子宫动作和宫颈扩张导致明显的不适，俗称分娩疼痛。分娩本身可以分为三个阶段：

（1）第一产程起自宫缩开始，直至宫颈完全扩张；

（2）第二产程起自宫颈完全扩张，直到胎儿娩出；

（3）第三产程从胎儿娩出直到胎盘娩出。

分娩潜伏期的疼痛主要为内脏痛，来源于子宫。第一产程中，疼痛是由于宫颈扩张和子宫收缩。疼痛通路包括内脏神经传入支，自T10~L1进入脊

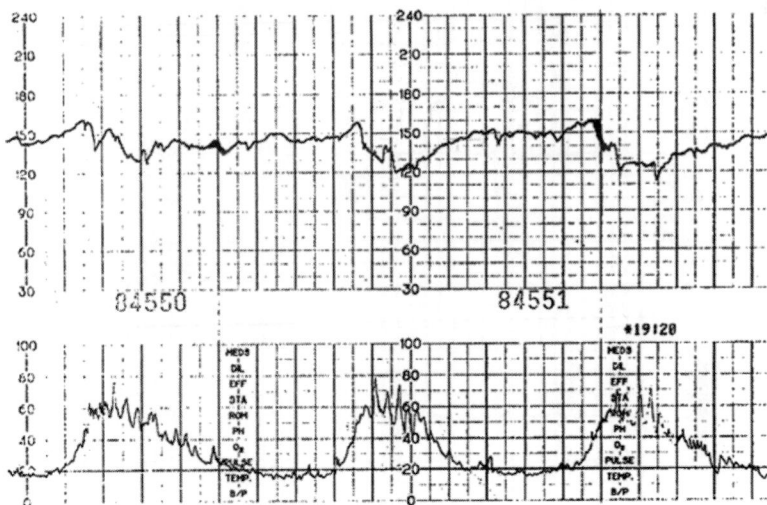

图20.2 早期减速[13]

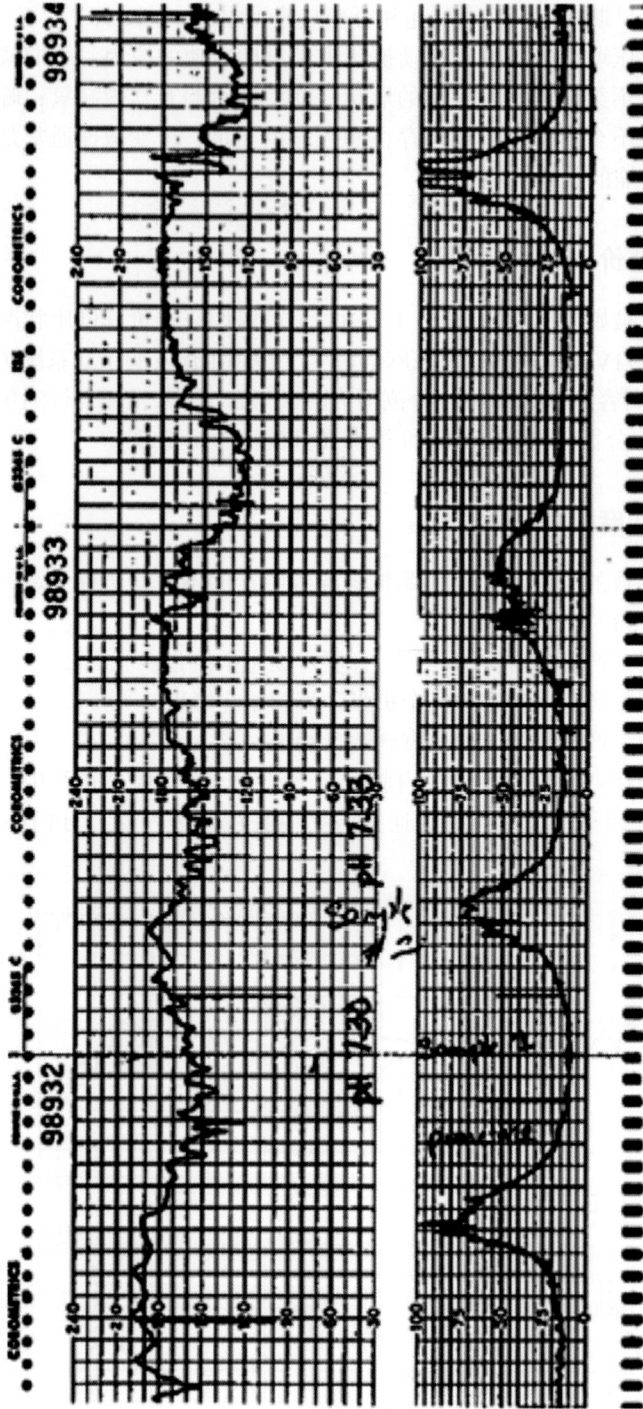

图20.3　晚期减速，与宫缩期间变异性减少的胎儿心率（FHR）

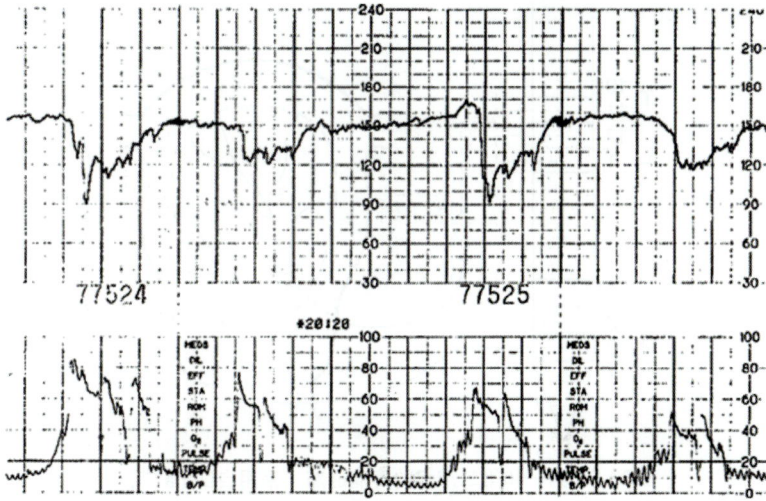

图20.4　第二产程轻度至中度可变减速（经允许采用自Datta[13]）

表 20.2　Apgar 评分

	0分	1分	2分
外观	完全青紫	四肢青紫	粉色
脉搏	缺如	<100次/分	>100次/分
痛苦表情	对刺激无反应	刺激时有痛苦表情	刺激时缩回
活动	无	稍蜷曲	剧烈活动
呼吸	无	弱	良好

髓。随着进入第二产程，更多伴有躯体疼痛，经会阴神经（S2~S4）到达脊髓。图20.5描述了分娩的疼痛通路。

分娩痛的非药物治疗

　　阴道分娩的不适可以由多种技术缓解。心理助产技术（如Lamaze呼吸放松方法），其有效性的内在机制可能是脊髓水平的疼痛调节。其他非药物疼痛治疗技术包括生物反馈、催眠、针灸、水疗、按摩。

用于分娩痛的全身性药物

　　全身性（静脉）镇痛与阿片类药物可以导致胎儿不良呼吸抑制。尽管如此，阿片类药物如吗啡、芬太尼、哌替啶、氢吗啡酮和瑞芬太尼，以及混合

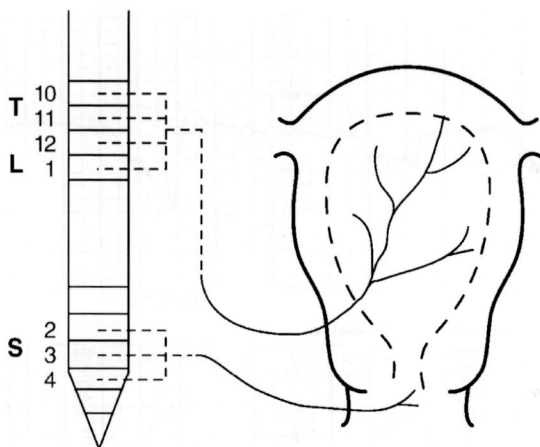

图20.5　第一和第二产程的疼痛通路（采用自Datta[14]）

激动-拮抗药阿片类药物（如布托啡诺、纳布啡）均有所使用。上述阿片类中的一部分已经以患者自控镇痛（patient controlled analgesia，PCA）的形式被采用。全身用药的主要缺点是它们可能导致胎儿和母亲的呼吸抑制。

区域麻醉

宫颈旁阻滞仅仅能缓解第一产程，伴宫颈扩张和子宫收缩的疼痛。不幸的是，这些方法有导致存活胎儿心动过缓和死亡的风险，基本已经被废弃。虽然很少施行，但是阴部神经阻滞是安全的，且能有效缓解第二产程的躯体疼痛。虽然尚不能算完全理想（表20.3），椎管内镇痛方法（腰部硬膜外）通常是解决分娩不适的最佳药物治疗方法。大多数人认为腰部硬膜外阻滞麻醉镇痛是分娩镇痛的金标准。它对第一产程和第二产程均有效。

表20.3　分娩镇痛理想药物的特点

属性
有效、可靠
作用时间与产程时长相吻合
无禁忌证
没有不良反应（瘙痒、恶心、低血压、尿潴留）
没有并发症（神经损伤、高位阻滞、硬膜外血肿/脓肿），感觉阻滞时无运动阻滞
不会干扰或延长分娩
无增加手术分娩发生率的风险

硬膜外阻滞麻醉镇痛

连续腰椎硬膜外阻滞麻醉镇痛（十三章《麻醉技术：区域麻醉》），伴/不伴患者自控负荷剂量，常用于分娩镇痛，患者自控硬膜外阻滞麻醉镇痛可以改善镇痛，减少医护人员的干预工作量。现今，常采用稀释的局部麻醉药溶液加小剂量硬膜外阿片类药物，可提供有效的镇痛，极少运动阻滞，且阿片类相关呼吸抑制风险很低。分娩硬膜外阻滞麻醉镇痛的主要不良反应包括低血压、运动神经阻滞和局部麻醉药误入血管内或蛛网膜下隙内。

由于产妇存在持续不适，且脊柱前凸加重，硬膜外的放置可能颇具挑战性。在识别硬膜外隙时，应该意识到腹内压的增加可以传输到硬膜外间隙。如果在腹腔内压力高时，如子宫收缩，不加分辨一味进针则可能导致无意间穿破硬膜。患者于坐位时，比较容易识别硬膜外间隙，可是某些患者这一体位可能很难摆放，而且会使外部胎儿监测变得困难。侧卧位更有利于胎儿心率监测，并可能对患者更舒适。

蛛网膜下隙阻滞

当预期产程历时较短（例如，经产妇已有宫颈高度扩张），单次蛛网膜下隙阻滞可能足以提供有效镇痛，鞘内注射阿片类药物（例如，芬太尼、舒芬太尼或吗啡）可提供一定时间的镇痛，可给予或不给予小剂量的鞘内注射局部麻醉药（例如，布比卡因）。与硬膜外阻滞麻醉相比，蛛网膜下隙阻滞的另一个优势在于起效较快。

计划中的或意外发生的连续蛛网膜下隙阻滞，是十分有效的分娩镇痛。当需要行手术时，鞘内导管允许快速实现外科麻醉。对于不能耐受椎管内局部麻醉药阻滞或高位蛛网膜下隙阻滞引起的交感神经阻滞（低血压、心动过缓）的患者，单纯阿片类的持续腰麻镇痛可能是良好的选择。不幸的是，标准尺寸的导管必须经由大孔径针放置，从而导致难以接受的硬膜穿刺后头痛（post-dural puncture headache，PDPH）。蛛网膜下隙阻滞微导管可由小孔径针放置，减少发生PDPH的可能。不幸地是，蛛网膜下隙阻滞微导管与难以接受的高神经系统并发症概率相关。局部麻醉药神经毒性，而非微导管本身，可能是蛛网膜下隙阻滞微导管引起并发症的原因。

蛛网膜下隙阻滞和硬膜外阻滞麻醉联合镇痛

蛛网膜下隙阻滞和硬膜外阻滞联合的麻醉用于分娩镇痛越来越流行。如使用得当，该技术似乎有类似于连续腰段硬膜外镇痛的安全性。该技术的的主要优势在于，鞘内注射阿片类药物和/或局部麻醉药，可使镇痛快速起效。

如要行蛛网膜下隙阻滞和硬膜外阻滞麻醉，于低腰段确认硬膜外间隙，使用阻力损失法以识别。一旦硬膜外阻滞麻醉穿刺针正确放置在硬膜外隙，持稳穿刺针，一根长的、小孔径的铅笔尖式蛛网膜下隙阻滞穿刺针经由硬膜外刺入，直至感受到突破感。确认脑脊液，将要给的药物注射入鞘内。取出蛛网膜下隙阻滞穿刺针后，硬膜外导管被置入硬膜外间隙。

关于椎管内镇痛方法的常见误区

多年来，许多问题被归咎于硬膜外分娩镇痛，大多数指控都被认为是子虚乌有。硬膜外管理的历史性差异和研究设计中的困难，阻碍了这场争议。

曾经的数据提示硬膜外阻滞麻醉镇痛损害新生儿健康和增加剖宫产的风险，这在今天已经被驳斥了。背痛和神经损伤也常常被归咎于椎管内阻滞。许多产科患者，无论是否给予椎管内阻滞，往往均存在这两种并发症。重要的是要记住，产科创伤可能伤及腰骶干。神经系统检查可能有助于区分产科创伤和阻滞针创伤。如果神经功能缺损对应于周围神经的分布，更有可能是由于产科创伤，皮节式分布则更有可能是椎管内阻滞引起。

虽然时有争论，但是目前尚不清楚硬膜外阻滞麻醉镇痛是否延长产程。历史上，生产早期阶段人们常避免使用硬膜外阻滞麻醉镇痛，正是由于担心硬膜外阻滞麻醉镇痛延长此阶段。值得产妇们庆幸的是，这种做法很大程度已经被废弃了。

剖宫产术的麻醉处理

剖宫产最常见的是在区域麻醉下进行的。虽然很少见，必要时该手术也可以在局部麻醉下进行。当选择麻醉时，必须考虑诸多因素，尤其是剖宫产的指征、病情的紧迫性以及产妇胎儿的健康。剖宫产常见适应证包括胎儿宫内窘迫、产妇出血风险、难产（异常生产）和孕产妇濒死。表20.4列出理想剖宫产麻醉的特征。椎管内麻醉，虽然并不完全理想，但通常是最好的选择。

蛛网膜下隙阻滞

单次蛛网膜下隙阻滞可以快速达到可靠的手术麻醉，且具有相当可预测的持续时间。由于会发生腹膜牵引，对于大多数患者T4被认为是理想的阻滞感觉水平。有时即使阻滞看似"充分"，迷走神经传入可能是内脏感觉不适感的原因。在手术切口前，必须以客观测试（例如，针刺）确认达到外科麻醉水平。对于长时间的手术，往往最好给予连续阻滞（如蛛网膜下隙阻滞和硬膜外阻滞麻醉、连续硬膜外、连续蛛网膜下隙阻滞）。

鞘内注射小剂量亲脂性的阿片类药物（如芬太尼）可能有助于缓解剖宫产中一部分内脏不适。鞘内注射吗啡可以提供较好的术后镇痛，但可能存在

表20.4 理想剖宫产麻醉的特点

有效和可靠

可以瞬间起效

作用时间与手术长短相匹配

避免胃内容物的误吸

避免气道操作（避免困难插管）

允许产妇参与生产过程

方便家庭成员出现在手术室

确保不会干扰新生儿健康

保证血流动力学稳定

避免影响止血

无并发症或不良反应

无禁忌证

无技术性失败可能

减轻术后疼痛

的瘙痒、恶心和呼吸抑制，使得一部分麻醉医生对该技术持保留态度。

预先给予大剂量静脉液体可能有助于减少蛛网膜下隙阻滞引起的血流动力学不稳。如果发生低血压，必须积极治疗，给予静脉液体和去氧肾上腺素。维持适当的左侧子宫移位，避免仰卧位，因为这些可加重低血压。

当阻滞达到高胸椎水平（T4），通常会出现心动过缓。心动过缓、低血压反应在初始复苏尝试无效后，必须及时用肾上腺素处理。高位腰麻可能导致呼吸抑制。

硬膜外阻滞麻醉

与蛛网膜下隙阻滞相反，硬膜外阻滞麻醉可引起血流动力学渐进式改变，这在某些情形下是更可取的。不幸的是，硬膜外阻滞麻醉深度不够，时常有斑片或单侧阻滞，需要高剂量的局部麻醉药，并需要更多时间起效。为了方便和安全，往往使用留置硬膜外导管间歇给予负荷剂量来建立硬膜外阻滞麻醉。使用腰段硬膜外，通常需要15~25 mL局部麻醉药（0.5%布比卡因、1.5%~2%利多卡因、3%氯普鲁卡因）来实现手术麻醉。如果有合适监护患者的条件，也可以给予硬膜外吗啡用于术后疼痛。硬膜外局部麻醉药常添加肾上腺素，以减少局部麻醉药全身吸收。

试验剂量的局部麻醉药和肾上腺素有助于排除蛛网膜下隙或静脉意外给

药，在硬膜外给药之前是合适的。氯普鲁卡因起效快速，通过血浆酯酶快速代谢。因此，氯普鲁卡因对于防止全身毒性有一定保护性意义。而当需要硬膜外阻滞麻醉迅速起效时，如发生胎儿宫内窘迫，而患者已有硬膜外导管，那么氯普鲁卡因是一个极好的选择。

对于已存在的硬膜外导管，如果阻滞对称，分娩痛控制良好，那么给予负荷剂量的高浓度局部麻醉药后可以用于手术麻醉。与蛛网膜下隙阻滞相比，硬膜外阻滞麻醉阻滞程度较浅。与所有区域麻醉一样，在手术切口前，必须使用客观检查确定阻滞效果。在手术过程中，当硬膜外阻滞麻醉变得不足时，补充静脉药物可能有所帮助（例如，阿片类药物、氯胺酮）。然而，保护性气道反射必须不受抑制。如果患者需要超过浅深度的镇静，则应诱导全身麻醉，并保护气道。

全身麻醉

产妇被认为存在更高的气管插管失败和胃内容物误吸风险。因此，全身麻醉被保留用于紧急情况下，或存在区域麻醉禁忌证时。如果预期存在困难气道，区域麻醉或清醒插管可能是适当的。

在全身麻醉诱导之前，应给予非颗粒型抗酸药，并考虑给予甲氧氯普胺和/或H_2受体拮抗药。为了尽量减少胎儿抑制，应该等到患者被消毒铺巾和产科医生准备好手术后，再诱导全身麻醉。

由于产妇饱和度可迅速降低，预吸氧的重要性无论怎样强调都不过分。一如往常，必须维持左侧子宫位移。在充足的预吸氧后，最常使用丙泊酚和琥珀胆碱行快速序贯诱导插管。一名助手施加环状软骨压迫，直到确认气管插管位置后松开。在胎儿娩出前，常使用挥发性麻醉药维持麻醉。有人主张胎儿娩出前应给100%氧气，特别是在胎儿宫内窘迫的情况下。胎儿分娩后，常规给予催产素以促进子宫收缩。

如果子宫继续出血，则可能需要二线药物（如甲基麦角新碱或卡前列素氨丁三醇）。无论情况如何，胎儿娩出后尽量减少挥发性麻醉药浓度是明智的，因为高浓度吸入麻醉药可能导致子宫收缩乏力，引起出血。在该手术阶段，补充阿片类药物和一氧化二氮有助于达到可接受的麻醉深度。如有需要，使用小剂量的非去极化神经肌松药维持松弛。预防性止吐药、苏醒前使用胃管清空胃部是明智的，因为所有产妇都被认为是饱胃。直到确保患者完全清醒并且可以保护气道前，应保留患者气管导管。

产科出血紧急情况

如前所述，妊娠子宫最高接收心输出量的12%。毫无意外，出血是产科的发病率和死亡率的主要原因。

产前/产时出血

前置胎盘、胎盘早剥、子宫破裂和胎盘植入是出血的主要原因。

（1）前置胎盘，指胎盘接近或甚至覆盖宫颈内口。当出血是由前置胎盘引起时，它通常表现为无痛性阴道出血。

（2）胎盘早剥是胎盘从子宫壁异常剥离，取决于位置和分离程度，可引起不同表现。胎盘早剥通常可发生阴道流血，但大量出血可隐匿于宫内。

（3）子宫破裂是剖宫产后阴道分娩（vaginal birth after cesarean section，VBAC）可怕的并发症，但在无明显危险因素的患者中也可以发生。子宫破裂可能表现为低血压、胎儿宫内窘迫和持续腹部疼痛（例如，持续腹痛而硬膜阻滞麻醉外镇痛无法缓解）。大量出血可隐匿于腹腔内。

（4）胎盘植入发生于胎盘深层侵入子宫壁时，甚至对于产前明确诊断者，胎盘植入仍使产妇面临剖宫子宫切除术的风险。

产科出血需要紧急剖宫产时，全身麻醉通常是最合适的，因为相比区域麻醉，全身麻醉可以更快起效，且区域麻醉在出血性休克时属禁忌。与丙泊酚相比，氯胺酮、依托咪酯较少引起血流动力学抑制，故而在此情形下他们是更好的诱导药物。显然，大口径静脉通道、血液制品和液体加温设备是挽救生命的必需品。

产后出血

产后出血最重要的常见原因包括子宫收缩乏力和胎盘滞留。子宫按摩和静脉注射催产素有助于防止产后子宫收缩乏力。发生胎盘滞留时，需行子宫手法探查。根据病情，合适的麻醉包括全身麻醉或区域麻醉。如果存在出血性休克，全身麻醉通常是最安全的选择。静脉注射硝酸甘油和/或挥发性麻醉药可松弛子宫平滑肌，有助于子宫手法探查。阴道和宫颈撕裂伤可以于分娩时发生，偶尔会引起显著出血，需要手术干预。

非产科手术的麻醉

妊娠期间应该避免非产科手术。外科手术可导致流产或早产，且很多药物的孕期安全性缺乏研究。如果存在充分的、良好对照的研究未能显示药物对胎儿的危险性，则该药物被认为是"安全"的。显然，大多数药物缺乏如此程度的证据。

尽管许多药物被认为是安全的，大多数麻醉药并无如此深度的人体研究，安全性仅仅在动物模型中得到证实。因此明智的做法是避免胎儿在非必要的情况下接触麻醉药物，特别是在器官形成时期（前3个月）。如有可能，手术应该推迟到中期妊娠时。给予任何药物前，都应该权衡药物有益作用和造成胎儿伤害的可能性。

如果手术必须进行，应尽可能使用区域麻醉。最初苯二氮䓬类和笑气被认为可能导致胎儿畸形。但是并没有这两种药物引起胎儿畸形的人体试验数据。然而，许多麻醉医生仍选择在妊娠期间避免苯二氮䓬类和笑气。

无论选择哪种技术，应避免胎儿酸中毒、血氧不足及子宫胎盘血流减少。维护孕妇的正常氧合、通气、血压、心输出量是至关重要的。根据胎龄，围术期期间监护胎儿可能是有用的。

案例学习

患者，女，30岁。目前妊娠39周，除合并高血压外无其他疾病，现因临产而入院。当患者的宫口开至4 cm、宫缩规律时，患者要求分娩镇痛，请你会诊。

在术前访视时，你还需要采集什么其他信息？

除了常规信息，包括并存疾病、禁食状态和产科及麻醉病史外，你应该多了解关于高血压的信息，这可能是子痫前期的一个标志。如果怀疑该诊断，在施行椎管内镇痛前，应谨慎地实施患者的实验室检查，尤其是血小板计数，产科史是有助于确定患者是否会在短时间内分娩（例如，如果患者是经产妇，胎膜已破，宫口扩张至8 cm）或较长时间（初产妇，胎膜完整，宫口4 cm）。同样重要的是评估FHR，或就胎儿状态咨询产科医生和产科护士。这些信息可能会指导你选择镇痛技术。

你的术前评估显示患者为初产妇且胎膜未破。患者的血小板计数是165×10^9/L。其他实验室检查是正常的。既往史和麻醉史均无特殊。入院时的血压为150/90 mmHg，并保持稳定。胎心监护显示胎儿状况良好。你的麻醉计划是什么？

看起来这是一个健康的产妇，轻度妊娠高血压。因此患者适合硬膜外阻滞麻醉或蛛网膜下隙阻滞和硬膜外阻滞麻醉联合镇痛。因为患者的高血压可能是剖宫产的危险因素，一些麻醉医生可能更偏好常规硬膜外阻滞麻醉镇痛，以确定导管正常（蛛网膜下隙阻滞和硬膜外阻滞麻醉联合技术使用鞘内阿片类药物，在给药的前90分钟左右。可能掩盖硬膜外导管效果不足的情况）。

你选择了硬膜外阻滞麻醉镇痛。描述该技术和你最初的药物选择。

在给予标准监护（脉搏血氧计、血压袖带、ECG）后，摆好体位，可选择坐于床缘或侧卧位并弯曲膝盖和臀部。下背部消毒铺巾。

使用1%利多卡因局部浸润L3~L4（或L4~L5或L2~L3）间隙。硬膜外穿刺针略微向头部方向，插入韧带，缓慢进针，同时将注射器与穿刺针相连，感受0.9%氯化钠溶液或空气阻力消失。当感受到阻力消失时（通常皮肤下4~7 cm），利用导管和穿刺针上的深度标志判断所需深度，将导管经针置入硬膜外隙3~5 cm，用无菌敷料和胶布固定导管。给予试验剂量的局部麻醉药（可添加或不添加1：200 000肾上腺素），询问患者是否有局部麻醉药入血（头晕、耳鸣、口周麻木）或鞘内注射（快速发生的下肢深度麻痹）的迹象。如果无上述征象，可给予负荷剂量的局部麻醉药，通常为布比卡因0.0625%~0.125%，常合并芬太尼2 mcg/mL，分次给药，并反复确认是否有血管内注射迹象。

镇痛建立后，你将如何维持？

虽然存在许多方案，但患者自控硬膜外阻滞麻醉镇痛（PCEA）是非常受欢迎。一个典型的方案是，背景连续输注6~8 mL/h，5 mL的患者需求量，在两次需求间锁定15分钟的安全时间。应指导患者，每当疼痛发生，可按下需求按钮。如果一到两个需求剂量后疼痛仍未缓解，可呼叫麻醉医生。即使患者并未呼叫你，仍需定期检查患者的舒适度和生命体征，检查硬膜外泵，并持续胎心监护。

3小时后产妇感受到会阴区不适，因此呼叫了你。患者已经尝试了PCEA按钮。你将如何应对？

骶区疼痛和想要向下用力的感觉往往预示着第二产程的开始。和产科护士回顾最近的一次宫颈检查有助于分辨该情形。通常将患者的床背抬高后，给予一个"追加"剂量的局部麻醉药（0.125%~0.25%布比卡因5~10 mL和/或芬太尼50~100 mcg），常常是有效的。

产妇已经达到完全的宫颈扩张并开始向下推送胎儿。之后没多久，因为注意到胎心监护上的胎心率减慢，你被紧急呼叫。你的立即处理措施是什么？

首先，评估患者的阻滞和生命体征。有时，额外剂量的局部麻醉后引起的低血压可能导致胎心变化。如果血压有所下降，可给去氧肾上腺素60 mcg，或麻黄素5~10 mg，并加快补液速度。给氧气面罩，并确保患者处于非平卧位（以避免妊娠子宫的主动脉腔静脉受压迫）。

现在产妇的生命体征正常并感觉舒适，但胎心监护没有改善。产科医生希

望行剖宫产。如何延伸硬膜外阻滞以供手术麻醉？

根据情况的紧迫性，可以分次给予2%的利多卡因/肾上腺素或3%的氯普鲁卡因10~20 mL，氯普鲁卡因起效更快，但作用时间较短，要求频繁再次给药，在紧急情况下是有用的。麻醉目标是在几分钟内获得一个T4水平的阻滞（至乳头水平麻木）。给药时应监测生命体征，低血压可给予补液或去氧肾上腺素。芬太尼10~30 mg/kg是另一个有用的辅助用药，可增强利多卡因的作用。

建议延伸阅读资料

[1] Gin T, Chan MT (1994) Decreased minimum alveolar concentration of isofl urane in pregnant humans. Anesthesiology 81(4): 829–832

[2] Clark SL, Cotton DB, Lee W et al (1989) Central hemodynamic assessment of normal term pregnancy. Am J Obstet Gynecol 161(6 Pt 1): 1439–1442

[3] Kinsella SM, Lohmann G (1994) Supine hypotensive syndrome. Obstet Gynecol 83(5 Pt 1): 774–788

[4] Kodali BS, Chandrasekhar S, Bulich LN et al (2008) Airway changes during labor. Anesthesiology 108(3): 357–362

[5] Mendelson CL (1946) Th e aspiration of stomach contents into the lungs during obstetric anesthesia. Am J Obstet Gynecol 52: 191–205

[6] Th aler I, Manor D, Itskovitz J et al (1990) Changes in uterine blood fl ow during human pregnancy. Am J Obstet Gynecol 162(1): 121–125

[7] Ngan Kee WD, Khaw KS, Lau TK et al (2008) Randomised double-blind comparison of phenylephrine vs ephedrine for maintaining blood pressure during spinal anaesthesia for non-elective Caesarean section. Anaesthesia 63(12): 1319–1326

[8] Reynold F (2008) Obstetric problems? Blame the epidural! Reg Anesth Pain Med 33(5): 472–476

[9] Leighton BL (2009) Why obstetric anesthesiologists get sued. Anesthesiology 110: 8–9

[10] Brown WU Jr, Bell GC, Alper MH (1976) Acidosis, local anesthetics, and the newborn. Obstet Gynecol 48(1): 27–30

[11] Pollard JB (2001) Cardiac arrest during spinal anesthesia: common mechanisms and strategies for prevention. Anesth Analg 92(1): 252–256

[12] Alfi revic Z, Devane D, Gyte GM (2006) Continuous cardiotocography (CTG) as a form of electronic fetal monitoring (EFM) for fetal assessment during labor. Cochrane Database Syst Rev (3), CD006066

[13] Datta S (2004) Anesthetic and obstetric management of high- risk pregnancy, 3rd edn. Springer, New York

[14] Datta S (2010) Obstetric anesthesia handbook, 5th edn. Springer, New York

第二十一章　普通外科及减肥外科手术的生理学和麻醉

Rana Badr and Jesse M. Ehrenfeld

为了获得最佳效果，推荐在阅读本章内容前浏览第XI页的案例学习和问题。

重点学习目标

（1）了解肥胖和内分泌失调的病理生理学。
（2）了解减肥手术和常见普外科手术的麻醉注意事项。
（3）了解腹腔镜手术的生理注意事项。

肥胖

在美国及世界各地，肥胖是日益严重的问题，世界上存在超过10亿的人有超重或肥胖。66%的美国成年人超重，32%是肥胖。每年有超过30万美国人死于肥胖相关疾病。

肥胖是指身体积累了额外脂肪（男性超过体重的25%，女性超过35%），其分级基于身体质量指数（body mass index，BMI），如表21.1所示。BMI的计算方法为体重（kg）除以身高的平方（m²）。BMI正常值是20~25，BMI 25 ~ 30是超重（Ⅰ级肥胖）、BMI 30~35是肥胖（Ⅱ级肥胖）、BMI 35~40是严重肥胖（Ⅲ级肥胖）、BMI超过40是病态肥胖（Ⅳ级病态肥胖）。BMI有其局限性，对于评估健身练习者的肥胖，可能不够准确。

有两种类型的肥胖："向心性/男性型肥胖"多见于男性，"外周性/女性型肥胖"多见于女性。前者也被称为苹果形肥胖，后者被称为梨形肥胖。除了BMI，测量腹围也是很重要的。中央肥胖（男性腰围超过40 in或女性腰围

表21.1 肥胖分级

肥胖程度	BMI	健康风险
Ⅰ级（超重）	25~30	低
Ⅱ级（肥胖）	30~35	中
Ⅲ级（严重肥胖）	35~40	高
Ⅳ级（病态肥胖）	>40	极高

超过35 in）与呼吸和心脏方面的合并疾病相关。已有显示，腰臀比（waist-to-hip ratio，WHR）男性>0.8，女性>0.95者，存在发生并发症的高风险。

与肥胖有关的生理变化

心血管系统

肥胖是心血管疾病的独立危险因素。由于脂肪组织需要灌注，总血容量和每搏输出量增加以灌注增多的脂肪，体重每增加1 kg，心输出量增加0.1 L/min。

心脏肌肉纤维之间的脂肪逐渐积累可能导致心肌细胞变性和心功能不全。游离脂肪酸对于心肌的脂毒性作用可能会导致富含脂质的心肌细胞凋亡和引起心肌病发生。心输出量增加，左心室肥厚和LV舒张功能不全引起心力衰竭。糖尿病（diabetes mellitus，DM）、高血压（hypertension，HTN）和冠状动脉疾病（coronary artery disease，CAD）是肥胖人群易患充血性心力衰竭的其他因素。

增加的心输出量，在正常外周血管阻力的情况下，可引起高血压。每增加10 kg的体重，可引起收缩压升高3~4 mmHg，舒张压升高2 mmHg。腹部肥胖者，血压升高更加显著。脂肪细胞释放多种物质或交感神经系统兴奋也可引起外周血管阻力增加。肥胖患者合并代谢综合征发生冠状动脉疾病的风险更高。左心房扩张增加这些患者心房颤动（房颤）的风险。30%的肥胖患者存在QT延长，心律失常和猝死的风险也较高。

尽管有心输出量高，但心室充盈压升高，小腿肌肉的泵血功能降低，这两个因素使得肥胖患者存在更高深静脉血栓形成（deep venous thrombosis，DVT）的风险。脂肪组织的副产品，也可能导致患者容易产生血栓或高凝状态。

呼吸系统

脂肪组织新陈代谢活跃，肥胖使得氧气消耗、二氧化碳产生和呼吸功均增加。肥胖者胸壁顺应性下降，因此补呼气量（expiratory reserve volume，

ERV）和功能残气量（function residual capacity，FRC）显著减少。FRC可能低于闭合容量，因此在正常通气时，小气道即可能关闭。肺总量（total lung capacity，TLC）也有所减少。仰卧位进一步降低FRC和TLC，这常常导致通气/灌注不匹配。减少FRC意味着在呼吸暂停时可能更快发生缺氧，因此可用于麻醉诱导和插管的时间受到限制。由于功能残气量和肺总量的减少，此类患者更容易发生术后肺不张。由于胸壁顺应性和呼吸肌肉力量减弱，肥胖会增加呼吸功，这些可能会导致呼吸困难。

阻塞性睡眠呼吸暂停（obstructive sleep apnea，OSA）在肥胖人群中更为常见，特点是夜间频繁的呼吸暂停和气道阻塞、打鼾、睡眠频繁打断、白天嗜睡。OSA患者可能有困难通气和困难插管。夜间反复的交感神经刺激可能是这些患者患有高血压的原因。约70%的OSA患者是肥胖的，而在肥胖者中40%患有OSA。

肥胖性通气不足（匹克威克综合征）是严重肥胖患者的呼吸衰竭，表现为嗜睡、日间高碳酸血症($PaCO_2$>45 mmHg）、低氧血症、真性红细胞增多症、肺动脉高压和心脏增大（肺心病），大部分的患者也有OSA。

胃肠道系统

脂肪肝（肝脏中堆积的脂肪>肝脏重量的10%）在肥胖患者中非常常见。在肝脏中的脂肪堆积可能会导致炎症和从简单脂肪肝到肝硬化等一系列肝脏疾病。腹部肥胖与GERD和误吸风险增高有关。

内分泌和代谢系统

肥胖与高脂血症、高血压、胰岛素抵抗、炎症和容易产生血栓状态有关。多余的脂肪组织释放包括非甾体类脂肪酸、细胞因子、血纤溶酶原激活剂抑制物–1、白细胞介素–6和脂联素等多种产物，这些产物是导致代谢性综合征的原因，而且与冠心病风险增高有关。因此，治疗应针对降低体重。图21.1描述了肥胖常见的全身性表现。

神经和心理问题

肥胖患者体型严重异常，因此他们可能在学校和工作场所受到歧视。抑郁症在肥胖患者中很常见，因此应该回避这些问题。腕管综合征和其他表浅神经受压在肥胖患者更常见，在手术室摆放患者体位时应注意防止神经损伤，这十分重要。此外，也有报道显示，肥胖患者患脑卒中的风险很高。

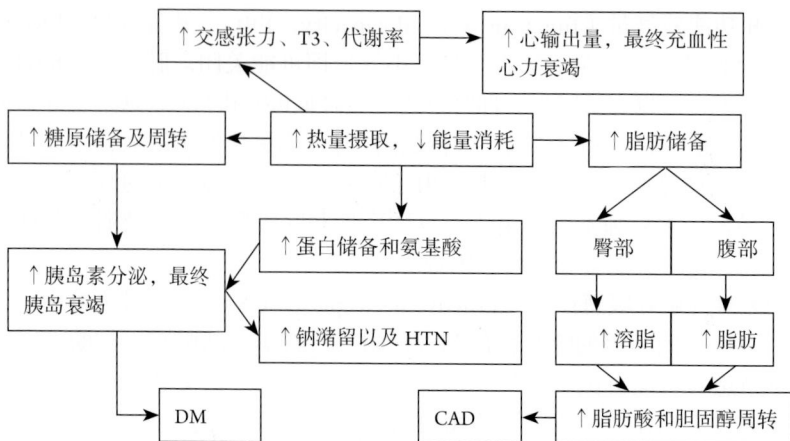

图21.1　肥胖的全身表现

CO，心输出量；CHF，充血性心力衰竭；DM，糖尿病；CAD，冠状动脉粥样硬化性心脏病；HTN，高血压。

肥胖患者的气道挑战

通常，肥胖患者，尤其是兼有OSA者，有过多的咽喉部软组织。颈围增加与Mallampati高分可能预示存在困难气管插管。尽管BMI本身并不是一个可靠的预测指标，但是肥胖患者气管插管困难的发生率高于正常人群。这些患者可能需要抬高头和躯干，并使用大号喉镜叶片以便插管。即使体位摆放良好，有时面罩通气可能比插管更具挑战性。插入口咽通气道，使用双手通气法，可能有助改善通气。

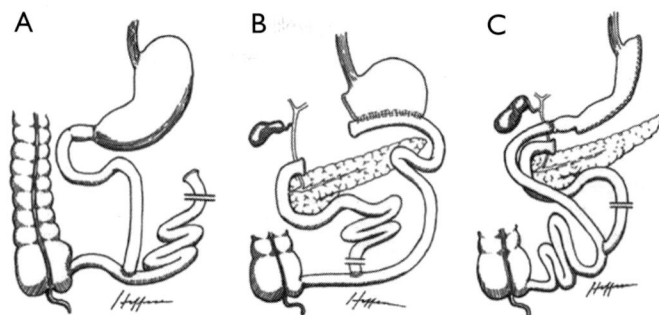

图21.2　减重手术

A，胃减容；B，腹腔镜可调节胃束带；C，Roux-en-Y胃旁路手术。采用自Mantzoros[14]。

肥胖手术

治疗严重肥胖和病态肥胖通常进行胃束带减容和胃旁路手术（图21.2）。手术目的是胃容限制和有意地造成胃肠营养吸收不良。这些手术越来越多地以腹腔镜方式实施。与开腹相比，腹腔镜手术可能有助于早期恢复、减少术后疼痛相关问题、减少术后肺部并发症、减少术后感染的发生和防止切口疝。

麻醉注意事项

术前评估

在将患者带入手术室前，应进行气道评价，如果预期气管插管困难，应在手术室备好纤维支气管镜插管（fiberoptic intubation，FOI）车，以便随时使用，有些情况下，清醒FOI也是非常有必要的。建议检查是否存在合并症，包括OSA，肥胖型通气不足、高血压、冠状动脉疾病、糖尿病等。肥胖患者获取静脉通道可能比较困难，有时可能需要中心静脉通道。

如果行开放剖腹手术，硬膜外阻滞麻醉可以有助术后疼痛控制和改善呼吸状况。术前应检查腰椎和胸椎区域，并评估硬膜外阻滞麻醉的可行性。对四肢手术也可考虑行神经阻滞。

术中考虑

在将患者带至手术室前，应确保适合减肥手术的手术台和合适大小的病床可用。获得适当大小的无创血压袖带以准确测量血压也很重要，如果袖带太窄血压会被高估。

肥胖患者诱导麻醉前应至少给予3分钟预充氧，而且把头和肩膀摆放成最适合插管的体位。建议在给予任何肌肉松弛药之前，应首先确保可以进行通气。困难插管的相关讨论可参考第九章《气道评估及管理》。对存在消化道反流症状的患者，应该考虑快速序贯诱导（rapid sequence induction，RSI）。

针对患者体型导致摆放困难以及神经损伤风险，应放置合适的衬垫和体位。如果需要额外的静脉通道，应在麻醉诱导后不久、患者消毒铺巾前即建立。通常而言，弱或中等脂溶性药物的剂量应该按照去脂体重（lean body weight，LBW），而高度亲脂性药物分布容量高，剂量应基于身体总重量（total body weiht，TBW）补液会高于预期。下肢充气加压装置、弹力袜和皮下肝素或低分子肝素（若无手术禁忌）应予以使用以预防深静脉血栓形成（DVTs）。

术后注意事项

适当的疼痛管理是很重要的，以便患者能完成深呼吸（有助于防止肺不张）和早期下床活动。腹部外科术后疼痛管理可以使用硬膜外阻滞麻醉或患者自控镇痛仪（patient-controlled analgesia，PCA）。由于OSA患者存在呼吸抑制的风险，长效阿片类止痛药应谨慎使用。使用局部麻醉药或合并阿片类药物的硬膜外阻滞麻醉镇痛，可有效替代静脉镇痛。应继续深静脉血栓预防，直到患者能够走动。

OSA患者的术后护理应考虑持续气道正压（CPAP）或双相气道正压通气（bilevel positive airway pressure，BIPAP）。有人提倡在麻醉恢复室即开始使用CPAP治疗，并持续过夜以预防术后肺不张。有时部分患者术后保留插管，尤其是那些有困难气管插管患者。

一般腹部手术麻醉的注意事项

术前评估

所有紧急手术都需要饱胃预防，且腹部紧急手术患者，即使已禁食禁饮数小时，仍存在肠梗阻和高误吸风险。肠梗阻的症状体征包括恶心、呕吐、腹胀。有些择期腹部外科手术患者由于疾病性质，存在高误吸风险，如行抗胃肠道反流手术或贲门失弛缓症的患者。对高误吸风险的患者，常在诱导麻醉前给予H_2受体阻滞药和枸橼酸钠。然而，甲氧氯普胺在肠梗阻中是禁忌的。

在肠梗阻或腹膜炎患者中，可能存在液体流失至胃肠道系统或间质组织，可能十分严重并导致严重脱水。脱水的体征和症状包括口渴、黏膜干燥、心动过速、低血压和尿量减少。应该在开始诱导麻醉前给予液体补充，以减少诱导引起血流动力学不稳定的可能。胃肠道出血患者的出血可能导致血容量显著减少，上消化道出血也增加误吸的风险。

不同胃肠道系统液体的丢失与多种电解质损失相关。例如，呕吐或胃肠吸引导致的胃分泌物丢失常与氢离子、氯离子降低有关，导致低血钾、低氯性代谢性碱中毒。结肠手术的肠道准备也可引起电解质和体液平衡失调。腹腔手术前，应考虑检查患者电解质和血细胞比容。

最后，对于每一例手术，应考虑到患者的内在疾病。例如，对镰状细胞病所行的脾切除和对特发性血小板减少性紫癜（idiopathic thrombocytopenic purpura，ITP）行脾切除就有不同的注意事项。

术中考虑

腹腔镜手术

腹腔镜手术常用于食管胃底折叠术、Heller肌切开术、胆囊切除术、疝气手术、减肥手术和一些肠道手术。腹部充气前，应放置鼻胃管或口胃管以清空胃，插入导尿管排空膀胱。

在腹腔镜手术中，呼吸系统能够受多种作用机制的影响。气辅（腹膜腔充CO_2）导致腹内压增加、全身CO_2吸收、呼气末CO_2增加、膈肌头侧位移和运动受限、FRC和肺顺应性降低、最大吸气压（Peak inspiratory pressure，PIP）增加，它们都会影响呼吸系统。CO_2分离致后腹膜间隙可能导致气胸，还需要注意，手术时头低位或头高位对呼吸的影响。此外，气道压力（包括气道平台压和峰压）也可能会改变呼吸状态。

对心血管系统的影响包括全身血管阻力增加，这是由于CO_2吸收导致交感神经输出增加，以及气腹的神经内分泌反应。气腹对心肺功能的影响与腹腔镜手术中腹腔内压力的大小成正比，当压力>12 mmHg的时候，心肺功能会发生显著改变。气腹可能会伴随发生静脉回流减少和心动过缓（由于严重的血管迷走性反应）。血管内注射CO_2可以引起空气栓塞、低血压、心律失常，甚至心血管系统衰竭。血管损伤导致出血是腹腔镜手术的另一个严重的并发症。

高腹内压可能会导致尿量减少，这是由于内脏和肾脏循环血流减少。干燥气体的充气可能引起低体温，可使用液体加温装置、充气式加温机，保持手术室高温来预防体温过低。在肠梗阻患者中使用笑气属禁忌，因为它可能导致肠道扩张，但在其他腹腔镜手术中可以使用。

剖腹手术

剖腹手术（开放手术）通常用于择期癌症手术、实体器官手术、创伤和腹膜炎的紧急手术。即使没有大量失血，体液损失也可能非常严重，适当的静脉通道是有必要的。由于术后疼痛会干扰呼吸，硬膜外阻滞麻醉镇痛可能有益于重大择期腹部手术。是否需要有创监测（动脉置管、中央静脉置管）取决于患者的合并症和预期的失血量。腹腔镜辅助的微小切口手术通常旨在结合腹腔镜技术和小于常规剖腹的切口，用于实体器官手术（例如肾或脾）以尽量减少术后疼痛和改善伤口外观。

术后注意事项

腹部外科手术术后恶心、呕吐的发生率高，有必要使用预防性止吐药。对于高危患者，使用多种不同机制的止吐药（"多模式疗法"）会有效（第七章《麻醉辅助药物的药理学》）。

上腹部手术患者如果发生呼吸窘迫，应考虑术后气胸或血胸的可能性。术后的血流动力学变化，也可能是由腹内出血导致。腹腔镜术后的肩部疼痛可能是由于气腹所引起的膈神经刺激。手术结束时彻底抽空腹腔内二氧化碳有助于减少这种并发症。腹腔及切口注射局部麻醉药已经被成功地用于腹腔镜手术患者，以改善镇痛。在一些医疗中心，在手术切口前给予低剂量氯胺酮以改善术后疼痛。

对于腹部手术，硬膜外阻滞麻醉镇痛的优势包括更好的术后止痛、有利于深呼吸和降低肺不张风险、交感神经阻滞、结肠切除后肠梗阻更快地恢复和改善腹腔内器官灌注。硬膜外阻滞麻醉镇痛的缺点在于硬膜外导管放置时患者的不适、阻滞不全、导管移位、微小但可能造成灾难性后果的硬膜外出血和脓肿、硬脑膜穿刺和蛛网膜下隙阻滞后头痛的风险。此外还有非操作相关的风险，如低血压、运动神经阻滞、中枢神经系统毒性、肛肠手术后尿潴留和皮肤瘙痒，尤其是当硬膜外输注含阿片类药物的时候。

根据切口位置，用于下腹部手术后镇痛的硬膜外阻滞麻醉，硬膜外导管可置于低胸段或腰段部位。对于上腹部手术，硬膜外导管置入胸段或上腰段（T6~L1）是合适的，对于盆腔和下腹部手术，硬膜外导管置入低腰段（L2~L5）可提供较好的麻醉覆盖（表21.2）。

PCA使用吗啡、氢吗啡酮或芬太尼等作为镇痛选择，更容易操作，可以根据患者需求提供止痛，并且不涉及特别的操作。然而，PCA可能有碍患者深呼吸，可能会延迟下床活动，并可能引起呼吸抑制和嗜睡。

表21.2 手术止痛硬膜外导管放置水平

手术类型	通常的切口	硬膜外导管放置
肝脏、胰腺、脾、胃	V形或高位正中切口	低胸段
肾、输尿管	肋下斜切口	上腰段
结直肠	低位正中切口	上腰段
膀胱、子宫手术	低位横向或低正中切口	下腰段
疝气	腹股沟	下腰段
痔疮	肛肠	骶管

常见腹部外科手术的麻醉注意事项

食管手术

食管裂孔疝、贲门失弛缓症和胃食管反流手术通常采取腹腔镜方式。对于此类患者，应采取饱胃预防措施和快速序贯诱导。周围静脉入路和常规ASA监护通常是足够的。是否需要额外的血流动力学监测，应视患者的潜在疾病而定。严重的胃食管反流患者，应考虑可能反复发生吸入性肺炎和肺功能储备减少。

胃手术

在溃疡手术中，如有急性出血，麻醉医生应注意患者的循环容量状态，如有慢性出血，则应考虑贫血可能。重要的是，应确保有足够的静脉通道，应备用血液制品以供输血可能。

小肠和大肠手术

常见的手术涉及小肠和大肠，包括肠扭转、肠套叠、肠穿孔和肿瘤切除术。重要的注意事项包括饱胃预防措施、肠道准备对电解质的影响和补液需求增加。

在腹膜炎和间质水肿的情况下，应考虑手术结束时关闭切口后伴发腹腔间隔综合征的风险。腹部切口关闭后出现吸气峰压增加并有低血压是提示腹腔间隔室综合征的征象，应与手术团队讨论。有时可能需要保持切口开放和行延期切口关闭。炎症性肠病患者通常长期服用类固醇激素，往往需要在诱导前给予应激剂量的皮质类固醇激素。恶性肿瘤可引起慢性失血性贫血，也可增加凝血功能障碍的风险。

痔疮手术

痔疮切除术的体位包括截石位、俯卧位和折刀位。全身麻醉和蛛网膜下隙阻滞都是合适的。截石位时，腓总神经受压可能导致足下垂，因此，应注意加衬垫保护的重要性。俯卧位、折刀位患者需要胸部支撑，以改善通气和静脉回流，须小心放置四肢和生殖器部位，并避免眼睛和耳朵受压。

肝脏和胆道手术

肝脏手术包括肝脏肿瘤（原发或转移肿瘤）和胆道手术。重大肝脏手术通常以剖腹方式进行。肝肿瘤侵犯血管可能导致术中大出血，应考虑合适的静脉通道、监测、快速输液装置和血制品备用。如果手术范围在开始时尚不明确，那么手术开始前设立有创监测（动脉置管和中心静脉置管）是明智的。保持低中心静脉压（介于2~5 mmHg）可限制肝静脉、肝窦扩张，减少肝脏手术期间失血。肝脏除了合成凝血第Ⅷ因子外，还包括其他所有凝血因子的合成，因此，肝功能不全者可见凝血功能障碍。许多肝脏手术患者因凝血功能障碍或血小板减少症，可能不适合于硬膜外导管放置。

胆道手术包括从简单腹腔镜胆囊切除术到危重患者胆管肿瘤及复杂胆管疾病等一系列手术。根据疾病的严重程度及手术范围，应个体化筹划麻醉方案。胆囊手术通常在标准监护下行腹腔镜手术——常为择期手术。

脾脏手术

择期脾切除术，不是用于血液病和血小板减少症，就是进行恶性肿瘤分期。急诊脾切除则是在外伤、脾动脉瘤破裂和无法控制出血时才实施。理解切除指征对于麻醉管理是十分重要的。

对于镰状细胞病患者，可能需要术前输血以防止镰状红细胞的变形。对于ITP患者，则应推迟血小板输注直到脾脏被摘除。如果是为霍奇金淋巴瘤分期行脾切除术，因为某些化疗药物会影响到肾、肺和心脏功能，因此要关注患者的化疗药物史。紧急脾切除术通常应确保良好的静脉通道和血制品备用。

胰腺外科

胰腺手术通常用于治疗胰腺炎、胰腺囊肿或肿瘤。胰腺炎患者可能存在呼吸窘迫和脓毒血症。严重的脱水和电解质紊乱，特别是低血钙，也是常见的。是否需要有创监测应予以个体化考虑。

疝气手术

慢性阻塞性肺疾病、慢性咳嗽、膀胱出口梗阻（bladder outlet obstruction，BPH）或腹水等增加腹内压的情况可能是疝气的诱发因素，应该术前控制原发疾病，以防止疝气复发。常见的疝气类型包括腹股沟疝、脐疝和切口疝。全身麻醉、区域麻醉或局部麻醉均可用于无合并症的患者，通常根据潜在疾病、疝大小、位置和患者与外科医生的偏好予以个体化选择。

案例学习

患者，女，38岁。拟行腹腔镜下Roux-en-Y胃旁路手术。患者身高167 cm，体重136 kg。曾尝试过各种饮食和锻炼计划来减重，但均未成功。患者曾患有高血压，服用血管紧张素转换酶抑制药（ACEI）控制血压。患者在劳累或天气炎热时会出现喘息，按需吸入沙丁胺醇治疗。患者睡觉时鼾声如雷，但一直没有接受过正规的睡眠呼吸监测。由于从某个朋友处得知的不良体验，患者不愿意在家中使用持续气道正压通气（CPAP）。虽然患者不做定期锻炼，但她在邮局工作，能够在平地上一次步行几分钟的时间。患者被告知有"临界性糖尿病"，但是目前没有服用任何糖尿病药物。术前体格检查显示：

Bp 180/95 mmHg，HR 90 bpm，RR 24 bpm，两肺散在呼气性喘鸣音，咳嗽后喘鸣音消失。气道评估提示Mallampati分级为Ⅱ级，甲颏间距4指宽。

患者的肥胖有多严重？是否要紧？还有什么其他肥胖指标可以帮助你进一步评估患者的健康风险？

患者的BMI是48.4，属于病态肥胖范畴。虽然并非与BMI呈线性相关，肥胖更严重者风险更高。然而，肥胖的模式，可能比绝对的肥胖程度更为重要。你可以问患者的腰围，如果>35则与更高风险相关联。

其他与肥胖相关的围术期并发症的危险因素，包括患者不喜好活动的生活方式以及糖耐量异常。有趣的是，睡眠呼吸暂停本身可能并非危险因素，但它对于麻醉事关重大，涉及到术中和术后气道管理的困难。

对于患者的呼吸状况你是否会担心？这会如何影响你的麻醉计划？

你应该有所担心。第一，甚至可能在给患者镇静药物前、改变体位时就发生血氧饱和度下降，这是由于FRC较气道闭合容量为低，导致通气/灌注不匹配。麻醉诱导后，由于FRC降低，有限的氧储备使血氧饱和度下降进一步加重。第二，可疑的阻塞性睡眠呼吸暂停（打鼾）病史可能提示困难面罩通气。第三，尽管气道检查结果使人放心，由于肥胖本身你仍担心困难插管可能。第四，患者有喘息病史，提示她可能有敏感反应性气道，因而易发生术中支气管痉挛。第五，虽然有争议，有些人认为病态肥胖是诱导期胃内容物误吸的危险因素。为此，你应将患者放置于头高位，且于肩下垫放毯子或专门的枕头，如Troop抬高枕。你应仔细给患者预充氧以确保最长时间供插管。你需要有一套气道辅助装置备用以应对可能存在的困难通气，以及替代插管设备，如可视喉镜，这有助于减少肥胖患者的插管所需时间。第六，你应该确保随时有帮手可用，以应对通气或插管确实存在困难。

在麻醉期间，你将如何监测该患者？与身材比例正常的腹腔镜手术患者相比，你的麻醉计划是否会有所不同？

应该使用全套ASA标准监护，这与身材正常比例患者所使用的监护并无明显不同。血压袖带尺寸应合适，否则会高估血压。其中一个替代选择是将袖带置于前臂，或者如果非有创性测压在技术上太困难，应考虑行动脉置管。根据麻醉的计划，你可以选择使用麻醉深度监测。

例如，脑双频监测，尤其是当你在手术任意阶段中，选择使用全静脉麻醉时。确保体温监测是ASA标准之一，病态肥胖患者一般不像体瘦患者那样快速丢失热量。然而，由于大面积身体会被暴露，且气腹充气是偏冷的，所以患者可能会发生低体温。由于这是伤口感染的危险因素，你应该持续不断地监控温度。

你将如何诱导及维持麻醉？

虽然任意组合的全身麻醉药都是可用的，你可能会考虑使用短效、非脂溶性的药物，以避免术后过度嗜睡和呼吸问题发生。您可能会想避免使用笑气以优化氧输送，其实正好相反，笑气消除迅速因而可利于快速唤醒。不过你需要在权衡后再使用笑气，如存在腔镜手术发生肠管扩张这样的不良后果。一些麻醉医生主张至少在手术末期使用全静脉麻醉，允许完全洗脱吸入麻醉药。右美托咪定和瑞芬太尼可以提供良好的镇痛、镇静，且术后呼吸抑制极少，是一个有吸引力的选择。术后，在直到呼吸状况可以评估前，你应该避免使用大剂量的长效类阿片药物。你需要在苏醒前完全拮抗肌松药，以避免哪怕是微小的肌无力引起的通气不足。

你将如何管理术后疼痛？如果行开放的Roux-en-Y术，你的计划会有所不同吗？

取得良好镇痛但避免过度镇静患者是非常重要的。疼痛控制非常关键，可以避免膈肌活动受限和通气不足所导致的肺不张和低氧血症。患者自控镇痛已成功运用于减肥手术后。有些人提倡提高对通气不足的警觉，如使用连续动脉血氧饱和度监测或频繁呼吸频率监测。外科医生也可以使用长效局部麻醉药（如布比卡因合并肾上腺素）以浸润腹腔镜手术切口，以增强镇痛。如果行剖腹手术，应强烈考虑放置胸段硬膜外管作为术后疼痛控制。这一技术允许尽可能减少全身阿片类药物的使用，可改善呼吸并发症的结果。

建议延伸阅读资料

[1] Bray GA (1992) Pathophysiology of obesity. Am J Clin Nutr 55：488S–494S

[2] Brodsky JB (2008) Perioperative management of the obese patient. Conferencias Magistrales 31(1)：S85–S89

[3] Poirier P et al (2006) Obesity and cardiovascular disease, pathophysiology, evaluation, and effect of weight loss. Circulation 113：898–918

[4] Paulain M et al (2006) The effect of obesity on chronic respiratory diseases：pathophysiology and therapeutic strategies. CMAJ 174(9)：1293–1299. doi：10.1503/cmaj.051299

[5] Grundy SM et al (2004) Definition of metabolic syndrome：report of the National Heart, Lung, and Blood Institute/American Heart Association conference on scientific issues related to definition. Circulation 109：433–438

[6] Sprung J et al (1992) The impact of morbid obesity, pneumoperitoneum, and posture on

respiratory system mechanics and oxygenation during laparoscopy. Anesth Analg 94:1345–1350

[7]　Strollo PJ, Rogers RM (1996) Obstructive sleep apnea. N Engl J Med 334:99–104

[8]　Joshi GP (2002) Anesthesia for laparoscopic surgery. Can J Anaesth 49:R11

[9]　Redai I et al (2004) Anesthetic considerations during liver surgery. Surg Clin North Am 84:401–411

[10]　Ogunnaike BO et al (2002) Anesthetic considerations for bariatric surgery. Anesth Analg 95:1793–1805

[11]　Jaff e RA, Samuels SI (2004) Anesthesiologist's manual of surgical procedures, 3rd edn. Lippincott, Williams & Wilkins, Philadelphia

[12]　Wheatley RG et al (2001) Safety and e ffi cacy of postoperative epidural anal-gesia. Br J Anaesth 87(1):47–61

[13]　Ortiz VE et al (2009) Perioperative anesthetic care of the obese patient, 1st edn. CRC Press, Boca Raton

[14]　Mantzoros CS (2006) Obesity and diabetes. Springer, Berlin

第二十二章　泌尿外科手术的麻醉

Jesse M. Ehrenfeld

为了获得最佳效果，推荐在阅读本章内容前浏览第XII页的案例学习和问题。

重点学习目标

（1）学习泌尿系统解剖和生理学。

（2）掌握常见泌尿外科手术的麻醉管理。

（3）讨论常见的泌尿外科手术并发症。

泌尿外科手术的麻醉对于麻醉医生来说是一项特殊的挑战，因为患者多为老年人，且可能有包括肾衰竭在内的多项合并症。泌尿外科手术涉及的范围很广泛，从门诊膀胱镜检查到主要的肿瘤手术，所需要的麻醉方式也各不相同。

解剖

对于麻醉医生来说，需要熟悉泌尿生殖系统的解剖来理解泌尿外科手术的麻醉技术。肾脏是腹膜后器官，位于T12~L4之间，被肾周脂肪包绕，位于肾筋膜内。在大体检查中，肾脏的外层是肾皮质，内层是肾髓质，肾髓质内的肾盏将液体流入肾盂中，最终变细移行成为输尿管。输尿管沿着腰大肌下行，跨过髂总血管之后进入膀胱。输尿管上段由T10~L2发出的交感神经支配，下段则由S2~S4发出的副交感神经支配。这种支配模式对于取石手术的麻醉有重要意义。膀胱能够容纳400~500 mL的液体，并接受腹下丛神经（T11~T12，S2~S4）的支配（表22.1）。

肾脏的血供来源于单根肾动脉，其在肠系膜上动脉的下方发出。但是，

表22.1 泌尿生殖系统的脊髓支配节段

脏器	交感神经	疼痛通路
肾脏	T8~L1	T10~L1
输尿管	T10~L2	T10~L2
膀胱	T11~L2	T11~L2（膀胱底） S2~S4（膀胱颈）
前列腺	T11~L2	T11~L2，S2~S4
阴茎	L1和L2	S2~S4
阴囊		S2~S4
睾丸	T10~L2	T10~L1

在许多正常的解剖变异中，也可能会存在多根肾动脉。

患者体位

泌尿外科手术中涉及了多种患者体位，麻醉医生必须注意到这些体位引起的生理变化。

截石位（图22.1）是膀胱镜检查、经尿道前列腺电切术或经尿道膀胱肿瘤电切术以及输尿管镜检查最常见的体位。保持这个体位>2 h是发生感觉神经病变或继发于筋膜间室综合征的横纹肌溶解的危险因素。该体位使腹腔内容物向上位移，降低了肺顺应性，使功能残气量和肺活量减少，增加肺不张的发生率。抬高下肢也会增加静脉回流、心输出量和平均动脉压，但这些变化可

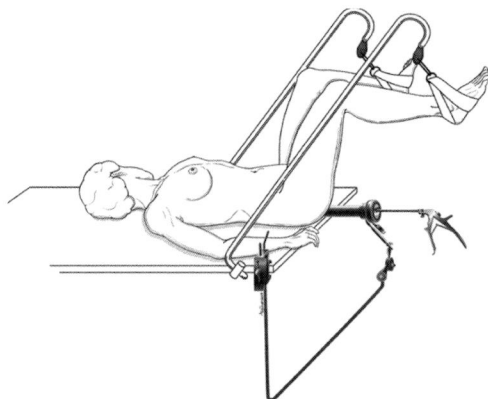

图22.1 患者处于截石仰卧位（经允许使用，来自Cataldo与Buess[7]）

能并不会有显著的临床表现。

　　肾脏手术时为了更好的暴露术野会将患者置于肾休息位（也称为侧卧屈曲位）。通常会在手术台和上胸廓之间放一个腋窝卷（常用毛巾卷）来避免压迫或损伤臂丛神经。侧卧位对通气血流比的影响很大，会引起依赖性肺不张。在血流动力学方面，会使体循环动脉压、心输出量和肾灌注压降低。

术前评估

　　对于泌尿外科手术患者，完整的术前评估至关重要。评估应该包括所有常规的术前访视问题，包括吸烟史、药物应用史、心脏病史以及肾功能。反应肾衰竭的实验室指标包括尿常规提示血尿或蛋白尿，以及血尿素氮（BUN）、肌酐和受损肌酐清除率升高。如果患者存在肾衰竭，麻醉医生必须辨别是急性还是慢性，病因是肾前性、肾性还是肾后性/梗阻性。

　　在手术中，麻醉医生必须避免使用肾毒性药物，纠正低血容量，根据肾功能调整药物剂量，并监测是否存在尿道流出道梗阻的因素。成人肾脏具有自身调节机制，能在一定的平均动脉压范围内维持肾血流量（renal blood flow，RBF）和肾小球滤过率（glomerular filtration rate，GFR）的稳定。麻醉能够使正常血压下的RBF和GFR下降，并通过抑制心肌活动和交感神经造成血压下降。

麻醉管理

膀光镜检查/输尿管镜检查/经尿道膀胱肿瘤切除术

　　这些手术都是通过插入内镜对下尿路进行检查和治疗。手术适应证很多，包括血尿的鉴别、活检、取石、处理狭窄、膀胱肿瘤切除以及放置输尿管支架来解除梗阻。患者通常采用截石位，并使用冲洗液使视野清晰以及带走手术的碎屑。这些手术的时间往往很短，通常在1小时以内，基本无需术后镇痛，因而术中使用短效的阿片类药物镇痛就已经足够。

　　这些手术可以采取多种麻醉方案，从麻醉监护/镇静下的区域阻滞麻醉到使用喉罩的全身麻醉都可以选择。随着软镜的应用，除了刺激较大的输尿管扩张术，不必再为了患者的舒适度而采用全身麻醉。有时，当操作部位邻近闭孔神经时，外科医生会有肌松要求，这种情况下必须进行气管插管来确保气道安全。如果采用了蛛网膜下隙麻醉或硬膜外阻滞麻醉，下泌尿生殖道手术的平面至少要达到T10水平或更高。这些手术往往是门诊手术，患者在术后几小时就能出院，出于这个原因，全身麻醉通常更优于区域阻滞麻醉，但短效的蛛网膜下隙麻醉也仍然是合适的。区域阻滞麻醉的缺点包括术后要等待排尿的恢复以及由于造成静脉窦的扩张，略微增加了发生TURP综合征（参见下文"泌尿外科手术并发症")的风险。

经尿道前列腺切除术

经尿道前列腺切除术（transurethral resection of the prostate，TURP）常适用于良性的前列腺增生压迫下尿路引起的尿路梗阻症状。膀胱镜进入尿道后，可以允许电凝和电切组织的前列腺切除器通过膀胱镜进入，切除向尿道前列腺部突出的组织。手术中也需要持续的冲洗液，使患者有发生TURP综合征的风险。

患者置于截石位，可采用全身麻醉或区域阻滞麻醉。全身麻醉时，需要肌松监测以及较深的麻醉水平，以防止呛咳或体动造成前列腺包膜破裂。全身麻醉的优点包括能进行正压通气，使静脉压增加从而减少冲洗液的吸收。区域阻滞麻醉的平面要达到T10水平，其优点在于患者可以在清醒状态下保持膀胱无张力，从而更早地发现是否出现TURP综合征。

泌尿外科激光手术

泌尿外科激光手术可以治疗尖锐湿疣、间质性膀胱炎、良性前列腺增生、输尿管或膀胱狭窄、挛缩或结石，以及泌尿道或外生殖器浅表癌。激光手术的出血量少且术后疼痛轻。激光的类型有二氧化碳激光、氩气激光和脉冲染料激光。手术期间，麻醉医生需要关注激光可能造成的眼创伤，全部手术室人员和患者都必需佩戴眼睛保护设备。激光还可能引起热损伤，避免损伤的办法包括限制一名操作人员使用以及在使用间隙待机冷却。吸入病毒颗粒和烟雾也是一种安全威胁，必须佩戴特制的能阻挡小颗粒的激光口罩，而手术室则应配备排烟系统。

前列腺癌根治术：开放、腹腔镜、机器人

开放的前列腺癌根治术包括完整切除前列腺、精囊、射精管和部分膀胱颈，是通常用于治疗前列腺癌的手术。可以同时进行盆腔淋巴结的清扫来辅助癌症的分期。患者呈过伸的仰卧位，采用下腹部正中切口。手术麻醉可以是气管插管的全身麻醉或T6~T8水平的区域阻滞麻醉。

当尿道前列腺部被切除并进行尿道重建后，外科医生可能会使用染料（亚甲蓝或靛红）进行诊断。亚甲蓝可能会导致低血压或影响脉搏血氧饱和度的读数；靛红则可以激动α受体引起高血压。手术的并发症包括大量的失血、液体转移性凝血功能障碍或贫血，以及Trendelenburg体位引起的空气栓塞。手术需要开放大口径的静脉通道，由于术中无法通过尿量反映血管内容量状态，还需要有创动脉监测或是中心静脉置管。

腹腔镜和机器人辅助的手术由于减少创伤而变得越来越流行。然而，一些研究也报道了与腹膜后充气相关的全身性二氧化碳吸收增加以及尿量减少引起的医源性液体过量。

根治性膀胱切除术

根治性膀胱切除术适用于肌层浸润的膀胱癌患者。其他少见的适应证包括神经源性膀胱、慢性尿路梗阻和盆腔恶性肿瘤。男性的切除范围包括膀胱、前列腺、精囊和尿道，女性的切除范围包括膀胱、尿道、阴道前壁、子宫和双侧卵巢输卵管。手术结束时会进行尿路的改道，与结肠或回肠进行吻合。

麻醉管理以及患者体位与前列腺癌根治术相类似。进行肠道手术可能引起额外的并发症，包括延长手术时间和增加菌血症的风险。此外，对于癌症患者，麻醉医生必须考虑到术前化疗药物带来的影响：阿霉素具有心脏毒性，甲氨蝶呤有肝毒性，顺铂和甲氨蝶呤还有神经毒性和肾毒性。

肾切除术：开放或腹腔镜

肾脏恶性肿瘤/肿瘤、肾移植、肾脏囊性病变或严重的结石病变时常行根治性肾切除术，切除包括肾脏、肾筋膜、肾上腺以及输尿管上段。大约有5%的患者肿瘤会侵犯下腔静脉，引起严重的并发症。如果下腔静脉被完全阻塞或部分阻塞，则静脉回流减少。术中切除时可能会临时阻断下腔静脉，从而需要使用升压药物维持。极少数情况下，下腔静脉内存在大量癌栓，则可能需要行体外循环。

手术经后腹膜入路，患者在术中处于肾休息位。这一体位会引起腔静脉受压，因此患者术前必须充分补液以预防术中低血压。当需要经腹入路时也可以使用仰卧位。常用的麻醉方案是全身麻醉–硬膜外阻滞联合麻醉，麻醉医生必须对大量的体液转移和可能出现的大量失血做好准备。腹腔镜肾切除术通常用于取肾或切除小的肿瘤（肾部分切除术），需要进行腹膜后充气。

肾移植术

接受器官移植的患者通常处于肾病终末期，存在各种合并症，包括糖尿病、高血压、冠状动脉病变或自身免疫性疾病。这样的患者多伴随有生理功能紊乱，如贫血、凝血功能障碍、尿毒症和电解质紊乱。静脉通道的开放可能会有困难以及受到限制，因为存在用于血液透析的动静脉瘘或分流。麻醉药物的剂量必须根据肾清除率来调整。由于有凝血功能障碍，通常更倾向于全身麻醉，但要避免使用肾毒性药物和类似琥珀胆碱的药物。保持正常的血压对于维持肾脏的灌注非常重要，可以使用血管活性药物（如多巴胺）来维持肾血流量。接受移植的患者在术中呈仰卧位，其原本的器官通常会保留在原位。移植术后的疼痛很剧烈，但相比区域阻滞，静脉使用小剂量阿片类仍是首选。

睾丸切除术，睾丸固定术，阴茎手术

根治性睾丸切除术适用于睾丸癌患者，这些患者大多年轻而健康，但可能在术前接受过化疗，增加了发生化疗药物引起全身毒性反应的风险。博来霉素有肺毒性，是睾丸癌常用的化疗药。对于使用博来霉素的患者，使用胶体液比晶体液引起的肺部并发症要少，使用较低的吸入氧浓度也可能有益。患者在术中呈仰卧位，全身麻醉或是区域阻滞麻醉都适用于这类手术。术中可能行腹膜后淋巴结清扫，在清扫左侧时，可能累及肋间动脉导致Adamkiewicz动脉供血不足，造成脊髓缺血。

其他涉及睾丸和外生殖器的手术，根据手术的范围，可以采用各种麻醉方案，包括从麻醉监护到使用喉罩的全身麻醉。

体外冲击波碎石

体外冲击波碎石（extracorporeal shock wave lithotripsy，ESWL）是治疗肾结石和输尿管结石创伤最小的手术。碎石机发射和反射声波，在结石内部形成回声，产生应力从而粉碎肾结石。将碎石机发射冲击波的时间设定在R波后的20 ms，即落在心脏的不应期内，可以最大程度减少冲击波（在心脏复极化过程中）引起的心律失常。

患者可以是仰卧位或俯卧位，根据其结石所在的位置。对于ESWL的麻醉，使用超短效的阿片类（如瑞芬太尼）镇静通常就足够，因为术后几乎没有疼痛。通过静脉补液和使用利尿药会有助于将结石从泌尿系统中冲洗出来。术后，由于迷走神经兴奋会导致恶心和心动过缓，可能出现血尿，有高血压病史的患者可能会发生肾包膜下血肿。妊娠、有出血倾向或未控制感染的患者不能进行ESWL。

泌尿外科手术并发症

泌尿外科手术有许多特有的并发症。膀胱镜检查时，意外刺激到闭孔神经引起大腿肌肉的剧烈收缩或是过高的灌注压会造成膀胱穿孔。清醒状态下的患者会主诉下腹痛和恶心，而在全身麻醉下则会观察到血流动力学不稳定。疼痛可以位于耻骨上区、腹股沟区、脐周或是上腹部，或从膈肌到肩部。

膀胱镜检查的另一种罕见而严重的并发症是自主神经反射亢进，通常表现为高血压急症，出现在有T6或以上脊髓损伤的患者中。其他症状有头痛、胸闷、潮红、出汗。治疗仅限于使用短效的β受体阻滞药或其他静脉注射的能快速控制血压的药物。

在膀胱镜检查和TURP手术中，需要使用冲洗液使膀胱膨胀，从而能够更好地观察术野。目前使用的冲洗液有好几种，各自有其优缺点（表22.2）。理想的冲洗液应该是等张液体，经血管吸收后不会引起溶血，透明、非电解质、价格低廉且无毒性。由于并不存在理想的冲洗液，目前使用的有好几种其他冲洗液，麻醉医生必须知道正在使用的冲洗液类型以及其可能引起的围术期并发症。

TURP综合征是由于扩张的膀胱内冲洗液压力超过静脉压，引起冲洗液经血管内吸收进入静脉窦。TURP综合征定义为由于冲洗液快速吸收引起的一系列症状体征，导致因容量超负荷、电解质和蛋白质稀释引起呼吸窘迫和相关的心肺功能改变（表22.3）。清醒患者的中枢神经系统表现包括恶心、躁动、意识模糊、视力变化、癫痫甚至昏迷。这些表现最有可能是继发于低钠血症引起的脑水肿和高血糖引起的高血氨症（氨是甘氨酸的代谢产物之一）。在全身麻醉的患者中，麻醉医生可以观察到高血压、心动过缓、节律障碍、继发于肺水肿的低氧以及延迟苏醒。由于稀释性血小板减少或发生弥散性血管内凝血，可出现凝血功能障碍。

治疗TURP综合征应遵循ABC原则（气道，呼吸，循环）。一旦氧合和循

表22.2 常用冲洗液

冲洗液	相对渗透压	优点	缺点
蒸馏水	极低渗液	视野清晰	溶血、血红蛋白血症、血红蛋白尿、低钠血症
甘氨酸溶液	低渗液	减少TURP综合征的发生率	短暂的术后视觉综合征
山梨醇溶液	低渗液	减少TURP综合征的发生率	高血糖，渗透性利尿
甘露醇	等渗液	无代谢产物	渗透性利尿，可能引起血管内容量扩张

表22.3 TURP综合征的症状

心血管系统	神经系统	其他
高血压	意识混乱/定向障碍	溶血
心律失常	癫痫	低钠血症
充血性心力衰竭	反应迟钝	高血糖
肺水肿	视觉问题或失明	高血氨症
低氧性心肌缺血		

环支持建立，应该立即检查电解质、血气分析和心电图，通过利尿（通常使用呋塞米，一种强效的袢利尿药）限制补液。如果血钠浓度<120 mmol/L，可以使用高渗盐水，但必须缓慢纠正低钠以防止出现中枢神经系统脱髓鞘病变。如果存在凝血功能障碍，则需要进行支持性治疗，包括输注血浆和血小板来替代缺乏的因子。

TURP手术由于高压力的冲洗以及多数患者留置有导尿管，术后还可能出现菌血症。预防性的抗生素通常在术前就开始给予，并持续到导尿管拔除后的2~3天。老年患者中还会出现低体温，因为术中接受了大量冷的冲洗液以及非健全的体温调节机制。

案例学习

患者，男，68岁。出现了良性前列腺增生的症状，准备接受经尿道前列腺切除术（TURP）。患有高血压和高脂血症，服用ACEI和阿托伐他汀。患者体能活动状况良好，无心绞痛或心力衰竭的症状。

你还会进行哪些术前评估？

除了麻醉术前评估的一般系统回顾，你应该确定不存在区域阻滞麻醉的禁忌（抗凝、脊柱畸形）以及是否有肾功能衰竭的表现。前者可能影响麻醉方案的选择，后者则可能影响使用药物的选择。

你会推荐区域麻醉还是全身麻醉？他们各有什么优点？

两种麻醉方式都很常用，患者的偏好应该至少是选择的重要因素之一。蛛网膜下隙麻醉可以监测中枢神经系统表现和及时发现TURP综合征，能有效地松弛膀胱从而减少出血。相反地，全身麻醉时采用正压通气能够增加静脉压，减少冲洗液的吸收，可能降低发生TURP综合征的风险。实际操作中，两种麻醉方式并没有显示有显著的结果差异。

与患者沟通后，你决定进行全身麻醉。你会如何诱导和维持麻醉？

对于全身麻醉来说，可以采用任何合理的药物组合。多数患者会在医院过夜，因此并不需要像门诊手术那样要求快速苏醒，但使用短效的药物可以更便于在PACU中监测液体吸收和TURP综合征的体征。因此，无论使用硫喷妥钠还是丙泊酚诱导都是可以的。可以使用吸入麻醉药，联合或者不联合使用笑气，以及适量的短效阿片类药物（如芬太尼）来维持麻醉。开始电切后通常会使用肌松药来预防体动。

由于需要切除的前列腺组织非常大，手术比预计时间要长。手术结束后你拔除了患者的气管导管并将其送入PACU。患者出现高血压、意识模糊和躁动，你会如何评估？

尽管需要引起注意，但不要轻易就认为是TURP综合征。首先检查PACU中常见的引起躁动的原因，包括低氧、高碳酸血症、疼痛以及苏醒期谵妄。如果你已经排除了这些原因，你可以进行实验室检查来帮助诊断。特别是血钠水平，如果条件允许还要查核血氨水平（因为冲洗液中的甘氨酸会代谢成氨）。

如果你觉得患者有TURP综合征，你将如何处理？

开始总是遵循ABC原则：吸氧，确保气道通畅和足够的通气，检查患者容量负荷的体征，并使用合适的药物治疗低血压来纠正血流动力学紊乱。监测心电图有无节律障碍，一旦发生后使用合适的药物来治疗。如果确认存在低钠血症，则需要限制补液并考虑使用袢利尿药。很少情况下你需要使用高渗盐水来纠正血钠水平（通常如果出现严重低钠，低于120 mmol/L，或是有中枢神经系统或心血管系统症状）。必须缓慢纠正，以避免发生脱髓鞘。还应该检查有无稀释性凝血功能障碍或贫血，如果有，根据需要进行因子置换（新鲜冷冻血浆）和成分输血。

建议延伸阅读资料

[1] Colombo JR Jr, Haber GP, Jelovsek JE, Nguyen M, Fergany A, Desai MM, Kaouk JH, Gill IS (2007) Complications of laparoscopic surgery for urological cancer: a single institution analysis. J Urol 178(3 Pt 1):786–791, Epub 2007 Jul 13

[2] Conacher ID, Soomro NA, Rix D (2004) Anaesthesia for laparoscopic uro-logical surgery. Br J Anaesth 93(6):859–864, Epub 2004 Sep 17

[3] Hanson RA, Zornow MH, Conlin MJ, Brambrink AM (2007) Laser resec-tion of the prostate: implications for anesthesia. Anesth Analg 105(2): 475–479

[4] Hedican SP (2004) Complications of hand-assisted laparoscopic urologic surgery. J Endourol 18(4):387–396

[5] Lynch M, Anson K (2006) Time to rebrand transurethral resection of the prostate? Curr Opin Urol 16(1):20–24

[6] Nabi G, Downey P, Keeley F, Watson G, McClinton S (2007) Extra-corporeal shock wave lithotripsy (ESWL) versus ureteroscopic management for ureteric calculi. Cochrane Database Syst Rev 24(1):CD006029

[7] Cataldo PA, Buess GF (2009) Transanal endoscopic microsurgery: principles and techniques. Springer, New York

第二十三章 儿科手术

Thomas M. Romanelli

为了获得最佳效果，推荐在阅读本章内容前浏览第XII页的案例学习和问题。

重点学习目标

（1）掌握小儿和成人重要的解剖和生理学差异。
（2）熟悉如何采集儿科患者的麻醉前病史。
（3）了解小儿麻醉的常用技术。

实施小儿麻醉是一项有挑战性的工作，因为临床医生必须同时关注患者的生理和心理情况。一名熟练的儿科麻醉医生不仅需要具备全面的发育生理学知识，而且要掌握其在不同疾病状态下的变化。

解剖

儿童的上呼吸道与成人显著不同。儿童的舌体占口腔比例更大，下颌较短。会厌更大、更窄、更硬，使得用喉镜抬高会厌时会显得更困难。图23.1显示了小儿上呼吸道解剖。

婴幼儿气道最狭窄的部位在环状软骨处，而成人最狭窄的部位则是声门裂。由于环状软骨环较声门处更小，即使气管导管通过了声门，随意往下插入时也可能会损伤声门下气道（图23.2）。

10岁以下儿童插管时常选用无套囊的气管导管，以预防发生喉头水肿或术后哮吼（一种嘶哑的、犬吠样咳嗽，提示存在上呼吸道梗阻）。推荐在15~20 cm H_2O之间加压时有轻度漏气，以确保气管导管有合适的密封性而又不会引起术后水肿。如果术中需要采用正压通气，带套囊的气管导管仍可以

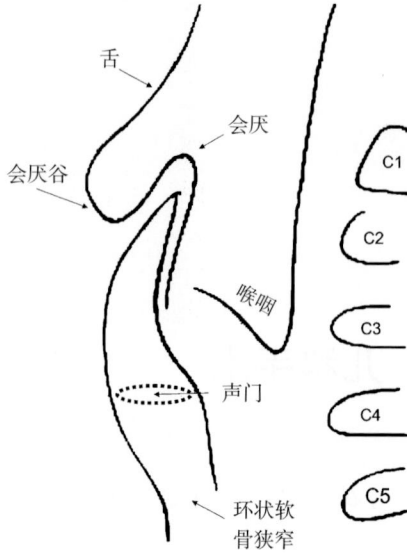

图23.1 小儿上呼吸道解剖

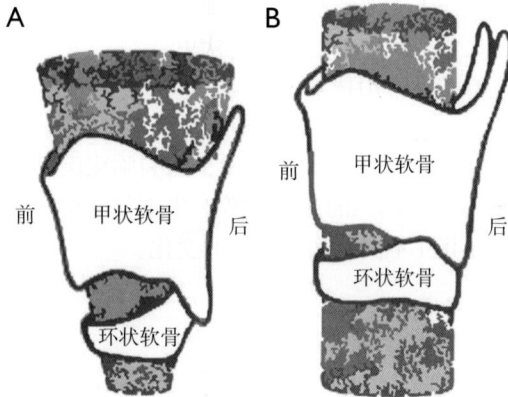

图23.3 小儿（A）与成人（B）的气管结构比较

安全地用于小儿。

  婴儿的气管仅4 cm长，有时气管导管可能插得过深而进入右主支气管。插管后必须立即听诊双肺呼吸音以及观察双侧胸廓运动是否对称，判断是否需要调整气管导管的位置。

  婴儿的气管直径仅有4~5 mm，粗暴地或是反复多次地插管引起的水肿会显著增加气道阻力，减少层流（非湍流）气流（图23.3）。

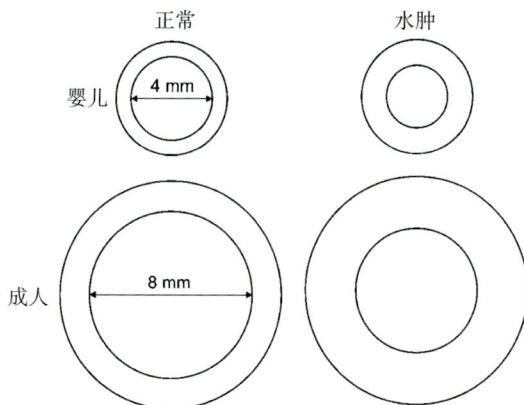

图23.3　气管直径
婴儿（上）和成人（下）处于正常（左）和水肿
（右）状态。

静脉通道

小儿在清醒状态下通常不会愿意接受任何静脉置管。因此静脉置管常在吸入诱导下进行，使小儿能够安静、顺从地接受。同时吸入诱导能够抑制撤退反射，并使血管扩张而更有利于置管。常用的穿刺部位包括手背、肘前窝和邻近内踝的大隐静脉。在严重创伤或烧伤时可以通过骨内途径给药（将硬质针头置入胫骨骨髓窦）。

生理

从胎儿到新生儿的循环变化

氧合血液通过脐静脉输送给胎儿。心内（卵圆孔）和心外（动脉导管和静脉）分流使血液绕过高阻力的肺血管，构成并行的循环系统直至出生。图23.4显示了胎儿循环的示意图。

胎儿循环向新生儿循环的转变发生在脐带被夹闭以及自主呼吸开始后。随着肺血管阻力下降，循环的血流开始改变。压力、血浆氧浓度的变化和胎盘前列腺素的下降促进了分流关闭。然而，当存在脓毒血症或严重酸中毒时，会使分流保持开放，导致持续的胎儿循环。

呼吸系统

妊娠16周时，主要的气道结构已经建立。出生后，肺泡开始成熟，肺泡数目则继续增长直至8岁。婴儿的胸壁主要由软骨组成，易发生变形。辅助肌

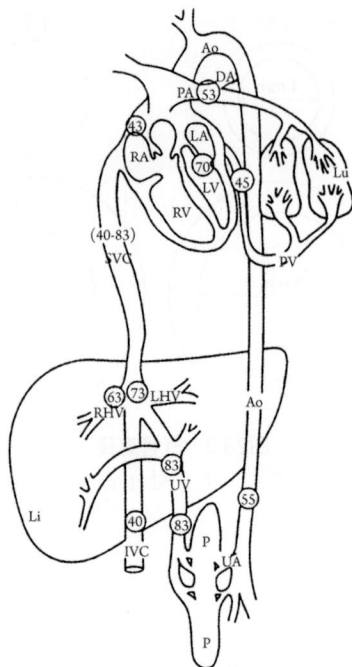

图23.4 胎儿循环的主要血流模式和血氧饱和度数值（圆圈内的数字表示血氧饱和度百分比）

IVC，下腔静脉；P，胎盘；L，肝；RHV和LHV，左肝静脉和右肝静脉；SVC，上腔静脉；RA和LA，右心房和左心房；RV和LV，右心室和左心室；DA，动脉导管；PA，肺动脉；Ao，主动脉；Lu，肺；DV，静脉导管；PV，肺静脉；UV，脐静脉；UA，脐动脉。

肉发育不成熟且容易疲劳。膈肌中仅有一小部分 I 型肌纤维，这一纤维在成人结构中主要发挥抗疲劳的作用。所有这些使得用力吸气时胸壁出现矛盾运动，因而不能持续地使呼吸做功增加，很容易发生呼吸疲劳甚至呼吸衰竭。

心血管系统

小儿心脏的收缩组织要少于成人，心室的顺应性也较低，意味着不能通过显著增加每搏输出量（stroke volume，SV）来满足升高的代谢需求，心输出量（CO = HR × SV）主要取决于心率（heart rate，HR）。因此，小儿出现心动过缓时是心血管衰竭的一个严重体征。应当避免可能导致心率下降的因素（例如缺氧、高碳酸血症、手术操作等）或迅速进行治疗。

肾功能

肾脏的功能在子宫内非常活跃，胎儿排出的尿液组成了羊水的一部分。肾小球滤过率（GFR）在出生时较低，但到一岁时快速发育成熟。较低的GFR会使婴幼儿不能排出体内的大量液体和药物的代谢产物。

肝功能

婴儿，尤其是早产儿或是小于胎龄儿的糖原储备低，不能满足自身的供能，应当监测血糖，通常可以持续输注葡萄糖以预防低血糖的发生。婴儿的白蛋白水平也低于成人，会影响一些麻醉药物与蛋白的结合和活性。

胃肠功能

胎粪是水、胰腺分泌物和肠道细胞的混合物，通常在出生后数小时内排出。胎粪过早排出或是出现羊水粪染都是胎儿窘迫的证据，如果胎粪吸入未成熟的肺内可能会造成危险。食管下括约肌的张力需要几周后才能达到成人的正常水平。喂食后的喷射性呕吐是幽门狭窄的典型表现。

血液系统

足月新生儿的预计血容量（estimated blood volume，EBV）是85~90 mL/kg，随着年龄增长逐渐下降。出生后的血红蛋白以胎儿血红蛋白（fetal hemog-lobin，HbF）为主，比成人中占主导的成人血红蛋白（adult hemog-lobin，HbA）携氧能力更强。HbF在出生后的2~3个月内会被替换，引起短暂的轻度贫血（即"婴儿期生理性贫血"）。

神经系统

神经行为学成熟的平均速率代表了发育的每一个里程碑。与正常时间的偏差并不一定意味着严重的疾病。事实上，早产儿的发育通常会晚于正常时间，但也有一些疾病（营养不良、颅内创伤）会对未来的发展产生不利影响。

体温调节系统

婴幼儿体表面积/体重的比率较大，意味着他们的热量丢失更快。他们的皮下脂肪较少，而脂肪储备则用于产生热量。婴儿依赖于特殊的棕色脂肪进行非肌颤性的产热，这是一种儿茶酚胺介导的反应，儿茶酚胺的快速释放会导致外周灌注减少，氧耗增加、发生低氧血症和酸中毒。保持适当体温的最好方法是使用环境加温灯、调节房间恒温器以及遮盖体表暴露部位以减少热量的丢失。

药理学

脂肪、肌肉的含量和器官质量的变化呈年龄依赖性，对麻醉药物的药效学和药代动力学都会产生影响。婴幼儿体内含水量更高，因此分布容积也更大。而酶复合物尚不成熟，药物代谢可能延迟。药物反应的年龄相关性差异也可能与受体敏感性的变化有关。小儿麻醉使用的大多数药物都还没有被FDA正式批准用于儿童。根据体重计算药物剂量被认为可以达到相似的临床反应，但可能并不准确。尽管如此，在一些最好的实践指南中仍在探讨采用这样的给药方法。

术前评估

心理评估

许多因素会影响到父母和患儿对于围术期经历的印象。麻醉前访视除了采集相关的信息，也应该要识别产生焦虑的具体原因。使用简单清楚的语言解释潜在的风险和不良反应。对于术后不适设立合理的预期并告知缓解方法，能够使患儿和父母都更安心。

安慰性的物品可以带进手术室使患儿放松从而更容易接受诱导。父母陪伴在手术室内可能会使患儿更易接受放置诱导面罩。一些既往有过不良手术经历的患儿，可能需要额外使用镇静药物，在表23.1中列出。

生理评估

拟行简短门诊手术的健康患儿通常只需要采集重点病史，进行相关系统的回顾和针对性的体格检查评估有无急性心肺功能障碍。血液检查通常是不必要的，只会增加护理成本且几乎没有什么益处。但对于有复杂既往史的患儿则要进行更全面的评估。可能需要进行实验室检查和无创检查（超声心动图或超声）。表23.2提供了术前患儿评估的模板。表23.3显示了不同年龄患儿的正常生命体征。

手术室设备和设置

辐射散热是小儿低体温最常见的原因。保护措施包括使用辐射加热器，

表23.1　术前镇静药物及剂量

药物	给药途径	剂量
咪达唑仑	IV	0.05~0.1 mg/kg
	Oral	0.25~0.75 mg/kg
	Nasal	0.2 mg/kg
芬太尼	IV	0.5~1 mcg/kg
	Oral（"Actiq"）	10~20 mg/kg
氯胺酮	IV	1~2 mg/kg
	Oral	5 mg/kg
	IM	2~3 mg/kg
美索比妥	Rectal	20~30 mg/kg

IV，静脉滴注；Oral，口服用药；IM，肌肉注射；Rectal，直肠用药。

表23.2　围术期小儿病史和系统回顾

病史	重要问题和相关表现
产检和生育史	孕龄；出生时Apgar评分；插管和通气支持的持续时间；相关先天性疾病（支气管肺发育不良，发绀型心脏病）；住院频率；生长曲线（生长不良）；持续性呼吸暂停/心动过缓
气道	体态异常（如Pierre-Robin综合征与困难气道相关）；小颌畸形；牙齿松动；严重的龋齿
呼吸系统	症状符合急性或近期上呼吸道感染；哮喘；病原接触史；二手烟暴露史；有无气喘、喘鸣、鼻翼煽动、发绀、睡眠呼吸暂停
心血管系统	与卵圆孔未闭（PFO）、动脉导管未闭（PDA）或先天性心脏病相关的杂音；缺氧发作的频率/持续时间；喂养耐受性差
消化系统	反复呕吐；胎粪延迟排出；腹胀
血液系统	淤青；苍白；有镰状细胞或珠蛋白合成障碍性贫血（海洋性贫血）的家族史
神经系统	癫痫发作形式；发育迟缓；运动障碍；肌张力减退；有颅内高压（ICP）的表现

对流毛毯（强制加热气流），提高房间温度以及遮盖身体暴露部分。大量静脉补液时应当通过加热器元件输注。

应该提早准备好适用于各个年龄段的面罩、喉镜片、口咽和鼻咽通气道，以满足不同身高体重患儿的需求。表23.4显示了不同年龄/体重患儿选择气管导管的直径和插管深度。表23.5显示了不同年龄患儿选择喉镜片和喉罩的大小。表23.6罗列了常用小儿抢救药物的剂量。

表23.3 小儿生命体征：正常范围

年龄	RR	HR	SBp	DBp
早产儿	55~60	120~180	45~60	20~45
新生儿	45~55	100~160	55~75	20~60
婴儿（<6个月）	30~50	80~140	85~105	55~65
1岁	30~35	80~120	90~105	55~65
6岁	20~30	75~110	95~105	50~70
10岁	20~30	80~100	95~110	55~70
16岁	15~20	60~80	110~125	65~80

表23.4 气管导管型号和插管深度

年龄/体重	内径（mm）	插管深度（经口）cm	插管深度（经鼻）cm
<1.5 kg	2.5	9.0~10.0	12.0~13.0
1.5~3.5 kg	3.0	9.5~11.0	13.0~14.0
足月新生儿	3.5	10.0~11.5	13.5~14.5
3~12个月	4.0	11.0~12.0	14.5~15.0
12~24个月	4.5	12.0~13.5	14.5~16.0

表23.5 喉镜和喉罩通气（LMA）

年龄	喉镜	体重	LMA型号
早产儿	Miller 0	<5 kg	1
新生儿	Miller 0	5~10 kg	1.5
1~4岁	Miller 1	10~20 kg	2
4~10岁	Miller 2，MAC 2	20~30 kg	2.5
青少年	Miller 2，MAC 3	>30 kg	3

表23.6 常用小儿抢救药物

药物	IV	IM/（SQ）
阿托品	0.01~0.02 mg/kg	0.02 mg/kg
琥珀胆碱	1~2 mg/kg	3-4 mg/kg
麻黄碱	0.1~0.2 mg/kg	—
肾上腺素	10 mcg/kg	(10 mcg/kg)

静脉补液

静脉补液量应该根据计算禁食丢失量、生理维持需要量、失血量（如果有的话）以及手术可能引起的液体转移量（第十四章《电解质与酸碱分析》）的总和来管理。最常用的计算公式被称为"4-2-1原则"（详见下文）。晶体液（0.9%氯化钠溶液或是乳酸钠林格氏液）能够满足大多数的基本需求。早产儿和新生儿由于糖元储备较少常输注葡萄糖。

由于许多幼儿仍有部分未闭的分流，输注液体前必须将管道中的所有气泡排净，以防止发生反常空气栓塞或是灾难性的循环系统衰竭。

小儿药物准备

药物应使用大小合适的注射器抽取，使注射最少的液体来给予所需剂量。所有抢救药物的注射器应装有1.5英寸、22的针头，以防在没有静脉通道时能进行肌内注射。

麻醉技术

诱导麻醉

可以用多种不同的方案来达到平稳诱导麻醉的目的。所有的方案都有他们的优点和缺点（表23.7）。

术中维持

多种药物和麻醉技术的联合使用能够有效地保持麻醉深度。应针对个体情况，并根据存在的合并症、预期手术时间以及其他案例相关的特点来选择维持方案。

许多临床医生使用"4-2-1原则"（表23.8）来指导补液（表23.8，也见于第十四章《电解质与酸碱分析》）。新生儿和婴儿尤其需要注意避免液体过量，同时要适当补充葡萄糖注射液（可使用葡萄糖氯化钠注射液）。对于产生大量失血的手术，应当始终通过计算预计血容量（EBV）（表23.9）来指导补液治疗。虽然幼儿能够耐受较低的血细胞比容，但也要谨记他们的代谢率和氧气的需求也更高。

某些手术（如双侧疝修补术）可以联合使用区域麻醉。进行单次骶管注射（0.25%布比卡因，1.0 mL/kg，最多20 mL）非常普遍，因其操作相对简单，能够提供数小时的镇痛，同时减少了其他药物（如阿片类）的潜在不良反应。

表23.7 小儿诱导方案

技术	优点	缺点
面罩吸入诱导（七氟醚）	起效快（2~3分钟） 避免清醒静脉注射 保留自主呼吸 父母能够参与 引起血管扩张使静脉置管更容易	呼吸抑制/喉痉挛 饱胃时禁忌 可能诱发恶性高热 无保护的气道 吸入气体冷而干燥 需要面罩密封性良好
静脉注射诱导（丙泊酚）	起效迅速（<30 s） 气道无保护的时间最短	对"注射"的焦虑 注射痛 没有起效 药物外渗
肌内注射诱导（氯胺酮）	起效快（2~4分钟） 可以注射的部位多 无需合作	注射后痛 肥胖儿童操作困难 氯胺酮引起的分泌物增加 无保护的气道 神经损伤
直肠诱导（美索比妥）	起效迅速（1~2分钟） 快速清除	只适用于幼儿 没有预包装的给药装置 无保护的气道

表23.8 小儿维持补液（每小时）

体重	速率
<10 kg	4 mL/（kg·h）
10~20 kg	40 mL/h + 2 mL/h ×（体重–10 kg）
>20 kg	60 mL/h + 1 mL/h ×（体重–20 kg）

麻醉苏醒

气管导管的拔管标准应当包括体温正常（体温>36 ℃），血流动力学稳定，神经肌肉阻滞拮抗恢复以及有适当的镇痛。虽然婴幼儿不能遵从口头指令，但他们会试图自己去拔管。必须准备好合适的设备，如果拔管失败时能够立即保护气道。

推荐转运时使用血氧饱和度监测，但在苏醒期活跃的儿童身上可能不易实施。脉搏血氧饱和度对于运动伪影非常敏感，因此对于恢复期的儿童应该密切观察是否存在气道梗阻。事实上，在这种情况下，哭喊是一种令人安心的表现，证明气道是通畅的。转运过程中应该持续供氧，尽管实际操作可能受到限制。

一旦医生和护士认为患儿的情况满意，通常会请父母进入恢复室来陪同

表23.9　预计血细胞比容（HCT）和预计血容量（EBV）

年龄	HCT（%）	EBV（mL/kg）
早产儿	45~60	90~100
新生儿	45~60	80~90
3~6个月	30~33	70~80
6个月~1岁	32~35	70~80
1~12岁	35~40	70~75
成人	38~45	60~70

患儿。父母的出现能够使患儿感到安心，帮助减少可能发生的轻度定向障碍。当患儿感到相对舒适，血流动力学稳定并且恶心呕吐感降到最低时，则可以准备出院。患儿在出院前可能无法恢复正常进食和排尿/气，但只要补液量充分，则不需要延长住院时间。表23.10中给出了一些常见的小儿特有的手术和相关的麻醉处理。

表23.10　常见小儿外科手术

幽门狭窄

- 临床表现：不含有胆汁的喷射性呕吐，低氯性代谢性碱中毒，低钾血症，低钠血症，脱水，低血容量性休克
- 麻醉处理：通常不需要外科急诊，在术前先纠正液体和电解质紊乱，清醒或快速序贯诱导，放置鼻胃管进行胃肠减压

膈疝

- 临床表现：呼吸窘迫，胸部听诊到肠鸣音，呼吸音减弱，舟状腹
- 麻醉处理：放置鼻胃管进行胃肠减压，避免面罩通气加剧肠扩张，进一步恶化呼吸状况，避免缺氧，监测张力性气胸

脐膨出和腹裂

- 临床表现：腹腔内容物由囊膜覆盖（仅见于脐膨出），液体丢失，感染，相关的解剖异常
- 麻醉处理：容量复苏，腹腔内容物回纳入腹腔时需使用肌松药，有术后呼吸衰竭的潜在风险

气管食管瘘

- 临床表现：上段食管末端为盲袋，下段食管在隆突旁与气管相连（最常见类型），解剖异常，咳嗽以及窒息，脱水
- 麻醉处理：误吸风险增高，胃减压，保持自主呼吸避免胃进一步扩张，考虑清醒插管

小儿外科手术

表23.10中列出了最常见的小儿外科手术及其麻醉处理。

案例学习

患者，男，5岁。呕吐伴食欲不振2天，期间仅口服了少量液体。现在他开始出现腹痛并被怀疑是急性阑尾炎，外科医生计划行腹腔镜下阑尾切除术。该患儿是足月分娩的健康儿童，目前的生命体征是：HR 120 bpm，Bp 95/50 mmHg，RR 24 bpm。

如何在术前评估患儿的容量状况？你怀疑患儿存在哪些代谢紊乱？

根据患儿呕吐2天，仅有少量口服摄入的病史，患者很可能已存在容量不足。对于患者的年龄来说，目前的心率偏快，血压偏低，提示存在中度，但非重度的容量不足。可以假设患者耗竭了2天的容量，根据"4-2-1原则"估计容量的丢失来维持补液量。然而这可能高估了患者丢失的容量，因为人们在夜间一般不会摄入液体，此外患者的生命体征也没有提示存在重度容量不足。你还可以通过其他体征来评估，包括皮肤弹性、尿液浓缩、尿量等。该患儿由于呕吐丢失了胃酸，而肾脏又发挥了保钠排钾的作用，因而很可能存在低氯血症、低钾血症和代谢性碱中毒。如果血容量严重不足时，也可能存在容量相关的酸中毒。

患儿焦虑和哭泣，在麻醉准备和诱导时你会怎么做？

如果有静脉通道，你可以注射小剂量的短效镇静药物，如咪达唑仑。如果没有，你可以考虑直肠给药、肌内注射、鼻黏膜给药、使用透皮贴或是口服给药来进行镇静。对于该患儿，不推荐口服给药，因为吸收可能并不可靠。芬太尼透皮贴、咪达唑仑鼻腔制剂、直肠给予美索比妥、肌内注射氯胺酮都能用于儿科镇静。除了使用药物，也可以考虑请父母来缓解患儿的焦虑。但必须仔细告知父母在诱导过程中可能出现的情况。许多这个年龄段的孩子有他们最爱的玩具、毛绒动物或别的"移情物品"能够安慰他们，你可以把这样的物品带入手术室。

你会采用吸入诱导还是静脉诱导？

大多数患儿在静脉置管注射前会先使用面罩吸入麻醉气体。在这个案例中，患儿存在腹部病变，尽管已经2天没有进食，仍需把患者视作有反流误吸的风险来处理。因此，你应该使用静脉药物诱导，并确保气道安全后再开始正压通气。

如果你决定采用静脉诱导，怎样在这个吓坏了的患儿身上更容易地进行静脉置管？

上述的许多镇静方案和安慰患儿的方法都可以采用。你也可以用细针在穿刺部位浸润利多卡因或0.9%氯化钠溶液。另外也可以使用EMLA霜，这是一种局部麻醉药的混合物，能够直接通过皮肤吸收，用来麻醉准备静脉穿刺的部位。

你会如何诱导和维持麻醉？你会选择什么型号的气管导管？

一旦有了静脉通道，诱导前，至少应该部分地补充丢失的容量。你计划进行快速序贯诱导。硫喷妥钠、氯胺酮和丙泊酚都可以用于诱导，取决于诱导时你对容量的评估。在儿童中使用琥珀胆碱时，由于可能增加不良反应而受到限制。但无论是琥珀胆碱还是快速起效的非去极化药物（如罗库溴铵）都能够帮助插管。这个年龄的患儿既可以使用带套囊的气管插管，也可以选择不带套囊的导管。利用公式（内径＝4＋年龄/4 mm）插管时仍需要靠经验来确保导管不会过紧，通常使用带套囊的导管时要减半个型号。

手术结束后怎样判断患儿何时可以拔管？

所有麻醉苏醒的患儿应确保有自主呼吸、神经肌肉阻滞完全拮抗恢复、体温正常、血流动力学稳定以及具有气道保护能力。成人能够遵循如"握住我的手"或"睁开眼睛"等口头指令，但这个年龄段的儿童往往不能做到。如果你观察到有目的的动作（如去拔气管导管）或自行睁开眼睛，就可以拔管。你必须观察气道是否通畅，这种情况下大哭是一种好的迹象。在送去PACU的路上必须密切监测患儿，可以的话使用便携式的脉搏血氧饱和度监测仪并给患儿吸氧。

建议延伸阅读资料

[1] Steward DJ (2002) Preoperative evaluation and preparation for surgery. In: Gregory GA (ed) Pediatric anesthesia, 4th edn. Churchill Livingstone, New York, pp 175–190

[2] Litman RS (2004) Developmental physiology and pharmacology. In: Litman RS (ed) Pediatric anesthesia: the requisites in anesthesiology, 1st edn. Mosby, Philadelphia, pp 7–15

[3] McManus ML (2001) Pediatric fl uid management. In: Cote CJ, Todres ID, Goudsouzian NG, Ryan JF (eds) A practice of anesthesia for infants and children, 3rd edn. W.B. Saunders, Philadelphia, pp 216–234

[4] Scaglia F, Towbin JA, Craigen WJ et al (2004) Clinical spectrum, morbidity and mortality in 113 pediatric patients with mitochondrial disease. Pediatrics 114: 925–931

[5] Datta S (2004) Anesthetic and obstetric management of high-risk preg-nancy, 3rd edn. Springer, New York

第二十四章　老年患者的生理学和麻醉

Ruma Bose and Jesse M. Ehrenfeld

为了获得最佳效果，推荐在阅读本章内容前浏览第XII页的案例学习和问题。

重点学习目标

（1）掌握年龄相关的生理变化。

（2）学习老年患者麻醉管理需要特殊考虑的因素。

（3）掌握常见的术后麻醉并发症。

老年人是指实际年龄超过65岁的人群。其中包括了大量具有不同生理和心理状况的人群。然而，超过65岁定义为老年人，其依据仍不明确。衰老是与生理功能的正常下降相联系的自然生物过程。此外，身体的功能储备随着年龄增长而下降，这会影响老年人从重大疾病、手术和创伤中恢复的能力。

对老年人的护理需要掌握与年龄相关的正常生理变化以及疾病知识。在手术前，应着重于识别和改善合并症；在手术中，则应将老年人本身的生理改变考虑在内，常使用短效的药物并采取额外的有创监测来维持血流动力学稳定；在术后，则需要早期发现和治疗术后并发症，如谵妄、低氧血症以及低血压。

对麻醉医生来说，术前评估老年患者的生理和心理状况以及判断其生理储备是至关重要的。功能储备是指基础功能和最大功能之间的差值。即使是在那些生理功能仍很"年轻"的个体身上，其功能储备仍不可避免地随着年老而下降。基础生理功能和最大生理功能之间的关系如图24.1所示。

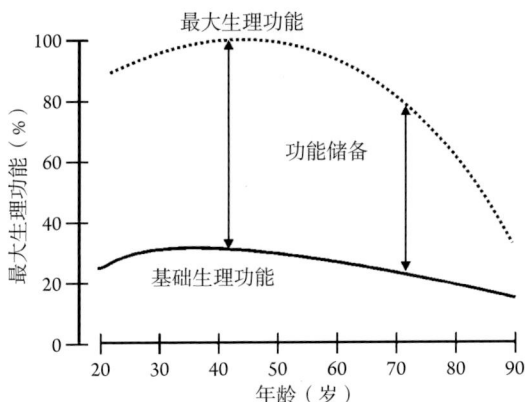

图24.1　年龄增长带来的生理变化

年龄增长带来的生理变化

心血管系统

心血管系统随着年龄增长的变化非常大，是老年患者发生围术期病变的主要原因。老年人的动脉顺应性下降，心脏后负荷增加，随之而来的是左心室逐渐肥大和顺应性降低。左心室在舒张期内不能放松被称为"舒张功能障碍"，可以通过超声心动图来评估。由此左心室的充盈越来越依赖于前负荷和心房的收缩，因而维持窦性心律对于确保足够的左心室充盈和心输出量至关重要。静脉血管的顺应性和其对容量超负荷的缓冲能力也有所下降，这使老年患者在过度输液时更容易发生肺水肿。

窦房结细胞数目的减少和功能的下降使老年人常出现心脏传导系统的异常。最常见的是右束支传导阻滞（right bundle branch block，RBBB）和心脏Ⅰ度房室传导阻滞。β肾上腺素受体的反应性减弱，使老年人发生低血容量时不能代偿性地增加心率，因此老年人很容易出现直位性低血压。虽然心输出量能维持不变，但收缩压会随着年龄增长而升高，而舒张压则随年龄增长至60~65岁，之后就保持不变或是下降（图24.2）。由于钙化和硬化，老年人常有瓣膜病变，而超过70%的老年人可以听诊到心脏杂音。

呼吸系统

呼吸系统随着年龄增长的主要变化可以大致概括为下列几点：
（1）中枢神经系统对缺氧和高碳酸血症的反应迟缓。
（2）胸壁顺应性下降。
（3）肺泡的气体交换面积减少。

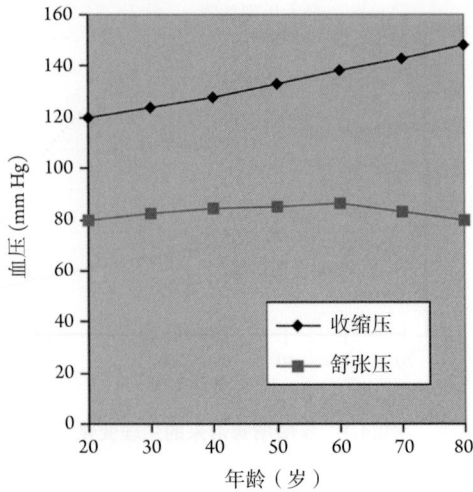

图24.2 血压随年龄变化

（4）胸壁肌肉组织的退化。

近端较大的气道随着年龄增长而扩张，使得生理无效腔增加。而远端的小气道则开始塌陷，增加了闭合气量和残气量。胸壁的顺应性下降（由于肋软骨关节骨化）。由于肌肉组织减少，肋间隙通常变窄，使呼吸做功增加以及使膨开不张的肺再扩张的能力减弱。这也会影响咳嗽和清除气道分泌物的能力。中枢神经系统对低氧血症和高碳酸血症的反应能力减弱。在临床上，所有这些变化使患者在围术期间更容易发生低氧血症。此外，能够使血液从通气不良的肺分流出来的缺氧性肺血管收缩反射在老年人中也会减弱，导致更严重的通气-血流比失调。

肾功能变化

老年人的肾小球滤过率（GFR）下降和总的肾血流量（RBF）减少，肾功能减弱。血清肌酐可能并不能反映肾功能受损的程度，因为老年人的肌肉质量也在下降。肌酐清除率可以更准确地反应老年人的肾功能。老年人的代偿机制减弱，包括感觉口渴和对抗利尿激素（ADH）的反应，因此也更容易发生脱水（表24.1）。

神经系统

神经元的数目随着年龄增长逐渐减少，引起高等认知功能的下降。这种减少在大脑灰质中比在大脑白质中更明显。此外，神经递质（多巴胺、5-羟色胺和乙酰胆碱）水平的降低使老年人在术后更易出现认知功能障碍。感官

表24.1　老年人的肾功能变化

肾血流量减少

肾小球滤过率下降

对ADH的反应减弱

全身含水量减少

保钠的能力下降

尿浓缩能力下降

肾素–醛固酮水平下降

口渴的感觉减少

知觉，如视觉、听觉和味觉也会随着年龄的增长而减弱。

术后认知功能障碍和谵妄

　　老年患者在术后发生神志改变、精神状态改变的原因包括谵妄、认知功能障碍、围术期卒中和电解质紊乱等。谵妄是一种神志精神处于波动的混乱的状态，常在老人住院期间急性发作，并在术后频发。术后谵妄的发生有内因和外因。内在因素包括既往存在认知功能障碍和酒精滥用史；外在因素包括疾病和手术的应激、陌生的环境、药物的应用（如苯二氮䓬类药物、麻醉药物、抗胆碱能药物）、感染、尿潴留、疼痛以及电解质紊乱（如低钠血症）。其中最重要的也是能够被治疗的术后谵妄的诱因是低血压、低氧血症和高碳酸血症。表24.2概述了术后谵妄的常见原因。

表24.2　谵妄的原因

高龄

既往痴呆

抑郁症

低氧血症和高碳酸血症

低血压

酒精或镇静药物的戒断症状

视力或听力受损

代谢紊乱（低钠血症/高钾血症）

急性心肌梗死

感染

术后认知功能障碍和谵妄的不同之处在于并非急性起病。大多数患者原先就有临床显著的或是亚临床的认知功能障碍，并能在术前通过一项简易意识精神状态检查发现。术后认知功能障碍的发生率在术后早期约有30%，在术后3个月为12%。术后认知功能障碍的发生可能与年龄增长、长时间的麻醉、低教育程度、既往接触过麻醉药物、术后感染、呼吸系统并发症以及既往脑卒中病史相关。出院时有术后认知功能障碍的患者在术后第一年的病死率较高。

药代动力学和药效动力学变化

随着年龄的增长，身体各部分的结构也在逐渐发生变化。全身含水量下降，脂肪储量增加以及血清清蛋白减少。因此，药物的分布容积减少，而受体位点的药物浓度增加。脂肪储量的增加使脂溶性药物（如吗啡）的作用时间延长。肝功能、肾功能的减弱也会使药物的代谢和清除减慢。由于这些变化，老年患者在使用大多数药物时应减少药物剂量并延长给药间隔时间（表24.3）。

表24.3　药物的消除半衰期比较

	年轻人	老年人
芬太尼	250 min	925 min
阿芬太尼	90 min	130 min
地西泮	24 h	72 h
咪达唑仑	2.8 h	4.3 h
维库溴铵	16 min	45 min

麻醉管理

术前检查

术前检查的目的是：①判断患者的基础生理和神志心理状况；②在术前发现和改善存在的合并症。老年患者在任一给定时间内平均存在三种或以上的合并症。术前检查常具有挑战性，因为老年患者可能由于潜在的认知功能障碍和记忆障碍而不能提供准确的病史。老年人往往服用多种药物，应获取详细的用药列表。由于动脉粥样硬化和冠状动脉病变的发病率随着年龄增长而增加，一般建议55岁以上的患者和45岁以上的男性患者进行基本的心电图检查。

是否需要进一步的心血管检查需要根据患者的基本病史和手术风险评估来决定（第八章《患者术前评估》）。例如，有心功能障碍的患者进行白内障手术（低风险手术）时，可能无需进行完整的术前心功能测试，但同一个患者如果要行胸外科手术，则可能需要进一步的心功能检测（如应激试验）。

血清清蛋白是衡量老年患者健康状况的一个总体指标。术前血清清蛋白水平低与术后并发症发生率的增加有关。最后，术前评估应该为门诊护理以及术后住院提出一些可行性的指导。这种预期计划应根据患者的基础功能水平和所能获得的居家照护来制定。

术前用药

正如上文中已经讨论的，老年患者对苯二氮䓬类药物更敏感，以及绝大多数的药物作用时间会延长。术前给药必须非常谨慎，减少药物剂量，并通过滴定至起效。应当小心使用抗胆碱能药物（如东莨菪碱和阿托品），因为它们可能会引起术后谵妄。

术中监测

老年患者在手术期间容易产生血流动力学波动。他们更易发生心血管并发症，如低血压、心律失常、心肌梗死以及心力衰竭。因此，密切监测生命体征和采用有创血流动力学监测是非常重要的，尤其在进行中危、高危手术时。

术中管理

随着年龄增长，所需的最低肺泡有效浓度（MAC）下降（第五章《吸入麻醉药的药理学》）。应减少药物总量并尽可能使用短效药物。诱导药物应采用滴定至起效。丙泊酚会降低外周血管阻力从而引起严重的低血压，如果要维持血流动力学稳定，可以考虑使用氯胺酮或依托咪酯进行诱导。

老年患者体温调节能力的下降使他们发生低体温及相关并发症（如凝血功能障碍、心肌缺血、切口愈合不良）的风险。因此，温度监测对于老年患者很重要，并且可能需要积极的保温措施。尽管并没有数据表明某种吸入麻醉药会优于其他的药物，但仍倾向于首选短效药物（如地氟醚），以尽可能减少其他更强的脂溶性药物所可能引起的作用时间延长。短效的阿片类药物（如芬太尼）的蓄积作用要小于长效的药物（如吗啡）。使用哌替啶可能与术后发生谵妄有关，应避免在老年患者中使用。虽然不具有典型的临床显著性，但因为老年患者的代谢功能下降，非去极化肌松药的作用时间会有轻度延长。而去极化肌松药（如琥珀胆碱）的药代动力学则不受影响。肌松药应被充分拮抗，且患者的肌力和气道反射都已经恢复后才能拔管。任何的肌松残余都可能导致呼吸抑制、低氧血症和高碳酸血症。

全身麻醉还是区域阻滞麻醉

研究比较给老年患者应用全身麻醉或区域阻滞麻醉的临床预后没有显示明显差异。由于老年患者随着年龄的增长，硬膜外和蛛网膜下隙容量下降，与年轻人相比，相似剂量的硬膜外阻滞局部麻醉药会造成更高水平的感觉运动神经阻滞。鞘内阻滞由于体位受限有时操作困难，而老年人硬脊膜穿刺后头痛（PDPH）的发生率下降。

术后管理

老年患者容易发生药物作用时间的延长，应密切监测有无呼吸抑制、缺氧和高碳酸血症。老年患者的疼痛可能不典型地表现为躁动和谵妄。老年患者术后常发生谵妄，这可能是多种疾病的表现，但始终应先排除是否有急性缺氧或低血压。氟哌啶醇常用于控制急性谵妄而不会引起呼吸抑制。术后谵妄发生的高峰在术后1~4天。门诊手术的患者在出院前，必须对其生理和认知功能进行评估，并了解其在家中能够得到的护理支持。

案例学习

患者，女，82岁。跌倒后导致右髋关节骨折，现拟行切开复位和人工半髋关节置换。患者没有其他部位的损伤，也无意识丧失。患者有每年60包香烟的吸烟史，但最近每天抽2~3根。患者有慢性高血压，去年的心电图显示右束支传导阻滞和左前分支阻滞，窦性心律且心率为55次/分。患者是退休的病理学教授、医学院院长，目前仍在你所属医院的教师晋升委员会任职。患者现在存在轻度至中度的疼痛，右腿活动时疼痛加剧。患者对于麻醉药物对术后认知功能的影响表达出一些担忧。

在决定麻醉方案前，你准备进行怎样的术前评估？如果患者拟行的是择期白内障手术，你的术前评估会与之前有什么不同？

在很大程度上，你进行的是与其他任何患者相同的常规术前评估，包括检查患者的气道、肺功能、禁食状态、其他系统的生理功能或疾病情况。你可以询问患者受伤前的活动耐量来了解患者心血管功能的储备。你也需要评估患者的容量状况，因为存在"骨性失血"。严重骨折时，即使没有外伤，也可能出现严重的容量和红细胞丢失。这个案例可以采用多种麻醉方案，因此你也需要检查患者是否能进行区域阻滞麻醉，包括检查患者的背部和腰椎以及评估是否能将患者置于进行神经阻滞的体位而不带来过多不适。你可能会考虑进行一些实验室检查，包括全血细胞计数和复查心电图检查。对于麻醉监护下行白内障手术这样的案例，有证据显示常规的实验室检查并不会改变麻醉计划和结局，因而不去进行这些检查也是安全的。

你会如何解决患者对术后认知功能障碍的担心？

患者精通医学，因此你应当清晰地、尽你所能地从科学角度与患者讨论相关的证据。你可以告诉患者，在动物模型中，异氟醚和其他一些作为 γ 氨基丁酸（gamma aminobutyric acid，GABA）激动药和 N-甲基-d-天冬氨酸（N-methyl-d-aspartate，NMDA）拮抗药的麻醉药物可以诱发细胞凋亡或程序性细胞死亡。在老年动物中，异氟醚可以增加 β 淀粉样蛋白的形成。这是阿尔茨海默病的病理生理的一部分。但迄今为止，并没有在人身上的直接证据，能明确将接触麻醉药物和长期的认知能力下降联系到一起。尽管如此，的确会有理论上的担忧，你可以不使用异氟醚进行麻醉，但很可能别的吸入麻醉药也会有同样的特性。你也可以采用全身麻醉或区域阻滞麻醉，但静脉麻醉使用的药物也是 GABA 激动药和/或 NMDA 拮抗药，你无法完全向患者确保这些药物不会产生神经系统不良反应。事实上，在动物模型中，他们已经显示出会对发育中（新生儿）的大脑产生不良反应。采用区域阻滞麻醉则可以避免使用所有可疑的药物。

你会倾向区域阻滞麻醉还是全身麻醉？

鉴于这位长期吸烟的患者可能存在肺部问题以及想要避免使用神经毒性药物，你应当考虑采用区域阻滞麻醉。区域阻滞麻醉还有其他优势，包括出血更少以及发生静脉血栓栓塞的风险更低。相反，由于患者已经有一定的失血，蛛网膜下隙阻滞麻醉或硬膜外阻滞麻醉可能对血流动力学产生负面影响。而患者的心脏传导系统也有病变，一些人便会考虑全身麻醉。最终，这两种都是可行的方案，你应当就此与患者讨论。

你会在麻醉前给予患者术前用药吗？

你应当询问患者的需求，而不是直接给药。给药要平缓，主要针对疼痛的缓解而不是镇静。这可能会减少呼吸系统的不良反应，以及减少术后谵妄和短期认知功能障碍的发生。

如果患者同意采用区域阻滞麻醉，你会选择哪种麻醉方式？

臀部髋关节骨折的处理有很多方法，简单情况下只需使用螺钉固定股骨颈，手术过程短暂，采用等比重的蛛网膜下隙阻滞就可以完成。半髋关节置换术需要置换整个股骨头，手术操作更多，失血量更大。手术包括在股骨上钻孔、装配和用骨水泥固定假体。由于手术持续时间较长，你可以考虑硬膜外阻滞麻醉或是蛛网膜下隙阻滞和硬膜外阻滞麻醉联合。当手术时间超过蛛网膜下隙阻滞的时长后，可以通过硬膜外阻滞麻醉来延长阻滞时间。此外，硬膜外阻滞麻醉还可以在术后使用，从而减少阿片类药物的用量、减少呼吸抑制的发生和降低发生认知功能障碍的可能。

建议延伸阅读资料

[1] Kronenberg RS, Drage CW (1973) Attenuation of the ventilatory and heart rate responses to hypoxia and hypercapnia with aging in normal men. J Clin Invest 52: 1812–1819

[2] Fowler RW (1985) Ageing and lung function. Age Ageing 14(4): 209

[3] Seymour DG, Vaz FG (1989) A prospective study of elderly general surgical patients: II. Post-operative complications. Age Ageing 18: 316–326

[4] Dyer CB, Ashton CM, Teasdale TA (1995) Postoperative delirium. A review of 80 primary data-collection studies. Arch Intern Med 155: 461–465

[5] Khuri SF, Daley J, Henderson W et al (1995) Th e National Veterans Administration Surgical Risk Study: risk adjustment for the comparative assessment of the quality of surgical care. J Am Coll Surg 180: 519–531

[6] Franklin SS, Gustin WT, Wong ND et al (1997) Hemodynamic patterns of age-related changes in blood pressure: the Framingham Heart Study. Circulation 96: 308–315

[7] Kam PCA, Calcroft RM (1997) Peri-operative stroke in general surgical patients. Anaesthesia 52: 879–883

[8] Moller JT, Cluitmans P et al (1998) Long-term postoperative cognitive dysfunction in the elderly: ISPOCD 1 study. Lancet 351: 857–861

[9] Cook D, Rooke A (2003) Priorities in perioperative geriatrics. Anesth Analg 96: 1823–1833

[10] Redfi eld MM et al (2005) Age and gender related ventricular vascular stiff ening. Circulation 112(15): 2254–2262

[11] Monk T et al (2008) Predictors of cognitive dysfunction aft er major non cardiac surgery. Anesthesiology 108(1): 18–30

第二十五章　日间手术和手术室外操作

Joshua H. Atkins and Jesse M. Ehrenfeld

为了获得最佳效果，推荐在阅读本章内容前浏览第XIII页的案例学习和问题。

重点学习目标

（1）了解日间手术患者的选择、术中管理和术后护理。

（2）掌握日间麻醉的特殊要点，如快通道、疼痛和术后恶心呕吐的多模式控制。

（3）掌握手术室外环境中的独特挑战。

引言

在医院、门诊手术中心或医生诊所中，门诊患者进行外科手术的数量和复杂性正在增加。一些复杂的操作，如脑动脉瘤弹簧圈栓塞和心律失常射频消融，患者伴有多种合并症，而手术地点却远离手术室。这类操作的麻醉与在手术室中进行的麻醉有着本质区别。此外，日间手术中心和基于诊所的手术实践受到严格的州法律限制，这些法规规定了每个地点适合的手术种类、患者种类、手术方案和必要的急救资源。

日间手术

日间手术通常非常强调患者从就诊至出院的麻醉体验，以及效率和设备使用量的最大化。日间麻醉的目标包括麻醉的快速苏醒、在苏醒室内通过"快通道"加速患者出院、预防和快速治疗常见的术后疼痛和术后恶心呕吐（PONV）等问题、增加手术室效率和患者便利度。

术前考虑

日间手术包括了所有进行外科手术的患者，不论他们在何处接受麻醉均计划在当日出院。然而，进行日间手术的机构的类型是多样的，这代表了一项重要考虑，即患者的选择和计划。当日间手术在有全套支持条件的医院开展时，突发困难可以通过常规途径来处理。反之，即使是基本的问题，如术后需导尿，也可能不易在诊所中完成。

日间手术患者需考虑的特殊术前问题包括以下几个方面：

（1）实施的手术是否适合当天出院？

（2）患者状态或合并症病情况（表25.1）是否使患者易患并发症，而可能需要术后住院？

事实上，即使在生理复杂的患者身上进行最简单的手术，也可能需要住院和过夜观察。表25.1提供了代表性的标准，以确定患者是否是日间手术的适当备选对象。表25.2列出了应考虑的手术和操作相关因素，以确定拟行的手术是否适合于日间手术条件。表25.3列出了常见的日间操作。然而，没有操作是可以始终基于门诊设施进行的。即使进行最简单的手术（如白内障摘除），也可能需要住院和过夜观察。

术前检查是一个有争议的话题，需要良好的判断。在拟行的手术开始之前，患者最好在门诊早期得到术前评估。预先评估可以识别问题，并进行策略优化，这可能有利于在门诊环境中处理医学情况复杂的患者。

一般来说，计划在当日出院的患者不应该有需要很多医疗会诊或多学科

表25.1 日间手术的患者选择因素

照看者可将患者转运回家并进行术后评估
患者愿意于手术当日回家
共病：肥胖、阻塞性睡眠呼吸暂停、代偿差的心肺疾病、慢性疼痛、肾衰竭、尿潴留、明显的神经疾病（肌无力、帕金森病、痴呆）
既往麻醉问题：困难气道、PONV、术后认知功能障碍、恶性高热、疼痛控制差

表25.2 日间手术操作相关考量

手术时间（无绝对界值）
术中体液转移及出血
术后严重并发症的风险（出血、感染、气道损害）
术后疼痛程度和镇痛需求
需要静脉用药或不能耐受口服

表25.3　常见日间操作

局部病变切除（囊肿、黑色素瘤、乳腺活检/部分切除、乳房切除术）
不包括严重骨折的矫形手术
基本ENT手术（窦/扁桃体切除/鼓室成形术、耳蜗手术、单侧甲状腺叶切除术）
有限的整形手术（眼睑成形术、瘢痕修复）
有限的泌尿外科手术（膀胱镜检查、活检、输精管切除术、包皮环切术）
眼科手术（不包括玻璃体切除术和眼球摘除术）
有限的GYN手术（宫腔镜检查、子宫扩张与内膜刮除/扩张与吸取术、锥切活检、输卵管结扎）

规划的问题。如果存在这种医疗合并症，无论麻醉或手术方法如何，围术期确实存在患者潜在的医疗状况进一步恶化的风险。对于许多病例而言，在日间手术中心或诊所进行处理的挑战和危险，超越了其具有的住院时间短、患者便利和成本低等潜在的益处。然而，挑选那些适合的并且临床情况得到优化的患者，可以使日间手术中心发挥良好的作用。

应针对患者的个体化因素进行术前检查，并通过医学常识来指导这些检查的决策。例如，高血压或其他已知心血管疾病的患者应该进行术前ECG检查；服用影响电解质平衡药物（如呋塞米、螺内酯和钾离子）的患者应有近期的术前生化检查；慢性贫血或近期活动性出血（如月经过多、鼻出血和消化道出血）的患者应有最后一次出血发生后测量的血红蛋白值。健康的患者通常不需要术前检查和"常规"的全血细胞计数、生化、胸部X线片检查，如果上述的检查结果对患者的麻醉计划和围术期管理并没有帮助的话。

某些手术根本不能在门诊设施实施；这主要是由于需要连续的术后监测（如胃引流管的测量、出血引流管的放置和需要频繁的电解质检查）、持续的干预（静脉镇痛药物、液体复苏和复杂的换药）、无法进食、无法饮水或排尿。实例列于表25.4。

表25.4　排除门诊治疗的操作

需要放置引流管或鼻胃引流管——子宫切除术、肠切除术、颈淋巴结清扫术
口服药物不足以控制术后疼痛——关节置换术、乳房切除术、腹部大手术
可能需要术后导尿——腹部疝修补术、膀胱肿瘤切除术、输尿管支架
术中或术后需要频繁输血——子宫切除术、股骨切开复位内固定术
预期的术后电解质迁移——甲状旁腺切除术、垂体切除术
需要每小时进行患者评估——游离皮瓣、开颅手术、严重睡眠呼吸暂停患者

术中管理

日间手术的麻醉管理基于日间麻醉学会（Society for Ambulatory Anesthesia，SAMBA）的S.A.F.E.原则。S.A.F.E.是短效、快速苏醒麻醉（short-acting，fast-emergence anesthetic）的缩写。全身麻醉、区域阻滞麻醉、区域/全身联合麻醉及监护麻醉都适用于快速出院患者。其中需要考虑的重要因素包括麻醉计划要适应于患者期望、外科手术需要和患者特殊条件。许多患者有一种先入为主的观念，即全身麻醉意味着延迟苏醒和长时间的恢复。但同样是这些患者，也并不能理解，如鞘内（脊髓、硬膜外）阻滞后因需要等待运动或膀胱功能的恢复而延长了住院时间。患者应在适当情况下参与麻醉计划，并在术前讨论中解答他们的疑虑。

一般来说，短效麻醉药物更适合快速恢复，咪达唑仑优于地西泮、丙泊酚优于硫喷妥钠、布比卡因或利多卡因优于丁卡因。强效吸入麻醉药在临床特征上都很相似，通过适当的滴定方法来控制深度。而地氟烷，由于其低血液溶解度，在一些患者中（如病态肥胖患者），可能具有一些临床优势。由此考虑，经处理的EEG，如BIS或SEDLine监测，能指导麻醉的深度调整，能在避免药物过量、避免延迟苏醒或恢复中具有一定的实用性。

充分的术后镇痛是至关重要的。在没有有效的区域麻醉时，氢吗啡酮、吗啡和芬太尼在术中都是可接受的阿片类选择。需要注意一点的是，芬太尼是短效的，可能导致患者需要在PACU或在家中口服更大量的长效镇痛药。使用几种作用机制不同的镇痛药，即多模式镇痛，可能有助于减少麻醉药物需要量和相关的不良反应。经选患者的镇痛选择包括低剂量氯胺酮、静脉酮咯酸、对乙酰氨基酚、局部麻醉药的伤口浸润或通过单次或置管连续神经阻滞。

术后恶心呕吐（PONV）是择期手术后延迟出院或计划外入院的主要原因之一。考虑到可用于PONV预防药物（第七章《麻醉辅助药物的药理学》）的安全性、有效性和价格，对于大多数患者而言，单剂量的5HT-3拮抗药（如昂丹司琼）似乎缺点很少。更高危的患者应考虑多模式PONV。高危患者包括既往PONV史、晕车、不吸烟的女性以及进行耳科、眼科、妇科或腹部手术的患者。东莨菪碱贴药、低剂量地塞米松、5HT-3拮抗药和甲氧氯普胺可能比氟哌利多、丙氯拉嗪或异丙嗪镇静作用更轻。

术后管理

日间手术患者及其亲属希望从麻醉后复苏室（PACU）快速出院回家。各医疗机构的出院标准不同，但几乎都有明确的方案。PACU通常分为Ⅰ期（苏醒后仍存在医疗问题，如血压控制、疼痛和缺氧）和Ⅱ期（即将准备出院，除了排尿、下地活动或进食外）。一些机构使用既定的评分系统（如Aldrete）客观地管理患者的去向是否可以出院。这些评分系统都强调疼痛控制和恢复到基线的神经系统、血流动力学和肺功能。大多数机构要求患者可进食清淡的小吃和饮料，并在出院前通过口服药物达到合理的疼痛控制水平。在一些中心仍然要求患者出院时可以自主排尿，但在许多中心自主排尿并非必须的标准，患者只需满足无尿潴留的高风险因素，在家中可以获得帮助，并可在出现问题时可以被及时运送至急诊室（emergency room，ER），即可出院。

日间手术后的"快速通道"是一项被广泛接受的做法，它包括将患者自手术室直接送到后期（Ⅱ期）恢复区，不通过早期（Ⅰ期）恢复区域。快通道的成功取决于麻醉技术的适当调整，使患者自麻醉状态快速苏醒，预防疼痛和PONV。实施快速通项目所涉及使用的临床流程可减少住院时间及确保患者安全。

疼痛控制不足和持续的恶心或呕吐导致不能耐受进食，是延迟出院的2个最常见原因。这些临床问题应积极治疗。治疗PACU中的PONV使用的药物应选择与预防PONV不同类别的药物。疼痛应使用快速起效的静脉镇痛药，然后患者再转换到口服药物。

手术室外（out-of-or，OOR）麻醉

一般考虑

在手术室外实施麻醉是麻醉中面临的最大挑战之一。电生理操作室、介入放射学操作室和内镜中心对麻醉服务的需求正在快速增长。同时，在这些地方，对患有从危及生命的心肌病到极端病态肥胖的多种潜在生理紊乱的患者进行手术，其复杂程度不断增加，如经皮心脏瓣膜置换、脑动脉瘤栓塞、主动脉瘤支架置入和除颤仪（ICD）置入。实施这些操作的医生通常对OOR患者麻醉管理的复杂性缺乏深入理解，而临床体系的需求往往强调需要更高的效率。在许多情况下，操作室并没有可容纳麻醉设备的设计，并且希望有监测呼出二氧化碳和输送强效吸入麻醉药功能的麻醉机的存在，这是罕见的奢侈的需求。所有这些考虑，使得在OOR环境中提供所谓"仅仅是另一台监护麻醉"，变成了一个真正的临床挑战，它需要细腻的沟通技巧、熟练的临床管理和高度的灵活性与适应性。表25.5展示了OOR麻醉实践的独特方面。

也许OOR麻醉中最常见的难题与麻醉方式有关。麻醉的深度是一个连续的过程，从局部阻滞麻醉到建立安全气道的全身麻醉。无论使用何种药物或人工气道，全身麻醉意味着患者对疼痛刺激不产生明确的反应或是需要气道支持。

表25.5 手术室外麻醉的独特方面

①麻醉医生在患者选择和术前方案优化中的作用有限

②不熟悉的操作及操作者

③位置遥远，可用的设备有限

④非麻醉支持人员的作用增强

⑤沟通不畅的可能性更大

⑥对患者满意度、临床效率和适应性的高期望

在许多OOR案例中，麻醉可以沿着连续性的要求，自中度镇静到全身麻醉。关键问题并不是麻醉分类本身，而是设计一种满足操作需要，同时令患者满意的麻醉方法。只要完成这些目标，并且适当满足患者的期望，该麻醉方法应该就是令人满意的。

胃肠道（gastrointestinal，GI）内镜

常见的GI内镜操作包括结肠镜检查、上消化道检查和内镜下逆行胰胆管造影（endoscopic retrograde cholangiopancreatography，ERCP）。操作者通常希望患者不出现反胃或体动。患者通常要求没有记忆的完全意识丧失。操作通常是短暂的（5~30分钟），具有大范围动态变化的刺激强度，要求即刻对麻醉深度进行调整。大多数操作在门诊设施里完成，除了与充气有关的气体性不适，术后疼痛通常很少。上消化道内镜检查（upper endoscopy，EGD）和ERCP需要经口放置内镜，这有效地排除了通过面罩提供正压通气而无需完全中断手术的可能。同样，ERCP通常在患者处于俯卧位时进行。在这些情况下，最好能维持自主呼吸，或者在麻醉管理可能导致间歇性呼吸暂停或通气不足时，考虑使用高FiO_2进行预氧合。

多种麻醉方法均适合用于GI内镜，且患者个体的生理情况也很重要。遗忘和迅速苏醒是重要的。咪达唑仑、丙泊酚、依托咪酯和氯胺酮对于一部分患者都是实现催眠和遗忘的合理药物。阿片类是在内镜置入和支架置入及扩张等疼痛操作时削弱反射（反胃、咳嗽和疼痛）的有效辅助药物，芬太尼（短效）和瑞芬太尼（超短效）都广泛用于此目的。瑞芬太尼严重抑制呼吸，并且在与丙泊酚同时使用时可协同降低血压。氯胺酮也有适度的镇痛特性和相对良好的血流动力学特性，且不抑制呼吸，但它可能与一部分患者出现不愉快的幻觉不良反应相关。

表25.6列出了几种可能的麻醉方式，但也可构想出许多其他方法。

表25.6　GI内镜操作的麻醉选择

选项	评论
A	呼吸暂停可能低，有限的血流动力学影响，适度的镇痛，及可能存在的氯胺酮不良反应
① 鼻导管吸氧2~4 L/min	
② 咪达唑仑（1~4 mg）IVP	
③ 格隆溴铵0.1~0.3 mg IVP	
④ 丙泊酚/氯胺酮（1 mg/mL）以0.8~1.4 mg/kg推注诱导后，以80~150 mcg/（kg·min）输注	
B	大剂量的丙泊酚作为唯一的药物可能会在团注时引起呼吸暂停，没有镇痛性质，单一的药物提供了简洁的麻醉，及快速苏醒
① 鼻导管吸氧2~4 L/min	
② 丙泊酚1~2 mg/kg推注诱导后，120~200 mcg/（kg·min）输注	
③ 考虑加用芬太尼25~100 mcg用于高刺激性操作	
C	间歇性呼吸暂停高度可能，深度镇痛并钝化反射，可能最适合慢性阿片类或苯二氮䓬类使用者，或患者需行对麻醉要求高的疼痛操作，及较A或B更大的血流动力学不良反应
① 面罩100% O_2 预氧合	
② 通过Mapleson回路与润滑的鼻咽通气道输送高FIO_2	
③ 丙泊酚/瑞芬太尼（2 mcg/mL）在0.6~1 mg/kg推注后，以丙泊酚60~120 mcg/（kg·min）输注	

电生理（electrophysiology，EP）操作室

在EP操作室中进行的多种操作包括起搏器置入、体外心脏电复律、体内除颤仪置入和测试，及心律失常射频消融。根据定义，所有患者都患有心脏病，并且许多有低射血分数、冠状动脉疾病和不稳定节律的高度倾向等心脏功能的严重损害。此外，EP操作室对麻醉医生而言是非常陌生的环境。有大量设备围绕着患者，并且经常会影响到直接接近气道或静脉导管插入的位置。心脏介入科医生通常控制血管活性物质、肝素和液体的输注，并且有特定的血压、心率和心律的目标参数。

大多数EP操作在镇静或短暂（＜5 min）全身麻醉下进行。一些更复杂的操作，如心房颤动射频消融和心外膜导联取出，具有并发症发生的高度潜在危险，并且通常需要不存在预料之外的术野。这类案例通常要持续几个小时，并且在全身麻醉下进行。在某些情况下，EP小组提供的标准镇静不能提供足够的舒适度或操作条件，并且需要意外转为全身麻醉。在一些中心，所有行介入性EP操作的患者都要接受术前评估和麻醉知情同意。

与GI内镜一样，多种麻醉方式与EP操作的麻醉相匹配。对于射血分数正常的患者，可以选用的诱导药物很多，特别在短时间的全身麻醉情况下，如

心脏复律或装置测试。依托咪酯可在心脏功能受损的情况下使用。为了维持全身麻醉，低剂量强效吸入麻醉药可容易地进行调整，并提供相对稳定的血流动力学情况和可靠的遗忘。吸入药物可以与低剂量芬太尼配伍以削弱反射并提供必要的镇痛。在涉及医源性诱导产生心律失常的操作（如室速消融）期间，应避免静脉注射利多卡因或其他具有内在抗心律失常作用的药物。任何来自麻醉药物的血流动力学影响都应与操作者协商，并且不应该在与操作团队没有明确的沟通的情况下使用血管活性药物。右美托咪定是高度特异性的α2受体激动药，其减少交感神经介导的血流动力学作用，产生中度镇静和适度镇痛作用，而没有明显的呼吸抑制（第七章《麻醉辅助药物的药理学》）。在适当选择过的患者中，右美托咪定输注[10分钟推注1 mcg/kg，随后0.3~0.7 mcg/（kg·/h）]可能是介入神经放射学中的最优的镇静药物。

放射学

在放射学操作室中进行诊断扫描或介入操作的患者，对麻醉服务的需求逐渐增加。其问题包括使用专门的设备、不能立即接近处于不同房间和位于扫描器内部的患者，并且在一些情况下需要使用全身麻醉。在MRI室中进行麻醉是最麻烦的，因为大多数标准麻醉设备（如泵、镜片、听诊器和呼吸机）和监测设备与磁体不兼容。在将患者送入扫描器之前，麻醉实施者必须熟悉工作人员、资源和设备。同样，对于插管患者，在患者到达扫描区域之前，应预期联系呼吸机和呼吸治疗师。应与放射学团队和工作人员明确讨论麻醉计划、麻醉团队的关注点和患者的特定因素。

虽然放射中的一些麻醉涉及到为患者的舒适提供镇静和抗焦虑，但是在这些情况下最令人担心的是无气道保护的患者在扫描装置内发生呼吸抑制。如上所述，临床的挑战是，中度镇静很容易转为计划外的全身麻醉。麻醉管理应包含明确的气道抢救方案，如果可能，镇静时应使用连续二氧化碳监测，并避免深度镇静。在扫描仪内部需要积极镇静的患者可以通过喉罩或气管插管的全身麻醉进行最佳管理。

神经放射学

患者在神经放射学操作室中进行的诊断和介入操作包括脑血管造影和血管成形术、动脉瘤弹簧圈栓塞术、功能性动静脉畸形试验、颅内病变供血动脉的术前栓塞术、颈动脉侧枝的术前评估，以及治疗锥体压缩性骨折相关疼痛的脊柱后凸成形术。对于这些精细的操作，患者必须保持静止与合作。体动不仅增加患者损伤的风险，还显著影响所获得影像的质量。由于放射设备在头部上方，因此接近气道的可能性是最小的。此外，操作台常常需要向前或向后滑动而重新定位，因而检查输液管路、气道装置和监护仪，并且使其具有适应这种移动的自由度是非常重要的。

一些诊断操作需要患者的参与，镇静水平必须恰当地调整。这些操作可能包括临时的血管阻塞或在关注血管中的动脉内注射巴比妥类麻醉药。一般而言，除了可在局部麻醉下建立的腹股沟区股动脉的血管通道外，神经放射学操作的疼痛是非常小的。然而，该操作涉及高度敏感的区域，并且麻醉团队必须预计到快速转换为全身麻醉（如在动脉瘤破裂、重要来源血管栓塞等情况下）的需要。

气管插管全身麻醉更适合于非诊断性栓塞和弹簧圈栓塞。这些操作需要操作区域绝对的静止，并且发生有害不良反应或并发症的风险更高。诱导和维持策略的选择应该适合特定的患者的病理生理特点。通常，遗忘剂量的强效吸入麻醉药，配合肌肉松弛的维持是合适的药物组合。血压应保持在适合范围，它由术前因素（升高的颅内压、进展的脑卒中、动脉瘤的状态和基线高血压）以及与神经病学团队的讨论共同决定。尼卡地平、拉贝洛尔和去氧肾上腺素都是合适的血管活性药物。对颈动脉进行操作（支架/球囊血管成形术）可以激活压力感受器反射，导致血压或心率的快速变化。

脊柱后凸成形术可以在全身麻醉或镇静下实施，应该认识到患者的俯卧位可能不舒服的情况，并且该操作本身可能相当痛苦。

案例学习

患者，女，20岁。计划行隆乳手术。患者在上大学，还兼职做餐馆服务员，并在大学图书馆工作。患者强烈希望该手术能在门诊完成并可以返回工作，尽量减少她脱离学校和工作的时间。患者总体上健康，虽然提及自己患有季节性过敏，偶尔会出现气喘，并因此按需服用抗组胺药和使用定量吸入器（沙丁胺醇）。患者不抽烟，在周末喝酒（每周喝3~4杯），不使用娱乐性毒品，有口服避孕药物史和晕动症病史。

在门诊手术中心完成该案例是否合适？你需要什么其他信息以作出决定？

在常用的各种标准中，患者满足大多数：有自愿要求、总体健康且只有缓和的共存疾病。该操作是局限的，没有大量失血、体液转移或术后引流需要。患者不需要特殊的术后监测，并且没有预期的镇痛困难。患者需要在24小时内有一个照顾者，你需要确保患者的哮喘症状目前不是活跃性的。患者有PONV的风险，需要被告知不能保证自己在家里不出现恶心和呕吐。与在任何场所进行手术的任何患者一样，您将需要询问完整的病史，并且必须评估其气道。而且一些中心设置有最大BMI界值。

患者是否为术后恶心呕吐（PONV）的高危患者?

是。根据Apfel提出的标准，患者满足4项中的3项：女性，不抽烟，并有晕动症（或PONV）病史。而第4个因素，即术后使用阿片类，是可以避免的。有3条高危因素，患者发生PONV的大概风险是60%。

你将如何诱导和维持麻醉?

你将遵循日间麻醉学会建议的S.A.F.E.原则，并使用短效、快速苏醒的药物。丙泊酚诱导是一种合理而广泛采用的选择。你可以考虑不使用肌肉松弛药物并不进行插管，使用喉罩维持气道并保持自主呼吸。考虑到低溶解度和快速清除，七氟烷或地氟烷是明智的选择。氧化亚氮可以减少这些药物的需要量并且清除非常迅速，但它可能增加PONV的风险。你还将避免大剂量的术中阿片类，并使用短效药物，如芬太尼、舒芬太尼或瑞芬太尼。全身麻醉是可以使PONV的风险最小化的潜在备选方案，但是它也一般需要机械通气，并常常需要气管插管。

你将如何管理术后疼痛?

你的目标是使患者舒适，但尽量减少阿片类的使用。你应该与外科医生讨论局部浸润麻醉，并讨论使用NSAIDs，如单次剂量的酮咯酸，以增加小剂量短效阿片类药物（如芬太尼）的效果。

你将如何降低该患者发生PONV的风险?

鉴于患者相对高的PONV风险，你可能会使用两药或三药预防。地塞米松和昂丹司琼是一种常用的组合。你还可以考虑使用东莨菪碱贴药，其对晕动症具有特殊的疗效。通常，患者在PACU中表现正常，只是在回家途中出现PONV，因此这是对该患者的一种良好选择。重要的是，你也应该与患者一起进行讨论，设定合理的期望值。让患者了解，即使在出院后出现一些恶心和呕吐症状，只要不影响进食流质，也是可以接受的。

麻醉和苏醒都很顺利，你把患者带到PACU。患者什么时候可以回家?

患者应该满足适用于所有患者的一般PACU转出标准：神志清醒、血流动力学稳定、有效控制疼痛和恶心。这并不意味着患者必须100%无疼痛或恶心，但患者必须自觉舒服。要出院回家还有特殊的考虑，患者需要一个负责任的成年人带她回家。患者应该能够行走和进行一定量的进食，进食可以仅为纯流质，或流质及清淡固体食物，如饼干。后一条标准因机构而异，并非一条基于临床证据的标准。以前，许多门诊患者需要在出院前排尿。然而，由于手术应激反应，药物效应或轻度容量不足，导致许多手术患者可能尿液产生减少。因此，许多中心放弃了这一要求，并对患者进行"关于排尿"指导，让患者知晓如果在出院后几个小时仍未排尿应如何处理后，允许其出院。最后，患者必须了解出院指导，并舒适地离开医疗机构。你和的其他医生应该有办法通过电话联系到患者，在需要时可以进行随访，并且患者应该知道如何联系你和你的同事，以防在家中出现问题。

建议延伸阅读资料

[1]　Aldrete JA (1995) Th e post-anesthesia recovery score revisited. J Clin Anesth 7: 89–91

[2]　Apfel CC, Korttila K, Abdalla M, Kerger H et al (2004) A factorial trial of six interventions for the prevention of postoperative nausea and vomiting. N Engl J Med 350(24): 2441–2451

[3]　Apfelbaum JL, Walawander CA, Grasela TH et al (2002) Eliminating inten-sive postoperative care in same-day surgery patients using short-acting anesthetics. Anesthesiology 97: 66–74

[4]　Dean M, Th e Royal College of Radiologists, et al (2003) Safe sedation. Analgesia and Anaesthesia within the Radiology Department.　http://www.rcr.ac.uk/index.asp?PageID=310&PublicationID=186

[5]　Laurito CE (2006) Anesthesia provided at remote sites in clinical anesthe-sia. In: Barash PG, Cullen BF, Stoelting RK (eds) Clinical anesthesia, 4th edn. Lippincott Williams & Wilkins, Philadelphia, pp 3127–1346

[6]　Liu SS, Strodtbeck WM, Richman JM, Wu CL (2005) A comparison of regional versus general anesthesia for ambulatory anesthesia: a meta-anal-ysis of randomized controlled trials. Anesth Analg 101(6): 1634–1642

[7]　Russell GB (1998) Alternative-site anesthesia: guidelines aff ecting clinical care. Curr Opin Anaesthesiol 11(4): 413–416

[8]　Springman SR (2006) Ambulatory anesthesia: the requisites. Mosby, St. Louis

[9]　Twersky R, Philip B (2008) Handbook of ambulatory anesthesia, 2nd edn. Springer, New York

第二十六章　创伤和骨科手术

Roy G. Soto

为了获得最佳效果，推荐在阅读本章内容前浏览第XIII页的案例学习和问题。

重点学习目标

（1）回顾引起创伤的主要损伤机制。

（2）学习Glasgow昏迷评分及其对麻醉的影响。

（3）理解骨科手术的麻醉方法。

创伤

引言

创伤患者可出现麻醉方面的全部挑战，包括气道、补液通路和血流动力学稳定。本章中我们将讨论创伤患者的流行病学、评估及麻醉医生需要特别关注的要点。

流行病学

创伤是美国儿童和青年的首位死因，每年有150 000人死亡，450 000人面临永久残疾。入院患者中1/3与损伤有关，每年创伤相关的花费超过4 000亿美元。与多数人想法不同的是，创伤并非偶然发生，这些患者更有可能涉及到药品滥用、中毒、肝炎及HIV感染。

区域创伤护理理念的提出是基于大多数患者在受伤后不久死亡，因此在创伤后的"黄金小时"内接受护理最有可能降低病死率。一级和二级创伤中心的任务即"在正确的时间用正确的方法将患者护送至正确的医院"（表26.1）。

表26.1 损伤的机制

内容源自美国国家创伤数据库

① 大多数被报道的创伤发生在年轻男性

② 受伤后死亡率与年龄成正比

③ 年轻人和中年人中交通事故是主要受伤原因，而老年人以跌倒为主

④ 钝性伤占大多数

⑤ 锐器伤死亡率最高

⑥ 烧伤患者住院时间最长

⑦ 美国枪伤相关的死亡人数在世界居首位，较其他工业国高4倍

⑧ 因枪伤死亡者主要是非裔美国男性

患者评估

创伤很少单独发生，意味着车祸后肩关节脱位可能不仅仅是患者的唯一损伤。很多计分系统的出现旨在减少可变性，保证创伤患者处理的一致性。

气道（Airway）/呼吸（Breathing）/循环（Circulation）/伤残（Disability）代表了"A、B、C、D"的初级评估。高级创伤生命支持（advanced trauma life support，ATLS）由美国外科医师学会创立，旨在将患者评估标准化。移去患者衣物，建立静脉通道，仔细检查所有部位的受伤情况（"用手指和器械检查每一开口部位"）。

格拉斯哥昏迷量表（glasgow coma scale，GCS）主要用来评估神经损伤程度，包括评估肢体活动、说话和睁眼（表26.2）。脑损伤通常被分为重度（GCS≤8）、中度（GCS 9~12）或轻度（GCS≥13）。

值得注意的是无论何种评估方法，都不能预估插管、人工通气的难易，也不能反映容量状态和心肺功能。换句话说，GCS评分高的患者仍有可能需要紧急气管插管，或者可因创伤应激引起心肌缺血。另外，创伤后患者经常发生状态变化，由于麻醉管理可能随之改变，故反复再评估是非常必要的。

特殊挑战

麻醉医生经常被叫到急诊科处理即将到来的创伤患者。因此，在患者到达医院后的数分钟内我们将面临急救复苏和气道管理的问题。由于创伤初始复苏从急诊室延伸到手术室，下面讨论的内容对急诊医生和麻醉医生各自的工作场所都适用。麻醉医生需要准备好在不熟悉的环境中与不同水平的医务人员配合"工作"，而且设施条件难以达到手术室的标准。

表26.2　Glasgow昏迷评分

睁眼反应	
自动睁眼	4
大声呼叫可睁眼	3
疼痛刺激可睁眼	2
不能睁眼	1
语言回答	
回答切题	5
答非所问	4
用词错乱	3
只能发音	2
不能发音	1
运动反应	
可遵指令运动	6
对疼痛能定位	5
对疼痛能逃避（屈曲）	4
非正常屈曲反应	3
肢体过伸	2
无反应	1

创伤性心脏骤停

　　创伤后如需要心肺复苏的患者，总体预后较差，特别是钝性伤患者，心脏骤停的死亡率接近100%。年轻患者，如果身体素质良好，并且伤后1小时内得到医院的救治，预后相对较好。为了任何生存的可能，需要及早气管插管维持适当的氧合与通气，以及适当的液体管理。

创伤气道管理

　　创伤后紧急气道管理可成为麻醉护理中最具挑战的方面，充分的准备和多种备选方案同等重要。气道损伤、颈椎伤、中毒及合并伤的存在可能同时需要经验、专长和运气！支气管纤维镜插管可因气道内血液或患者不配合而失败。饱胃状态下采用喉罩可能也很麻烦。患者也有可能来到医院时已经放置好联合管（第九章《气道评估及管理》）或气管导管。

　　对于无法配合的创伤患者，一个可行的办法见下图26.1。

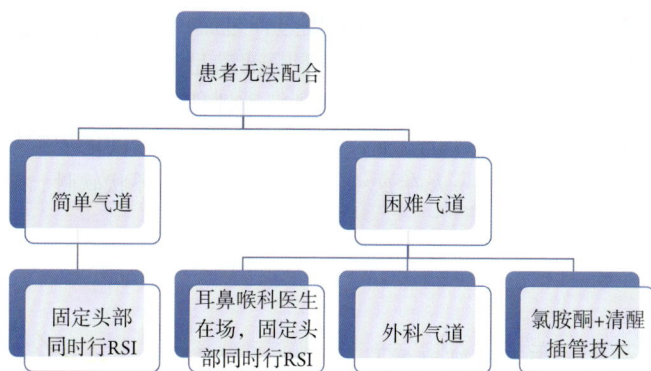

图26.1　创伤患者无法配合情况下的气道管理计划

RSI，快速序贯诱导。

如果气道评估无困难，可考虑固定头颈部成直线，诱导后气管插管。如果为困难气道，需要外科医生在场的情况下（意味着他们站在附近，随时准备建立外科气道）行快速序贯诱导（Rapid Sequence Induction，RSI），也可以尝试使用静脉注射或肌内注射氯胺酮，希望能够维持通气，同时行清醒气管插管的方法。

如果患者呼吸比较稳定，而你担心的是气道管理的问题，可以考虑将患者送至手术室内进行插管，在那里你操作起来更容易，有更熟悉复杂气道管理的医生提供帮助，以及有一个明亮不嘈杂的工作环境。

请记住："良好的判断能力来自经验，而经验来自错误的判断。"

如何排除颈椎损伤

一个典型临床案例：一患者行CT扫描检查后来到手术室行急诊脾切除术。患者之前被扎过针，身体检查以及做过扫描，但仍戴着颈托。我们可以摘掉它吗？如何完全排除颈椎损伤？简单来说就是所有的影像学检查必须是阴性的，而且患者必须能够清楚地告诉你他没有疼痛（排除其他外伤的干扰）。也就是说，患者通常难以做到这些。所以在这个案例中，你需要：

（1）影像学检查（X线片、CT、MRI）阴性。记住车祸伤颈椎受伤概率 C1 > C5 > C6 > C7，摔伤后颈椎受伤概率 C5 > C6 > C7；

（2）患者清醒，神志清楚并合作；

（3）无酒精、药物中毒；

（4）患者不能存在干扰性伤害，以免其疼痛盖过了颈部可能出现的疼痛；

（5）患者未接受大量的阿片类药物（具体药物的剂量没有明确的规定，但是如果患者处于嗜睡状态，不要认为阿片类药物没能阻断主观疼痛主诉）；

（6）患者不能有轻度颈部触诊及轻度过伸过屈位引发的疼痛。

如果所有这些标准不能满足（很少能全部满足的），那么你仍然需要在颈椎固定的情况下行快速序贯诱导（虽然气道评估正常）。负责固定头部的人不仅要将头颈部维持在中立位置，而且还要提醒插管的医生喉镜操作时颈部是否有移动。注意到另一人在这一过程中需要按压环状软骨，因此需要将颈托前面的部分去掉。

头部创伤

给头部创伤的患者实施麻醉是一个挑战。喉镜、司可林的使用，以及镇静和低通气可增加颅内压（ICP）。麻醉管理目标包括维持脑灌注压>60 mmHg（MAP减去ICP或CVP），预防损伤区附近脑组织缺氧，尽可能降低颅内压。

出血

创伤患者通常需要外科修复损伤的同时进行容量复苏、输血和补充凝血因子。患者需要大口径静脉通道，最好是中心静脉导管（第十五章《液体和输血治疗》），考虑将中心静脉导管放置在怀疑损伤区域的上方和下方。

进展性低体温、凝血障碍和低血容量/酸中毒（所谓的"死亡三联征"）可导致病死率上升。复苏时必须努力避免以上3点，而且需同时做到容量补充、环境和液体温度控制和血液制品替换。创伤复苏时常见的问题有。

（1）低体温：创伤手术室需要保持温暖，所有液体应加温处理（最好从急诊室开始），灌洗液温度应接近体温。快速液体输液器能使液体迅速升温，在大量补充液体时尽量使用。

（2）低血容量和酸中毒：通常使用的晶体液是酸性的，0.9%氯化钠溶液pH为5.0，乳酸林格液pH为6.2（第十四章《电解质与酸碱分析》）。然而，大量输注晶体液可致代谢性酸中毒。胶体液与晶体液相比没有绝对的优势，很多医生将二者混合或以一定比例输注，避免任何一种用量过多。面对未控制的出血，证据推荐的目标是收缩压平均值70~80 mmHg，虽然已经存在的头部创伤和CPP应该予以关注（图26.2）。

（3）凝血障碍：晶体液/胶体液复苏可导致稀释性凝血障碍，输血或低温可加重凝血功能异常。很多医院采取大量输血方案，目的在于使凝血因子达到预计范围。重组凝血Ⅶa因子已经在一些创伤复苏中使用，昂贵的价格（每剂约5 000美元）限制了它的成本效益。最后，大量输血输液时需要考虑补充钙剂，因为钙是内源性和外源性凝血途径的辅助因子，库存血中的枸橼酸可导致低血钙症（第十四章《电解质与酸碱分析》）。下面是创伤输血/大量液体治疗方案（表26.3和表26.4）。

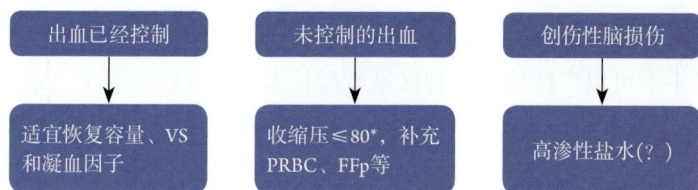

图26.2 低血容量和酸中毒

*减少出血、凝血病和降低病死率；PRBC，悬浮红细胞；FFP，新鲜冻干血浆。

表26.3 创伤输血方案

O型，Rh阴性：2单位
O型，Rh阳性使用条件：
男性
明显为非生育期
继续输血，使用O型Rh阴性血液

表26.4 大量液体治疗方案

解冻的FFP 4单位和冷沉淀1单位
经交叉配型的PRBC6单位和血小板1单位
送至手术室
1号：PRBC 4单位
2号：PRBC 2单位+FFP 3单位
冷沉淀和血小板
继续补充直至停止

归根结底，对于出血，外科医生很擅长将伤口压迫止血，有时候让他们"停下来，压迫伤口，让我们先纠正失血"是非常重要的。同样，有时需要将伤口包扎送至ICU，后面再安排对患者进行分期修复手术。

骨科手术

并非所有创伤都需要骨科手术，也不是所有的骨科手术都来自创伤。这里我们集中讨论常规择期骨科手术患者的特殊挑战。

麻醉方式的选择

骨科手术可以广泛使用各种区域麻醉技术，多数已在第十三章介绍过。患者经常问到的是"区域阻滞与全身麻醉比较是不是更好、更安全？"答案还不明确。一个好的全身麻醉比差的区域麻醉要好。区域麻醉可以减少患者发病率或改善患者满意度吗？

答案仍然是"看情况"。疼痛轻的患者通常满意度更高，但是效果差的阻滞（或区域/硬膜外导管）可加剧疼痛，使患者和外科医生的满意度下降。超声引导下的导管技术已经在某些医院的门诊骨科手术中有突破性的进展，而另一些医院因其失败率、费用或操作复杂性而拒绝这一技术。椎管内麻醉（单纯应用或联合全身麻醉）已经证实可以减少膝关节和髋关节手术中深静脉血栓（deep venous thrombosis，DVT）和潜在肺动脉栓塞（pulmonary embolus，PE）的发生，虽然远期观察总体病死率没有显著影响。硬膜外阻滞麻醉下髋关节手术可能减少出血，与全身麻醉相比，区域麻醉下高龄患者苏醒时谵妄发生率更低。

在任何情况下，与患者讨论麻醉选择时，都需要考虑麻醉医生的技术、患者的期望、操作前后是否有抗凝治疗、是否需要立即进行术后神经评估、手术时间长短以及期望的术后疼痛控制程度。表26.5列出了骨科手术常见术式及相应的麻醉选择或考虑。第十三章《麻醉技术：区域麻醉》将讲解区域麻醉的具体问题。

表26.5　骨科手术的麻醉方式选择

手术部位	麻醉要点
手部	多数为局部麻醉或镇静，也可选择静脉区域阻滞或腋路臂丛阻滞
腕关节	锁骨下臂丛阻滞
肘关节	麻醉比较困难，锁骨下或腋路可能达到效果
肩关节	肌间沟阻滞（±导管）可提供完善的术中麻醉和术后止痛
髋关节	脊髓麻醉或硬膜外阻滞麻醉
膝关节	可关节内注射局部麻醉药用于关节镜检查，可行蛛网膜下隙阻滞±持续性阻滞或硬膜外阻滞麻醉用于膝关节置换
踝关节	腘窝阻滞（±导管）可提供完善的术中麻醉和术后止痛
足部	常用局部麻醉或镇静，也可选择踝部阻滞

术后疼痛管理

骨科创伤和手术疼痛可能非常剧烈，这类患者的成功管理需要完善成熟的围术期镇痛方案。如前所述，区域阻滞可成功应用，而且硬膜外和区域镇痛导管可放置数天。阿片类药物仍然是镇痛的主流，但如今多模式管理更受欢迎。阿片类药物常与抗炎药物（静脉注射酮咯酸或口服COX-2抑制药）、激素（地塞米松）、局部麻醉药（局部使用或区域阻滞）、对乙酰氨基酚和抗惊厥药（普瑞巴林或加巴喷丁）联合使用。超前镇痛（术前预防性使用以减少术后阿片类药物需求）对骨科手术患者可能有效，但仍需进一步研究。

特殊问题

体位性损伤

　　骨科手术的体位经常使患者面临神经损伤或肌肉骨骼损伤的危险。不管体位如何，都应将所有压迫部位垫好，确保关节或神经丛（如腋窝卷可避免臂丛压迫）没有过度拉伸或受压。一个好方法是，如果你觉得某个特定姿势对你来说不那么舒服，那么患者也不应该处于同样的姿势。

止血带相关问题

　　骨科手术中经常使用止血带减少手术出血、改善手术视野。止血带有两个常见问题：疼痛和再灌注损伤。典型的止血带疼痛约从充气后45分钟后开始，通常描述为持续性钝痛或烧灼痛，且与进展性高血压（全身麻醉下也能见到）有关，气囊放气后血压可迅速恢复。长时间（大于2~3小时）充气还与周围神经损伤有关。再灌注损伤是由于止血带放气后，低温酸血症血液回流进入中心循环，引起心动过速和低体温。

甲基丙烯酸甲酯水泥

　　甲基丙烯酸甲酯水泥（骨水泥）用以将关节假体与骨骼相连接。在骨水泥混合与灌入时，物质变硬、膨胀，极大地增加骨腔内的压力。因此，固体骨水泥、骨髓和脂肪可能被挤压进入脉管系统形成微栓子，导致低血压、低氧血症和心动过速——所有这些都是我们不希望发生的，特别是高龄、一般情况较差的患者。液态的骨水泥单体也可以直接引起血管扩张，造成低血压和心动过速。补液、血管收缩药和浅麻醉可以帮助减轻这些反应。

脂肪栓塞综合征

　　长骨骨折的患者增加此类综合征的危险，主要表现为躯干皮下出血、呼吸困难合并低氧血症、神志改变。症状多发于损伤3天之内。主要是因为破坏的骨头释放了脂肪球进入循环系统。治疗主要是固定骨折和关节，避免脂肪的进一步释放并支持治疗。该综合征的呼吸系统和神经系统的表现会使围术期管理复杂化。脂肪栓塞综合征会明显增加患者病死率。

失血

创伤患者行择期或急诊骨科修复都有可能发生大出血和凝血障碍。大量血液可丢失入大腿或上臂软组织内，使失血量的估计变得困难。自体血回收技术已经成功在关节置换术中应用，但如果伤口感染或使用了骨水泥后要避免使用。

股骨骨折的位置对失血量影响很大：股骨头下型骨折＜经股骨颈骨折＜股骨颈基底部骨折＜转子间骨折＜转子下骨折（图26.3）。

总之，与所有高难度麻醉案例相同，保持警惕、充分准备、与外科团队交流沟通，对于确保创伤骨科患者的安全是非常重要的。

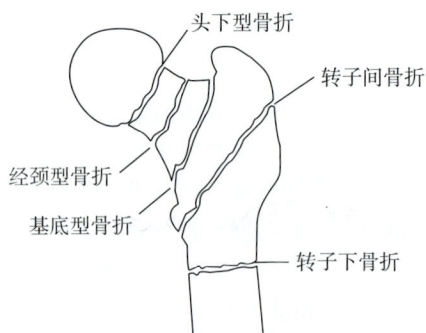

图26.3　股骨部骨折部位

案例学习

患者，男，23岁。在未系安全带的情况下，驾驶一辆无气囊的旧汽车并发生了车祸。患者和他的朋友们刚从舞会离开，在那里他们"喝了几杯啤酒"。他们撞到了方向盘，胸壁有多处软组织挫伤，并诉呼吸时胸痛。患者的左侧肩关节脱位，胫骨骨折，同时被怀疑存在脾损伤。在事故现场患者并未失去意识。患者的呼出气体中可闻到酒精味，且鼾声很大。患者醒来便大声喊叫，并不停挣扎、意识混乱。在检查过程中，患者诉伤处疼痛，四肢可遵指令活动。患者平素体健，是一名在校大学生。

该患者的Glasgow评分为多少？

能睁眼为3分，回答切题加4分，肢体反应良好加6分，总分13分。

患者从急诊室转运过来，双上肢各有一条外周静脉通道，输注室温的乳酸林格氏液。你需要额外的输液通道吗？如何在手术室调整复苏策略？

你可能已经有足够的静脉通道用来麻醉诱导。考虑到有胸部创伤和肺挫伤的可能，以及"一上一下"的原则，你可能需要开通中心静脉用以术后治疗。应开始为所有静脉液体加热。交送（或简称是否已经发送）实验室检查，决定是否有必要补充红细胞、凝血因子和血小板。具体的实验室前准备工作，你可以参考伊拉克军队创伤复苏经验，其中有关应用创伤血制品的流程。这一流程在民众创伤尤其是钝挫伤中仍存在争议，它意指实验室结果回报前，早期RBC、FFP和血小板的输注比例是1：1：1。

主动脉的相关检查使外科医生决定先观察而暂不手术。头颈部CT未发现颈椎骨折或脱位。患者仍佩戴在事故现场放置的颈托，而未诉颈部疼痛。现在你能在处理气道问题之前撤掉颈托吗？

不能，颈椎的情况仍未明确。首先，CT不能充分显示软组织情况，因此软组织损伤不能排除。另外，患者中毒症状和其他损伤使其所述"颈部无疼痛"并非可靠。你需要将患者视为存在潜在的不稳定颈椎来处理。麻醉诱导后，在助手固定头颈部处于直线的情况下移走颈托的前面部分。

患者已8小时未进食固体食物，距离最后一次饮酒已超过2小时。你如何进行麻醉诱导，并做好气道保护？

首先检查气道！创伤患者有时插管很困难，而头颈部直线固定被证实会将简单气道变得更加困难。如果气道评估难度很大，可能需要清醒插管，而且不论何种情况下，你都需要额外的人员和工具的帮助。假设你相信气道检查可靠，麻醉诱导后你需要将颈托前面的部分摘除，另一名有经验的医生将头颈部固定，以免喉镜使颈部前移。面对任何创伤患者你都需要考虑外科医生随时准备在旁边，一旦遇到困难，便建立外科气道。由于创伤病史，即使患者未进食仍需将其视为"饱胃"状态。事实上，创伤是胃内容物肺误吸的独立危险因素；一些证据显示发生率可高达30%。环状软骨加压下实行快速序贯诱导，可选用硫喷妥钠、氯胺酮和琥珀胆碱，无需面罩通气，插入带套囊的气管导管。虽然已经作为标准实施流程，现在对于直线固定和环状软骨按压仍存在一些争议。前者在尸体上证实可增加喉镜暴露所需的力量和增加损伤椎体半脱位的风险，后者在影像学研究中显示在大多数情况下并未封闭食管，并会导致食管向外侧移位。

此案例在麻醉过程中还需要达到其他哪些目标？

创伤中，你希望避免所谓的死亡三联征，即低体温、凝血障碍和低血容量。你需要给患者保温，包括提高室温，使用对流加热装置，液体加温装置，在呼吸回路中使用被动加湿器。处理低血容量和酸中毒，可补充晶体液，需要时也可使用胶体液和血制品。你也许会放置动脉导管监测动脉血压。定期检查血气分析结果，根据需要使用血浆、冷沉淀（用以补充纤维蛋白原）和血小板。重组凝血Ⅶa因子在顽固性凝血障碍中可能有益，不过费用很高。根据手术进程，如果存在大量液体转移，怀疑呼吸道水肿，通气氧合困难，血流动力学仍然不稳定，或者有肺挫伤或ARDS征象，你可以考虑保留气管导管以便术后通气。

建议延伸阅读资料

[1] Sell SL, Avila MA, Yu G, Vergara L, Prough DS, Grady JJ, DeWitt DS (2008) Hypertonic resuscitation improves neuronal and behavioral outcomes aft er traumatic brain injury plus hemorrhage. Anesthesiology 108: 873–881

[2] Spinella PC, Perkins JG, McLaughlin DF, Niles SE, Grathwohl KW, Beekley AC, Salinas J, Mehta S, Wade CE, Holcomb JB (2008) Th e eff ect of recombinant activated factor VII on mortality in combat-related casualties with severe trauma and massive transfusion. J Trauma 64: 286–293

[3] Hirshberg A, Stein M, Adar R (1997) Reoperation. Planned and unplanned. Surg Clin North Am 77: 897–907

[4] Mantilla CB, Horlocker TT, Schroeder DR, Berry DJ, Brown DL (2002) Frequency of myocardial infarction, pulmonary embolism, deep venous thrombosis, and death following primary hip or knee arthroplasty. Anesthesiology 96: 1140–1146

第六部分
术后处理

第二十七章　围术期急性和慢性疼痛管理

Mark A. Hoeft

为了获得最佳效果，推荐在阅读本章内容前浏览第XIV页的案例学习和问题。

重点学习目标

（1）了解疼痛的神经生理学基础知识。

（2）了解急性和慢性疼痛的分型（即伤害性、炎症性、神经病理性以及机能失调性）。

（3）学习疼痛门诊常见的疼痛综合征及其基本治疗原则。

引言

疼痛医学是由麻醉医生、神经科医生、心理医生以及理疗师和康复科医生组成的亚专科。该领域着力于管理由生理上、结构上和心理上的病理状态所引起的急性和慢性疼痛。

健康人体的基本疼痛感知

按照国际疼痛研究协会的定义，疼痛是组织损伤或潜在的组织损伤相关的一种不愉快的躯体感觉和情感经历。疼痛的感知可以分为四个步骤：传导、传递、调制和感知。在传导阶段，机体感知伤害性刺激的能力取决于伤害性感受器（痛觉受体）激活与否。这些受体分为温觉、机械和多觉型三类。极端温度可以兴奋温觉感受器；尖锐物体的穿透、挤压和钳夹可以激活机械型感受器；而温度、机械和化学刺激引发破坏性递质的释放可以激活多觉型感受器。化学刺激，包括钾离子、血清素、缓激肽、组胺、前列腺素、白三烯或P物质，可能激活或者敏化多觉型伤害性感受器。

经过转导，伤害性信号转变为电信号，刺激得以沿着外周神经进行传递。外周神经根据其主要功能（运动或者感觉）、直径以及传导速度的不同进行分类（表27.1）。痛觉通路通常通过背根神经节，由Adelta和C纤维介导。随后沿着三条主要的痛觉传导通路（脊髓丘脑、脊髓网状系统或脊髓中脑）之一进行传递（图27.1）。

表27.1　外周神经分类

纤维类型	直径（μm）	髓鞘	传导速度（m/s）	支配	功能
A alpha	12~20	+++	75~120	传至骨骼肌	运动和反射
A beta	5~12	+++	30~75	从皮下机械感受器传入	振动、轻触觉和压力
A gamma	3~6	++	12~35	传出到肌肉肌梭	肌肉张力
A delta	1~5	++	5~30	传入疼痛和温度感受器	"快"、尖锐、强烈、抽痛、触觉和温度
B	<3	+	3~15	交感神经传出节前纤维	自主神经功能
C	0.2~1.5	—	0.4~2.0	传入痛和温度感受器	"慢"、钝性、烧灼样、痛痒、触觉、压力、温度、节后自主神经

痛觉的调制（抑制或者强化痛觉刺激）可以是外周性的（感受器和脊髓水平），也可以是脊髓上结构（即脑干、丘脑或者皮质）。最终痛觉的感知发生在丘脑、本体感觉皮质、前扣带回、脑岛、小脑和额叶水平。丘脑和本体感觉皮质负责疼痛的定位；而前扣带回与疼痛的情绪反应有关；脑岛、小脑和额叶负责疼痛的记忆，从疼痛的经历中习得回避行为。

疼痛的定义

当我们讨论急性和慢性疼痛的时候，需要掌握基本的概念，用于表述疼痛的类型和描述患者正在经历的疼痛特性。

急性与慢性疼痛

临床上按照疼痛持续时间来定义急性和慢性疼痛，以3~6个月为临界值来区分。

急性疼痛定义为一种由外伤或者内脏/肌肉功能异常引起的伤害性刺激。通常发生于创伤后、术后、产后或者疾病急性发作期（即心肌梗死或者肾结

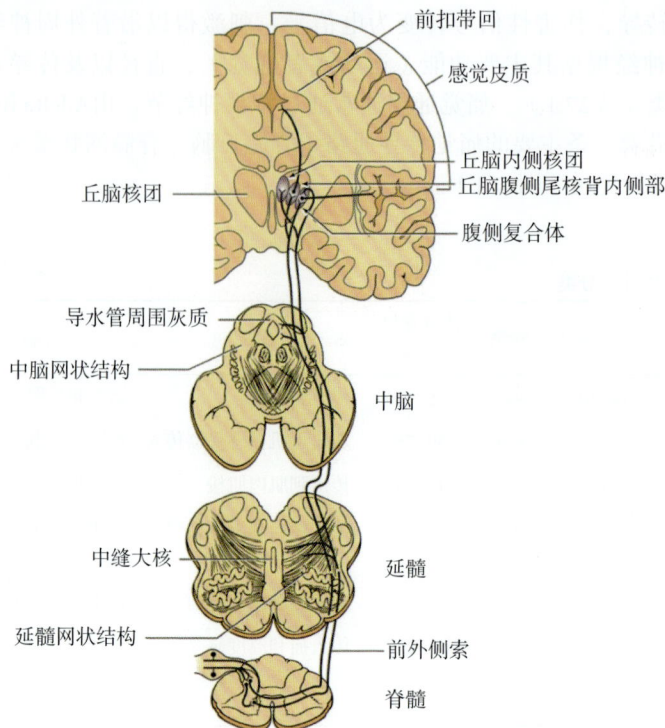

图27.1　疼痛通路的大体解剖（引自Sorkin等[5]）

石）。一般分为躯体性疼痛和内脏性疼痛这两类。躯体性疼痛由皮肤、皮下组织、黏膜的伤害性感受器被激活所引起。这类疼痛定位明确，通常被描述为尖锐、跳动或者烧灼感。内脏性疼痛来源于器官的损伤，通常被描述为钝性、广泛、微弱并且不能明确定位。急性痛的机制涉及前述的痛觉传导通路，解除外因后，疼痛可在数秒至数周内缓解。

慢性疼痛可以继发于外周神经、脊髓或者脊髓上结构的损伤。它可以由于多种心理因素而变得复杂化。例如：注意寻求行为，可以引发疼痛的心理应激（丛集性疼痛）以及纯粹的心理机制。

急性和慢性疼痛的类型可以分为四类：伤害性、炎症性、神经病理性和机能失调性。伤害性疼痛的发生是由于痛觉受体受到阈上刺激的结果，通常作为机体的保护性机制（表27.2）。在伤害性疼痛中一般没有神经系统的损伤或改变，见于创伤的急性期或者手术后。作为一种适应性机制，这种类型的疼痛对机体是保护作用。在一些特定的病理状态下，伤害性疼痛可以是慢性的，如骨关节炎患者，关节破坏后关节活动可以刺激伤害性感受器。

炎症性疼痛继发于受损组织和炎症细胞所释放的介质（如缓激肽、血清

表27.2　疼痛的分类

伤害性疼痛	由短时的伤害性刺激作用于正常组织造成的急性疼痛，无外周或中枢敏化
炎症性疼痛	组织损伤后造成的疼痛，无神经损伤
神经病理性疼痛	神经损伤后外周或者中枢重构引起的病理生理状态

素）。这些介质降低了疼痛感知外周神经系统和中枢神经系统改变的阈值。与伤害性疼痛一样，这类疼痛可以来自于外伤或者手术后的急性痛，亦可以是癌症或者骨关节炎的慢性痛。炎症消除后，高敏现象可以彻底解除。

神经病理性疼痛继发于外周神经系统或者中枢神经系统的损伤。这些病理状态包括糖尿病性神经病、丘脑卒中和带状疱疹后神经痛。所有的神经病理性疼痛综合征都具有正向的症状和体征（如痛觉异常、痛觉过敏）以及消极的症状（即虚弱、感觉缺失和反射降低）。与炎症性疼痛不同，在诱发因素去除后，神经病理性疼痛仍能持续相当长的时间。

机能失调性疼痛是一种排除性诊断，需要排除伤害性刺激、炎症和病理性损伤的可能性。常见的疾病包括纤维肌痛和肠激惹综合征。

疼痛的治疗

急性痛

通常使用多模式镇痛，即联合使用多种方式，改善疼痛并同时降低阿片类药物的使用量。对急性疼痛的治疗可先于外科操作。术前，常使用超前镇痛的方式来降低或阻断伤害性刺激的传入。非甾体类抗炎药物（NSAIDs），如塞来昔布（口服）、酮咯酸（静脉）、布洛芬（口服）或者对乙酰氨基酚（口服）可以在术前与其他药物（如加巴喷丁）合用以防止中枢敏化。塞来昔布等COX-2抑制药与其他NSAIDs相比，降低了胃肠道出血的可能，但是可能出现其他不良事件，如心肌梗死、卒中、磺胺类药物过敏和肾功能异常。

超前镇痛也可以通过硬膜外阻滞麻醉、蛛网膜下隙阻滞或者区域神经阻滞实现，如股神经阻滞和臂丛阻滞。在中重度疼痛的患者中，阿片类药物（如氢吗啡酮或吗啡）可以与对乙酰氨基酚或者NSAIDs合用。外科医生在疼痛治疗中也起到一定作用，如利多卡因或者布比卡因等局部麻醉药物在手术切口处的浸润（表27.3）。

术后无法口服的患者可以使用PCA装置。患者通过按压控制按钮，经过静脉或者硬膜外途径获取镇痛药物。这类装置使患者在设定的时间间隔内得到预先设定的镇痛药物。这类给药方式设有锁定时间，在此时间内装置对患者的按压不作出反应，以防止阿片类药物过量。加用持续量（背景量）作为

表27.3　异常疼痛的定义

异常疼痛	阈下刺激即产生疼痛
痛觉过敏	对疼痛刺激的感受更强烈
感觉迟钝	缺乏刺激时，异常感觉
感觉异常	异常的感觉（如烧灼、刺痛、发痒或者发麻）

基础水平的镇痛后可以不需要或者减少患者自控给药。

通常使用语言数字评分法来评估术后镇痛的效果。该评分以0~10为界，0代表无痛，10代表可以想象得到的最严重的疼痛。进行疼痛评估时，表述的要点包括疼痛的部位，是否放射，以及疼痛的性质（锐痛或者钝痛）。

慢性痛

慢性疼痛采用多模式的治疗方法，包括使用非麻醉类镇痛药物，如NSAIDs、阿片类镇痛药、抗抑郁药、抗惊厥药物和多种介入治疗。最常见的介入治疗方法见表27.4。

表27.4　常见的介入疼痛治疗

治疗方法	目标	机制	有指征的疼痛综合征
硬膜外甾类注射	神经根	患者神经根周围炎症	椎间盘突出、脊髓狭窄、椎间孔狭窄
内侧支阻滞	背侧枝的中间枝	局部麻醉药注射	对是否由小关节介导的疼痛进行诊断性的治疗
射频消融	脊髓神经后侧分支的内侧支	内侧支凝固性破坏	诊断性治疗有效后，用于由内侧支引起的疼痛
触发点注射	触发点	放松，拉长肌肉纤维	肌筋膜痛
脊髓束模拟	脊髓后束	①在神经病理性疼痛中通过增加神经递质（即GABA和腺苷）伤②害性刺激的输入和过度兴奋。通过改变交感的张力来增加冠脉的血流	神经病理性疼痛心绞痛外周缺血性疼痛
鞘内置泵	鞘内间隙	通过降低全身使用药物如阿片类的剂量，来降低药物不良反应	癌痛
神经毁损	髂神经丛，三叉神经节，腰交感链	使用石碳酸，乙醇或者RFA	临终关怀患者
星状神经节阻滞/腰交感神经	星状神经节/腰丛	局部麻醉药阻滞交感输出神经	复杂区域疼痛综合征

此外，理疗、心理评估与治疗以及手术治疗也常常在疼痛门诊中使用。疼痛科医生也参与临终关怀的过程。

常用的治疗慢性止痛药物的分类

阿片类

阿片类药物是一大类通过作用于μ受体、δ受体和κ受体发挥镇痛作用的药物。这些受体在脊髓背角最为富集，也出现在背根神经节和外周神经。这类药物种类繁多（天然和合成），给药途径多样，包括口服、静脉、口腔黏膜贴片、经皮和鞘内。常见的口服阿片类药物见表27.5。阿片类药物最主要的不良反应包括便秘、恶心、呕吐、瘙痒、镇静和呼吸抑制。

表27.5　常用口服阿片类药效动力学和剂量

阿片类	半衰期	持续时间（h）	等效口服剂量（mg）	初始量（mg）	间隔（h）
可待因	3	3~4	80	30~60	4
氢吗啡酮	2~3	2~3	2	2~4	4
氢可酮	1~3	3~6	10	5~7.5	4~6
羟考酮	2~3	3~6	7	5~10	6
美沙酮	15~30	4~6	10~20	20	6~8
吗啡	2~3.5	3~4	10	10~30	3~4
右丙氧芬	6~12	3~6	43~45	100	6
曲马多	6~7	3~6	40	50	4~6

阿片类药物使用过程中存在的主要问题包括药物耐受、生理依赖、撤药综合征和成瘾。耐受定义为随着用药时间的延长，固定剂量的阿片类药物产生的镇痛效应变弱，需要增加阿片类药物的剂量以达到同等的镇痛效果。

生理依赖表现为突然停用阿片类药物以后出现的戒断症状，表现为易激惹、焦虑、失眠、复视、打呵欠和涕泪横流。继续停药，还会出现高热、寒战、肌痛、腹肌紧张、腹泻和心动过速。阿片类药物的撤药反应具有自限性，持续3~7天。

与生理依赖相反，成瘾表现为使用药物以后出现生理、心理或者社会功能的障碍，并且药物使用者无视这些症状而依然用药。典型表现为购买市售毒品，为获取药物而偷盗钱财，试图通过多种途径获取药物，为获得药物而卖淫，伪造处方以及买卖处方药物。

α2受体激动药：替扎尼定

α2受体激动药替扎尼定通常作为肌肉松弛药用于疼痛治疗。相对于可乐定而言对血压的影响小，但容易出现嗜睡。

抗惊厥药物：加巴喷丁、卡马西平、奥卡西平、普瑞巴林

抗惊厥药物通过多种机制起作用，包括调节电压门控型钙通道、钠通道、r-氨酪酸（GABA）和谷氨酸盐受体。FDA批准其用于疼痛治疗的适应证包括三叉神经痛（卡马西平）、疱疹后神经痛（加巴喷丁和普瑞巴林）、糖尿病性神经病（普瑞巴林）、纤维肌痛（普瑞巴林）以及偏头痛的预防（双丙戊酸钠、托吡酯）。

三环类抗抑郁药：去甲阿米替林，阿米替林

三环类抗抑郁药物（tricyclic antidepressant，TCA）通过作用于多个位点来改善疼痛综合征，包括血清素类、去甲肾上腺素能类、阿片类、NMDA受体、腺苷受体、钠通道和钙通道。TCAs的作用包括改善情绪，调整睡眠和肌肉松弛。这些药物用于神经病理性疼痛综合征的治疗，如疱疹后神经痛、糖尿病神经病变、继发于脊髓损伤后的疼痛、癌症相关性病理性疼痛，还可用于其他疼痛综合征，包括低位背痛、骨关节炎和纤维骨痛。这类药物的不良反应为口干、嗜睡、眩晕、体重增加、直立性低血压和昏睡。

5-羟色胺和去甲肾上腺素再摄取抑制药：文拉法辛、度洛西汀

5-羟色胺和去甲肾上腺素再摄取抑制药（serotonin-norepinephrine-reuptake inhibitor，SNRI），阻断了去甲肾上腺素和5-羟色胺的再摄取。度洛西汀是美国第一个用于特定疼痛（糖尿病神经病变）治疗的抗抑郁药物。这类药物也被认为对纤维肌痛有效。SNRIs记录在册的不良反应少于TCAs。

癌痛

世界卫生组织（WHO）建议对于癌痛进行阶梯式治疗，以期达到维持口服镇痛药治疗的目标，使治疗简单、独立、便捷和低花费（图27.2）。轻度疼痛使用非阿片类药物，如NSAIDs和其他辅助药物。随着患者疼痛程度加剧和持续时间延长，加用阿片类药物，并根据患者对治疗的满意度滴定药物剂量。

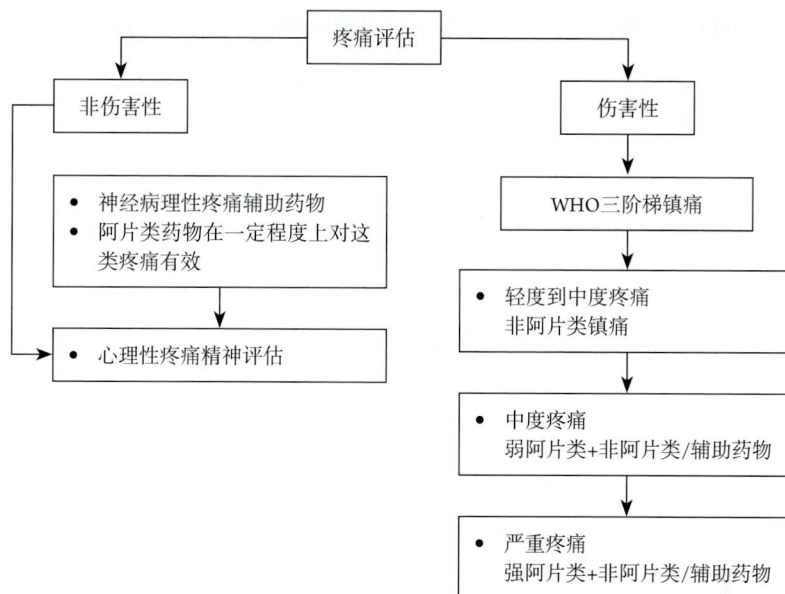

图27.2　疼痛评估和世界卫生组织镇痛阶梯

常见的疼痛综合征

椎管狭窄

椎管狭窄即脊髓腔狭窄，继发于先天或者获得性的病理状态（如椎间盘突出、椎间关节病、骨刺和韧带肥厚）。常见症状为低位腰背痛和腿痛，站立或者下坡时加重。MRI可明确诊断。治疗包括硬膜外注射激素、理疗和NSAIDs，最终可以通过手术减压或者行椎板切除术。

神经根痛

神经根痛的病理基础是椎间孔狭窄导致从该孔发出的神经根受压迫。病因包括椎间盘突出、骨赘形成或脊椎滑脱（峡部缺陷）。症状表现为受累神经根支配区域的疼痛、麻木、肌力下降和神经反射的改变。可以通过MRI和肌电图进行诊断。治疗包括硬膜外激素注射、理疗、NSAIDs和手术。

椎间关节病

椎间关节病亦是慢性低位后腰背痛的原因。椎间关节是脊柱的连接点，随着年龄的增长容易发生炎症。疼痛可以放射到肩胛部位、臀部或者股后侧。如果使用局部麻醉药物阻滞脊神经后部主要分支的中间支，疼痛可以缓解或消失，则可进行诊断，并且可以考虑今后对相应神经进行射频消融以治疗疼痛。

椎间盘来源性疼痛

椎间盘来源性疼痛其病理进程涉及椎间盘，常常以背部、臀部或股后侧中间部分疼痛为主，负重、坐位、站位或前屈位可加重。影像学检查发现环形纤维撕裂。椎间盘内注射后出现相似的背部疼痛可诊断。治疗包括传统的理疗和NSAIDs，也可进行侵入性治疗，如椎间盘内电热治疗或融合。

复杂性区域疼痛综合征

复杂性区域疼痛综合征（complex regional pain syndrome，CRPS）（曾被命名为反射性交感神经萎缩症和反射性交感神经灼痛）是发生于创伤后，影响肢体为主的慢性疼痛综合征，GRPS可分为Ⅰ型和Ⅱ型。肢体的局部创伤无论是否伴有神经损伤（Ⅰ型不伴有神经损伤，Ⅱ型伴有损伤）均会出现继发于交感传出神经或者循环中儿茶酚胺改变的持续疼痛。发生CRPS的肢体会出现水肿、部分运动功能丧失、脱毛、皮温下降、皮色改变以及痛觉过敏。阻滞星状神经节或者腰丛等交感神经后症状改善可以诊断该综合征。治疗包括药物治疗、理疗、心理治疗、对疾病的过程进行宣教和区域交感阻滞。

肌筋膜疼痛

典型表现为肌痛、肌痉挛、僵硬和无力。一般认为这些症状继发于肌肉的缺血性微创伤。查体时，患者可以感知受累肌肉内离散分布的各个敏感区域（触发点）。可以对触发点使用利多卡因、干针疗法或者肉毒杆菌注射进行治疗。

骶髂关节功能失调

骶髂关节引起的疼痛可继发于创伤、脊髓缺陷、椎间关节病、妊娠、骨关节炎和炎性关节病。疼痛范围一般位于骶髂关节周围、臀部和股后侧。关节运动时发生疼痛，运动受限。关节内注射局部麻醉药物和激素有效可以明确诊断病因。通过射频消融毁损支配关节感觉的神经进行对症治疗。

疱疹后遗神经痛

急性带状疱疹起因于潜伏在背根神经节内的疱疹病毒。典型起病为持续48~72小时的疼痛后相关区域皮肤发红。带囊泡的红疹出现在相应的皮肤分布区（图13.3），并持续1~2周。急性带状疱疹愈合以后，患者（通常>50岁）可能会经历继发于疱疹性神经痛以后尖锐的刺痛。使用抗惊厥药物、抗抑郁药和利多卡因贴片进行治疗。

理疗

理疗在治疗慢性疼痛患者、降低残疾发生、保留和改善功能、提高肌力方面具有重要的作用。锻炼可以增加耐力和肌力，同时降低患者对疼痛的主观体验。被动的理疗包括电刺激、热/冷疗和超声治疗。

心理治疗

对患者进行心理评估有利于诊断和治疗心理问题（如装病、药物滥用和躯体化障碍）以及其他问题（如抑郁、焦虑和继发于疼痛的睡眠障碍）。早期诊断和治疗心理因素对改善患者疼痛强度、配合程度、恢复工作能力和药物依从性有效。

姑息医疗

姑息医学聚焦于缓解疼痛，给予终末期疾病患者及其家人临终关怀。它关注的重点在于缓解疼痛、恶心呕吐和呼吸抑制等症状。护理可以在家中（通常在临终关怀医院）或者姑息治疗病房、急症护理院或者私人疗养院进行。

案例学习

患者，女，32岁。前往疼痛门诊咨询。6个月前患者在溜旱冰时摔倒，扭伤了左侧肘部和腕部。夹板固定腕部并悬吊4周后，患者的伤情得以顺利恢复，却再次出现了严重的疼痛。患者将其描述为频繁发作的烧灼样疼痛，受累区域有刺痛和"触电样"感觉。这些区域包括手背、前臂两侧以及肘关节和手臂下段的后侧。患者诉不能用其左手打字，也不能用左上肢提背包。患侧手臂在淋浴时有疼痛，无法碰水也不能穿长袖，因为纤维织物摩擦该处的皮肤时会引发疼痛。查体见患肢外观呈紫色斑驳样、肿胀、皮温降低。与右上肢相比，患肢毛发减少。左手指甲增厚、褪色且较右侧略长。用指尖轻触其手背可以引发疼痛。

你和主治医生一起作了初步评估。你被要求重点描述患者的疼痛主诉。你会将该患者的疼痛类型归为四种主要类型中的哪类？

疼痛的四种类型包括伤害性、炎性、神经病理性和功能失调性。该患者急性损伤愈合已久，因此其目前的疼痛类型可以排除伤害性和炎性，可能为神经病理性。疼痛的表现（类型、描述）也符合该类型。需要注意的是，在排除其他类型的疼痛之后才能诊断功能失调性。

你会使用哪些专业的词汇来描述患者的症状？

患者可以使用自己的语言（烧灼）进行描述，但必须提及疼痛的部位、强度和变异度。例如，患者在行为上的偏好（淋浴、穿着）。需要询问一天内的症状是否有变化、镇痛药的效果、症状持续时间以及与其外伤的关系。该患者描述了痛觉过敏（即阈下刺激即可引发疼痛）、感觉迟钝和感觉异常（自发的/刺激引发的感觉异常）。通过查体明确有感觉异常性疼痛（轻触手背），但尚未确认痛觉过敏（即对正常的痛觉刺激反应过度），对该患者没有尝试痛觉刺激是明智之举。

你的诊断是什么？如何明确诊断？

患者表现为复杂性区域疼痛综合征Ⅰ型，曾命名为反射性交感神经萎缩症。我们基于患者疼痛的特点以及疼痛与损伤的关系做出该诊断：创伤后出现而无神经损伤（如出现神经损伤即为灼痛），存在交感过度兴奋的皮肤表现和废用性萎缩，并且合并感觉异常性疼痛。符合国际疼痛研究协会的诊断标准（该标准虽然敏感但特异性不强）。受累肢体交感神经阻滞后症状缓解，这一表现虽然不是公认的，但却是一种强烈推荐的诊断方法。可以对患肢采用局部化学切除其交感神经，即使用止血带孤立受累肢体后注入酚妥拉明。更常用的方法是阻断患侧的星状神经节（详见下文）。如交感切除的效果明显，如血管扩张，肢体温度上升，同时疼痛缓解，则强烈支持该诊断。

你将给予她何种治疗？

通过在第6颈椎横突周围注射局部麻醉药物进行星状神经节阻滞，环状软骨水平，颈动脉内侧可扪及第6颈椎。透视下操作可以提高阻滞的效果和安全性。硬膜外、蛛网膜下隙、颈动脉以及椎动脉均接近进针点。如果星状神经节阻滞有效，则接下来几周可以多次重复。在一些幸运的患者中，疼痛缓解的时间超过局部麻醉药物的有效时间，并且越来越长。不幸的是，部分患者中阻滞无效而需要其他治疗。无论阻滞是否有效都推荐多模式治疗。首先，患者需要心理咨询，告知其症状不是来源于直接的组织损伤，只要疼痛情况允许，患者需要尽可能多地使用患肢。利用疼痛较轻的时期进行理疗是必要的，而焦虑、抑郁和睡眠障碍需要通过咨询或者药物来解决。其他可能有效的药物包括针对神经病理性疼痛（如抗癫痫或者抗抑郁药物）的药物、阿片类药物和NSAIDs。这类疼痛的治疗非常棘手，因此，如果一种方式失败了，为了使康复治疗能够进行下去，需要尝试另外一种治疗方式。

建议延伸阅读资料

[1] Benzon HT, Rathemell JP, Wu CL, Turk DC, Argoff CE (2008) Raj's practical management of pain, 4th edn. Mosby-Elsevier, Philadelphia

[2] Bonica JJ, Loeser JD, Chapman CR, Fordyce WE (2001) Th e management of pain, 3rd edn. Lippincott, Williams & Williams, Philadelphia

[3] Kandel ER, Schwartz JH, Jessell TM (2000) Principles of neural science, 4th edn. McGraw-Hill, New York

[4] Longnecker DE, Brown DL, Newman MF, Zapol WM (2007) Anesthesiology, 1st edn. McGraw-Hill, New York

[5] Sorkin L et al (1998) Atlas of anesthesia. Current Medicine Group, Philadelphia

第二十八章 麻醉后复苏室（PACU）和术后常见问题

R. Dean Nava Jr, T arun B halla, and Jesse M . Ehrenfeld

为了获得最佳效果，推荐在阅读本章内容前浏览第XIV页的案例学习和问题。

重点学习目标

（1）学习转出PACU的关键要素。

（2）复习术后最常见的麻醉相关性并发症。

（3）理解PACU出室标准。

入室

患者转入麻醉后复苏室（postanesthesia care unit，PACU），医务人员连接标准监护并对患者进行初步的评估，包括生命体征、HR、ECG、BP、RR、血氧饱和度、疼痛程度、体温、意识状态以及是否有恶心呕吐。这些指标在入室后的前15分钟内需要每5分钟监测一次，随后至少每15分钟监测一次。符合指征的患者需要使用有创监测（如CVP、有创动脉压、PA/Swan-Ganz）。有人工气道或者怀疑存在呼吸抑制的患者需要使用二氧化碳气体监测仪。

面向PACU医护人员，全面的出（手术）室情况总结表格对患者术后阶段的医疗至关重要。表28.1为麻醉医生与PACU人员交接班时需要提供的表格范本。

术后呼吸并发症

PACU最常见的呼吸相关性并发症是气道梗阻。常见原因包括以下几点：

表28.1　PACU 收到的出（手术）室表格

术前病史	用药、过敏史、既往史 诊断 术前用药
术中病史	手术 麻醉类型 术中用药和液体 估计失血量和尿量 术中发生的事件/遇到的问题 生命体征范围
患者状态	气道（术前检查、气道处理、ETT位置） 输液、各种引流管、有创监测导管的位置和尺寸 意识状态 疼痛评分 血管内容量状态 总的印象
术后治疗	可接受的范围（血液丢失、生命体征、尿量） 潜在的心血管问题或呼吸问题 必要时进行实验室或者诊断性检查（胸部X线片、ECG） 医生去向和联系方法

（1）舌根后坠（最常见）；

（2）喉痉挛（详见下文）；

（3）会厌水肿；

（4）气道内分泌物/呕吐物/血液；

（5）气管外部压迫（如颈部血肿）。

鼾声是部分梗阻的临床表现。完全梗阻时呼吸音消失，常伴有反常呼吸动作。

治疗措施包括给氧、头高位、抬下颌、口咽/鼻咽通气道，甚至再插管。如果患者表现出内源性的气管压迫症状，如血肿增大等，应立即敞开伤口引流以挽救生命。

喉痉挛（声带不受控制的收缩）也可见于PACU，临床表现为高音调的喘鸣或者失声（声门完全闭合）。气道损伤、多次气道内操作或者大量分泌物（包括气道内的血液和呕吐物）是常见的诱因。处理包括面罩正压通气、使用口咽/鼻咽通气道、吸引。如果喉痉挛反复出现，可以使用小剂量琥珀胆碱后行气管插管；如果出现无法通气和插管的情况，可以采用环甲膜切开术或者喷射通气。

发生在PACU中通气不足的常见原因是麻醉药物的残留抑制作用（最常见）、残留的神经肌肉阻滞、疼痛导致的呼吸受限、胸外科或者上腹部手术后膈肌功能失调、腹部膨隆、腹部约束受限和CO_2产生增加（寒战、脓毒血症和低温）。临床表现为持续嗜睡、呼吸频率低、呼吸浅促以及呼吸困难。只有当患者$PaCO_2>60$或者$pH<7.25$，才会出现明显的症状。虽然针对潜在的病因进行治疗是治疗方针，但是解决病因之前对患者进行呼吸管理仍然很重要。可能需要对患者进行插管（血流动力学不稳定、严重的呼吸抑制等）。阿片类药物过量时可以使用拮抗药（纳洛酮，0.04 mg静脉注射），如怀疑残留瘫痪，则使用胆碱酯酶抑制药。如果患者处于一种呼吸受约束的状态，则根据患者的呼吸频率和精神状态考虑进一步采取控制疼痛的措施。

术后低氧血症的原因包括功能残气量（FRC）降低带来的肺内分流增加（最常见）、气胸、小潮气量长时间通气、支气管插管、分泌物或者血液阻塞支气管造成的肺泡萎陷、误吸、支气管痉挛、肺水肿和肺不张。早期通常表现为烦躁、快速心律、室性/房性心律失常；后期表现为低血压、反应迟钝、心动过缓和心脏骤停。治疗包括增加吸氧浓度，也可能需要使用无重复吸入的面罩。如果症状持续存在，在找出病因并纠正之前需要先进行气管插管。立即进行胸部X线片检查。治疗取决于病因。气胸/血胸的患者需要放置胸腔引流管；支气管痉挛则使用支气管扩张药（如沙丁胺醇）；液体超负荷时可以使用利尿药；因为阻塞或误吸而引起严重的肺不张者，需要进行支气管镜检查。

术后血流动力学并发症

术后恢复室发生严重的血流动力学改变可以分为以下几类：前负荷相关、左/右心室功能相关以及后负荷相关。低血压可以由一项或者多项原因引

表28.2　低血压的原因

前负荷降低	低血容量（最常见）
	"第三间隙"（液体潴留）
	出血
	伤口引流
	硬膜外阻滞/蛛网膜下隙阻滞引起的血管扩张
	心包填塞
	张力性气胸
	空气栓塞
左室功能障碍（收缩力下降）	严重的代谢性异常（酸中毒、脓毒血症、低氧血症）
	心肌梗死
	容量过负荷
	心律不齐
动脉血管扩张（后负荷降下）	可能炎症反应
	麻醉相关

起，见表28.2。

低血压的临床表现为血压低于基线20%~30%、定向力下降、恶心、意识改变、尿量下降和心绞痛。针对血流动力学改变的治疗包括快速补液、血管加压药、胸膜腔负压吸引以治疗张力性气胸、心包穿刺处理心包填塞，必要时使用有创监测（动脉导管、CVP或者PA导管）。治疗方式取决于患者的临床表现以及潜在的病因。

术后高血压在PACU也很多见。常见原因包括伤害性刺激（最常见）、切口痛、气管插管刺激、膀胱膨胀、既往高血压病史、液体过负荷、代谢异常（低氧血症、高碳酸血症和酸中毒）以及颅内高压。临床症状和体征包括头痛、出血、视力改变、心绞痛以及心电图ST改变。治疗主要纠正潜在问题、排空膀胱、提供镇痛以及纠正代谢紊乱。以患者基础的血压水平作为治疗的目标。除镇痛以外的特殊药物治疗列举于表28.3。

术后心动过速通常由副交感输出介导，也可以由阿托品、格隆溴铵和肌

表28.3　高血压的推荐治疗

轻至中度高血压	β受体阻滞药（拉贝洛尔、艾司洛尔、美托洛尔） 钙离子阻滞药（尼卡地平） Nitro paste 肼屈嗪
严重的难治性高血压（考虑动脉内测压）	抗高血压药物静脉输注 尼卡地平 硝酸甘油 硝普钠

表28.4　术后心动过速的原因

恶性刺激	疼痛、焦虑 气管插管 膀胱膨胀
生理失调	酸中毒 低氧血症 低血压和低血容量 低血糖 颅内压增高 心肌缺血
用药	β肾上腺素能血管加压药物 多巴胺 多巴酚丁胺 支气管扩张药
麻醉药物	氯胺酮 异氟醚

松药（如泮库溴铵）等药物引起。表28.4为心动过速的鉴别诊断。其症状和体征包括高血压、低血压或者心绞痛。治疗主要针对原发因素、液体输注、排空膀胱和镇痛。对那些药物原因引起的病例，可以对症治疗，等待药物自然代谢。心律失常也常常是心动过速的原因。房颤应使用β受体阻滞药和钙通道阻滞药进行治疗，如果患者出现血流动力学不稳定则需电复律。

术后心动过缓的最常见原因是副交感兴奋或者交感传出减弱，表现为低血压和心动过缓同时发生。如果怀疑副交感兴奋性增加，可以考虑使用毒蕈碱受体阻滞药，如阿托品和格隆溴铵。如果交感兴奋性降低，可以使用拟β类药物，如麻黄素。表28.5列举了术后心动过缓的最常见原因。

对于血流动力学改变的患者，鉴别诊断时应时刻牢记心肌缺血。心肌缺血的危险因素包括充血性尽力衰竭（CHF）、瓣膜病、低射血分数、吸烟史、贫血、高血压和急诊手术。病因包括心动过速（舒张期缩短造成的冠脉低灌注）、低血压、低氧血症。临床表现为心绞痛、ECG改变和心律失常。治疗包括处理原发病因（治疗疼痛、液体输注和抗焦虑药）、给氧、阿司匹林、硝酸甘油、β受体阻滞药和吗啡。需要检查心肌酶谱（如肌钙蛋白水平）。

表28.5　术后心动过缓的常见原因

药物	新斯的明、腾喜龙
	去氧肾上腺素、去甲肾上腺素
	阿片类药物
	琥珀胆碱
	β受体阻滞药
	局部麻醉药
	神经节阻滞药
	蛛网膜下隙阻滞/硬膜外阻滞麻醉
生理因素	颈动脉窦按压
	Valsava 动作
	打嗝
	直肠检查
	眼内压升高
	膀胱膨胀
	刺激咽部
代谢异常	严重的酸中毒
	低氧血症

术后神经系统和其他并发症

苏醒延迟最常见的原因为残留的麻醉药物、镇静药或者镇痛药。其他原因包括低温、代谢紊乱和卒中。处理包括治疗潜在的病因（例如，使用空气加温毯纠正低体温、纠正代谢紊乱）或者药物逆转。纳洛酮用于逆转阿片类药物的作用，如果使用的阿片类药物半衰期长于纳洛酮，则需要重复使用。氟马西尼用于逆转苯二氮䓬类的作用。

其他常见的并发症有意识改变和谵妄。恶化因素见表28.6。

表28.6　术后精神状态改变的原因

低氧血症
代谢紊乱
大脑低灌注
极端年龄
情感上严重的打击
术中知晓
东莨菪碱或者阿托品
药物滥用
疼痛、恶心、瘙痒

苏醒期谵妄通常能在10~15分钟内改善，处理措施包括言语安慰、充分镇痛、纠正代谢紊乱、增加吸入氧浓度、使用苯二氮䓬类、束缚四肢等，如果谵妄与阿托品/东莨菪碱的使用有关（中枢抗胆碱能综合征），则需毒扁豆碱逆转。

术后神经病变是术后相对少见的并发症。脊髓损伤可发生于插管时（体位）或者硬膜外阻滞麻醉后血肿，但非常罕见。外周神经损伤更为多见。这些由于神经受牵拉或者压迫带来的损伤可以发生在尺神经（肱骨鹰嘴水平对尺神经的压迫）、腓神经（截石位神经向腓骨头压迫）、胫神经（使用拐杖糖形的脚蹬的极度截石位）、臂丛（平卧位外展超过90°或者颈部过度转向对侧）以及胸长神经（开胸手术造成翼状肩胛和前锯肌瘫痪）。大部分症状在6~12周内改善，也可能会留有永久损伤。

角膜磨损的可能原因包括眼球干燥（手术时眼睑未闭合）、面罩通气或者插管时接触眼球或患者苏醒时揉眼睛（这就是我们要求患者在去复苏室的路上不要揉眼睛的原因）。症状和体征包括流泪、畏光和视力降低。治疗措施为使用人工眼泪、闭合眼睑和抗生素滴眼液。大多数角膜磨损在72小时内愈合。

术后乏力的最重要原因是残留的神经肌肉阻滞。其他原因包括脑血管意外以及术前就存在的神经肌肉疾病（如重症肌无力、Eaton-Lambert综合征、周期性麻痹以及肌营养不良）。患者主诉呼吸肌无力、浅快呼吸以及骨骼肌无力。治疗包括使用肌松药拮抗药或者插管，直至患者乏力情况改善。

术后恶心呕吐（PONV）

20%~30%的患者术后出现不同程度的PONV。危险因素见表28.7。

治疗措施多样。对因治疗为本（如低血压、低血糖、ICP升高和胃肠道出血）。5-羟色胺受体阻滞药，如昂丹司琼4 mg静脉注射，在手术结束时使用，不良反应少。地塞米松是一种激素类药物，也是一种有效的止吐药，但是其确切的机制不清。诱导后给予4~8mg静脉注射。氟哌利多对爆发性恶心有效，但可能会导致镇静，并且由于延长Q-T的不良反应，目前被FDA黑匣子警告。甲哌氯丙嗪、胃复安和异丙嗪也可使用（第七章《麻醉辅助药物的药理学》）。多模式治疗（即多种类型的药物合用）和预防对PONV最有效。

表28.7　PONV易感因素

患者相关	年轻女性
	膈疝
	肥胖
	术后呕吐史
	晕动病史
	非抽烟者
手术相关	耳鼻喉科手术（ENT）、腹部手术、妇产科手术
	中耳刺激
	腹膜刺激、小肠刺激
	牙齿手术
麻醉相关	面罩通气期间气体进入胃部
	使用笑气（争议）
	使用胃肠道外的阿片类药物
	使用依托咪酯
	脊髓/硬膜外阻滞麻醉后的低血压
术后因素	使用胃肠道外的阿片类药物
	术后口服液体

疼痛控制

术后疼痛的治疗方案取决于患者和手术两大因素。可以通过静脉、肌肉或者口服途径给药。通常更推荐静脉途径，其优势在于使用剂量小、摄取可靠，并且更容易滴定效果。常用的阿片类药物及其特性见表28.8。接受区域阻滞麻醉的患者对辅助药物的需求量少。硬膜外置管的患者术后可以通过导管给予局部麻醉药物和阿片类药物。

表28.8　PACU常用阿片类

药物	作用时间	单次用药剂量
芬太尼	短效	25~100 mcg IV
盐酸二氢吗啡酮	中至长效	0.2~1 mg IV
派替啶（杜冷丁）	中至长效	50~100 mmg IV/SOS/IM
吗啡	中至长效	2~5 mg IV

注：IV，静脉滴注；SOS，必要时；IM，肌肉注射。

NSAIDs、对乙酰氨基酚和COX-2抑制药对术后镇痛也很有效。其优点在于减少阿片类的用量，降低恶心呕吐的发生率，对血小板功能影响小（COX-2抑制药）以及胃肠道反应小。

酮咯酸是一种常见的镇痛药物，但具有血小板功能障碍和肾毒性等潜在的不良反应。在肾功能障碍的患者，老年人或者有出血倾向的患者中使用需谨慎。

低温和寒战

低温和寒战的病因众多。分布性热量丢失、皮肤消毒剂蒸发、麻醉后正常体温调节功能下降、烧伤患者热量丢失增加、创伤或者恶液质都可以造成患者体温严重下降和寒战。低温和寒战的生理改变详见表28.9。

低温和寒战的治疗包括主动的空气温度加热装置，言语安慰。严重的寒战患者可以使用哌替啶。

表28.9　低温和寒战的影响

低温	氧耗增加，二氧化碳产出增加
	外周血管阻力增加
	血小板功能受损，降低凝血因子
	增加感染率
	可能导致心律失常
寒战	氧耗增加（可达200%）
	增加二氧化碳生成（可达200%）
	损伤监护设备
	导致心肌缺血
	预示通气受损

出室标准

基于以下一系列临床因素：

一般情况

患者对时间、地点、环境定位准确，能跟随指令。患者无发绀，皮肤无苍白，肌力恢复。恶心、疼痛和其他主要术后早期并发症都应该避免或得到控制。

血流动力学

血压在基础值的20%以内。出室前心率和节律应该保持平稳达到至少30分钟以上。注意常见并发症，如心律失常和心肌缺血。容量状态也需维持稳定，低/高容量状态被纠正。

呼吸

呼吸频率在10~25次/min。呼吸增快或者呼吸抑制的原因需要在出室前查明。分泌物需要彻底咳出或者清除，呼吸力度足够。

气道

吞反射和咽反射完整。气道无梗阻、喘鸣或者凹陷。出室前不再需要人工气道。

疼痛控制

患者能明确是否疼痛及其部位，且镇痛充分。对阿片类药物的额外需求至少保持15分钟以上的间隔、合适的术后镇痛医嘱。

肾功能

尿量（urine output，UO）的监测很重要，留置导尿的患者UO>0.5 mL/（kg·h）视为尿量足够。无导尿管的患者无需在出室前导尿排空膀胱，除非患者接受蛛网膜下隙阻滞或者既往有排尿困难史。

实验室和诊断性检查

血细胞比容应和术中液体丢失量匹配。其他实验室检查如果有指征也需要进行。电解质、血糖、凝血、血小板和血细胞比容如果有必要则需要纠正。其他诊断性检查，例如，ECG和胸部X线片检查取决于患者的个体情况（如胸痛、低氧血症），出室或者出院前需要进行评估。

案例学习

患者，女，45岁。刚刚接受了经腹子宫全切除术。她平素体健，无抽烟及饮酒史，既往无全身麻醉史。现在患者顺利地从全身麻醉中苏醒（用药包括硫喷妥钠、维库溴铵、七氟醚、芬太尼）。你将患者送入PACU并协助护士安置患者，到达PACU时获得的初始生命体征为：Bp 148/90 mmHg、HR 77 bpm、SpO_2 98%（面罩吸氧6 L/min）。

描述你需要向PACU护士交班的内容要点。

首先要对患者的既往史、接受的外科手术以及麻醉过程做一个简要的总结。告知护士术前镇静的情况（药物、总剂量和时间）、抗生素、诱导药物、通气和插管的难易程度、维持药物、肌松药、是否给予拮抗。对使用的阿片类药物和其他镇痛药物进行总结，告知护士最后一次用药的剂量以及时间。通过给出的估计失血量、补液量、输血情况总结出入液量。最后需要告知护士曾经出现的特殊情况（如果有）：术中事件，特殊药物（胰岛素、激素、止吐药等），患者的特殊需要，以及术后非常规的医疗计划。

交完班后，你离开床旁以完成文本工作。你刚离开PACU约5分钟，尚未回到手术室，PACU护士就呼叫你。你来到床旁发现患者烦躁不安，在床上翻来覆去，不能回答问题，也不能遵从指令躺下和放松。你对患者进行评估的第一步是什么？鉴别诊断是什么？

虽然这极可能是单纯的术后谵妄，但是必须排除其他严重的问题，如低氧血症和高碳酸血症。需要检查患者的生命体征，是否有低氧血症或者极度高血压。通过查体确认患者气道通畅，自主呼吸。确认患者是激惹而不是抽搐。

当你排除了紧急情况，诊断患者出现术后谵妄，你会如何处理？

尝试交流并使她镇静。如无效则小剂量使用短效镇静药，如咪达唑仑，1~2 mg。你和护士仍然需要对镇静后的患者进行再评估。

患者症状缓解。1小时后，你再次被召回PACU。患者主诉疼痛。你将如何评估患者？你建议采取什么措施？如果患者接受的是腹腔镜下肌瘤切除术，并且计划当天晚些时候出院，你的处理会不同么？

你需要和患者交流以了解她疼痛的来源。是否是切口痛？阿片类药物对此类疼痛非常有效。虽然患者对药物的反应可能会影响你的给药途径（如你在术中发现患者对阿片类药物或者敏感或者抵抗），但是最常见的选择是盐酸二氢吗啡酮，单次0.2~0.4 mg，或者吗啡，单次3~5 mg，滴定使用。如果患者计划出室回家，更倾向于使用短效阿片类，如芬太尼，单次50~100 μg。两种手术方式都可以考虑。使用一些辅助药物，例如，在无肾脏疾病或严重出血的情况下使用NSAIDs，酮咯酸30 mg。

30分钟后疼痛得到了控制，但是患者现在主诉恶心。你会如何处理？

患者有PONV的中等危险因素：不吸烟、女性、接受过一定量阿片类药物（简化评估量表的第四个危险因素就是既往PONV史或者晕动症）。如果患者之前没有接受过预防性的止吐药物，则首选昂丹司琼，1~4 mg 静脉注射。如果近期接受过预防性的药物，则建议使用其他种类的止吐药，包括氟哌利多或者氟哌啶醇、普鲁氯嗪（甲哌氯丙嗪）、羟嗪（安太乐）、异丙嗪（非那更）、胃复安（灭吐灵）或者东莨菪碱，后者通常通过透皮贴途径使用，需要数小时作用达峰。

患者何时可以出PACU？如果换成是腹腔镜手术后当天出院回家的患者，你的标准会有区别么？

患者需要对人物、地点、时间和情景有正确的定向。疼痛和恶心妥善控制，但没有必要等到症状完全消失。术后疼痛会持续数小时甚至数天。关键是要在症状稳定和可忍受之间达到平衡。补液充分（尿量足够），如果出血量大，则血红蛋白需要高于输血水平（通常>7 g/dL）。生命体征平稳，除了可能需要补充氧气外，不应该有呼吸问题。如果当日出院，则患者应满足可以不吸氧，可以在简单的辅助下自己行走，需要有一个能胜任的成年人陪伴回家。

建议延伸阅读资料

[1] Barash PG, Cullen BF, Stoelting RK (eds) (2006) Clinical anesthesia, 5th edn. Lippincott, Williams and Wilkins, Philadelphia

[2] Morgan GE, Mikhail MS, Murray MJ (eds) (2006) Clinical anesthesiology, 4th edn. McGraw-Hill, New York

[3] (2000) Practice advisory for the prevention of perioperative peripheral neuropathies: a report by the American Society of Anesthesiologists Task Force on Prevention of Perioperative Peripheral Neuropathies. Anesthesiology 92: 1168–1182

[4] American Society of Anesthesiologists Task Force on Postanesthetic Care (2002) Practice guidelines for postanesthetic care: a report by the American Society of Anesthesiologists Task

Force on Postanesthetic Care. Anesthesiology 96: 742–752

[5]　Gan TJ, Meyers T, Apfel CC et al (2003) Consensus guidelines for manag-ing post-operative nausea and vomiting. Anesth Analg 97: 62–71

[6]　American Society of Anesthesiologists Task Force on Acute Pain Management (2004) Practice guidelines for acute pain management in the perioperative setting: an updated report by the American Society of Anesthesiologists Task Force on Acute Pain Management. Anesthesiology 100: 1573–1581

第二十九章　重症医学介绍

Beverly J. Newhouse

为了获得最佳效果，推荐在阅读本章内容前浏览第XV页的案例学习和问题。

重点学习目标

（1）复习机体氧平衡的基础概念。

（2）掌握重症监护室常见病症如休克、脓毒血症和急性呼吸衰竭的诊断和治疗。

（3）掌握血流动力学监测技术如动脉置管、CVP和肺动脉导管的基本原理、使用指征和并发症。

（4）讨论机械通气的基本模式。

（5）复习ICU内的其他支持治疗。

重症患者的首次评估

对重症患者而言，往往在明确诊断之前就需要对其进行复苏。随着检查和诊断的逐步进行，从ABCs（气道、呼吸和循环）开始逐步聚焦于稳定生命体征。保证气道安全和生命体征平稳的同时进一步回顾病史、进行体格检查、实验室检查和影像学检查以及其他诊断流程。

氧平衡

处理重症患者之前必须掌握机体氧平衡，包括向组织运送氧以及组织消耗氧这两个过程。

氧的转运

氧的转运包括血液在肺部携氧的过程，将氧通过血液运送到组织，未被组织利用的氧返回呼吸循环这三个过程。动脉血含氧量可以通过含氧量计算公式得出：

$$CaO_2 = [Hb \times 1.34 \times SaO_2] + [PaO_2 \times 0.003]^{①}$$

氧输送（DO_2）取决于氧含量（CaO_2）和心输出量（CO）：

$$DO_2 = CaO_2 \times CO$$

氧耗（VO_2）是指机体所有器官和组织总的氧消耗量。正常的氧耗量约为 3 mL/（kg·min）。混合静脉血氧饱和度（SvO_2）是指从体静脉回流入心肺循环的血液中的氧含量。氧的消耗量占氧输送的比例称为氧的摄取分数（O_2ER）。

$$O_2ER = （VO_2/DO_2）\times 100$$

在正常情况下，机体摄取30%~50%的氧供，余下的作为混合静脉氧回到心脏。因此正常的混合静脉氧饱和度为65%~70%。

运动或应激时机体可以短时间内增加氧摄取，最高可达70%。进一步增加氧消耗或延长其时间（或者降低氧运输）会导致细胞缺氧、无氧代谢和乳酸形成。

从上述动脉氧含量的公式可以看出，血红蛋白浓度（Hb）和血红蛋白饱和度（SaO_2）会影响氧含量。血中氧分压和血红蛋白饱和度的关系即为氧合血红蛋白解离曲线（图29.1）。曲线的位置取决于机体的pH、温度、$PaCO_2$ 和2，3-二磷酸甘油酸（2，3-DPG）。曲线左移或者右移会改变血红蛋白与氧的结合能力。曲线右移表示血红蛋白与氧的亲和力减弱，更多的氧弥散到组织；曲线左移则表示血红蛋白和氧结合紧密，弥散到组织的氧减少。应激情况下（如代谢性酸中毒），曲线右移使更多的氧可以弥散到组织。

氧平衡和组织灌注的标记物

乳酸

当机体氧需大于氧供时，细胞转为低氧状态，进行无氧代谢。乳酸是无氧代谢的副产品，可以在血中测出。升高的乳酸水平与组织低灌注和氧合水

---

① Hb，血红蛋白；SaO_2，血红蛋白饱和度；PaO_2，溶解的氧分压。

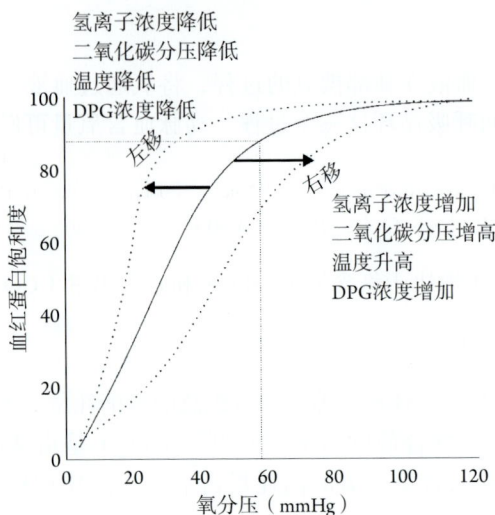

图29.1 氧合血红蛋白解离曲线。这条曲线定义了血中氧分压和被氧气饱和的血红蛋白的比例之间的关系。曲线的位置受氢离子浓度、$PaCO_2$、温度和2，3-二磷酸甘油酸（DPG）的影响。（由J. Ehrenfeld提供）

平低下有关。虽然其他因素也会影响血乳酸水平，但是高乳酸水平仍可以作为组织低灌注和休克的间接标志。

中心静脉血氧饱和度和混合静脉血氧饱和度

通过中心静脉导管抽取上腔静脉的血样检测中心静脉血氧饱和度。大多数情况下，中心静脉血氧饱和度（$ScvO_2$）与混合静脉血氧饱和度（SvO_2）的相关性较好，并可以反应组织氧合。正常的$ScvO_2$在70%左右（而SvO_2约65%）。低于正常值的$ScvO_2$或者SvO_2提示组织氧合差，需要提高氧供和组织灌注。$ScvO_2$的优势在于不需要使用肺动脉导管（而SvO_2需要从肺动脉导管取血）。

血流动力学监测

目标

重症患者血流动力学监测的目标：优化组织的灌注和氧供，及时发现临床症状的改变以及监测患者对治疗的反应。虽然无创监测（例如袖带血压监测）的并发症少且风险小，但是对于重症患者而言，通常非常有必要使用有创血流动力学监测来实现这些目标，详见第十一章《麻醉设备及监测》。

有创动脉血压监测

低血压是入ICU的一项常见原因，其病因多样（详见本章"休克"）。使用无创袖带进行血压监测也许可以满足监测的要求，但是在血压极低的情况下，袖带容易监测不到或者测量值不准确。作为动脉血压更准确的监测方式，动脉置管可以提供持续的基于心脏每次搏出的测量。同时可以通过动脉导管采血以监测氧合、通气和酸碱平衡的状态。最常用的动脉置管部位是桡动脉或股动脉，但必要时也可以选择其他动脉（详见第十六章《外周静脉导管、动脉导管和中心静脉导管及胃管的放置》。

动脉置管的并发症以及降低并发症的措施见表29.1。

在机械通气期间，容量状态可以通过动脉压力的变化来评估。在低血容量的患者中，正压通气可以使收缩压产生显著的波动（>10 mmHg）（图29.2）。

心输出量

组织的氧供（DO_2）取决于氧含量（CaO_2）以及心输出量（CO）。心输出量等于心率（HR）与每搏量（SV）的乘积。

$$CO = HR \times SV$$

影响每搏量的因素包括前负荷、后负荷和心肌收缩力。前负荷是左室

表29.1　动脉置管相关的并发症

并发症	降低危险因素的预防措施
血肿	避免多次穿刺/尝试 动脉穿刺后加压
出血	对凝血障碍的患者谨慎使用 出血点加压
血栓形成	避免多次穿刺 使用持续冲洗系统 避免长时间留置导管
血管痉挛	避免多次或者创伤性穿刺置管
空气栓塞	冲洗管道时谨慎
神经损伤	避免临近神经的穿刺点
感染	使用无菌技术 避免长时间置管
动脉内注射药物	保持动静脉管道的有序、独立、标识清晰
缺血	避开已损伤的穿刺点 避免长时间留置导管 将脉搏血氧饱和度仪置于穿刺同侧以保证灌注

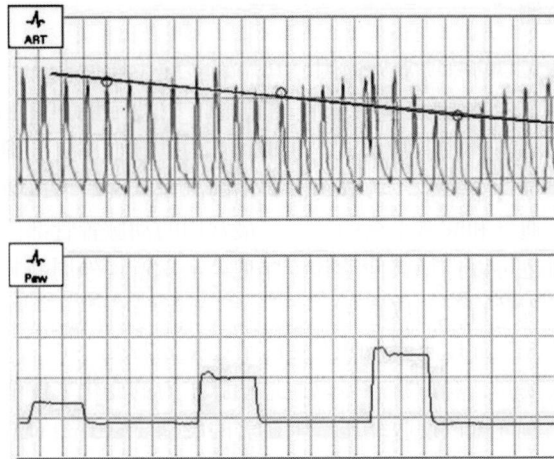

图29.2 动脉血压波形显示收缩压随着连续三次逐步增加压力（10、20、30 cm H$_2$O）的机械通气而变化

最佳拟合曲线分别连接了三次呼吸的最低收缩压。（经允许使用，摘自Michael R. Pinsky, Didier Payen编著的Functional Hemodynamic Monitoring，Springer，2004）。

舒张末期容量的估计值。Frank-Starling曲线显示了前负荷与每搏量的关系（图29.3）。一般来说，随着前负荷的增加，每搏量增加。然而，Frank-Starling曲线上存在一个拐点，继续增加前负荷非但不能提高每搏量反而降低每搏量（充血性心力衰竭）。由于心室容量不容易测量，故通常使用心室压力估算容量和前负荷。中心静脉导管可以监测右心房压力或者CVP用以估算右心室前负荷。在没有严重肺动脉高压或瓣膜疾病的患者中，可以认为右心室前负荷与左心室前负荷一致，这是因为进入右心的容量全部流向左心系统。依据这种假设，CVP经常被用来估算左心室前负荷。

后负荷指心肌壁的张力，用于克服射血形成的反向阻力。在临床上右心室后负荷使用肺血管阻力（PVR）表示，而左心室后负荷使用体循环血管阻力（SVR）表示。如果能测得心输出量，SVR可以从下述公式计算得出：

$$SVR = [（MAP-CVP）/CO] \times 80^{①}$$

收缩力指心肌收缩和心室射血的能力。收缩力依赖于前负荷和后负荷，因此首先应该优化这些变量从而提高收缩力。可以直接通过心脏超声测量射血分数来直接反映收缩力。在前后负荷已被优化的情况下，经常使用心输出

---

① MAP指平均动脉压。

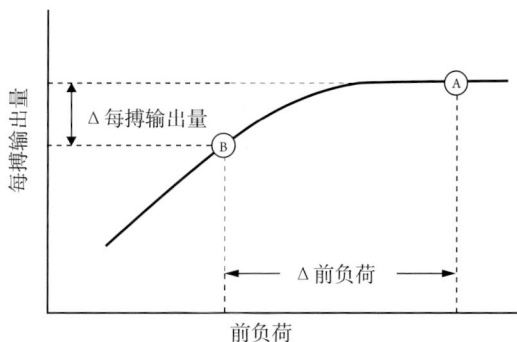

图29.3　Frank–Starling曲线

该曲线显示前负荷（舒张末期容量）和每搏输出量之间的关系。每搏输出量随前负荷的增加而增加，直到达到某一节点，即进一步增加舒张末容积导致充血性心力衰竭（点B到A）（经允许使用。摘自Derek S. Wheeler，Hector R. Wong和Thomas P. Shanley编著的 Pediatric Critical Care Medicine: Basic Science and Clinical Evidence，Springer，2007）。

量来间接表示收缩力。如果心输出量在前后负荷改善的情况下依然很低，可以使用正性肌力药物来改善心肌收缩力。

中心静脉压监测

如上所述，可以使用CVP监测来动态监测右心压力，用于反映前负荷。正压通气时CVP正常值在6~12 mmHg。低CVP伴低血压和心动过速的情况多见于低血容量。补液试验后如果仍然持续低血压并伴有高CVP，则提示心脏充血（心包填塞、张力性气胸、心肌缺血）。

CVP置管可选择的入路包括锁骨下静脉、颈内静脉和股静脉（详见第十六章《外周静脉导管、动脉导管和中心静脉导管及胃管的放置》）。中心静脉置管的并发症见表29.2。为了避免多次穿刺以及误入动脉的危险，尽可能使用超声引导下穿刺技术。

肺动脉导管

如上所述，在大多数情况下，左心压力可以通过右心压力估算，CVP可以近似认为等值于肺毛细血管楔压（PCWP）。然而当左心室功能受损，存在严重的瓣膜疾病或者肺动脉高压时，需使用肺动脉导管（pulmonary artery catheter，PAC）来更为准确的测量左心压力。使用肺动脉导管可以持续监测肺动脉压力，间断监测PCWP，也可以使用热稀释法估计心输出量，计算体循环阻力。PCWP是左心室舒张末期容量（前负荷）最好的估算指标，类似CVP对右心室的意义。

PAC也可以抽取混合静脉血用于检测SvO_2，评估氧平衡。放置PAC的危险因素除中心静脉置管的危险因素外，其他危险因素见表29.2。表29.3列举了PAC是如何帮助诊断在休克患者中常见的血流动力学障碍。

表29.2　中心静脉置管和肺动脉导管置管相关的并发症

并发症	降低危险因素的预防性措施
血肿	避免多次穿刺 误穿临近静脉和动脉后加压
出血	谨慎对待凝血障碍的患者 出血点压迫
空气或者血栓栓塞	输注谨慎 头低位，避免导管开口至大气 避免长时间置管使用持续冲洗系统
颈动脉穿刺置管	使用合适的体表标志，使用超声可视化技术 使用尽量细的探针，使用换能器测压
气胸/血胸[a]	使用合适的体表标志 防止多次穿刺 股静脉无危险因素 颈内静脉的危险性小于锁骨下静脉
感染、菌血症/心内膜炎	使用严格的无菌技术[b] 防止长时间导管留置
神经损伤	使用合适的体表标志，避免选择临近神经的穿刺点
胸导管损伤/乳糜胸	可能的情况下避免左锁骨下静脉和左颈内静脉穿刺
完全性心脏传导阻滞	在LBBB的患者中，放置PAC需特别小心
心律失常	放置导管时注意监护ECG。防止长时间的导丝/导管留置在心房心室
肺缺血/肺梗死	不要长时间楔住PAC 减少球囊充气的时间
肺动脉破裂	不要过度楔住PAC，防止球囊过度充气
心脏破裂	球囊充气后方能推进导管，遇到阻力时绝不对球囊充气 总是对球囊放气后退导管

PAC，肺动脉导管；LBBB，左束支传导阻滞；ECG，心电图；[a]，置管后需要行胸部X线片检查以确定导管位置，排除气胸/血胸；[b]，严格的无菌技术包括洗手、无菌手套、无菌衣、口罩、帽子、铺巾、洗必泰消毒。

表29.3　休克中的血流动力学不稳定

休克类型	中心静脉压或者肺动脉楔压	心输出量	全身血管阻力
低容量性	降低	下降	上升
心源性	上升	下降	上升
再分布性	取决于容量状态（首先下降）	正常或者上升	下降
梗阻性	上升	下降	上升

休克

休克是组织灌注受损导致的机体失调，氧供不能满足氧耗，或组织不能充分利用氧。低血压是休克的常见表现，但由于机体代偿机制的存在，休克亦可以不伴有低血压。其他休克的临床症状包括意识改变、器官功能失调，如尿量减少、四肢温度低、酸中毒、心率快、呼吸频率增快和其他低灌注表现。如果得不到及时纠正，休克就会造成不可逆的组织损伤、器官功能衰竭以及死亡。

休克的分类

休克分为四类。虽然分类有利于休克的诊断和治疗，但多种休克类型可以同时存在。表29.3列举了各种类型休克最有可能发生的血流动力学障碍。表29.4列举了休克的四种类型和举例。

休克的处理

休克处理的最重要目标：在器官功能衰竭之前维持重要脏器的灌注和氧供。通过改善血流动力学（包括血压和心输出量）并优化氧平衡来达到治疗的目标。根据休克的类型可选择针对性的治疗。总的来说，休克患者需要有创监测帮助诊断和监测患者对治疗的反应。许多患者需要气管插管和机械通

表29.4　休克的分类和举例

类型	举例
低容量性	脱水、出血
心源性	急性心肌梗死、充血性心力衰竭
再分布性	败血症、过敏、神经源性休克
梗阻性	心包填塞、张力性气胸

气，特别是那些由于代谢性酸中毒导致呼吸功增加的病例。大多数休克类型都具有液体治疗的指征（除充血性心力衰竭和心源性休克），以增加前负荷、心输出量和血压。对大多数患者而言，血压的合理目标是平均动脉压（MAP）≥65 mmHg。高血压或者已经有器官功能衰竭的患者，为优化组织灌注，可能需要更高水平的血压。除了液体外，血管活性药物也可用于升高血压。其他治疗措施也可以用于改善氧供，同时降低器官的氧耗。复苏的同时，寻找和治疗休克的病因是非常重要的。组织灌注的测量，包括$ScvO_2$（或者有肺动脉导管的患者测SvO_2）和乳酸可以评价患者对临床处理的反应，指导进一步的治疗。

血管活性药物在休克中的应用

血管活性药物在休克患者中应用的指征：对液体治疗无效。这些药物包括血管加压药、血管扩张药、正性肌力药/正性变时药物。大多数治疗休克的血管活性药物具有多重机制。表29.5列举了最常使用的血管活性药物及其机制（详见第七章《麻醉辅助药物的药理学》）。

表29.5　休克中常用的血管活性药物

药物	作用机制（受体）
多巴胺	正性变时（β1），正性肌力（β1），血管收缩（大剂量时α）
多巴酚丁胺	正性变时（β1），正性肌力（β1），血管舒张（β2）
肾上腺素	正性变时（β1），正性肌力（β1），血管收缩（大剂量时α）
去甲肾上腺素	血管收缩（α）>正性变时（β1），正性肌力（β1）
去氧肾上腺素	血管收缩（α1）
血管加压素	血管收缩（V1）

脓毒性休克

脓毒性休克是由于感染引起的再分布性休克，需要按照"拯救全身性感染行动"建议的指南进行处理。除了休克治疗的一般原则外，寻找和控制感染，早期使用广谱抗生素，必要情况下行外科清创术是非常关键的。对脓毒性休克的处理见表29.6。

急性呼吸衰竭

急性呼吸衰竭（acute respiratory failure，ARF）是入ICU的常见指征之一。

表29.6 脓毒性休克的处理

1）复苏
　① 血流动力学目标
　　　MAP≥65 mmHg
　　　尿量≥0.5 mL/（kg·h）
　　　CVP 8~12 mmHg（12~15 mmHg机械通气）
　　　$ScvO_2$≥70%（或者SvO_2≥65%）
　② 若低血压或者乳酸>4 mmol/L，则开始液体复苏
　　　至少30 mL/kg晶体
　　　如果患者需要大量补液可以考虑胶体（白蛋白）
　　　避免羟乙基淀粉
　　　如患者血流动力学得以改善，则继续进行液体复苏
　③ 如液体复苏效果不佳，则加用血管加压药物
　　　使用血管加压药物需监测直接动脉压
　　　第一线用药是去甲肾上腺素
　　　如有必要，加用其他血管加压药
　　　最终可选择肾上腺素
　④ 只在液体复苏和血管加压药物都效果不佳的情况下考虑使用激素
　⑤ 在上述措施（尤其伴有心功能不全的患者）都不能达到血流动力学目标的情况下使用多
　　　巴酚丁胺增加心肌收缩力
　⑥ Hb<7 g/dL则考虑输血治疗

2）诊断——使用抗生素之前尽量血培养
　① 血培养
　② 痰培养
　③ 尿培养
　④ 根据病史和体格检查提示来选取体液
　⑤ 影像检查（根据病史和检查来选取胸片和其他检查）

3）来源控制
　① 评估可被引流和切除的感染源
　② 异物是可能的感染源（如中心静脉导管）

4）抗生素治疗
　① 低血压出现的第一个小时内就开始使用抗生素很关键
　② 起始阶段使用广谱抗生素
　③ 每日复查细菌培养，恰当地升级抗生素
　④ 治疗7~10天（除非有缩短治疗时间的原因）
　⑤ 如果确认休克是非感染因素引起的，停止抗生素治疗

5）其他支持治疗（参见"急性呼吸窘迫综合征"和"ICU的支持治疗"）——小潮气量通
　　气、血糖控制、血栓预防、溃疡预防、营养

呼吸衰竭可以由肺部疾病引起，也可以继发于其他系统性疾病。临床表现包括精神障碍、呼吸增快、呼吸功增加、使用辅助呼吸肌、血氧饱和度降低、紫绀和其他非特异性的全身表现（如心动过速和高血压）。ARF可以分为两种类型：氧合衰竭（低氧性呼吸衰竭）或者通气衰竭（高碳酸血症性呼吸衰竭）。两种呼吸衰竭可以并存。

低氧性呼吸衰竭

低氧性呼吸衰竭通常是肺泡通气（V）和灌注（Q）失调的结果。多种疾病过程可以造成区域性的低通气状态（被称为低V/Q），也被称作肺内分流（图29.4）。肺内分流存在于肺炎、肺不张、肺水肿、误吸和气胸。血流流经通气不足的肺泡时不能带走足够的氧，从而回流至心脏的血液的氧亦随之降低。氧合不充分的血液稀释了氧合血，造成了全身性的低氧血症。

其他低氧的原因包括死腔增加（详见下文）、吸入气的氧分压降低（如高海拔地区）、心内左向右分流、肺泡低通气以及弥散功能异常。

高碳酸血症性呼吸衰竭

任何降低肺泡分钟通气量的情况都可以导致高碳酸血症性呼吸衰竭。分钟通气量（Va）的定义公式如下：

$$Va = f \times (Vt - Vd)\text{[①]}$$

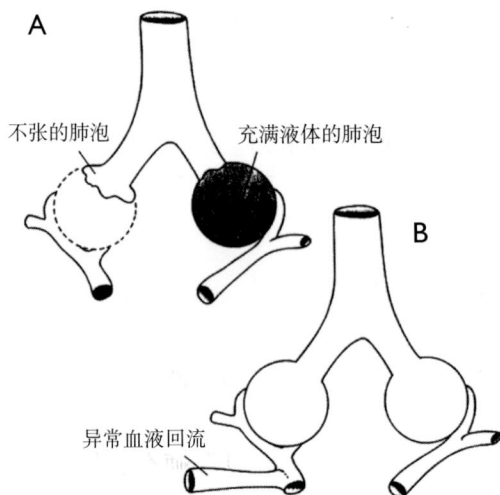

图29.4　肺内分流的图例

（A）萎陷和充满液体的肺泡是肺内分流的示例；
（B）混合静脉血异常回流绕过肺泡，从而促成了肺内分流的发展（经允许使用。摘自Gerard J. Criner和Gilbert E. D'Alonzo编著的Critical Care Study Guide: Text and Review，Springer，2002）。

---

① f为呼吸频率，Vt为潮气量，Vd为死腔。

因此分钟通气量低的原因可以是呼吸频率下降、潮气量下降（例如，镇静和麻醉时）、死腔通气增加。死腔是指有通气但没有血流灌注的呼吸道。如果肺泡灌注不足，CO_2不能通过气体交换从血液弥散出去而返回循环，会引起高碳酸血症。死腔可以是解剖或者生理的。解剖死腔是由通常不参与气体交换的气道形成的，如气管、支气管；而生理死腔来源于肺泡的通气，而缺乏灌注。生理死腔可以是心排不足造成的肺泡灌注不足。肺梗死也是生理性死腔的原因之一，通向肺局部区域的血流受阻。

急性呼吸衰竭的处理

诊断呼吸衰竭病因的同时，确保建立通畅的气道，对氧合、通气进行支持是非常重要的。供氧，必要时进行气管插管及机械通气。诊断包括病史和体格检查、动脉血气分析、胸片，在这些基础上再考虑额外的检查，以得出呼吸衰竭可能的病因。

急性呼吸窘迫综合征

急性肺损伤（acute lung injury，ALI）是肺损伤的一个复杂的过程，涉及细胞因子和肺血管内皮屏障损伤，肺泡微血管的通透性增高、水肿。国际共识委员会对ARDS的诊断标准如下：

（1）急性起病（临床损伤后一周内）。

（2）严重低氧血症（$PaO_2/FiO_2 < 300$ mmHg）。

（3）胸片上双侧肺部渗出。

（4）非心源性的肺水肿。

另外，急性呼吸窘迫综合征（ARDS）根据PaO_2/FiO_2的比值对ARDS的严重程度进行分层：$PaCO_2/FiO_2 < 300$为轻度，$PaCO_2/FiO_2 < 200$为中度，$PaCO_2/FiO_2 < 100$为重度。ARDS的严重程度和病死率相关。ARDS有很多可能的病因，分为肺部和肺外因素。此外，机械通气可以导致或者加重肺容量性损伤（肺泡过度膨胀）、气压伤（高平台压）、肺不张性损伤（肺泡打开或闭合时的剪切力）。ARDS网络系统发现在这类患者中如果使用小潮气量通气可以显著减少病死率。也有很多研究在探寻机械通气的最佳压力、PEEP水平以及通气模式。对ARDS患者的处理包括支持治疗、治疗原发病和防止进一步发生呼吸机所致的肺损伤。此外，不能维持足够的氧合以支持组织和器官功能的严重ARDS患者可以使用挽救治疗。这些治疗包括改变通气模式、俯卧位、吸入NO以及ECMO。虽然这些治疗可以改善氧合、提供暂时的支持，但是不能改变ARDS的病死率。

机械通气

当患者出现呼吸衰竭不能维持足够的氧合和/或通气时，机械通气非常必要。

机械通气的指征：

（1）低氧性呼吸衰竭；

（2）低通气性（高碳酸血症）呼吸衰竭；

（3）需要肌松药/镇静药；

（4）需要过度通气降低颅内压；

（5）保护气道。

常用的机械通气模式

辅助控制通气模式（也称为持续控制通气）

辅助控制通气可以使用容量环路呼吸（容量控制）模式或者时间环路呼吸（压力控制）模式。可以由患者触发呼吸或者以预设的频率呼吸，呼吸机设定最低呼吸频率。无论是由患者触发呼吸的还是由机器触发的，均会以预先设定的潮气量或者压力进行通气。这种通气模式可以降低患者的呼吸功。在容量控制通气时，预先设定的潮气量以固定频率给予患者。每次呼吸的峰压可以不同，压力取决于患者肺组织的结构以及顺应性。压力控制模式预设吸气时间，给予压力支持而不是固定潮气量。因此，每次呼吸的潮气量可以不同。图29.5显示了压力控制模式和容量控制模式下压力、容量和流量的曲线。

间断控制模式

间断控制模式以容量模式或者压力模式辅助呼吸，预先设定频率。患者的自主呼吸频率可能超过呼吸机预设频率，但如果患者的触发频率高于机器设定频率，则额外的触发不被机器支持。同步间歇指令通气模式除了其预设的呼吸外，与患者自发吸气同步给予呼吸以避免人机对抗。

压力支持模式

压力支持模式允许患者自主呼吸，但是对每次吸气均给予设定的压力支持。机器提供的吸气压力在降低患者呼吸功的同时，仍然允许患者触发所有呼吸，控制呼吸频率。大多数现代麻醉机会给予后备的通气频率，以防止患者呼吸暂停。需要注意的是，呼吸暂停的警报以及后备频率是否设置妥当。

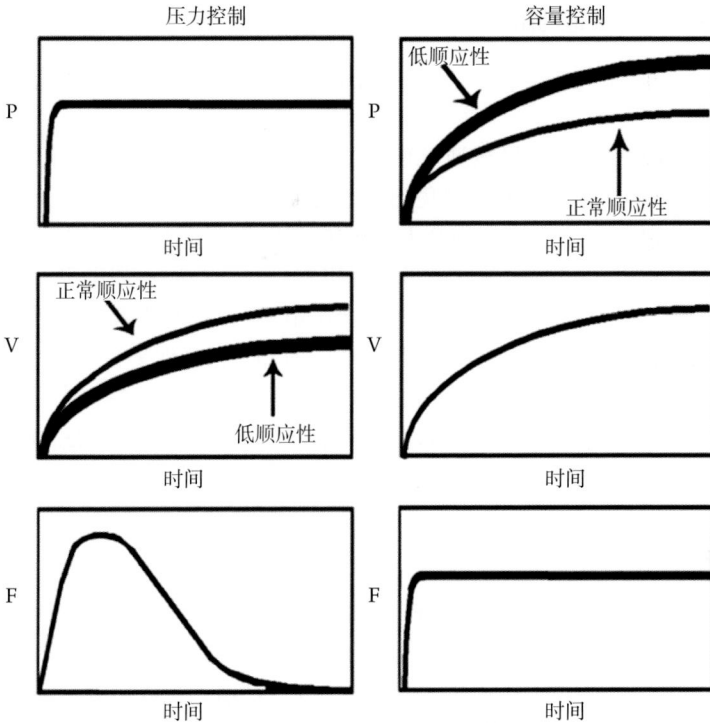

图29.5 图形代表压力控制和容量控制通气时的压力（P）、容量（V）和流量（F）相对于时间的曲线

注意在压力控制时，压力保持不变，潮气量随着肺顺应性的改变而变化；注意在容量控制时，流量和容量保持不变，压力随着肺顺应性的改变而变化（经允许使用，摘自Wilson WC，Grande CM，Hoyt DB编著的Trauma Critical Care. Informa Healthcare USA，Inc. New York，2007）。

呼气末正压

呼气末正压（positive end-expiratory pressure，PEEP）可以在任何通气模式下使用。PEEP可以在呼气末保持肺泡张开，减少肺不张。PEEP最小化肺泡周期性的开合，降低对肺泡造成损伤的剪切力。通过保持终末肺泡张开状态，PEEP可增加具有通气功能的肺泡的数量，从而改善氧合。

吸气压力

正压机械通气期间，肺压力在吸气末达峰值。最大的压力被称为吸气末压力，反映了肺泡和胸廓的弹性回缩力和气道的阻力。如果在吸气末设置吸气暂停，气流就会停滞，使压力降至平台压水平。平台压仅反映肺泡和胸壁的弹性回缩力部分，是测量肺泡压力的最佳指标。气道峰压和平台压之间的差值反映了上呼吸道的阻力。

启动机械通气

机械通气的目标比机械通气的模式选择更为重要。这些目标包括氧合和通气的支持、人机同步、避免出现伤害性压力和容量。初始吸入氧浓度（FiO_2）设为1.0，之后可以逐渐下调至维持患者足够氧合的水平。对于肺顺应性正常的患者，初始的潮气量可以设定在8~10 mL/kg；如果患者肺顺应性差或者ARDS高危患者，潮气量可以降至6 mL/kg，以防止容量伤或压力伤。如使用压力控制模式，起始峰压值应<30 cm H_2O，以确保平台压<30 cm H_2O。随后调整压力使潮气量达到上述值。呼吸频率开始可设为10~15次/min，随后根据血气分析结果调整。PEEP可以让肺泡在呼气末保持开放状态。PEEP 5 cm H_2O作为起始值，根据患者的氧合需要和基础的病理情况进行调整。

内源性呼气末正压

内源性呼气末正压（AutoPEEP）是指患者内源性的肺泡内正压，在呼气末发生，由于潮气量不能完全呼出而引起的。内源性呼气末正压大多数发生在阻塞性肺疾病的患者中，他们在下一次吸气之前完全呼出潮气量的难度更大。随着每次呼吸周期，肺泡潴留更多的气体，造成呼吸"堆积"，从而增加死腔。这类死腔的增加，也增加了患者的呼吸功。降低内源性呼气末正压的策略包括降低呼吸频率或者潮气量，延长呼气时间或者减少需要呼出的容量；降低吸呼比，使呼气时间延长；运用外源性的呼气末正压去平衡内源性呼气末正压，消除压力梯度。

无创正压通气

无创正压通气（noninvasive positive-pressure ventilation，NIPPV）可以不行气管插管而以双水平气道正压（BiPAP）或者持续气道正压（CPAP）进行面罩机械通气。BiPAP使用两个水平的气道正压：吸气正压，呼气时的PEEP。这些压力被称为吸气气道正压和呼气气道正压。CPAP在整个呼吸周期提供恒定压力，这样患者会在一个略高的基础压力上进行自主呼吸而不需要在吸气时提供额外的压力支持。必须注意，两种形式的NIPPV都需要患者保持自主呼吸。因此，NIPPV适用于清醒合作的患者。NIPPV禁用于无自主呼吸、不能合作、反流误吸危险大或者面部创伤不能使用高密闭性面罩的患者。如果患者在数小时之内不能对NIPPV有良好的反应，可能需要进行气管插管和有创机械通气。

呼吸机相关性肺炎

虽然对那些发生呼吸衰竭，不能自己维持氧合和通气的患者而言，机械通气能挽救生命，但是气管插管进行机械通气是发生肺炎的一项独立危险因素。呼吸机相关性肺炎（ventilator-associated pneumoma，VAP）定义为患者插管48小时后发生的肺炎。VAP是重症监护室发病率和病死率的主要原因，发生VAP的危险程度直接与患者留置气管导管的时间相关联。VAP的发病机理是多因素的，与吸入气管导管套囊周围口咽部的病原菌，以及气管导管内层形成的被感染的生物膜相关。除了在重症监护室以及插管超过48小时以外，VAP患者通常有很多耐药菌感染的危险因素。耐甲氧西林金黄色葡萄球菌和革兰阴性菌（例如铜绿假单胞菌）是VAP的常见病原菌。如果条件允许，需要首先在下呼吸道采样培养，随后给予广谱抗生素。然而，不能因为强求先培养后治疗的原则而延迟了抗生素的使用，因为这会增加病死率。众多研究聚焦于降低危险因素和找寻VAP的保护策略，然而最可行的预防VAP的方法是治疗呼吸衰竭的基础病因，尽早拔除气管导管。VAP治疗指南已由美国胸科协会和美国感染病协会发布。

ICU的支持治疗

除了对主要基础疾病的治疗外，还需要其他支持措施和预防措施，以改善重症患者的预后，并避免并发症的发生。

预防医缘性感染的措施

（1）医务人员培训，合适的手部消毒。
（2）在操作中采用无菌技术。
（3）将患者与多重耐药菌隔离。
（4）上半身抬高30°~45°防止误吸。
（5）插管的患者使用氯已定漱口。
（6）防止抗生素使用不当。
（7）镇静，撤机策略。

镇静

虽然重症患者存在焦虑和情绪应激，但研究显示持续的深度镇静状态会延长通气时间，增加感染的可能以及恶化谵妄。因此，推荐在ICU使用白天清醒或轻度镇静的方案以避免过度镇静。除非有绝对的临床指征，否则不使用肌松药，因为它能导致长时间不能脱机，并且肌松药是长时间肌无力的高度危险因素。

血糖控制

在重症患者中高血糖非常常见，严重的高血糖在特殊类型的患者中与高发病率高病死率相关。然而，强化胰岛素治疗以维持正常的血糖水平会增加低血糖的发生，与发病率和病死率亦相关。根据最新的数据显示，重症患者中血糖的最佳目标是<180 mg/dL。

预防血栓

重症监护室的患者有众多静脉血栓的高危因素：
（1）长时间制动。
（2）静脉淤滞。
（3）多发伤。
（4）烧伤。
（5）脊髓损伤。
（6）恶性肿瘤。
（7）肥胖。
（8）中心静脉导管。
（9）围术期高凝状态。

深静脉血栓形成可以导致严重的并发症，包括肺血管栓塞（embolism of blood clots to the pumlonary vasculature，PE）。大多数有临床表现的肺栓塞病例的栓子都来源于下肢的近端深静脉。由于严重的肺栓塞是致命的，因此预防很重要。美国胸科医师协会关于血栓预防的指南已颁布。总的来说，所有重症监护室的患者应该给予机械性的预防（早期活动或者间断的抗栓泵治疗），如无禁忌则应给予药物预防。

应激性溃疡的预防

重症患者经常发生胃肠道黏膜的损伤，进展成有临床症状的胃肠道出血，增加病死率。预防应激性溃疡的策略可以降低ICU患者的出血概率。然而，确认哪些患者具有发生应激性溃疡的危险因素很重要，因为无差别的预防可能会增加医源性肺炎的危险。有以下危险因素的患者可以接受应激性溃疡的预防：
（1）机械通气>48 h。
（2）凝血障碍或者抗凝治疗（不包括接受血栓预防的患者）。
（3）激素治疗。

（4）活动性溃疡史。

（5）脑创伤。

（6）大面积烧伤。

（7）严重感染或者休克。

预防的建议包括给予质子泵抑制药或者H_2受体拮抗药。

营养

重症患者中营养不良很常见，对脏器功能、免疫功能、伤口愈合、脱离呼吸机都有着不良影响，并且增加病死率。在那些不能通过口服以满足营养需求的患者中，肠内营养优于肠外营养，其优势在于并发症的发生率低。对那些预计不能进食足量的患者应进行早期肠内营养（入ICU 24~48小时内），除非有禁忌证。肠内营养的禁忌证包括难治的呕吐、严重的腹泻或吸收不良、严重的胃肠道出血、腹膜炎、肠系膜缺血、肠梗阻、短肠综合征或严重休克。在这些情况下，可能需要启动全肠外营养（total parenteral nutriention，TPN），尤其是显著营养不良的患者。

为避免额外的危险，TPN只用于部分患者（肠内营养有禁忌，或者不能耐受肠内营养）。TPN必须经过中心静脉给予，这会产生由于中心静脉置管带来的危险以及血行感染的可能。此外，TPN的使用会带来胃肠道黏膜的萎缩、破坏胃肠道的屏障功能、造成肠道细菌异位入血。其他并发症包括肝功能障碍、胆汁淤积和无结石性胆囊炎。

伦理以及临终关怀

多数ICU患者不能参与自身的治疗过程，依赖于他们预先表明的意愿或者代理人。医务人员必须和这些代理人以及患者亲属进行充分的沟通，以设定符合患者及其亲属意愿的实际目标。有时医疗专业人员判定进一步的治疗对患者无益且可能导致伦理问题，例如，是否需要激进的治疗或者进行临终关怀。很多ICU目前配备姑息性治疗团队以帮助共同进行临终关怀。关于伦理及临终关怀可参考第三十二章《麻醉中的伦理和法律问题》。

案例学习

你被紧急呼叫至PACU查看一名57岁的患者。他刚刚接受了主动脉-双侧股动脉旁路移植术。到达床旁后，护士告诉你患者的手术过程顺利并在1小时前来到PACU。患者接受了气管插管全身麻醉，术后在手术室内拔管。入PACU时的生命体征正常，但之后血压逐渐下降，伴心率加快。5分钟前，患者的血压降至68/40 mmHg、心率128次/min。现在护士发现血压测不出，并且脉搏不能扪及。患者有一条外周静脉通道正在输注乳酸林格液，同时还有右侧桡动脉导管。动脉血压波形上读不出血压。

你到达后的第一反应（前30秒内）是什么？

在任何"代码"情况下，都需要记住ABC：气道、呼吸和循环。随后才是D（药物、讨论、鉴别……）。从护士的汇报和生命体征来看，该患者出现心脏骤停。你要检查脉搏（其他动脉通道是否有脉搏），通过听诊或者直接视诊来明确呼吸情况。

患者目前无呼吸且无脉。接下来你会做什么？

激活相应"代码"进行求救，也可以是其他院内相应的团队（某一些机构里面OR和PACU处理心脏骤停的团队与常规病房是不同的）。打开气道，面罩球囊通气，100%氧气（气道、呼吸）。要求护士、助手或者其他成员开始胸外按压（循环）。确认有人负责除颤和急救药物。从ECG上评价患者的心律。

患者发生了心室颤动（VF）。你下一步将做什么？

目前，高级生命支持（ACLS）指南推荐马上进行直流电复律。可以使用任何除颤设施，包括360 J的单相除颤（不推荐更高的能量）。使用双相可能更有效，以机器设定的功率（通常120~200 J）进行。自动除颤仪在机器设定的条件下也可以使用。随后CPR进行5个循环（或者约2分钟）。CPR期间，再次核对心律，如果仍然VF则第二次电击（如果双相，使用相同/更高的能量）。第一或第二次电击后，使用肾上腺素1 mg静脉注射（或者加压素40 U）。CPR在电击或者药物给予后持续2分钟，增加自主循环恢复的概率。建议早期再插管以方便通气和持续胸外按压。

经过最初的处理之后，重新出现了窦性心律。检查动脉波形显示有微弱的脉搏，手动测量血压证实血压仍然测不到。你下一步的处理是什么？

患者有无脉电活动（pulseless electrical activity，PEA）、严重的低血压，表现为动脉波形出现而无创血压读不出。寻找病因的同时，血管收缩药和CPR需持续。如果前期没有使用血管加压素，此时建议使用。病因可以总结为"H和T"：

（1）低血容量。

（2）低氧。

（3）氢离子（酸血症）。

（4）低钾血症/高钾血症。

（5）低血糖。

（6）低温。

（7）中毒。

（8）心包填塞。

（9）张力性气胸。

（10）血栓（冠脉/肺动脉）。

（11）创伤。

在该患者中，内出血而造成的低血容量在鉴别诊断中可能性最大，血栓栓塞和气胸也有可能，但是可能性小。胸部听诊可以排除张力性气胸，超声心电图（通常经食管）可以诊断大量肺栓塞。电解质、酸碱因素和其他病因都有可能，病史和实验室检查对诊断有帮助（发病前后的）。如果你认为吻合口漏或者内出血是主要原因，应马上通知外科医生，需要再次手术。手术之前，持续ACLS直到自主循环恢复，积极的液体管理和血管加压药可以作为过渡性治疗。

建议延伸阅读资料

[1]　Society of Critical Care Medicine (2007) Fundamental critical care support, 4th edn. Society of Critical Care Medicine, Mount Prospect

[2]　Rivers E, Nguyen B, Havstad S et al (2001) Early goal-directed therapy in the treatment of severe sepsis and septic shock. N Engl J Med 345: 1368

[3]　Dellinger RP, Levy MM, Rhodes A et al (2013) Surviving sepsis campaign: international guidelines for management of severe sepsis and septic shock: 2012. Crit Care Med 41(2): 580

[4]　Acute Respiratory Distress Syndrome Network (2000) Ventilation with lower tidal volumes as compared with traditional tidal volumes for acute lung injury and the acute respiratory distress syndrome. N Engl J Med 342: 1301

[5]　Hess DR, Kacmarek RM (2002) Essentials of mechanical ventilation, 2nd edn. McGraw-Hill, New York

[6]　American Thoracic Society, Infectious Disease Society of America (2005) Guidelines for the management of hospital- acquired pneumonia, ventila-tor-associated pneumonia and healthcare-associated pneumonia. Am J Respir Crit Care Med 171: 388

[7]　Geerts WH, Berggvist D, Pineo GE et al (2008) Prevention of venous thromboembolism: American College of Chest Physicians evidence-based clinical practice guidelines (8th ed). Chest 133(6): 381S

[8]　American Dietetic Association (2007) Critical illness evidence- based nutri-tion practice guideline. Executive summary: critical illness nutrition prac-tice recommendations. American Dietetic Association, Chicago

第七部分

特殊问题

第三十章　职业化，安全和团队合作

Sheila Ryan Barnett, Stephen D. Pratt, and Jesse M. Ehrenfeld

为了获得最佳效果，推荐在阅读本章内容前浏览第ⅩⅤ页的案例学习和问题。

重点学习目标

（1）理解职业化及其在麻醉执业过程中的重要性。

（2）学习使用简单的方式去践行"礼仪医学"。

（3）学习如何避免一些常见的沟通失败的情况。

在医学院期间，学生需要学习大量复杂的医学知识，需要长时间集中注意力和勤奋学习。然而，大家都知道成为一个医生还需要更多书本以外的知识，其中有很多来源于患者。对麻醉医生而言，在手术室实施麻醉，获得各种专业技术是培训重要的组成部分，但这些并不是全部。麻醉是一种独特的职业，其培训必须在专业技术和训练批判性思维之间达到平衡，还要发展医患交流和领导的技巧。麻醉医生必须具备与患者及其亲属快速建立信任关系的技巧，而大多数患者和亲属内心是恐惧而焦虑的。同时，麻醉医生必须具有在巨大的压力下完成复杂操作的能力——必须兼顾在手术室保持警觉、随时回应患者和外科医生的需求。

麻醉学的范畴不仅限于手术室内的工作，麻醉医生有机会选择包括疼痛治疗、重症医学在内的其他亚专业。此外，他们也可以选择患者安全、模拟教学或者行政管理。既然麻醉医生有这么多可选择的方向，那么对其培训的内容必须包括专业化、交流和多学科之间的互相尊重。

职业化

职业化很难定义，但是它最终体现出了麻醉医生个体或者这个专业的"整体性"。专业知识、技术能力、批判性思维和人际能力，这其中任何一方面都可以提高/降低麻醉医生在其患者和公众面前的形象。

麻醉医生所面临的职业挑战与其他领域一样。例如，接受培训的麻醉医生必须具有深厚的麻醉学理论基础和专业的技术操作。但是麻醉也必须克服一些独特的挑战——这些往往不能为外行所理解。例如，麻醉医生交流能力的重要性一直被淡化，但是麻醉专业的出类拔萃除了需要超凡的技术和临床判断能力外，还需要强大的领导能力和交流技巧。

对职业化进行定义是具有挑战性的。概念和举例见表30.1，它代表了几种职业化定义的融合。

表30.1 职业化麻醉医生的基本属性

①具备安全身麻醉的基本元素，包括技术和非技术方面

②对患者个体负责，从而对社会的健康做出贡献

③作为行业，麻醉医生有权利去培训、纳入、惩罚和开除那些不具备能力以及不履行职责和义务的麻醉医生。

④具备以下人文素质：利他主义、可靠、优秀、责任、荣誉和正直以及对他人的尊重

对于麻醉职业化，最低程度上指具有麻醉学知识。ABA以及医学继续教育评审委员会（Accreditation Council for Graduate Medical Education，ACGME）设置了麻醉学职业基础课程。一名专业认证的麻醉医生需要完成麻醉专科培训，并且在口试和笔试中表现出满足设定要求的麻醉知识。ABA设定了资格考试的标准，该标准经常被审核更新以反应该领域最新的进展。

麻醉专业虽然着眼于患者个体并面向整个社会，但是患者的健康应该驾临于一切之上。在手术室忙碌的环境中，做到将患者的权益驾临于麻醉医生个人、外科医生或者手术安排之上很难，但是我们依然需要履行麻醉这个职业对患者应尽的义务。麻醉医生很久以来被视为是患者安全的领导者，麻醉安全基金会（Anesthesia Patient Safety Foundation，APSF）旨在提高业内关于麻醉安全的认知并肩负着提高对安全身麻醉的理解这一重任。此后20年，ASA和APSF已经发起了多项研究，帮助建立相应的指南和专家意见，显著改善了患者的安全性。麻醉医生也在电子化案例、团队培训以及医学模拟方面的发展中起到了至关重要的作用。这些都是麻醉医生通过积极参与协会和相关组织的活动以履行他们对患者和社会的职业责任的表现。

麻醉作为一项职业，与其他职业一样，有培训、纳入、惩戒和开除执业人员的责任。如上所述，公众的信任来源于对麻醉医生的教育和培训，以期执业者具有一定水平的临床能力，技术水平以及与之相匹配的对患者需求的理解，包括等待手术的患者、ICU患者、待产患者或需要疼痛治疗的患者。

除了对能力的要求外，作为一种职业，麻醉医生被要求对其同行和患者的安全负责。除了提供全国范围内有关药物滥用的教育课程外，多个州已经建立了帮助和治疗存在药物滥用或者其他职业相关问题人员的项目。州协会和州执业委员会紧密合作，以确保对患者和医务人员安全公正的管理。

最后，作为一名麻醉医生，其职业性也表现在人道主义精神上，这也是作为一名医者的核心理念。职业性的关键要素包括利他主义、有责任心、杰出、责任感、荣誉感、诚实和尊重他人。麻醉医生对于这些品质的要求与其他专业的医生并没有区别。

"医疗的礼仪化"

关于职业性的另外一个重要方面，很简单——礼貌至关重要！一名麻醉医生每天的行为给患者和同事留下的印象，不能被低估。有人生动地将其形容为"礼仪医疗"，强调基本礼仪和仪表的重要性。他指出通常是这些小细节给患者及其亲属留下最深刻的印象。医疗过程中这些礼节对麻醉医生非常适用，因为他们和患者以及其他医务工作者之间的联系有限而又密集。规范行为的列表见表30.2。

对大多数患者而言，手术是相对独特的医疗行为，对此充满了焦虑和恐惧。麻醉医生术前访视患者不仅反映了医生个体的素养，也体现医生行业的职业素养。例如，当患者进入医院等候区会遇到实习护士，不同专业以及不同的培训水平的住院医生，在随后的过程中，患者不太可能记住所有的医务人员。因此，麻醉医生必须花一些时间去介绍他们自己并且清楚阐述他们在

表30.2　礼仪化医疗麻醉介绍

① 与护士、患者确认麻醉访视和准备工作可以开始

② 将自己作为一名医生进行自我介绍，随后才是名字

③ 直视患者握手，向患者家人介绍自己，了解他们之间的亲缘关系，不要臆测

④ 简单介绍你在整个麻醉团队里面的角色（即学生或者住院医生），如果有的话，介绍你的主治医生

④ 与患者确认手术

⑤ 讨论麻醉实施的过程

改编自Kahn[6]。

麻醉团队中的作用。

安全和团队合作

很多医学生首先选择投身麻醉领域，是受手术室令人兴奋的环境及该领域实践技术方面的吸引力所影响。直到后期学生们才开始意识到麻醉医生在患者手术中的关键、非技术性的角色。培养出色的交流技术对麻醉医生来讲至关重要，我们必须有能力和患者以及其他医务工作者进行有效的交流，包括外科医生、护士、技术员以及其他专业人员。在一些情况下，有效的交流可以避免对患者的严重伤害。

1999年，美国医学研究所（Institute of Medicine，IOM）发布了一项报道称每年美国有44 000~98 000名患者由于医务人员的失误而死亡。这意味着医疗失误是该国意外死亡的首要原因，结果震惊了医疗界。随后其他国家发布了相似的数据。IOM估计目前住院患者中每天至少有一人发生一项药物错误。研究显示每年数十万患者因为医疗差错而受到伤害，造成数千亿美元的损失。医疗失误的原因复杂、繁多，但沟通不畅是一项独立因素，并且是最常见的原因。

不能有效地进行沟通并且准确地将信息在团队成员间传递，这种现象很常见。在手术室进行的一项研究中，发现30%的医疗沟通不能达到预期的目的。虽然这并不局限于麻醉医生，但是"闭环交流"在忙碌手术室的重要性显而易见。

虽然沟通不畅是造成医疗失误和恶性事件的首要因素，但是为何总是沟通不畅却不得而知。其中，交接班是最容易丢失信息的时间点，也被认为是由于沟通不畅而造成医疗失误的常见原因。原因可能是交流方式的不同、缺乏交接班制度或者交接班制度薄弱以及工作压力。其他沟通失败的常见原因见表30.3。

表30.3 沟通失败的常见原因

打断：手术室1/3以上的沟通都会被打断，带来混淆，造成信息丢失和完整交流的失败。

恐惧：医学生、住院医生和护士经常害怕冒犯上级医生，由于问问题而显得无能或者传递错误信息而被惩罚。

压力/矛盾：在10%手术中，手术室医生之间会有矛盾，这与商务飞机驾驶舱内的发生率相似。然而，这些矛盾在驾驶舱内80%的情况下都会解决，而在手术室只有20%能得到解决。

交流过多：手术室每例手术操作需要进行100次以上沟通，而每名巡回护士平均1 h进行74次沟通。

噪音：手术室的平均噪音为57 dB，甚至可以更高。

团队培训

基于机组资源管理（Crew Resourse Management，CRM）的团队培训被推荐用于改善交流，降低或消除医疗错误的影响。CRM诞生于1980年代军用航空业，当时的调查发现团队低效沟通和无效协调是航空事故发生的首要原因。CRM虽已经走过几代，然而条款内容没有很大的改变。以CRM为基础的团队工作中，作者定义了"Big Five"。

（1）领导力：必须指定团队领导，负责确保团队发挥应有的功能（与临床上的领导可以不是同一个人）。

（2）彼此监督：团队成员必须互相监督以确保计划顺利实施，预防和减少错误。

（3）后备：部分基于监督基础上，团队成员在需要时，必须互相帮助。这包括倡导患者安全。

（4）适应性：随着临床情况的改变，团队成员必须通过沟通交流而改变计划。

（5）团队导向：团队成员必须理解并且相信保障患者最安全的途径是确保整个团队的正常运作。这和传统的医学教育不同，传统认为医生对其患者负有直接的道德责任。

闭环沟通、团队结构（角色明确）、共有的思维模式（确保每个成员对患者的诊疗计划理解一致）和维持周围环境感知能力（对所有影响安全医疗的环境因素都知晓）可以支持以上五项行为的完成。手术室本身就是很好的团队训练模型。

麻醉医生引领了模拟教育课程的发展，对麻醉医生团体传输基于CRM的团队工作的概念。在模拟团队训练中，临床医生被置于模拟的临床环境中（见三十二章《麻醉中的伦理和法律问题》）。在讲授和实践CRM概念方面，以课堂为主的团队训练主要使用说教的方式，而低水平的模拟、范例和录像的方式使用较少。这类教育方式的主要优势在于相对廉价，容易确保所有成员都接受到CRM概念的教育。以课堂为主的团队训练已经被证实可以改善医生对患者的态度、改善产科和急诊患者的预后。无论团队训练以何种方式进行，建立一个可以将课堂或者模拟学习获得的团队工作技巧向临床转变的实施计划非常重要。

融合

公众认为，通过教育和培训，麻醉医生能够具有超过普通技术人员或者未经培训人员的临床能力和专业技能。同时公众也期望麻醉医生不光拥有技术知识，还有与之匹配的对患者需求的理解，可以有效和富有同情心地沟通。麻醉医生、外科医生和其他医务工作者之间，以及大众之间的信任表现了职业化的基石。

案例学习

彼得是你最喜欢的麻醉医生。他非常自信、技术娴熟、富有进取心。他喜欢挑战"大"手术，总是自告奋勇参与创伤、心脏或复杂的手术。你在数个社交活动中碰到过他。他还是聚会的核心人物，和每个人开玩笑，积极地活跃气氛。他驾驶一辆跑车，用自己旅行中的趣闻来取悦朋友，约会对象是一位模特。最近他开始跳伞运动并在准备私人飞行执照考试。同时他也非常慷慨，数次帮助其他医生值班，愿意自己留下完成手术而让其他人可以回家。然而今天你见证了一件似乎完全与其个性不相符的事。原本有一台安排给他的大手术，由于前一台手术结束太晚而被移到另一间手术室进行。对此他表现得非常暴躁，在将自己的患者送至PACU后，他找到本楼层的负责人（具有20年资历的主治医师），抛出了"夺走我的手术"这样激烈的言辞。随后他又找到那间手术室的医生，坚决要求与其交换手术（一台乳房活检术被安排到了他的手术间）。但是，这名医生已经开始了此患者的手术准备工作，因此拒绝了他的要求。彼得对患者说，自己比该医生的经验更丰富也更优秀，并询问患者是不是不喜欢自己做她的麻醉医生。患者害怕到说不出话来。彼得怒气冲冲地走出术前准备区，对楼层负责人说他不舒服，需要回家。

你见证了什么样的职业行为失检？

彼得失礼了，出于患者利益和手术室效率而做出了这项个性化的决定；他在患者面前蔑视同事；不配合楼层负责人；将个人利益驾临于患者、外科医生、同事、手术室和医院之上；由于生气他就假装生病。无论在哪个层面上，他都不能将患者和同事的最大利益置于自身利益之上。

后来，你和另外一名医生以及PACU的护士讨论这件事。两个人都告诉你，他们对此并不感到意外。他们都觉得"彼得最近反复无常"。另一个医生说彼得最近和女友分手，"经常待在医院里。他即使不值班也睡在这里，但事实上他有一个很棒的公寓。"这些信息会如何影响你对这件事情的看法？

任何人都有不顺利的时候，但是彼得的行为比较危险，而且令人担忧。从前因后果看，他的易激惹、个人生活问题、乐于花额外的时间在工作上、自愿做大手术、逗留于手术室、值额外的班，这些可能是药物滥用、心理疾病或者两者兼而有之的表现。像他这样的行为不容易引起其他人的注意，通常在危机出现之后才被意识到，从而进行干预。

虽然你心存疑虑，但是并没有对彼得采取任何行动。数周后，彼得和你一起值班，他被呼叫去处理一名病患。几次呼叫彼得，他都没有反应。你被派去他的值班室叫醒他并请他到手术室去。你敲了门但无人应答，更大声敲仍然无应答，无奈之下你只能用钥匙开门进去。你发现彼得在床上，显然睡着了，灯和电视开着。你费力叫醒他。起床的时候他东倒西歪并且有点语无伦次。他起床后很快将物品收拾到他的背包里并抱怨精疲力竭。你确信自己看到他背包里有几个玻璃药瓶。你准备怎么办？

你不想做任何反应。毕竟，你尊重彼得，他是一个很受欢迎并且有能力的麻醉医生。你不能确定你所看到的东西及其代表的问题，你也从没有见证过除了上次发作之外的其他类似表现。然而，你对患者、医院、职业，也许更重要的是对彼得本人有责任进行干预。你可以寻求本部门上级医生的帮助，例如，住院医师项目负责人、临床负责人或者主任，需要直接和彼得对话。若其尚无滥用药物，他可能会觉得被冒犯，但可以快速澄清嫌疑；如果有药物滥用，彼得可能会出现否认、生气、逃避等行为。需要对彼得立即进行药物测试，以避免错过检测窗。在问题解决前，彼得最好不要管理患者。

随后在彼得的包里发现了芬太尼和水合吗啡（氢吗啡酮），尿检阿片类药物阳性。他承认自从他的恋爱关系破裂以后，就开始将药物拿出手术室（使用），已经有3个月的时间。对所有医生进行随机尿检是否可以预防这种情况发生？

可能。但不是值得推广的方法。对麻醉培训项目的调查显示仅有1%的在职人员和1.6%的住院医师存在药物滥用现象。因此，不必要在麻醉医生中进行药检。此外药检昂贵（尤其是阿片类以外的药物），可能会有误导的结果（例如，罂粟籽类消化后可以使阿片类药物阳性），并且容易作假（如用清洁尿替代）。虽然只有很少一部分机构在使用该方法，但他们报道该方法已被广泛接受。在预防药物滥用方面，宣教、对危险的意识和部门内外的支持系统更受推崇。

这个问题在麻醉学领域更常见么？

具有争议。早期研究显示在所有因滥用住院患者药物而接受治疗的医生中，麻醉医生占比重最大。这项研究由于在麻醉从业人员中发现更多的药物滥用而影响深远。例如，滥用芬太尼平均只有3个月发现，因为快速的药物耐受使滥用者不可能得到充分的药物来维持（每剂1 000 ug或者20 mL以上）。接下来的一些研究工作，使用了不同的方法学，得出了与早期结果相反的结论，认为麻醉医生和其他专业无差异。然而，由于每天都和成瘾药物接触并且可以掩饰药物转移（在住院患者中使用其他药物，如β受体阻滞药，来模拟偷盗药物的效应），手术室高压力的环境，这些都是麻醉医生容易成为药物滥用者的原因。一项有意思但是未被证明的假设认为，在手术室暴露于微量的阿片类药物、诱导药物和吸入药物可以使麻醉医生的大脑敏感，容易上瘾。

彼得住院治疗数周后已戒毒和康复。他可以重新回到手术室做一名麻醉住院医生么？

这是麻醉和成瘾领域最具有争议的问题之一。药可以停，也可以戒毒，但是成瘾不会结束。在手术室直接暴露于成瘾性药物面前，对一名恢复期的瘾君子来说可能很难克服这种诱惑。相反，也有很多人建议，恰当的鼓励恢复期的瘾君子，允许他们在严密的监控下重新回到原来的工作岗位。这其中有相当一部分人获得了成功。不幸的是，复发通常导致死亡。很多人呼吁"一旦发现不再复职"政策，建议转去其他医学领域。虽然只有很小一部分麻醉医生抵挡不住药物滥用，但是在该领域的所有人当中保有警觉是一项职业责任。

建议延伸阅读资料

[1] Cruess SR, Cruess RL (1997) Professionalism must be taught. BMJ 315(7123): 1674–1677

[2] ABIM Foundation, American Board of Internal Medicine, ACP- ASIM Foundation, American College of Physicians-American Society of Internal Medicine, European Federation of Internal Medicine (2002) Medical pro-fessionalism in the new millennium: a physician charter. Ann Intern Med 136(3): 243–246

[3] Cruess RL, Cruess SR (1997) Teaching medicine as a profession in the ser-vice of healing. Acad Med 72(11): 941–952

[4] Wynia MK, Latham SR, Kao AC, Berg JW, Emanuel LL (1999) Medical professionalism in society. N Engl J Med 341(21): 1612–1616

[5] Cruess RL, Cruess SR, Johnston SE (1999) Renewing professionalism: an opportunity for medicine. Acad Med 74(8): 878–884

[6] Kahn MW (2008) Etiquette-based medicine. N Engl J Med 358(19): 1988–1989

第三十一章　质量保证、患者和医务人员安全

Arti Ori and Jesse M. Ehrenfeld

为了获得最佳效果，推荐在阅读本章内容前浏览第XVI页的案例学习和问题。

重点学习目标

（1）了解患者安全的必要性及其历史。

（2）讨论与麻醉相关的患者安全的数据。

（3）理解全国性的提高患者安全的举措。

麻醉医生在维护患者生命体征的同时，有责任帮助患者安全度过手术压力。患者麻醉后失去意识期间，麻醉医生是作为患者的利益保护者。患者安全最为重要，麻醉学科很久以来就被认为在患者安全的过程中起引领作用。

患者安全的历史

早些年，麻醉死亡率高，从医疗责任险的赔付金额就可以反映出这一点。于是由ASA牵头，其他组织参与合作进行了相关工作，使患者安全和可预防的恶性事件得到了更多关注。1985年麻醉患者安全基金成立，其宗旨为"没有患者因麻醉而受到伤害"，之后该组织就成为保障患者安全的先锋。麻醉期间监护设施的显著进步，如脉搏血氧饱和度仪，对恶性事件发生率的下降具有重大贡献。

质量监督

在文献中，质量被定义为是两个因素的产物——卫生保健科学技术以及该科学技术在实践中的实际应用，质量监督（quality assurance，QA）指判断

患者接受的服务是否满足或者超出期望的标准。QA有助于最大程度地提高患者的医疗保健质量，保证患者接受到他们应得的服务。

美国设有专门的机构来提高卫生保健的质量。虽然美国每年几乎花费2.4万亿美元在医疗服务上（在发达国家中最高），但是其卫生保健质量仍比其他的发达国家要落后。

卫生保健质量和患者安全是不可分割的。随着1999年美国医学研究所名为"孰能无过"报道的发布，关于卫生保健安全性的问题开始出现在大众的视野中。这项广为人知的报道估计医疗失误的发生率为所有患者的7%左右，全美因医疗失误的死亡案例数在44 000~98 000之间。这几乎是美国高速公路死亡率的3倍。

虽然一些外围组织，如联合委员会（Joint Commission）（曾用名JCAHO）和州医生执业委员会负责对卫生保健的质量进行评估，但是麻醉医生担负着患者安全和医疗质量的主要责任。

ASA已结案的索赔研究

美国麻醉医师协会（ASA）对已结案的索赔案例的研究始于1985年，在确认麻醉相关的恶性事件过程中起重要作用。这是一项持续进行的，详细分析已结案的麻醉责任案件以确定伤害的严重程度。最新的数据库包括7 700个案例，主要来自于1980—2001年。大多数案例涉及全身麻醉下接受非急诊手术的术前体健的患者。这些数据为研究麻醉是如何引起不良预后提供了很好的机会，因为这些患者的预后不受其他疾病影响。

表31.1列举了在ASA已结案的索赔数据库中最常见的恶性事件以及该事件最后的赔偿金额。显然，恶性事件集中在极少的几个特定类别中。一半以上的恶性事件归为以下三类：死亡、神经损伤和脑损伤。确认这些损伤的主要意义在于，我们可以更有效地针对临床实践中一些重要的领域进行研究和干预，这可能对提高患者安全性有益。过去，ASA成功地使用该方法将注意力集中在这些高发恶性事件的标准化监护和特定指南的制定上，推动了基础麻醉监护ASA标准的应用（详见下文）。

ASA关于高发恶性事件处理指南的应用使这些恶性事件的发生率显著下降（表31.2）。例如，麻醉诱导时困难气道的处理，长久以来一直被认为是最有挑战性的患者安全问题之一。对麻醉诱导期困难气道处理案件的分析显示，ASA困难气道流程发布前后相比，患者发生死亡和脑损伤的概率显著下降（62% *vs.* 35%，*P* < 0.05）。ASA困难气道流程见附录A。

表31.1 ASA已结案的赔偿研究——最常见的恶性后果

恶性事件（N=7 740）	%	平均付款（$）	付款范围（$）
死亡	29	338 000	353~17 934 000
神经损伤	19	92 650	394~10 716 000
永久性脑损伤	10	1 216 950	5 950~35 960 000
气道损伤	7	72 000	34~3 335 000
眼睛损伤	4	97 600	37~3 335 000
新生儿损伤	3	667 069	3 966~15 822 000
脑卒中	3	301 250	7 050~24 966 195
气胸	3	62 900	465~13 950 000
背痛	3	26 400	2 240~1 782 500
头疼	3	18 300	884~874 500
吸入性肺炎	3	301 750	573~3 450 000
心肌梗死	2	218 000	7 600~1 810 500
烧伤、烫伤	2	49 995	5 025~844 800
皮肤反应	2	21 788	488~727 500
术中知晓	1	37 463	1 940~846 000
脑膜炎	1	101 219	4 608~873 000

表31.2 ASA基本麻醉监护的标准

标准1：在所有全身麻醉、局部阻滞和麻醉监护过程中，有资质的麻醉人员在场

标准2：在所有的麻醉过程中，持续监测患者氧和、通气、循环以及温度

氧和	吸入气体氧浓度监测 观察患者 脉搏血氧饱和度
通气	听诊呼吸音 观察患者 观察储气囊 二氧化碳监测
循环	持续ECG 每5分钟记录心率和血压 评价循环 听诊心脏 脉搏 脉搏波形 脉搏氧饱和度 动脉内波形
温度	如果计划，预计或怀疑体温会改变则需要监测体温

麻醉医生面临的挑战

手术室是一个特殊的环境，即使对最警觉的麻醉医生来说手术室环境都是一项挑战。环境因素，包括噪音、多种警报声和团队成员在手术室之间穿梭都可以分散注意力。个人因素，如疲劳和睡眠缺乏，也可以影响监护和诊断任务的完成。此外，过分强调工作量，可能导致错误的发生而危害患者安全。

自动进行麻醉记录的信息系统越来越普遍。该信息系统被证明在患者管理/安全以及临床质量提高方面表现优良。这些系统越来越多地应用于麻醉部门，以支持包括实时临床决策在内的一些高级功能。

麻醉质量控制和患者安全的保障步骤

为提高患者安全、保证麻醉质量，麻醉人员需要考虑以下原则。

（1）患者的安全放于首要位置。永远做患者的守护者。

（2）充分的计划。追随童子军的座右铭"时刻准备着"。实施细致的术前准备，制定术中和术后的麻醉监护方案。头脑中时刻牢记备用方案。制定备用计划。由于手术室环境具有不可预测性，很多时候，不太可能太早规划。即使在重压之下也要让自己慢下来，仔细考虑清楚之后制定计划。

（3）警觉。对患者的监护除了电子监护仪以外，也应包括细致的临床观察。胸口起伏、黏膜颜色、额头的皱纹是其中几个能提供许多患者信息的征象。随时知晓手术室内发生的情况，关注手术进展。对潜在问题具有高警觉性，如吸引器频率增加提示可能出血增加。

（4）团队精神。对于提高效率和质量，团队精神非常重要。向团队的其他成员介绍自己，只有团结一致向着共同目标努力，才能满足高医疗服务的要求。

（5）详细、精准的记录。这是医疗法规的需求。发生"恶性事件"的时候，往往没有时间填写临床记录，但是要记得事后补充，尽管此时你可能充满了严重的悲伤情绪。做到简短、符合事实和准确。记住，如果一些事情没有被记录在案就意味着没有发生。

（6）术后访视患者。这使实施麻醉者记录他们麻醉的质量。对于了解手术过程中所做决定的后续效应来说，回访极其关键。

常见的围术期并发症

牙齿损伤

麻醉期间牙齿损伤是常见的并发症，修补费用昂贵。某大型中心研究纳入598 904例患者，接受麻醉的患者因牙齿损伤而需要补牙或者拔牙的比例为

1∶4 500。一半的案例发生在喉镜检查和气管插管的患者中，最容易受累及的是上切牙。回顾牙科病史、进行口腔检查作为麻醉前评估的内容可以提示牙齿损伤的风险。需要询问患者是否有牙冠、固定的局部义齿或者牙桥和瓷贴面，因为加固过的牙齿更为脆弱。牙齿健康状态不好并且具有困难气道风险的患者，牙齿损伤的风险最大，然而即使坚固的牙齿也会损伤。插管时是否使用牙托具有争议，因为牙托可能占用空间而使喉镜检查更加困难，最好的预防措施是每次喉镜检查时都提醒自己，患者存在牙齿损伤的危险。

眼睛损伤

围术期视力丧失是一项令人担忧的麻醉并发症，总发生率在0.002%（不包括眼科手术）到0.2%（心脏手术和脊髓手术）之间。前部缺血性视神经病变（anterior ischemic optic neuropathy，AION）在心脏手术中发生更多，而后部缺血性神经病变（posterior ischemic optic neuropathy，PION）在颈部和脊髓手术中易发。往往在麻醉苏醒后发现患者双侧视野缺失。围术期视野缺失的机制认为和缺血有关，危险因素包括长时间卧位、失血过多、低血压、贫血、低氧、补液过多、使用升压药、静脉压高、头部的位置以及术前存在血管病变，如抽烟和糖尿病的患者。意识到这些危险因素的存在并使用相应的措施减轻其程度，有利于降低这项并发症的发生。

因此，角膜挫伤疼痛剧烈是另一项次要但麻烦的并发症。其发生与面罩通气操作引起的眼球直接损伤有关，而更常见的是由于眼睑不能完全闭合、角膜干燥、造成暴露性角膜炎。角膜挫伤可以通过使用敷贴帮助眼睑闭合或者使用石蜡基质的药膏来预防。

外周神经损伤

局部麻醉或者全身麻醉都可以发生外周神经损伤，如功能损失会对患者产生严重的影响。患者体位是外周神经损伤的常见原因，尺神经最常受累。损伤可能来自于外部的压力或者非功能体位，在老年患者、体型偏瘦和血管病变（如抽烟和糖尿病）患者中多见。放置体位时，头部和颈部需要置于中位，手臂伸展不超过90°，手心要向上。沙滩位时需要尽量减轻肩部外展和侧旋的程度以防止臂丛损伤。在受力点处使用棉垫，放置体位时多加注意，这些损伤就可以减小到最低。

术中知晓

全身麻醉术中知晓这一问题已经引起了公众的注意，是患者对麻醉主要的顾虑。全身麻醉术中知晓的发生率低于1/500，但是对患者造成的不安影响却是深远的。ASA呼吁使用特殊措施来帮助降低术中意识的风险和影响，首要的是进行术前危险因素评估。包括术中知晓史、困难气管插管史、因慢性疼痛接受大剂量阿片类药物、药物滥用、ASA IV级~V级、有限的血流动力学储备。此外，某些类型外科手术，术中知晓的发生率高，如心脏、创伤、急诊和剖宫产手术。一些麻醉技术也会增加术中知晓的发生，如在肌松条件下MAC过低或全凭静脉麻醉。使用脑功能监测仪来监测麻醉深度越来越受到欢迎，但是关于其是否对降低术中知晓发生率有效的研究还在继续。

未来

卫生保健花费的负担日益加重，麻醉医生必须以成本效益平衡的模式来提高麻醉的质量和安全性。基于证据的医疗行为可以改善预后，也可以通过减少可预防的、花费昂贵的并发症的发生从而减少卫生保健的支出。为此，发起了很多在低成本水平上提高医疗质量的项目。Leapfrog Group是一个大型医疗联合体，宗旨为"提高卫生保健花费的价值"。它的网站"排行榜"显示了各医院在实施各种质量"飞跃"方面的进展情况，例如，能够做出快速反应的团队和ICU的重要人员配备。

按质付款

按质付款是指用多种形式的激励方式推行基于证据的医疗。也是一种推进改善患者预后效率的措施。2006年，美国医学研究院（Institute of Medicine，IOM）提出了关于按质付款的一项声明，定义了哪些行为会受到奖励，以及这些奖励如何实施。IOM建议给予那些提供高质量临床服务、与患者沟通良好以及有效协调的医疗行为以奖励。按质付款项目，最终奖励那些高质量医疗、以患者为中心以及低成本的卫生保健系统。对麻醉医生来说，一些特定的指标包括及时使用抗生素和术中保持正常体温。

医疗保险

医疗保险和医疗补助中心（centers for medicare anf medicaid Services，CMS）最近启动了一个项目，评估医院在多个临床领域的表现。在三年期内，位列前10%的中心将会给予2%的奖励，位于10%~20%的中心给予1%的奖励，而排名最后30%的医院会罚款2%。最新的项目还包括医生质量报告倡议组织（Medicare's Physician Quality Reporting Initiative，PQRI），对预防性抗生素使用时机的准确率达到80%的医院，该项目将给予1.5%的保险金奖励。

通过这些措施的实施，保证质量和患者安全对麻醉实施者来说成为必须关注的部分。必须牢记，我们每一个人都有责任让患者接受最好的医疗服务。

案例学习

患者，女，48岁。在术前等候区焦虑地等待接受全身麻醉下的日间手术。由丈夫陪伴（一名非医疗领域风险评估专家），以及她的父亲（一位20世纪70年代末退休的外科医生）。患者之所以非常焦虑，是因为父亲曾经向她讲述过50年代和60年代外科手术的故事。据患者父亲回忆，当时患者的病死率和并发症概率都很高。患者丈夫从事航空业的工业流程设计，是一位"六西格玛黑带"。你告知患者和两位亲属，现代的麻醉实践是非常安全的，但是他们仍然要求你解释当今麻醉学在安全性方面的进步及改进措施。

你刚才已经为该手术布置好了手术室。你能指出当代麻醉机在安全方面的特征以使患者及其亲属安心么？

现代麻醉机有很多特点，即使那些没有最新电子控制的机器也具备这些特点。这些包括：

（1）安全索引的气体管路；

（2）索引的储气罐通气阀连接；

（3）安全阀；

（4）麻醉药打开后具有最低氧流量；

（5）流量计的把手有标准的结构和位置；

（6）氧气总是在气体流量计的最右侧以保证即使上游泄漏也不会有安全问题；

（7）加入吸入氧的监测和警报；

（8）低压报警（脱落）；

（9）所有挥发罐标准化为顺时针关闭；

（10）挥发罐配有安全的加药装置；

（11）挥发罐交锁器防止多个药物同时使用；

（12）每次使用前，标准化的机器检查，无论是人工或者自动。

从1950年代起，哪些监护方面的进步使患者的安全得到了改善？

20世纪中叶起，除了无创血压监测和指尖脉搏外，新增加了很多监测设备。心电图、具有报警功能的自动血压监测、脉氧、呼末二氧化碳、吸入气体和麻醉药监测、神经肌肉阻滞监测和意识监测都是当代手术室的常规监测。有趣的是，虽然这些监护的使用伴有与麻醉相关的发病率和病死率的降低，然而很难证明两者之间的因果关系。例如，一项大规模关于脉搏血氧饱和度的随机化研究的荟萃分析显示，脉氧对低氧血症的监测虽然很可靠，但是不影响术后患者的转归。对这个矛盾现象的一项解释就是"学习污染偏差"，意味着麻醉专家通过使用该监测方法获得了很多相关知识，通过这些知识的应用使他们即使不参照脉氧，也可以使用其他策略来避免低氧血症的发生。如预给氧，PACU途中给氧，停止使用笑气后大流量给氧。

有哪些与药物相关的进展和举措可以用来提高安全性？

使用标准化颜色分类药物标签和标准化药物浓度是两项降低药物差错的举措。麻醉医生也从人类行为研究中学会了使用一些提高安全性的举措，如抽取药物时使用"三次查看"策略（抽药前、抽药时、抽完扔安瓶前）或者将药物放在麻醉车规范化的位置。开发更短效的药物（芬太尼及其衍生物、低可溶性和低生物转化的吸入药物）以及治疗系数大的药物可以帮助提高医疗行为的安全性。其他举措包括双人核对血液制品、输注输液中心预先配制好的药物、有安全程序保证的电脑输注泵、在一些条件下使用条形码去识别药物等。

你会使用何种沟通交流程序以提高安全性？

几乎在美国所有的手术室，切皮前均需要执行联合委员会的"术前暂停确认"程序（safety pause或time out）。此时，麻醉医生、外科医生和巡回护士（有时候是患者）口头宣读并同意手术。这项举措的进阶是WHO手术安全核对表，更加入了"全员参与"，即与手术室所有可能相关的人员进行核对。在手术室我们也有标准化的病史采集系统（无论是手写的还是电子自动采集），麻醉人员之间交接班制度，PACU或者ICU之间的交接班制度。

在目前的麻醉实践过程中还有其他常规安全措施么？

麻醉医生意识到对受压点和眼球的保护，诱导前后评估气道和牙齿，一些特定情况下，针对温度、放射线或者激光进行保护。最近半个世纪来，一项关键性的进展是手术室时刻配备一名有资质的麻醉人员。

患者的丈夫询问麻醉是否为"六西格玛"标准？

"六西格玛"的概念由摩托罗拉公司最先提出，其目的在于改进工业进程。接着它被推广到其他工业，有组织认证专家或者"黑带"。"六西格玛"被用于指达到差错率小于3~4 PPM水平的工业进程（有意思的是，这个数值并不等于离平均值的6个标准差或者"西格玛"的偏差，但它已被广泛作为"六西格玛"的定义）。80年代后期，摩托罗拉首先关注如何提高质量，并且宣称在很多生产领域他们达到了这个质量水平，节约了数百亿美元。事实上，医学界没有一项医疗行为可以达到这个质量水准，然而麻醉医生可能是最接近这个标准的，尤其是如果使用麻醉相关死亡率来评价。在1940—1950年，

Beecher和Todd估计麻醉病死率为1/2 500；到1980年，Eichhorn估计病死率为1/200 000，这与六西格玛很接近。也有人注意到，部分方法学得出的结论是1/46 000。所以对患者丈夫的答案应该是"可能"或者"大概是"，只有麻醉专业人士通过不懈的努力才能让这个领域获得这项殊荣。

建议延伸阅读资料

[1] Donabedian A (2002) An introduction to quality assurance in health care, 1st edn. Oxford University Press, New York, p 4

[2] Anesthesia patient safety foundation – www.apsf.org

[3] Keehan S et al (2008) Health spending projections through 2017, Health Aff airs Web Exclusive W146, 21 Feb 2008

[4] Blendon RJ, Schoen C, DesRoches CM, Osborn R, Zapert K, Raleigh E (2004) Confronting competing demands to improve quality. Health Aff23(3): 119–135

[5] Schoen et al (2005) Taking the pulse of health care systems: experiences of patients with health problems in six countries. Health Aff airs Web Exclusive W5-509, 3 Nov 2005

[6] Th e Commonwealth Fund Commission on a High Performance Health System, Why not the best? Results from a national scorecard on U.S. health system performance, Th e Commonwealth Fund, Sept 2006

[7] Kohn LT, Corrigan J, Donaldson MS (2000) To err is human: building a safer health system. National Academy Press, Washington, DC

[8] Peterson GN, Domino KB, Caplan RA (2005) Management of the di ffi cult airway: a closed claims analysis. Anesthesiology 103: 33–39

[9] O'Reilly M, Talsma A, VanRiper S etal (2006) An anesthesia information system designed to provide physician-specifi c feedback improves timely administration of prophylactic antibiotics. Anesth Analg 103: 908–912

[10] Rohrig R, Junger A, Hartmann B et al (2004) Th e incidence and prediction of automatically detected intraoperative cardiovascular events in noncar-diac surgery. Anesth Analg 98: 569–577

[11] American Healthways-Johns Hopkins 4th Annual Disease Management Outcomes Summit, Baltimore, MD. November 2004

[12] Warner ME et al (1999) Perianesthetic dental injuries: frequency, out-comes, and risk factors. Anesthesiology 90(5):1302–1305

第三十二章　麻醉中的伦理和法律问题

Jesse M. Ehrenfeld

为了获得最佳效果，推荐在阅读本章内容前浏览第XVII页的案例学习和问题。

重点学习目标

（1）了解获取知情同意的原则和程序。

（2）学习医疗事故的定义以及如何避免无理索赔。

（3）知道如何在手术室内处理DNR/DNI状态。

知情同意

知情同意是患者在充分清晰地了解某个诊疗方案及其后果的真实信息之后做出选择，同意接受这一诊疗方案的过程。与公众的理解不同的是，知情同意是一个过程，而不仅仅是签署法律文书。

知情同意必须在患者具有理性判断能力和得到所有相关事实的前提下才有效。典型的讨论要点应包括诊断、治疗目的、可能的风险和获益、可能的替代疗法以及不接受治疗可能面临的风险。现将这一过程概括如下。

获得知情同意指南：

（1）知情同意是一个过程，而不是签署文书。

（2）知情同意应在对患者给予镇静药前进行。

（3）患者可接受或拒绝任何治疗（患者自主权原则）。

（4）患者有权知晓诊疗、潜在风险和获益的具体细节。

（5）无行为能力的患者[1]（意识改变、无能力、残疾者）。

---

[1] ①不具有提供知情同意的能力；②直系亲属或医疗委托人应代为提供。

（6）如果知情同意是通过电话取得，需要证人。

（7）在紧急、威胁生命的情况下，知情同意可被默认或者豁免。

（8）只要可能，应为母语为非英语者提供医院正式翻译。

（9）年龄<18周岁者不具有知情同意能力（某些州的孕妇除外）。

医疗事故

医疗事故是一个特殊类型的过失法律概念，指医务人员未能按照职业标准进行治疗，对患者造成伤害。医疗事故发生的必备因素有：

（1）医务人员有对患者进行医疗的责任；

（2）医务人员违背了医疗责任；

（3）医务人员偏离了治疗标准（"谨慎的医生会怎样做"）；

（4）该治疗对患者造成了伤害。

需要记住的是即便医生的做法适当，患者仍然可能有不良后果。因此需要在治疗前使患者有合理的预期，并在治疗前告知潜在风险。这样可以避免混乱、恶意及不必要的法律纠纷。

预先医疗指令书

预先医疗指令书是指患者给直接负责的医务人员的明确指示，一旦其因疾病或其他原因失去决策能力，医务人员如何继续进行治疗。预先医疗指令书有多种类型，包括生前遗嘱和医疗委托人。生前遗嘱提供关于特殊治疗的声明，例如，生前遗嘱可明确指出患者拒绝接受特定干预措施（如气管插管或心肺复苏）。与之不同的是，医疗委托书指定另一人在患者丧失能力后代表患者本人进行决策，它并不会特别提出具体的决策内容。

拒绝心肺复苏和拒绝气管插管

一些患者会选择放弃抢救，如拒绝气管插管（do not intubate，DNI）或拒绝心肺复苏（do not resuscitate，DNR）。通常做出这种决定的患者已经接近生命的尽头或者患有绝症。谨记，患者有权利选择在其心脏骤停后是否进行复苏措施。

DNR/DNI的患者手术时并不是DNR/DNI自动失效，因此需要在患者进入手术室前对其特殊要求进行讨论。在谈话中，患者须明确被询问手术期间哪些措施是可以接受的，而哪些是拒绝的。需要讨论的措施一般包括气管插管、心肺复苏、电除颤和血管加压药物的使用。讨论的结果和患者的选择应该：①明确记录在病历中；②与整个手术团队一起讨论。

案例学习

患者，男，80岁。罹患晚期结肠癌，已有肝脏和脑部转移。由于在过去的一年来病情恶化，患者与家人及医生就临终关怀问题进行了几次讨论。患者已经签署了预先医疗指令书并获得了公证，表达了拒绝心肺复苏和气管插管的治疗意愿。现在患者的病情进展到了肠梗阻，此次因严重腹痛入院。外科医生建议行姑息性结肠造口术。患者在前一天晚上签订了手术同意书，但尚未签好麻醉同意书。在给予患者氢吗啡酮后，患者开始变得困倦并立即从觉醒状态进入睡眠。外科医生迫切希望在肠破裂前进行手术。

你能从患者本人处获得知情同意书吗？外科手术同意书是否就足够了？你有哪些选择？

处于嗜睡状态的患者不能签署正式的同意书。单单叫醒患者让其在同意书上签字是不够的。知情同意是一个与患者讨论风险和获益的过程，允许患者权衡利弊后做出正式的决定。在文书上签字只是表明知情同意过程的顺利完成。在紧急情况下，很多麻醉医生会认为签订手术同意书即默认麻醉的知情同意，但是这个案例并不是急诊，麻醉和外科风险不同，而且这个签署了拒绝心肺复苏或气管插管的患者面临一些特别的风险。因此，有必要单独签署一份同意书，你的选择取决于患者是否已经委托他人代为决策。如果有委托人，你需要找到这个人，与他讨论麻醉风险和选择。如果这个患者已经留下了详细的预先医疗指令书，你可以根据这个文件考虑如何进行。如果两者都没有，你可以选择等待患者清醒，部分逆转氢吗啡酮的作用，或者在没有取得同意的情况下进行下去。后一种选择可能会出现问题，应首先咨询医院律师或风险部门。

假设你已经得到了同意书，你计划为患者的手术实施气管插管全身麻醉，你该如何解释患者拒绝心肺复苏和气管插管的要求？

DNR/DNI的决定通常是指患者因心脏停搏或其他极端紧急的情况时患者的意愿。这些决定并不能表明患者在接受全身麻醉等情况下的意愿，因为全身麻醉需要气管插管，而且复苏措施是可逆、短暂的。例如，很多签署了拒绝心肺复苏的患者会选择手术气管插管，并且接受使用血管加压药物纠正低血压。但是，他们可能不希望在术中心脏骤停时被电击或心肺复苏。主要一点是，就像知情同意一样，术中DNR/DNI的决定是与患者或委托人沟通后决定的，而不是一个固定的程序。这是你在取得知情同意的过程中的一部分。相反，一些麻醉医生和外科医生认为同意了手术即意味着搁置任何DNR/DNI的决定。很多医生只有在搁置了DNR/DNI的决定后才将患者推进手术室。如果是这样的话，那么搁置决定的时间表，以及恢复决定的顺序安排，需要在术前声明。

　　如果你在手术当中使用了气管插管全身麻醉，而你未能在手术结束时拔除气管导管，你会怎么做？会受到医疗事故的索赔吗？

　　如果你已经恰当地取得了患者的知情同意，你就会知道这个问题的答案！对于一个行腹部手术的危重患者，是有可能需要继续气管插管机械通气的；你的谈话过程应该承认这个事实，并且事先做出计划，一旦这种事情发生要怎样做。一些人认为手术室是很难发生死亡事件的，因为外科医生和麻醉医生都会常规积极干预。"复苏"是我们的职业！因此，一些人认为，如果没有其他原因如患者家人在现场并参与决策，最好在ICU做出拔管或者脱机的决定，而不是手术室。

　　医疗事故是医生对患者未能正确履行责任并对其造成了伤害。虽然任何情况下也不能保证一定不会有法律诉讼，仅仅是不能拔管并不会被认为是医疗事故，除非你没有与患者充分商讨取得正式的知情同意书。

建议延伸阅读资料

[1]　Beauchamp TL, Childress JF (2001) Principles of biomedical ethics. Oxford University Press, New York

[2]　Studdert DM et al (2006) Claims, errors, and compensation payments in medical malpractice litigation. N Engl J Med 354: 2024–2033

[3]　Drane JF (1984) Competency to give an informed consent. A model for making clinical assessments. JAMA 252: 925–927

第三十三章 麻醉教学的临床模拟培训

Emily M. Hayden

为了获得最佳效果，推荐在阅读本章内容前浏览第XVII页的案例学习和问题。

重点学习目标

（1）了解模拟培训的不同类型。

（2）学习如何应用危机资源管理解决危急事件。

（3）了解临床模拟培训学员的期望。

引言

医学训练正越来越多地将模拟培训整合入课程中。模拟实验室可提供"安全的"环境，训练学员的临床推理能力和操作技能，在这里，学员可以犯错并从错误中学到宝贵知识。教学和评估都可以在这些实验室中进行（图33.1~图33.3）。

什么是模拟培训？

"模拟培训"是指任何可重复或模仿临床实践中某部分内容的技术。你很有可能已经在医学培训的过程中应用到了模拟培训，比如参与任何形式的以问题为基础的纸质案例分析、在实验猪脚上练习缝合或者通过标准化患者参与考核。

为了更好地理解模拟培训，需要将其分成不同类型。一种分类方法是根据模拟教学的目标分成认知、操作或团队合作。另一种分类法集中在仿真性，即对真实情景的模拟程度。表33.1列出了不同的模拟教学类型。

所有形式的模拟培训均可用来教学和考核。很多医学教育者对更高仿真

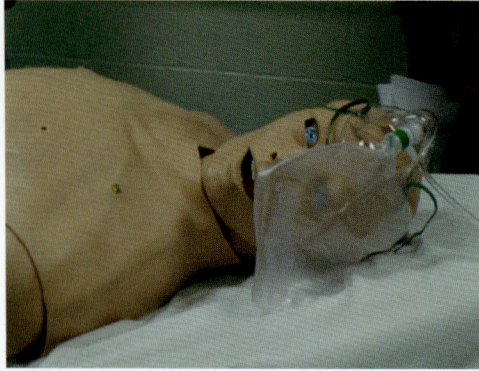

图33.1　模拟人

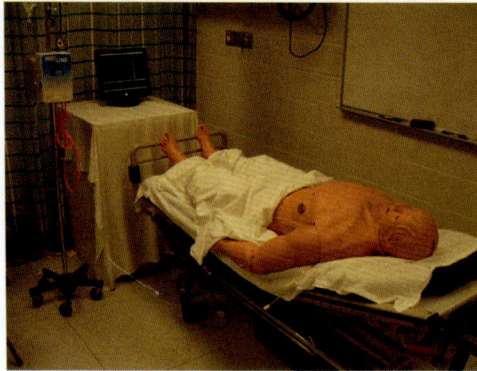

图33.2　一具典型的医院推床上的完整模拟人，
后面的电脑显示其生命体征

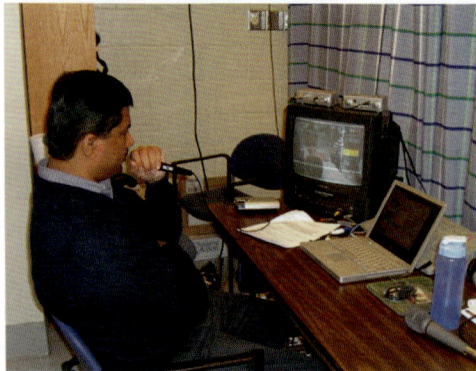

图33.3　模拟培训进行中的控制室

表33.1 模拟培训的分类

仿真度	认知	操作	合作
低	纸质案例	猪脚缝合	桌面练习
中	电脑案例		
高	模拟人/患者扮演	任务训练模型	模拟人
最高	临床实战	具有触感的训练模型	临床实战

度的模拟测试抱有很高的热情。另外，由于最近来自公众和不同权威机构的压力，他们也在寻找测试综合素质（如沟通和团队协作能力）更加可靠的考核方法。值得指出的是，某些形式的模拟方法相较于其他而言更适合用于考核。

医学模拟训练背后的历史是什么？

第一个为麻醉医生设计的模拟人是在20世纪60年代，直到80年代，随着个人电脑体积更小、价格更低，模拟人才逐步成为医学培训的主流。同时，模拟技术也应用在诸如航天、核能、军事等其他领域。到21世纪初，医学模拟技术主要用于麻醉学和一些外科学领域。从这开始，医学模拟技术已经普及从医学本科到继续教育的各个层次，并且进入到很多不同的专业。

医学模拟训练有哪些证据支持？

一些研究显示，模拟培训能改善教学成果。有学者研究了医学模拟培训对患者安全和临床预后的效果，还有一些研究证实了这种方法对认知和操作训练均有效。

如何在临床训练中使用高仿真模拟技术？

高仿真模拟技术在医学培训中的应用有多种目的。其一是用在"需要急救"的场合下，强调高级心脏生命支持（advanced cardiac life support，ACLS）和高级创伤生命支持（advanced trauma life support，ATLS）的技能。很多医院使用完整模拟人作为教学、训练和考核这些特殊技能的平台。

此外，高仿真模拟还经常用来训练团队协作能力或危机资源管理。这些场景将人员聚集在一起，训练如何应对危急或混乱的状况，这类似于空军和核电站中的机组资源管理。在20世纪70年代，航空工业的研究发现了几起飞行事故的原因，从这些发现中发展出了"机组资源管理"项目。将这一概念引进手术室环境，称为"危机资源管理"，作为学生，你有可能在模拟实验室参加一些危机资源管理的场景。

你如何对患者进行监护？

你需要依赖自己的感觉和手工监护了！你的肌松监测仪是电池供电的，可以使用，不管是继续追加维库溴铵，还是让其作用渐渐消退，或者主动逆转神经肌肉阻滞，都取决于手术要求和你对自主通气的需求。BIS监护仪可以用到电池耗尽。一些血氧饱和度仪备有电池（但是你的貌似没有），你可以根据患者皮肤黏膜的颜色大致估计氧和情况，但是在没有稳定明亮的光源下会很困难。你可以用手工袖带监测血压，这在每个手术室中都有。你也可以用呼吸音和心音定性地监测呼吸、心输出量、心率和心律。外周动脉触诊是定性评估心血管状态的明智选择。

现在呼吸机的备用电池没电，并且停止了工作。氧流量计下降到零，你察觉到氧气供应管道失灵了。你将如何处理？

打开麻醉机后面的绿色氧气罐，开关在其颈部的阀门。现在，需要减少新鲜气体流量来节省有限的氧气。你需要通过麻醉机对患者进行手控通气；二氧化碳吸收罐、挥发器、氧流量计仍然是可以工作的。你应该找到人工呼吸囊（急救袋），以防需要在转运患者或氧气用光后实施通气。

灯亮了，老师走进房间宣布"就到这里吧！"，你的同学为你鼓掌。你真的学到了很多知识！

建议延伸阅读资料

[1] Gaba D (2004) A brief history of Mannequin-based simulation & applica- tion. In: Dunn W (ed) Simulators in critical care and beyond. Society of Critical Care Medicine, Des Moines, pp 7–14

[2] Cook DA, Hamstra SJ, Brydges R, Zendejas B, Szostek JH, Wang AT, Erwin PJ, Hatala R (2013) Comparative eff ectiveness of instructional design features in simulation-based education: systematic review and meta-analy-sis. Med Teach 35(1): e867–898

[3] Wayne D, Didwania A, Feinglass J, Fudala M, Barsuk J, McGaghie W (2008) Simulation-based education improves quality of care during cardiac arrest team responses at an academic teaching hospital: a case-control study. Chest 133(1): 56–61

[4] Blum M, Powers T, Sundaresan S (2004) Bronchoscopy simulator eff ectively prepares junior residents to competently perform basic clinical bronchos-copy. Ann Th orac Surg 78(1): 287–291

[5] Hall R, Plant J, Bands C, Wall A, Kang J, Hall C (2005) Human patient simu-lation is eff ective for teaching paramedic students endotracheal intubation. Acad Emerg Med 12(9): 850–855

[6] Mayo P, Hackney J, Mueck J, Ribaudo V, Schneider R (2004) Achieving house

staffcompetence in emergency airway management：results of a teaching program using a computerized patient simulator. Crit Care Med 32(12)：2422-2427

[7]　Gaba D，Fish K，Howard S (1994) Crisis management in anesthesiology. Churchill Livingstone，Philadelphia

[8]　Ericsson K，Prietula M，Cokely E (2007) Th e making of an expert. Harv Bus Rev 85(7-8)：115-121

附录A　ASA困难气道处理规则

摘自美国麻醉医师学会《基础麻醉监测标准》（由ASA州下议院于1986年10月21日批准，2005年10月25日最后修订）。获取全文可联系ASA，地址：520 N. Northwest Highway，Park Ridge，IL 60068-2573，USA。本书不另行转载。

附录B　恶性高热

Richard D. Urman and Jesse M. Ehrenfeld

定义

恶性高热（malignant hyperthermia，MH）是一种遗传性骨骼肌疾病，以高代谢状态为特征，可由强效吸入性麻醉药（氧化亚氮除外）和去极化肌松药（如琥珀胆碱）引发。合并遗传性肌肉疾病的患者接触诱发的麻醉药物也有较高风险。然而，所有静脉麻醉药物都被认为是安全的。如果没有迅速识别和处理，恶性高热是潜在致命性的，其在全身麻醉中的整体发病率为1∶50 000~1∶100 000。对于所有拟接受麻醉的患者，术前病史应该包括询问恶性高热发病史以及提示恶性高热的家族史。

机制

在大多数案例中，MH易感患者细胞内有一种位于肌浆网上的钙通道（称ryanodine受体）存在缺陷。在正常的细胞中，肌肉收缩时钙离子释放入细胞内。而MH患者细胞中钙离子重摄取障碍，胞内钙离子浓度显著增加导致肌肉持续收缩。进而肌肉细胞对氧和ATP需求增加，引起糖酵解和乳酸酸中毒。不加干预的条件下，这种未控制的高代谢状态将导致细胞缺氧、横纹肌溶解、器官衰竭和死亡。

临床表现和诊断

MH最常见的临床表现包括显著而无法解释的呼出气CO_2浓度升高、心动过速、稳定的体温升高、肌肉强直、横纹肌溶解、酸中毒和高钾血症。MH可发生在麻醉中和手术后的任何时间。最初体征通常为心动过速和呼出气CO_2

浓度升高，接下来可能出现体温升高。MH的诊断主要基于这些体征，然而体征出现的顺序和首次发生的时间存在差异，使得临床诊断变得困难，它们可以发生在麻醉过程中，也可以在麻醉结束后出现。表附录B.1总结了MH可能的临床征象。

临床诊断基于临床体征得出，需排除可引起相同症状的其他可能情况。基因检测可在门诊患者MH检测中心进行，如果怀疑MH应立即采取治疗措施。

治疗

立即停用所有可引发MH的药物，取消或尽快结束手术，对患者采取降温措施。肌肉松弛药丹曲林能阻断肌肉细胞的兴奋-收缩偶联，是主要的治疗药物。重要的处理措施在表附录B.2中列出。

表附录B.1　恶性高热的主要临床特征

$ETCO_2$和$PaCO_2$升高
心动过速
呼吸急促
肌肉强直和咬肌痉挛
血流动力学不稳定
心律失常
体温升高
高钾血症
肌红蛋白尿

表附录B.2　急性恶性高热的处理

① 停用吸入性麻醉药和琥珀胆碱
② 呼叫寻求帮助
③ 纯氧过度通气
④ 通知外科医生，尽快完成手术
⑤ 丹曲林2.5 mg/kg
⑥ 碳酸氢钠纠正代谢性酸中毒
⑦ 主动降温
⑧ 纠正酸中毒和高钾血症以避免心律失常
⑨ 密切观察记录$ETCO_2$、电解质、血气分析、肌酸激酶、体温和尿量

在过去的几十年中，由于相关知识的教育普及和深入研究，MH围术期病死率由80%下降至5%以下。MH易患者仍然可以接受任何一种麻醉方式，包括全身麻醉、区域麻醉或局部麻醉。如果需要施行全身麻醉，复合氧化亚氮或者全凭静脉麻醉是比较安全的选择。

建议延伸阅读资料

[1] Malignant Hyperthermia Association of the United States. www.mhaus.org

[2] Vicario S (2006) Chapter 139: Heat illness. In: Marx J (ed) Rosenâ's emer-gency medicine: concepts and clinical practice, 6th edn. Mosby, St. Louis

[3] Dinarello CA, Porat R (2008) Chapter 17: Fever and hyperthermia. In: Fauci A, Kasper D, Longo DL et al (eds) Harrison's principles of internal medicine, 17th edn. McGraw Hill, New York [online version]

AME 医学

AME JOURNALS

Founded in 2009, AME has rapidly burst into the international market with a dozen of branches set up all over mainland China, Hong Kong, Taiwan and Sydney. Combining the highest editorial standards with cutting-edge publishing technologies, AME has published more than 60 peer-reviewed journals (13 indexed by SCIE and 18 indexed by PubMed), predominantly in English (some are translated into Chinese), covering various fields of medicine including oncology, pulmonology, cardiothoracic disease, andrology, urology and so forth (updated on Jun. 2020).

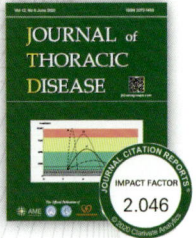

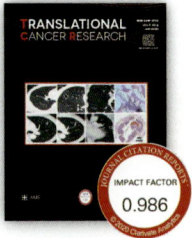

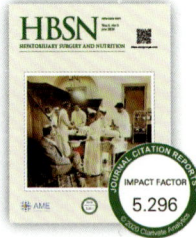

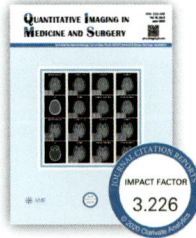

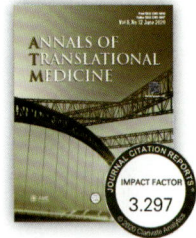

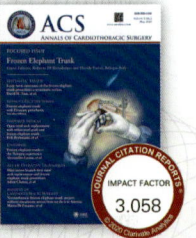

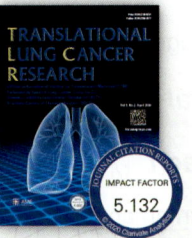

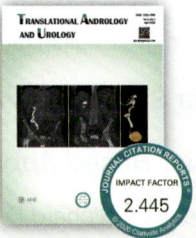

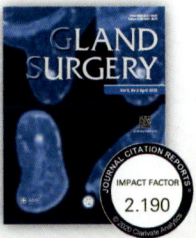

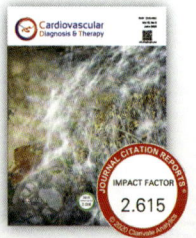

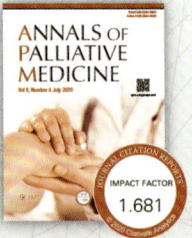

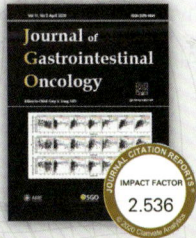

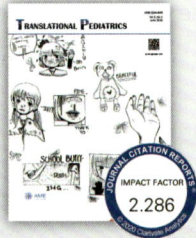

JOURNAL of THORACIC DISEASE — IMPACT FACTOR 2.046

TRANSLATIONAL CANCER RESEARCH — IMPACT FACTOR 0.986

HBSN — IMPACT FACTOR 5.296

Quantitative Imaging in Medicine and Surgery — IMPACT FACTOR 3.226

ANNALS OF TRANSLATIONAL MEDICINE — IMPACT FACTOR 3.297

ACS ANNALS OF CARDIOTHORACIC SURGERY — IMPACT FACTOR 3.058

TRANSLATIONAL LUNG CANCER RESEARCH — IMPACT FACTOR 5.132

TRANSLATIONAL ANDROLOGY AND UROLOGY — IMPACT FACTOR 2.445

GLAND SURGERY — IMPACT FACTOR 2.190

Cardiovascular Diagnosis & Therapy — IMPACT FACTOR 2.615

ANNALS OF PALLIATIVE MEDICINE — IMPACT FACTOR 1.681

Journal of Gastrointestinal Oncology — IMPACT FACTOR 2.536

TRANSLATIONAL PEDIATRICS — IMPACT FACTOR 2.286